개정판

치과기공소

경영관리 실무

저자 동남보건대학교 교수 이 규 선

M 명문출판사

서 문

2009년 발간 이후 법령의 개정과 기공기술 발전 등으로 치과기공계 현실이 여러모로 변화를 거듭해 왔다. 따라서 늦은 감이 있지만 그동안 변화된 내용들을 개정하기로 하였다.

우리나라에서 치과기공사를 배출하는 교육기관은 20개 대학이 있으며, 매년 약 1,200여명의 신입생이 치과기공계의 문을 두드리고 있다.

면허를 취득한 치과기공사들의 대부분이 향후 치과기공소를 개설 운영하고자 하는 현실임에도 불구하고, 일부의 대학에서만 치과기공소 경영실무를 교육할 뿐이며, 설령 치과기공소 경영실무와 관련된 교육을 한다 하더라도 한 학기 동안 경영 전반에 대한 교육을 소화하기란 쉽지 않은 것이 사실이다.

그러므로 이들은 동문이나 치과기공계의 선배로부터 치과기공소의 경영 노하우를 익히거나 스스로 경영서적을 탐구하게 되는데, 이러한 방법은 전문적이고 체계적인 경영수업의 기회를 갖지 못하게 되므로, 결국은 치과기공소의 경영을 실패하게 만들 수도 있다.

한 번의 경영 실패는 금전적인 손해와 더불어 거래처와의 신뢰관계까지 모두 깨지게 되고 두 번 다시 회복할 수 없는 경제적 어려움에 처하게 될 수도 있다. 따라서 치과기공소의 경영능력을 향상시키기 위하여 치과기공대학의 학생은 물론, 치과기공소 대표자에게도 경영과 관련된 실무 교육이 반드시 필요한 실정이다.

최근 우리나라는 물론 전 세계적으로 정보통신 기술의 발전에 힘입어, 지식사회를 거치면서 창조된 지식이 정보화 되고, 이러한 정보를 상호 공유하게 됨으로서 누구든지 쉽게 전문지식에 접근할 수 있는 것과, 세계의 무역장벽이 개방되어 무한경쟁시대에 도래했다.

이와 같이 급격한 기술환경의 변화는 치과기공기술을 평준화시키며, 치과기공기술 산업도 빠른 속도로 발전을 거듭함에 따라, 치과기공계 역시 Ubiquitous의 사회가 실현되고 있다.

개설된 치과기공소가 이러한 무한경쟁시대에서 건실하게 살아남을 수 있는 방법은, 창조적으로 치과기공소 경영능력을 강화하고 대내외적 환경변화에 신속하게 적응하며, 변화의 흐름에 따라 미래지향적으로 치과기공소의 경영 환경을 특성화시키는 것이다.

경영 환경의 특성화는 치과기공소의 성공적인 개설과 효율적이며 경쟁력 있는 경영을 위한 것이다. 그리고 치과기공소 개설자는 경영 방침에 대한 철학이 확실해야 하며, 자신과 치과기공소가 추구해야 할 목표 달성을 위하여 경영정책의 일관성을 유지하고, 경영자로서의 책임을 완수하고자 노력해야 한다.

즉 경영 환경의 특성화는 급변하는 치과의료기술의 혁신 때문에 고객의 욕구가 항상 가변적일 수밖에 없는데, 치과기공과 관련된 서비스도 항상 가변적 사항을 반영해야 할 시점을 잘 파악하고, 고객에게 분명한 가치를 제공할 수 있는 시스템으로 설계되어야 한다.

치열한 경쟁관계에 있는 현실에서는 예전의 치과기공소처럼 단순하게 직원의 생산성만 높인다고 성공적인 경영이라고 생각하는 시대는 이미 지났으며, 치과기공소의 가치를 높여줄 수 있는 고객이 얼마나 되는지를 따져보고 우량 고객의 확보를 위하여 노력해야 할 때이다.

그러므로 제작된 치과기공물은 확실한 가치와 희소성이 있으며 모방과 대체가 불가능한 수준 높은 질과 가격으로, 고객의 다양한 욕구를 충족시키면서 치과계 시장변화에 맞춰 고객이 최상의 가치를 부여할 수 있는 조건이어야 한다.

치과기공소를 성공적으로 경영하기 위해서는 개설 준비 단계부터 여러 가지의 분석과 계획수립 및 사업진행 과정을 경영 메뉴얼에 따라 단계별로 착수해야 한다.

특히 보건의료 관련 규제가 엄격해지고 소비자단체의 활발한 활동은 차후 치과기공물에 대한 책임이 증가할 것이므로, 치과기공소 역량과 고객이 필요로 하는 요구수준을 맞출 수 있어야 한다. 다시 말하자면 치과기공소의 경영을 성공시키기 위해서는 자신 있게 내세울 수 있는 유일한 가치의 존재와, 이를 바탕으로 지속적인 경쟁력을 유지할 수 있어야 한다는 것이다.

따라서 경쟁이 치열한 시장 환경에서는 치과기공소의 브랜드 포지셔닝 전략이 매우 중요하다. 미약하지만 저자가 임상에서 치과기공소를 직접 경영하면서 느껴 왔던 점을 정리한 것이므로 완벽한 지침서는 아닐 것이다.

추후 자료를 더 보완하여 치과기공계에 입문하는 학생은 물론 치과기공소를 경영하고자 하는 후배들에게 많은 도움을 주고자 노력할 계획이다.

선배 및 동료 후배 여러분의 많은 조언을 부탁한다.

2022년 1월

저자

CONTENTS

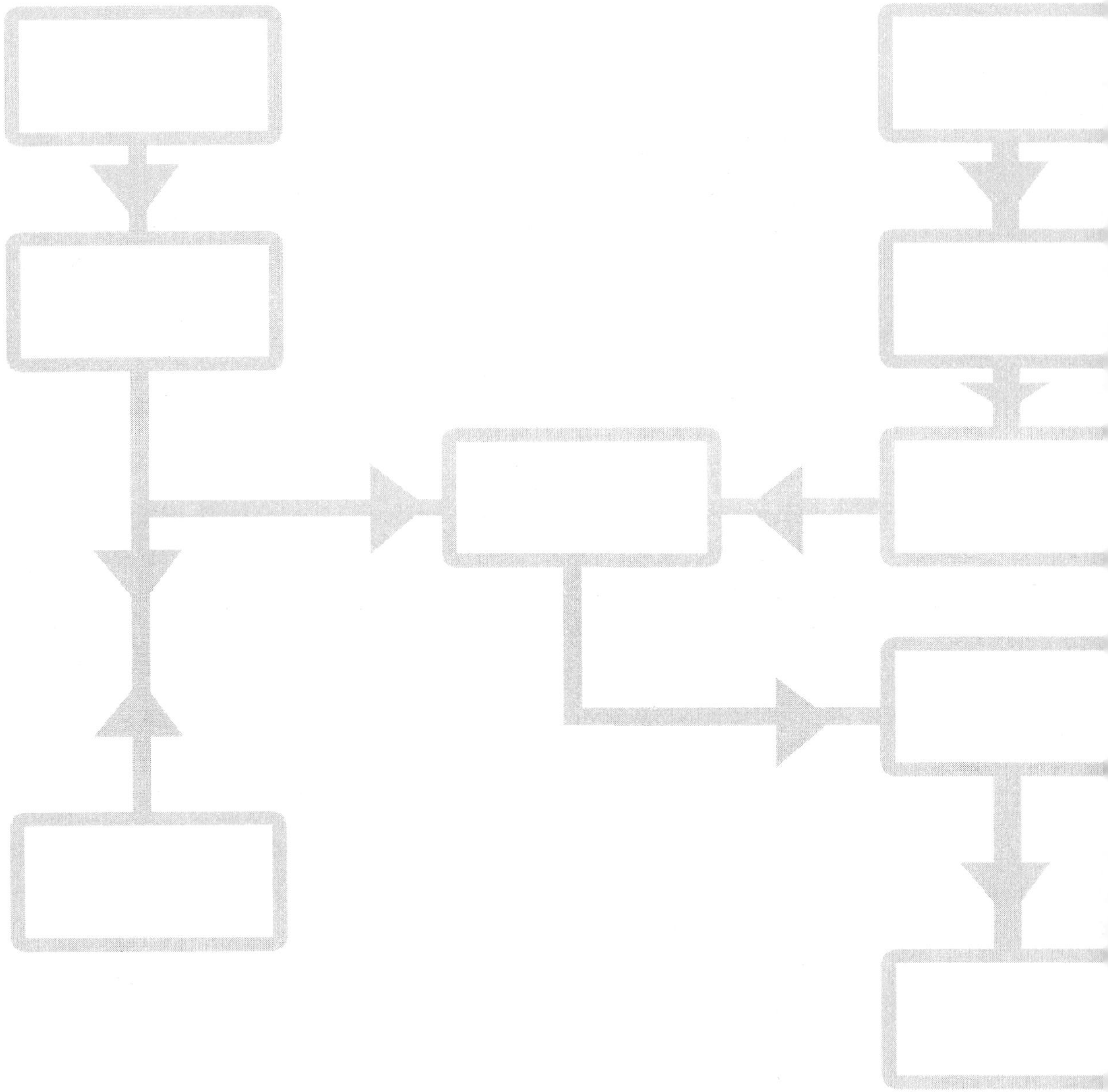

I 치과기공 개론

1. 치과기공
2. 치과기공학
3. 치과기공 교육 변천과정
4. 치과기공사

I 치과기공 개론

1. 치과기공

유치는 일정한 시기가 도래하면 탈락하고 그 곳에 계승 영구치가 자리를 잡는다.

그러나 치과질환 또는 사고로 유치나 영구치의 외형이 변하거나 상실된 경우 재생이 불가능하다. 이때 치아의 외형이 변하거나 상실된 부위에 대체할 한개 또는 다수의 인공적 구조물을 치과보철물이라 한다.

치과보철물의 종류에는 크라운(crown), 브리지(bridge), 부분틀니(partial denture), 전체틀니(complete denture), 매식의치(implant), 도재의치(porcelain) 및 교정장치(orthodontic appliance) 등이 있다.

이러한 치아의 대체물이나 장치물을 제작, 수리, 가공하는 업무를 치과기공이라고 한다. 즉 치과기공이란 전문성을 요구하는 치과의료지식을 기반으로 예술 수준에 가까운 숙련 작업을 통하여 손상된 구강기능(저작, 발음)과 안모의 심미를 회복시켜주는데 필요한 치과보철물을 제작하는 것이다.

한국표준산업분류 - 분류코드(27192), 분류명(정형외과용 및 신체보정용 기기 제조업)에 따르면 우리나라에서 치과기공은 제조업에 속한다.

정형외과용 및 신체보정용 기기 제조업이란 신체적 결함을 방지하거나 교정하기 위하여 사용되는 정형외과용품 및 신체에 주입 또는 부착하거나 휴대할 수 있는 신체결손 보정용 기기를 제조하는 산업 활동을 말한다. 동물용의 것도 포함된다.

〈예시〉

- 인공 장기 제조
- 치과기공소
- 부목 제조(골절 치료용)
- 인체 부분 제조(인조)
- 보정용 의안(인조 눈) 제조
- 골절 치료구 제조
- 보청기 제조
- 인체 보정기 제조
- 의치 제조

일반적으로 제조업이란 원재료(물질 또는 구성요소)에 물리적, 화학적 작용을 가하여 투입된 원재료를 성질이 다른 새로운 제품으로 전환시키는 산업 활동을 말한다.

따라서 단순히 상품을 선별, 정리, 분할, 포장, 재포장하는 경우 등과 같이 그 상품의 본질적 성질을 변화시키지 않는 처리활동은 제조활동으로 보지 않는다. 이러한 제조활동은 공장이나 가내에서 동력기계 및 수공으로 이루어질 수 있으며 생산된 제품은 도매나 소매형태로 판매될 수도 있다.

2. 치과기공학

치아와 그 주위 조직 및 악안면에서 결손된 조직의 기능회복과, 부정 위치된 악골 관계의 개선 및 치열교정 등을 위한, 인공적 대체물이나 장치물을 치과보철물이라 하며 치과보철물의 제작 이론과 실기를 다루는 학문이 치과기공학이다.

치과기공학은 치과보철물의 제작에 필요한 이론과 실기를 다음과 같은 과목으로 나누어 학습하게 된다.

〈치기공과 전공 교과목〉

• 치과기공소 경영관리	• 보건법규	• 치과기공학개론
• 관교의치기공학 및 실습	• 심미치과학	• 치과교정기공학 및 실습
• 교합학	• 어태치먼트기공학 및 실습	• 치과도재기공학 및 실습
• 구강보건학	• 임상실습	• 치과재료학
• 구강해부학	• 조형실습	• 치과주조학
• 국소의치기공학 및 실습	• 총의치기공학 및 실습	• 치아형태학 및 실습
• 매식의치기공학 및 실습	• 충전기공학 및 실습	• CAD-CAM
• 3D printer		

이와 같은 교과목의 학습으로 치과보철물 및 치과교정장치물을 제작할 때 필요한 치과기공 기술 이론을 습득하게 되며, 임상에서 사용할 수 있는 치과보철물 및 치과교정장치물을 직접 제작하는 것은 물론, 치과재료 및 치과기공 장비의 사용과 관리 그리고 치과기공물 및 치과기공소의 효율적 관리에 대한 기본 지식 등을 학습한다.

구강 주변 조직에 장착되는 인공적인 치과용 보철물은 구강기능의 회복은 물론 악안면의 심미에도 중요한 영향을 미치게 된다. 그러므로 양질의 치과보철물 제작업무 수행에 필요한 치과기공학과 관련된 이론 및 실습이 매우 중요하며, 더불어 섬세한 예술적 자질과 반복적인 실습과정을 거쳐 고도로 숙련된 제작기술이 요구된다.

따라서 치과기공학의 교육 목적은 상실된 치아 및 그 주위조직을 인공적으로 대체하는 치과보철물 제작을 주요 업무로 하는 전문기술인의 양성과, 전문지식과 현장직무수행능력 및 높은 도덕성과 봉사정신을 지닌 숙련된 치과기공사로서 국민구강보건 향상에 이바지할 수 있도록 하는 것이다.

3. 치과기공 교육 변천과정

- 1963년 7월 18일 – 국가재건최고회의에서 의료보조원법 통과
- 1963년 7월 31일 – 의료보조원법 제정 공포(법률 제1380호)
- 1964년 5월 21일 – 의료보조원법 시행령(대통령령 제1811호)
- 1964년 12월 17일 – 의료보조원법 시행규칙(보건사회부령 제150호)확정
- 1965년 4월 29일~30일 – 의료보조원법 제정에 따라 제1회 치과기공사 면허시험 실시
  – 694명이 응시하여 557명 합격
- 1965년 8월 – 사단법인 대한치과기공사협회 창립
- 1971년 – 2년 학제의 의학기술 초급대학에 치기공과 처음 신설
- 1973년 – 치과기공사를 포함한 의료기사법 제정 공포
  – 2년 학제의 의학기술 초급대학 치기공과 첫 졸업자 배출
  – 정규 교과과정 이수자 치과기공사 국가고시 처음 응시
  – 치과기공사에게 치과기공소 단독 개설 허용
- 1979년 6월 16일 – 대한치과기공학회 창립총회(국립의료원)
- 1979년 9월 10일 – 제1차 학술대회 개최(엠버서더 호텔)
- 1979년 12월 20일 – 대한치과기공학회지 제1권 제1호 발행
- 1982년 5월 8일 – 전국 전문대학 치기공과 교수협의회 발족
- 1983년 5월 6일 – 의료기사법 시행규칙 개정(보건사회부령 729호)
  – 의료기사는 년 10시간 이상 보수교육 이수하여야 함
- 1994년 – 전문대학 치기공과 교육연한 2년에서 3년으로 연장
- 1996년 10월 31일 – 의료기사법 시행규칙 개정령 공포(보건복지부령 제34호)
  – 보수교육 미이수자 50만원 과태료 부과

• 1997년 10월 18일 – 대한치과교정기공학회 창립총회
• 1997년 12월 13일 – 대한치과도재기공학회 창립총회
• 1998년 2월 22일 – 대한치과임프란트기공학회 창립총회
• 1998년 4월 25일 – 대한치과어태치먼트기공학회 창립총회
• 1998년 5월 30일 – 대한치과이중구조보철기공학회 창립총회
• 1999년 5월 24일 – 대한치과심미보철기공학회 인준
• 1999년 6월 1일 – 한국보건의료인국가시험원 개원
  – 치과기공사 국가시험을 국립보건원 고시과에서 한국보건의료인국가시험원으로 이관.
• 2000년 1월 1일 – 4년 학제의 치기공과 탄생
• 2002년 12월 – 제30회 국가시험 출제 및 채점
  – 치과기공 실무자와 치기공과 교수만으로 출제 및 채점위원 구성
• 2007년 12월 – 대한치과기공기재학회 인준
• 2008년 11월 – 대한치과CAD/CAM학회 창립총회
• 2021년 – 3년학제 치기공학과 16개 대학
  – 4년학제 치기공학과 4개 대학

4. 치과기공사

1965년 의료보조원법에 따라 첫 치과기공사 관련 국가시험을 실시하고, 같은 해 8월 사단법인 대한치과기공사협회를 창립하였으며, 1973년에 정식으로 치과기공사를 포함한 의료기사법이 제정 공포됨에 따라, 2년학제의 의학기술 초급대학 치기공과 졸업자가 처음으로 치과기공사 국가고시에 응시하게 되었으며, 이해부터 치과기공사에게 치과기공소를 단독 개설할 수 있도록 허용하였다.

1994년에는 전문대학 치기공과의 교육 연한을 2년에서 3년으로 연장하였고, 2000년에 4년 학제의 치기공과가 탄생하였다.

현재는 1997부터 창립된 대한치과교정기공학회, 대한치과도재기공학회, 대한치과임프란트기공학회, 대한치과심미보철기공학회, 대한가철성치과기공학회, 대한치과기공기재학회, 대한치과CAD/CAM학회 등이 치과기공기술의 향상 발전에 심혈을 기울이며 학술 연마에 열중하고 있다.

우리나라의 치과기공 대학은 3년제 16개, 4년제 4개이며 2022년에 입학하는 학생 수는 약 1,213명에 달한다.

치과기공사는 치과의료분야 팀의 한 일원으로서 참여함은 물론, 손상된 치아의 회복과 부정 위치된 치열 및 악구강 관계의 복원을 위한 치과기공물의 제작 업무를 담당하며, 국민의 구강보건 향상에 기여하는 고도로 숙련된 전문가이다. 자세히 말하자면 의료기사 등에 관한 법률 제4조(면허)의 규정에 따라, 취득하고자 하는 면허에 상응하는 보건의료에 관한 학문을 전공하는 대학 또는 전문대학을 졸업한 자나, 보건복지부장관이 인정하는 외국에서 전자에 해당하는 학교와 동등 이상의 교육과정을 이수하고, 외국의 해당 치과기공사 면허를 받은 자가 보건복지부장관이 실시하는 국가시험에 합격한 후 보건복지부장관의 면허를 받고, 치과의사의 처방에 따른 의뢰사항에 맞게 양질의 치과보철물이나 교정장치물 등을 제작, 수리하는 업무에 종사하는 사람을 치과기공사(Dental Technologist 또는 Dental Technician)라 한다.

치과기공사는 기본적으로 치과의료 전반의 전문지식에 관한 이해가 필요하며, 치과기공물의 제작과 수리에 필요한 기술을 습득해야 한다. 치과보철물은 각 개인의 악궁 및 치아형태에 따라 달라지며, 치과기공물 제작기술에서 요구되는 오차의 범위는 0.025 mm 이내로 정확하고 정교하게 제작되어야 한다. 치과기공사가 되고자 하는 사람의 조건은 치과기공물 제작 시 예술적인 감각과 더불어 손재주 그리고 끈기와 관찰력 등을 지니고 차분하면서 맡은 일을 완벽하게 마무리 할 수 있는 성격의 소유자가 적합하다.

치과기공사는 대부분 치과기공소 또는 의료기관의 치과기공실에서 근무하며, 치과기공물 제작에 대한 숙련도의 향상과 치과기공소의 경영에 대한 경험이 축적되면, 독립하여 전문적인 장비와 시설 및 인력을 갖춘 치과기공소를 직접 자영한다.

우리나라의 치과기공소는 대부분 소규모로 작업 영역이 협소한 편이지만, 최근에는 경영의 합리화를 위한 통폐합 또는 공동 개설 등의 영향으로 대형화 추세에 있기도 하다.

치과기공사의 업무범위는 치과진료를 행하는 의료기관 또는 시장·군수·구청장(자치구의 구청장에 한한다.)이 인정하는 치과기공소에서 치과의사의 진료에 필요한 치과기공물, 충전물 또는 교정장치의 제작, 수리 또는 가공 기타 치과기공업무에 종사한다. 이때의 업무는 치아 제작 재료의 종류나 제작 형태에 따라 여러 분야로 나누어진다. 치과기공사의 주된 업무는 인공 보철물인 의치를 만드는 일이며, 보철물의 종류에는 금관가공치아(crown & bridge)와, 부분틀니(partial denture), 전체틀니(complete denture), 매식의치(implant), 도재의치(porcelain), 또는 교정장치(orthodontic appliance) 등이 있다.

오래 전부터 치과기공실이나 치과기공소에서는 보철물의 종류에 따라 치과기공 전공에 대한 주 종목을 전문화, 세분화시켜 업무로 다루고 있다.

치과보철물 제작 업무의 순서는 우선 보철물을 제작하기 위하여 치과의료기관으로부터 제공받은 환자의 치아 모형을 분석, 설계한다. 그 후 분석하고 설계되어진 작업 모형에 귀금속이나 비귀금속 그리고 합성수지 등으로 인공치아를 만들거나 틀니나 교정장치 등 구강내에서 인공적으로 회복해야 할 치과보철물을 제작한 후 정교하게 연마, 가공하여 보철물을 완성시킨다. 최종적으로 완성품이 작업 모형에 맞게 제작되었는지 확인한다.

치과보철물 제작 시 구강내의 물리적이고 생리적인 여러 가지 조건을 고려하여 작업을 수행해야 한다. 이유는 따뜻하고 습기가 많은 구강 조건은 섭취하는 음식물의 종류에 따라 급격히 환경이 변화하며, 이러한 환경에서의 치과보철물 사용은 산화나 부식 또는 침식 등이 일어날 수 있으므로, 치과보철물이 구강내의 모든 변화에 잘 적응할 수 있도록 함은 물론, 재료의 적합한 강도를 고려하여 치아의 저작운동에 의한 교합압으로 변형되지 않도록 제작해야만 한다.

이와 같이 치과기공은 미세하고도 정밀한 작업으로 장시간에 걸쳐 정적이고 반복적인 수작업을 하게 되는데, 때로는 자세의 불안정 때문에 근육통이 나타나기도 하며, 각종 금속과 화학약품 사용 시 작업자의 부주의로 경미한 부상이 발생하는 경우도 있다. 또한 환자의 치료시기에 따라 보철물의 제작기간이 촉박한 경우가 있으며, 작업량이 많을 때에는 다른 직업에 비해 오랜 시간 근무하는 수도 있다. 이 때 치과보철물의 정밀도 등 품질 유지에 따른 스트레스를 받는 경우도 있으나, 최근에는 치과보철물 제작 시 사용되는 장비와 시설의 개선 등으로 소음이나 분진이 줄어드는 등 최적의 작업환경으로 많이 개선되고 있다.

치과기공은 숙련된 수작업의 특성상 학교에서 배운 이론과 실습을 바탕으로 임상에서 2~3년의 수련기간을 거쳐 치과보철물 제작기법을 터득하고, 작업의 능률을 올릴 수 있는 경지에 도달하게 된다면 타 직종에 비하여 비교적 안정된 직장과 임금을 보상받게 된다. 그리고 일정 기간의 경험을 바탕으로 치과기공소를 개설할 수도 있는데, 「산업·직업별 고용구조조사」에 의하면 치과기공사의 자영비율은 25% 정도 된다. 최근에는 치과기공사에 대한 여성의 선호도가 증가하고 있으며, 치기공과 학생의 절반 정도가 여학생인데 이는 점점 늘어가고 있는 추세이다.

1966년 7월 20일 사단법인 대한치과기공사협회가 설립(보사부 제755호)된 이후 2022년 현재까지 누적된 치과기공사 국가시험 합격자 수는 4만 명이 넘었다.

치과기공사의 수요는 치과의사 수 대비 치과기공사 수가 중요한 지표로 작용한다. 치과기공사는 치과의사 대비 1/2을 적정 수준으로 보고 있으나, 우리나라는 1990년 이후 치과의사 1인당 치과기공사 0.8명 수준이 지속되어 왔다. 그럼에도 불구하고 치기공과의 입학정원이 치의예과 입학정원의 약 3배에 도달하고 있었다. 하지만 학령인구의 감소로 최근에는 예전 입학정원의 약 3/1이 자연 감소되어 2022년 치기공과 입학정원은 1,213명으로 줄었다. 그럼에도 불구하고 인력대체 관련 기자재의 개발 보급으로 치과기공사는 현재도 과잉 배출이므로 치과기공계의 인력수급 불균형 문제는 당분간 지속될 것으로 보인다.

그러나 사회복지정책 차원에서 정부가 추진하고 있는 노인 틀니, 임플란트의 보철보험 실시, 그리고 외국으로 진출하는 치과기공사 수 증가와, 외국 치과기공물의 수주율 증가를 감안한다면, 향후 치과기공사의 고용을 다소 증가시키는 요인으로 작용할 것으로 판단된다.

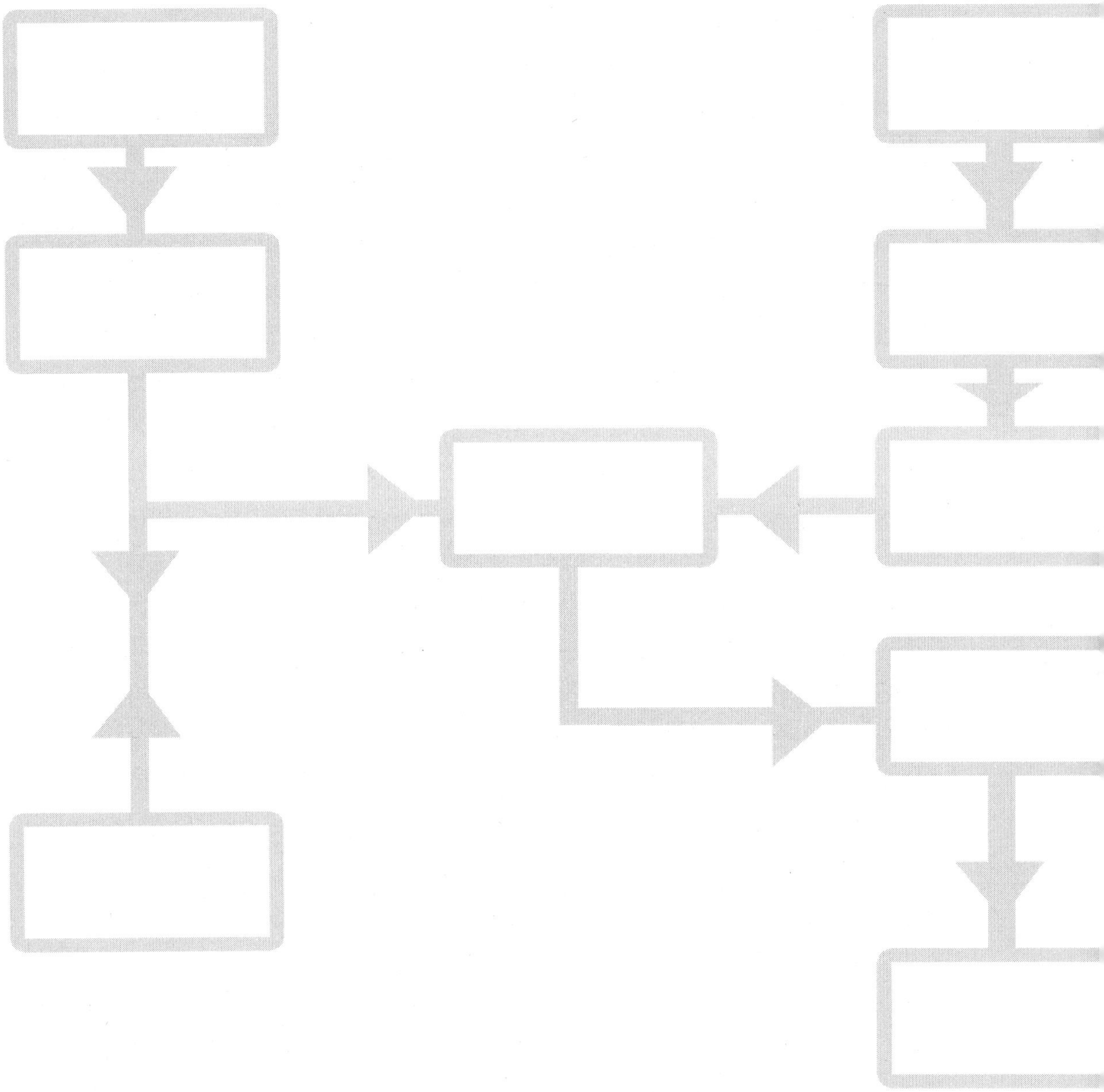

Ⅱ 치과기공소 경영 입문

1. 치과기공소 인정의 변천과정
2. 치과기공소 경영

Ⅱ 치과기공소 경영 입문

1. 치과기공소 인정의 변천과정

- 1945년 이후 – 서울에서 경일, 신한, 문화, 광복 등이 치과기공연구소 운영
- 1960년 8월 10일 – 대구에 육군중앙치과기공소(국일명(육)제47호) 창설
- 1963년 7월 18일 – 국가재건최고회의에서 의료보조원법 통과
- 1963년 7월 31일 – 의료보조원법 제정 공포(법률 제1380호)
- 1964년 5월 21일 – 의료보조원법 시행령(대통령령 제1811호)
- 1964년 12월 17일 – 의료보조원법 시행규칙(보건사회부령 제150호)확정
- 1965년 4월 29일~30일 – 제1회 치과기공사 면허시험 실시
  – 694명이 응시하여 557명이 합격(동법시행 이전 치과기공사 업무 종사자는 2년간 국가시험에 응시 할 자격을 부여)
- 1965년 7월 16일 – 한국전력병원(소공동 소재)에서 사단법인 대한치과기공사협회 창립 발기인 대회
- 1965년 8월 21일 – 서울시립 노동회관에서 사단법인 대한치과기공사협회 창립총회
- 1966년 3월 27일 – 국립의료원에서 제1차 정기총회를 개최
  – 협회기 및 마크 도안 제작
- 1966년 7월 25일 – 사단법인 대한치과기공사협회 설립인가(보건사회부 제755호)
- 1968년 9월 – 전국 치과기공연구소 실태조사
  – 서울 17개소, 부산 7개소, 대구 1개소
- 1971년 9월 14일 – 치과기공연구소로 명칭 통일
- 1972년 5월 – 대한치과기공사협회의 전국 치과기공연구소 실태조사
  – 치과기공사 운영 23개소, 치과의사 운영 8개소, 기타 9개소
- 1973년 – 치과기공시설(소)개설이 제도화되기 직전까지 전국에 48개소 운영 중이었음
- 1973년 2월 16일 – 비상국무회의에서 의료보조원법 폐지– 의료기사법(법률 제2534호) 통과
- 1973년 9월 20일 – 의료기사법 시행령(대통령령 제6864호)
- 1973년 10월 17일 – 의료기사법 시행규칙(보건사회부령 제427호) 제정 공포
  – 치과기공사 치과기공시설(소) 단독 개설 가능

• 1975년 1월 31일 – T/O제(보건사회부훈령 제191호) 제정

– 치과의원 20개소 당 치과기공시설(소) 1개소 개설

• 1975년 3월 31일 – 의료기사법시행규칙 개정(보건사회부령 제469호)

– 지도치과의사제도 신설

• 1975년 10월 16일 – 의료기사법시행령 개정(대통령령 제7848호)

– 치과의사도 치과기공시설(소) 개설 가능

• 1978년 5월 31일 – T/O제 10 : 1로 완화(보건사회부훈령 제260호)

• 1980년 12월 22일 – 국보위의 인,허가 규제 해제

– T/O제 폐지(보건사회부훈령 제414호)

– 치과기공소(치과의사 운영 11개소 포함 전국 212개소. 서울만 108개소)

• 1989년 1월 11일 – 대한치과의사협회가 보건사회부에 치과기공시설(소)의 개설조항 삭제를 위한 의료기사법 개정 건의

• 1989년 5월 17일 – 대한치과기공사협회가 의료기사법에 치과기공소의 개설이 법률적으로 보장되도록 국회의원입법 청원서 제출

• 1989년 11월 28일 – 국회보건사회위원회 전체회의에서 소위원회에서 심의하도록 통과되나 대한치과의사협회의 청원저지로 계류됨

• 1989년 12월 – 대한치과의사협회가 의료기사법시행령개정 안을 보건사회부에 제출

• 1990년 11월 – 치과기공시설(소) 개설등록의 법률적 근거와 처벌규정을 위한 의료기사법개정안 입법예고

• 1991년 3월 8일 – 치과기공소 인정제에서 등록제도로 변경

• 1991년 8월 31일 – 입법 예고된 치과기공소 개설등록의 법률적 근거와 처벌규정 삭제됨

• 1991년 9월 13일~1991년 10월 8일까지 – 모법관철 및 업권수호를 위한 전국 휴업

• 1992년 7월 2일 – 의료기사법시행규칙(보건사회부령)에서의 치과기공시설(소)인정 규정이 의료기사법시행령(대통령령 제13687호)으로 개정됨

• 1992년 7월 16일 – 의료기사법시행규칙(보건사회부령 제892호)개정

– 치과기공물 제작의뢰서 서식 제정

• 1999년 8월 13일 – 의료기사 등에 관한 법률 시행규칙중 개정령 공포(보건복지부령 제124호)

– "치과기공소 면적 33제곱미터 이상일 것" 삭제

– 의료기사 보수교육 시간을 종전 10시간 이상에서 8시간 이상으로 완화

• 2011년 11월 – 지도치과의사제도 폐지

• 2014년 11월 – 면허신고제도 시행

「출처: 아트치과기공소(문일). 치과기공소 인정의 변천과정. http://www.artdental.co.kr/」

2. 치과기공소 경영

우리나라에서 치과기공사를 배출하는 교육기관은 20개 대학이 있으며, 매년 약 1,200여명의 신입생이 치과기공계의 문을 두드리고 있다. 이들 중 대다수의 졸업생들이 치과기공사 면허를 취득하여 수년간의 숙련과정을 거쳐 치과기공소를 개설하게 된다.

면허를 취득한 치과기공사들의 대부분이 향후 치과기공소를 개설 운영하고자 하는 현실임에도 불구하고, 일부의 대학에서만 치과기공소 경영실무를 교육할 뿐이며 설령 치과기공소 경영실무와 관련된 교육을 한다 하더라도 한 학기 15주 동안 경영 전반에 대한 교육을 소화하기란 쉽지 않은 것이 사실이다.

그러므로 이들은 동문이나 치과기공계의 선배로부터 어깨너머로 조금씩 경영 노하우를 익히거나 스스로 경영서적을 탐구하게 되는데, 이러한 방법은 전문적이고 체계적인 경영수업의 기회를 갖지 못하게 되므로, 결국은 치과기공소의 경영을 실패하게 만들 수도 있다.

한 번의 경영 실패는 금전적인 손해와 더불어 거래처와의 신뢰관계까지 모두 깨지게 되고 두 번 다시 회복할 수 없는 경제적 어려움에 처하게 될 수도 있다.

따라서 치과기공소의 경영능력을 향상시키기 위하여 치과기공대학의 학생은 물론, 치과기공소 대표자에게도 경영과 관련된 실무교육이 반드시 필요한 실정이다.

영국 일간 더 타임스는 베스트셀러 작가 폴 맥케나가 천문학적인 부를 성취한 세계적인 기업가들(버진그룹 회장 리처드 브랜슨, 바디샵 창업자 고(故) 아니타 로딕, 스타워즈의 감독 조지 루카스 등)을 인터뷰한 끝에 발견했다는 '富(성공)의 6단계 원칙'을 소개했다. 맥케나는 '이 원칙이 기업경영 뿐 아니라 모든 분야의 성공전략으로 사용될 수 있다'고 하였다.

1) '열정이 있는 분야에서 일을 시작하라'

성공을 위해선 수많은 시간을 투자해 일을 해야 하기 때문에 이왕이면 좋아하는 분야를 선택하는 것이 유리하다는 것이다. 물론 열정은 반드시 좋아하는 분야와 일치하는 것은 아니다. 바디샵의 경우 기존 화장품업계에 맞서 안전하고 환경 친화적인 대안을 제시하겠다는 아니타 로딕의 신념이 세계적인 성공으로 연결된 케이스다.

2) '자신이 선택한 분야에서 새로운 가치를 창출할 방법을 강구하라'

선택한 분야에서 성공하기 위해선 분석 작업이 필수적이란 설명이다. 맥케나는 '이 분야에서 성공한 사업가는 누굴까', '그 사람은 왜 성공했을까', '그 사람이 다른 경쟁자보다 나은 점은 무얼까', '이 분야에서 시도되지 않은 것이 있을까', '소비자가 원하는 것이 무얼까' 등의 순서로 자신의 분야를 분석해보라고 조언했다.

3) '행동에 들어가기 전 머릿속에서 경영의 세세한 부분까지 구상하라'

'세계적으로 성공한 기업가 중엔 무턱대고 뛰어드는 식의 행동을 벌인 사람은 없었다.'는 것이다. 리조트계의 황제 솔 커즈너의 경우 한 지역에 호텔을 건설하기 전 머릿속에서 호텔의 외관뿐 아니라 건물 표면의 질감과 주변 환경의 변화까지 그려본 뒤 사업을 시작했다는 설명이다.

4) '정확한 평가 후 위험을 감수하라'

'성공을 위해선 위험을 기꺼이 감수하는 것이 기업가의 태도인데 정확한 계산이 선행돼야 한다.'는 것이다. 영화 스타워즈를 감독한 뒤 상표권을 통해 천문학적인 돈을 벌어들인 조지 루카스가 대표적인 예다. 루카스는 스타워즈 개봉 전 영화가 흥행에 실패하더라도 소수 열혈팬들을 대상으로 각종 상품을 판매할 경우 충분한 이득을 얻을 수 있을 것이라고 판단했다는 설명이다.

5) '행동은 빠르게'

성공한 기업가들은 대부분 구상이 끝난 뒤 24시간 내에 행동에 뛰어드는 것으로 알려졌다. 맥케나는 "교육 수준이나 자본의 수준에 상관없이 빠르게 행동할 수만 있다면 당장 세계적인 기업가들과 같은 급으로 올라설 수 있다"고 지적했다.

6) '위기를 예상하고, 실패 속에서 교훈을 얻은 뒤 계속 전진하라'

'낙관주의자가 될 필요는 없지만, 위기가 올 때마다 좌절하는 식으로는 성공을 할 수 없다'는 것이다. 사업에 위기가 발생하는 것은 당연한 것인 만큼 위기를 창조적 문제해결 기술을 익힐 기회로 간주하되, 만약 문제를 해결하지 못하더라도 좌절하지 말고 새로운 사업을 벌이라는 조언이다(「출처: 연합뉴스. 세계적 기업가들이 공유한 "富의 6단계 원칙'. 2007, 9, 13」).

여기에 한 가지 더 추가한다면 '설득 능력을 갖춘 리더십을 키우라'는 것이다.

21세기를 맞은 우리나라 치과기공계는 치과기공 인력의 과잉공급과 WTO 등의 영향으로 세계 무역장벽이 무너지면서 이미 무한경쟁시대로 접어들었다. 이와 같은 무한경쟁시대에서의 성공 포인트는 '설득 능력을 갖춘 리더십'이 될 수도 있다.

치과기공 기술은 뛰어나지만 치과기공소의 경영을 실패하는 사람이 흔하다. 이는 대화의 기술 부족으로 치과기공소 내부 문제 또는 고객과의 거래관계에 대한 장점과 단점을 구성원이나 고객들에게 설득력 있게 설명하지 못함으로서 서로의 이해 부족이 발생하고 결국은 효과적인 경영능력의 부재를 초래하기 때문이다. 즉 설득 능력의 부족은 치과기공소 직원들의 잦은 이동을 유발시킬 수 있으며, 거래처에서 의뢰받은 치과기공물의 재제작이 허다하게 늘 수도 있다는 것이다.

치과기공소의 구성원이나 거래처의 고객을 설득하지 못해서 불만이 쌓이면 만족하고 있는 사람의 2배로 주변사람에게 그 내용을 전달한다고 한다. 이럴 경우 때로는 아주 심하게 그 내용이 부풀려져 와전될 수도 있다. 따라서 치과기공소의 효과적인 경영을 원하는 사람은 내성적인 성격을 외향적으로 바꾸고, 조직 구성원 또는 거래관계에 있는 사업 파트너를 조리 있게 설득시켜 리드할 수 있는 대화의 기술도 향상시켜야 할 것이다.

고대부터 치과보철물을 만들기 시작하여 근대에 이르기까지 치과기공기술의 발전은 계속되었으며, 1887년에는 미국의 보스턴에서 세계 최초로 치과기공소가 개설되었다.

우리나라에 외국의 치과기공 기술이 도입된 시기는 1900년대 초반이며, 1963년에 의료보조원법이 제정되면서 법적으로 치과기공사가 인정되는 계기를 맞이하였다. 1973년에는 의료기사법이 제정되었으며, 치과기공사가 단독으로 치과기공소를 개설 경영할 수 있게 되었다.

1970년대 이후 우리나라의 경제가 날로 발전하고 생활수준이 향상됨에 따라 치과기공물이 다량으로 증가하였으며, 치과기공소의 경영상태도 매우 좋았다.

더불어 우리나라의 치과기공기술도 틀니나 계속가공의치 제작 수준에서 이제는 어태치먼트나 임프란트, CAD/CAM과 3D printer의 사용에 이르기까지 눈부신 발전을 거듭해 왔으며, 현재 우리의 치과기공기술 수준은 아나로그적 제작 단계를 벗어나 디지털시대의 제작환경으로 거침없이 내달리고 있다.

그래서 우리는 이러한 디지털시대에서의 신기술 환경 변화를 적극적으로 수용할 수 있어야 할 것이며. 이러한 변화에 적응하지 못한다면 자연히 치과기공계에서 도태될 수밖에 없다.

치과기공계에서 도태되지 않고 건실하게 경영을 지속할 수 있는 방법은 치과기공소의 경영전략도 과거 소형업소 위주의 주먹구구식 판매 방식에서 대형화, 네트워 형태, 세계화 또는 마케팅 중심의 전략으로 빠르게 움직여야 한다. 그리고 치과기공소의 매출은 곧바로 높은 수익성을 창출할 수 있는 재무전략 중심으로 경영의 틀을 바꾸어야 한다.

치과기공소의 신규개설과 관련된 면적(33 ㎡) 제한 조항이 1999년 8월 [의료기사 등에 관한 법률 시행규칙]의 개정으로 폐지된 것과 더불어 치과기공 인력의 과다공급은 영세한 치과기공소와 치과기공실의 난립을 초래하고, 최근까지 계속되고 있는 우리나라의 경기불황은 치과기공물의 감소로 이어지고 있다.

또한 그동안 치과의료인 단체와 관행화 되었던 치과기공요금 협상은 공정거래법에 저촉되어 실현 불가능하므로, 치과기공요금은 1990년대 수준에 머물고 있으며 많은 수의 치과기공소가 도산하고 있다.

따라서 치과기공소 산업합리화, 연구·기술개발, 불황의 극복, 산업구조의 조정, 거래조건의 합리화, 중소기업의 경쟁력향상 등의 이유로 공정거래위원회로부터 공동행위를 인가받아야 하는 실정이나 상대단체가 있는 관계로 이마저 여의치 못한 실정이다.

치과기공물의 거래가격이 상당기간 평균생산비를 하회하고 있으며, 상당수의 업체가 불황으로 사업 활동을 계속하기가 곤란하고, 생산시설 및 생산방법의 낙후로 인하여 생산능률이나 국제경쟁력이 현저하게 저하되어 있어, 대부분 10인 미만의 중소업체로서는 치과기공물 시장의 경쟁력을 유지하기 어렵다.

앞에서 살펴본 여러 가지 이유로 생존차원의 과당경쟁(부당염매 등)이 나타나고 있으며, 이 과당경쟁 때문에 치과기공수가의 장기 정체가 빚어지고 있다.

게다가 인건비 및 재료비의 상승과 4대 보험(국민건강보험, 국민연금, 산재보험, 고용보험) 등의 의무가입에 따른 치과기공물 제조원가 상승요인을 제때에 반영하지 못하므로 인하여, 치과기공소의 경영난(심각한 매출감소, 수익 저하, 인력난, 재투자 회피)은 더욱 더 악화되고 폐업하는 등의 부작용이 속출하고 있다.

따라서 치과기공계의 지나친 과당경쟁은 현재보다 더 위험한 경영악화를 초래할 수 있으므로, 과당경쟁을 배척하고 근로기준법에 따른 주당 근무시간 및 주 5일제 준수 등을 위하여, 치과기공요금 현실화 및 원가절감, 그리고 신기술에 대한 환경의 변화를 적극 수용함으로서, 고객의 요구에 따르는 최상의 수준 높은 가치를 제공하고 이를 계기로 정도경영을 이룩하여 적자생존의 시장경제 체제에서 건실하게 생존해야 할 것이다.

즉 치과기공소 개설자는 전문분야의 치과 의료지식을 충분히 이해하고, 고객의 요구가 무엇인지를 정확하게 파악해야 하며, 상도의를 무시한 채 사업의 성공에만 매달리다 실패하는 우를 범하는 경우가 없어야 한다.

치과기공기술이 평준화되고 치열한 경쟁관계에 있는 현실에서는 예전의 치과기공소처럼 단순하게 직원의 생산성만 높인다고 성공적인 경영이라고 생각하는 시대는 이미 지났으며, 치과기공소의 가치를 높여줄 수 있는 고객이 얼마나 되는지를 따져보고 우량 고객의 확보를 위하여 노력해야 할 때이다.

노아는 홍수를 대비하여 배를 만들어 살아났다. 이는 무한경쟁시대에서 치과기공소를 경영할 때, 항상 위험에 대비하고 새로운 경영전략을 개발해야 한다는 의미로 바꾸어 생각할 수 있는 것이다.

치과기공소를 성공적으로 경영하기 위해서는 개설 준비 단계부터 여러 가지의 분석과 계획수립 및 사업진행 과정을 경영 메뉴얼에 따라 단계별로 착수해야 한다.

개설 초기에 많은 자금을 투자하는 치과기공소의 경영분석은 매우 중요하다. 물론 이러한 경영분석을 외부 전문가에게 의뢰할 수도 있지만, 치과기공소를 개설한 후에도 치과기공에 관한 전문지식을 활용한 경영 전반을 외주로 해결하기란 여간 어려운 일이 아니다.

치과기공소를 개설하고 경영하기 위해서는 다음과 같은 경영실무를 공부하는 것이 좋을 듯하다.

치과기공소 개설 시 필요한 경영 관련 내용은 경영현황 분석으로 입지 환경 분석(치과병,의원

상권 분석, 인구 현황 분석, 교통 분석)과 시장 환경 분석(경쟁 치과기공소 상황 분석) 등이 있으며, 치과기공소 개설 계획(개요, 장소 확보방안, 전문치과기공 종목 선정, 조직도, 치과기공인력 구성), 단계별 사업전략(SWOT전략, 가격전략, 마케팅 전략), 자금 계획(소요자금, 매출 분석, 비용 분석, 손익 분석), 사업 진행 일정표 작성, 치과기공소 명칭 확정, CI(Corporate Identity) 작업, 직원 선발 및 교육을 거치고 전문분야별 직원 배치 후 치과기공소 경영에 착수한다.

그리고 치과기공소의 원할한 사업성과를 얻기 위하여 경영 메뉴얼(거래처 고객 만족도 조사, 신규 거래처 유입경로 조사, 마케팅 전략 조사, 가격정책 평가, 매출증대 전략, 상담 방법 교육, 서비스 교육, 마케팅 교육, 경영마인드 교육, 경영성과 분석, 매출 분석, 결산, 거래처 통계, 손익계산, 광고 및 홍보, 직원 면담, 직원 근무의식 조사, 근무 만족도 조사, 직원 평가, 업무 분장, 직원 재배치 등)에 따라 사업을 진행해야 한다.

미국의 로버트 라이히는 새 천년을 무한경쟁의 시대라고 말했다. 앞으로 도래할 지구경제 시대를 예견한 것으로 치과기공계에도 이러한 무한경쟁의 시대적 변화가 이미 닥쳐오고 있다.

특히 WTO의 영향으로 치과기공계 시장이 개방된다면 적자생존의 경쟁은 더욱 더 치열해질 것이다. 치열한 적자생존의 시장경제에서 단 한번의 실수로 기회를 잃는다면 그 생존의 기회는 두 번 다시 맞이하기 어려울 것이다.

그러므로 구태의연한 아나로그적 사고의 구조를 혁신하고 디지털시대의 기술환경 변화에 과감하게 도전함으로서 치과기공계의 새로운 가치관을 창출하고, 협력하여 권익을 보호해야 할 것이다.

일반적으로 기업의 최고경영자들은 기업의 수명을 30년으로 보고 있지만, 최근에는 이보다 더 짧은 주기로 기업의 흥망성쇠가 나타난다고 한다.

이토록 기업이 창업과정을 거쳐 성장을 하고 최고의 기업환경을 누리다가 계속기업으로 존속하지 못하고 쇠퇴기를 겪게 되는 주기가 짧아진 이유는, 우리나라 및 범세계적으로 인터넷산업이 급속도로 발전함에 따라, 지식사회를 거치면서 창조된 지식이 정보화 되고 이러한 정보를 상호 공유하게 됨으로서 누구든지 쉽게 전문지식에 접근할 수 있는 것과, 위에서 말한 바와 같이 WTO의 영향으로 세계의 무역장벽이 개방되어 무한경쟁시대에 도래했기 때문이다.

따라서 개설된 치과기공소가 이러한 무한경쟁시대에서 건실하게 살아남을 수 있는 방법은, 창조적으로 내부역량 즉 치과기공소 경영능력을 강화하고 대내외적 환경변화에 신속하게 적응하며, 변화의 흐름에 따라 미래지향적으로 치과기공소의 경영환경을 특성화시키는 것이다.

경영환경의 특성화는 치과기공소의 성공적인 개설과 효율적이며 경쟁력 있는 경영을 위한 것으로, 개설자 및 근무자가 치과기공소의 경영 목표를 하나로 통일시키는 것이 중요하다. 그리고 치과기공소 개설자는 경영 방침에 대한 철학이 확실해야 하며, 자신과 치과기공소가 추구해야할 목표 달성을 위하여 경영정책의 일관성을 유지하고, 경영자로서의 책임을 완수하고자 노력해야 한다.

치과기공계의 역사를 보면 십여 년 전만 하더라도 치과기공소에서 모든 분야를 제작하는 시스템으로 운영되었다. 그러나 최근에는 경쟁 중인 치과기공소가 따라오기 힘들도록 전문분야를 특성화시켜 운영하는 경영체제가 주목 받고 있다.

치과기공소 개설 시 경제원칙에 부합하며 전문성을 요하는 특성화를 위한 조건은 경제적 가치와 희소성이 있어야 하고 모방과 대체가 불가능해야 한다.

즉 임플란트, 전부도재관, 치과교정기공 등 특화된 전략으로 자신만의 경영체제를 확립해야만 경쟁력과 수익창출이 보장된다는 것이다.

또한 무한경쟁의 시대에서 치과기공소를 효율적이고 합리적으로 경영하기 위해서는, 치과기공물의 생산관리에 필요한 생산계획 – 공정계획 – 일정계획 – 착수계획에 따라 공정관리, 구매관리, 판매관리, 재고관리, 인력관리 등이 효과적으로 운영되어야 한다. 불황에 빠진 치과기공계에서 마케팅 포인트로 새로운 치과기공물이나 시스템을 개발하는 것은 현명한 일이다.

그러나 치과기공용 CAD/CAM 장비의 구입을 예를 들면 가격이 최소 1억 원을 넘게 되므로 설치비 대비 활용도로 보았을 때 금융비용 등을 제외하고 수지타산이 맞느냐 하는 문제에 봉착하게 된다. 따라서 CAD/CAM과 같은 고가 장비를 구입할 경우에는 감가상각비나 이자 등의 부담이 손익분기점에 미치는 영향을 고려하여야 하며, 반드시 필요한 경우가 아니면 장비를 임대하거나 치과기공물의 제작을 외주로 해결하는 것도 현명한 방법이다.

그리고 치과기공 기자재를 대량 공동구매 방식으로 전환하여 구매비용을 절감하고, 작업자의 교육과 훈련을 통하여 치과기공물 제작 시 작업 공정에서 발생되고 있는 재제작 및 자재의 손실량을 최소화 하여 제품의 생산성을 높이고 제조원가를 낮추어야 한다.

또한 작업공정의 효율적인 개선과 테이블 공정에 필요한 작업동선을 최대한 줄이도록 하여 불필요한 인건비와 작업시간을 절약해야 한다. 작업공정관리를 포함한 고객관리 등 치과기공소의 내부관리에 필요한 전사적자원관리(ERP–Enterprise Resource Planning) 프로그램을 이용하면, 업무를 통합 관리함으로서 생산관리를 포함하여 자금, 회계, 구매, 판매 등 모든 업무의 흐름을 효과적으로 통제하고 경영의 효율화를 기할 수 있다.

이와 같은 경영의 효율화에 따른 마케팅은 무한경쟁 시대의 치과기공소 경쟁력 강화에 매우 중요한 역할을 담당한다.

치과기공소의 마케팅에 영향을 미치는 요소를 살펴본다면 첫째로 신뢰할 수 있는 치과기공물의 제작 기술이며, 둘째로 신뢰할 수 있는 제작기술로 거래처의 소개가 느는 것이고, 셋째로 구성원의 전화 응대 예절 그리고 넷째로 전문지식을 활용한 거래 상대방과의 원활한 커뮤니케이션 다섯째로 신속한 제작 여섯째로 포장기술 등이다.

치과기공에서의 기본적인 마케팅 기법은 치과의료 전문지식을 활용하여 고객이 요구하는 최상의 품질을 유지 또는 제공하는 것이다. 다시 말하면 치과기공물의 질은 고객의 신뢰와 비례관계에 있으므로 제작되어진 치과기공물의 가격이 아무리 저렴하다 할지라도 제품의 질이 고객의 요구 수준을 충족시키지 못할 경우 원만한 마케팅도 이루어지지 않는다는 것이다.

그리고 성공적인 마케팅을 위해서는 위에서 설명한 사항 이외에 마케팅 전략을 입안하고, 전술개발에 심혈을 기울여야 한다. 아무리 질 좋은 치과기공물을 생산한다 하더라도 판매 촉진방법 또는 고객관리가 서투르면 이 또한 마케팅은 실패하게 된다.

치과기공물 마케팅 전략과 전술 중 무한경쟁시대에서는 제품의 판매를 촉진하는 방법으로 광고와 홍보가 중요한 비중을 담당하게 될 것이다.

광고의 방법을 예를 들자면, 온라인 광고는 홈페이지 배너 광고, 키워드 광고, 오버츄어 광고, 인터넷 기사광고 등이 있고, 방송광고는 TV, 라디오방송 광고, PPL(products in placemen = 영화나 드라마의 소품으로 등장하는 상품) 광고 등이 있으며, 인쇄매체 광고는 일간신문, 지역신문, 정보지, 전단지, 달력 등과, 그 외에 지하철, 버스, 전단지, 현수막 광고 등을 들 수 있다.

그러나 대부분 소규모로 개설 운영되는 치과기공소에서 TV나 라디오방송 광고처럼 막대한 비용의 광고료를 지불하게 되는 경우, 자금사정에 따른 경영의 애로가 발생하게 되고 결국은 치과기공물의 제작원가가 높아지게 된다.

그러므로 소규모의 치과기공소는 많은 비용이 소요되는 광고보다는 적은 비용으로 관리가 가능한 홍보에 주력하는 편이 효과적일 수 있다.

홍보의 방법에 대한 예는 치과기공소의 홈페이지 제작과 블로그, 카페, 사용자 제작 콘텐츠(UCC : User Created Contents), 지식IN 등을 활용한 홍보 마케팅에 주력하고, 더불어 치과의료인 단체의 학술대회 시 치과기공작품 전시회나 카탈로그 제작, CD 제작 배포 등이 있으며, 전문분야별 네트워크 형식의 경영방법으로 거래처를 서로 공유하거나 소개하는 방법도 매우 효과적이다.

그렇지만 치과기공소의 마케팅을 위한 광고 대상은 불특정 다수를 위한 것이 아니고, 제한적인 범위의 치과의료인을 상대로 하는 특수성 때문에 비용에 비하여 큰 효과를 얻는다는 것 자체가 어려울 수도 있다.

차라리 고액의 광고비용을 전문분야의 치과기공물 생산에 투자하여 신뢰받을 수 있는 양질의 기공물을 제공하고, 거래처의 입소문으로 구전마케팅이 되도록 유도하는 편이 훨씬 효과적일 수도 있다.

치과기공소를 경영하는 사람들의 대부분은 치과기공물의 질이나 광고만 신경쓸 뿐 제품의 포장 등에는 무관심인 경우가 많아 흔히 판매촉진 기회를 상실하게 되는 경우도 있다.

예를 들어 똑같은 방법으로 제작한 3 unit bridge를 두루마리 휴지로 포장한 것과, 상품성이 가미된 디자인으로 제작한 box에 포장한 것에 대한 치과기공물의 상품 가치를 따져볼 필요가 있다는 것이다. 이는 단순히 치과기공물의 포장만 그럴듯하게 하라는 의미가 아니다. 작업모형의 base를 깔끔하게 정리한다든지, 연마의 흔적을 깨끗하게 닦아서 포장하는 것까지를 포함한다.

거래처의 고객이 상품의 가치를 체험하는 방법은 좋은 디자인으로 잘 포장되어 오감을 자극하는 육체적 단계, 주변의 지인이나 매체를 통해 얻은 정보를 비교하는 지적 단계, 감성적 공감대 형성이 되는 영적 단계를 거치게 되는데 이 영적 단계에서 모든 판단을 하게 된다고 한다.

경제 전문가들은 좋은 디자인으로 포장한 상품은 20%의 가격 상승효과가 있다고 말한다. 즉 치과기공물의 제조원가가 5% 상승하더라도 상품성이 가미된 디자인으로 제작한 box에 포장한다면, 고객의 감성을 자극하게 되고 차별화된 제품의 가치 상승효과를 나타내므로 판매가격을 20% 올릴 수 있다는 것이다.

결국 좋은 디자인으로 포장하면 치과기공물의 수가에 대한 저항을 줄일 수 있다는 뜻이다.

치과기공소의 경쟁력 강화를 위한 마케팅 기법 중 고객관리 또한 제품의 판매를 촉진시킬 수 있는 중요한 요소로 작용한다.

치과기공소는 간판이 없다. 그러므로 거래처의 고객이 치과기공소를 방문하는 경우가 극히 드물고, 치과기공물의 구매의사나 제작조건을 대부분 전화로 해결하기 때문에 항상 전화 예절에 각별한 신경을 써야 한다.

전화 예절은 치과기공소의 고객을 관리하는 기법 중 가장 기초적인 것이다. 즉 치과기공과 관련된 전문지식을 충분히 숙지하고 있는 소장 또는 직원이 전화를 받되, 전화벨은 3번 이상 울리지 않도록 신속하게 받아야 한다. 그리고 담당하고 있는 전문분야가 아니더라도 이리저리 전화를 돌리지 말고 신속하면서 친절하게 명쾌한 해결방안을 제시하여야 한다.

더불어 최근에는 치과기공물의 제작의뢰를 정보통신으로 처리하는 경우가 많아졌으므로 이와 관련된 프로그램을 사용할 수 있는 능력을 가지고 있어야 한다.

치과기공소의 경영 성과는 생산성(인력의 유지 또는 감축으로 생산이나 매출 증가), 성장, 고객만족, 제품의 질(저원가 고품질의 치과기공상품 및 서비스 제공, 좋은 디자인 제공으로 치과기공물 상품가치 향상), 유연성(치과기공기술 환경의 변화에 신속하게 적응), 재무적 성과 등으로 그 지표가 나타난다.

미국 등의 선진국은 자본을 조달하여 치과기공소를 대형화 시키거나 네트워크 형태로 운영하되 경영과 치과기공업무를 분리하는 사례가 많이 있다.

우리나라도 최근에 치과기공소를 대형화시키거나 네트워크 형태로 개설하는 경우가 늘고 있다.

따라서 치과기공물의 제작과 관계없는 경영 전반을 지원하는 회사를 통하여 치과기공 장비의 공동구매, 치과기공인력 관리, 재무 관리, 홍보, 마케팅, 치과기공소 경영 컨설팅 등 치과기공소의 경영과 관련된 서비스를 제공받도록 하는 방법을 추진하고 비용절감과 경영효율화 등의 목적을 달성하는 것이 좋을 것이다.

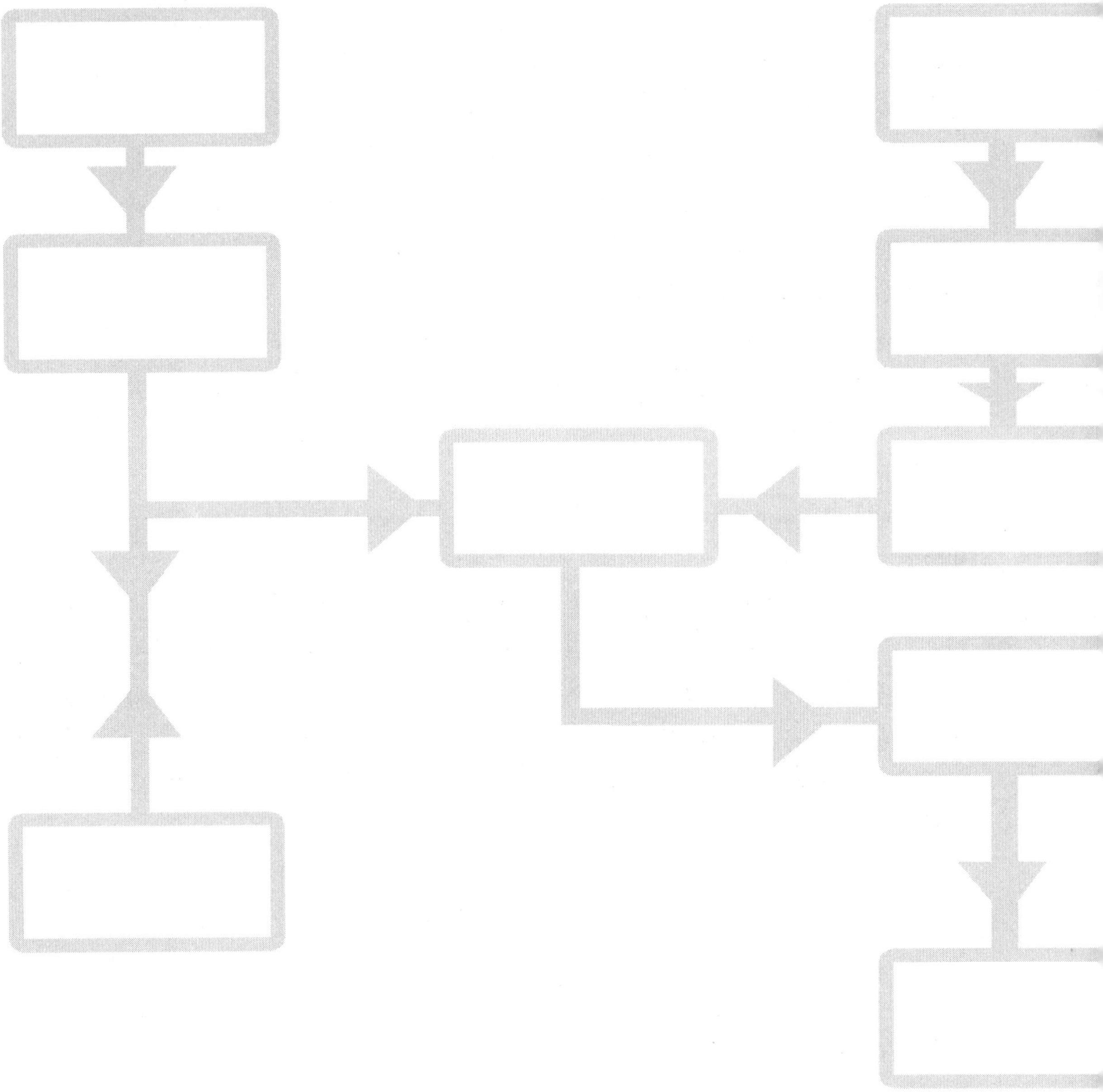

Ⅲ 치과기공소 개설

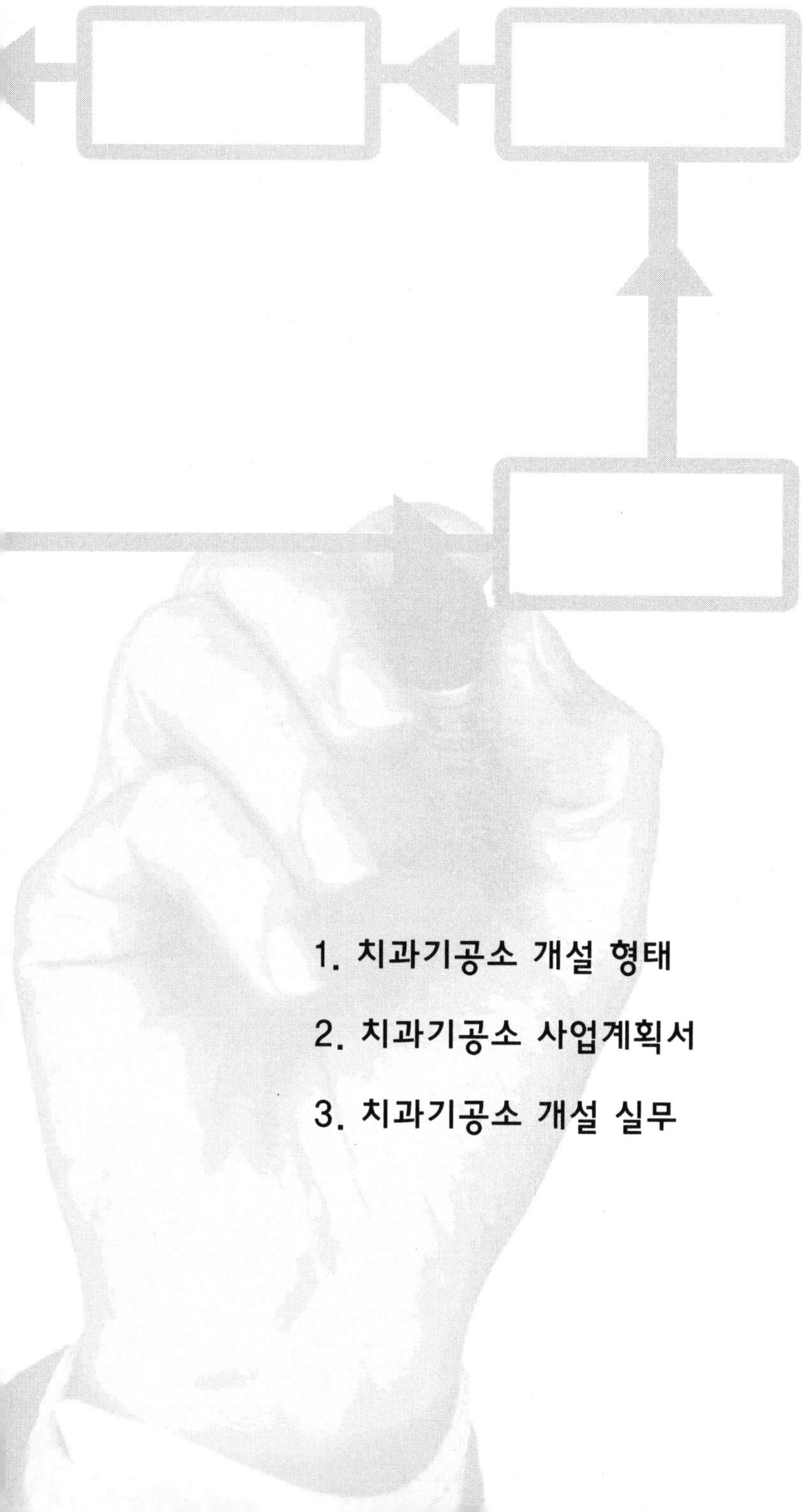

1. 치과기공소 개설 형태

2. 치과기공소 사업계획서

3. 치과기공소 개설 실무

III 치과기공소 개설

치과기공소를 개설하여 성공적으로 경영하기 위해서는 치과기공소란 무엇이며, 어떤 사람이 이 분야에서 성공을 하였으며, 나는 치과기공계에서 성공한 사람들과 무엇이 다르며, 어떻게 하면 반드시 성공할 수 있을까? 또는 내가 도전하고자 하는 분야는 치과의사들로부터 어떤 반응을 얻을까? 등으로 사업 성공에 대한 조건을 심도 있게 분석해 보는 것이다.

그리고 치과기공 분야 중에서 가장 적성에 맞는 분야를 선택해야 하고, 경영자로서 자질이 충분하다고 판단될 때 치과기공소를 개설하여 열정적으로 최선을 다하는 모습으로 사업에 매진해야 한다.

이와 같이 치과기공소 개설 전 조건에 대한 여러 가지의 분석과정을 거친 후 개설하기로 결정하였다면 경솔하고 조급한 마음으로 무계획적인 출발을 하지 말고, 매우 구체적인 사업계획서를 작성하는 것이 좋다.

사업은 때로 1+1=2라는 공식에서 1+1=0, 1+1=1 또는 1+1=2, 1+1=3이라는 결과를 낳을 수도 있다. 즉 사업은 1+1=0, 1+1=1처럼 실패로 끝나는 경우도 있고, 1+1=2와 같이 현상유지, 그리고 처음부터 1+1=3이라는 결과를 낳아 성공하는 경우와, 1+1=1 또는 1+1=2라는 결과를 보이다가 1+1=3이라는 결과로 성공하는 경우도 있다.

따라서 치과기공소를 개설하기 전에 사업가로서의 마음가짐과 열정 그리고 구체적인 사업계획 아래 장기적인 도전이 필요하다. 즉 사업은 예측할 수 없는 어려움까지 미리 염두에 두고 위험과 위기를 지혜롭게 극복할 수 있는 준비가 필요하며 중간에 쉽게 좌절하여 포기하지 않는 뚝심과 배짱이 필요할 때도 있다.

치과기공소의 개설 운영 방법은 신규 개설, 양수, 그리고 기존에 개설되어 있는 치과기공소에 일정 지분을 가지고 동참하는 경우 등이 있다.

치과기공소를 개설 운영하고자 하는 사람은 우선 치과기공에 대하여 충분한 지식을 갖고 있어야 하며, 책임감이 강하고 갈등에 대한 조정 능력을 보유하고 있으면 더욱더 좋다.

그리고 치과기공이란 숙련된 수작업에 의하여 이루어지므로 시간과 경제성을 따로 떼어놓고 생각할 수 없는 일의 특성상, 치과기공소의 개설 초기 또는 위기가 있을 경우 휴일도 없이 밤늦도록 매달릴 수 있는 충분한 체력과 굳은 마음의 자세, 즉 정신적 육체적 건강이 갖추어져 있어야 한다.

다음으로 창의적인 사고와 신속한 판단력 및 결단력도 필요하고, 시작한 일에 대한 완벽한 끝마무리를 할 줄 알며, 반드시 경쟁에서 이기겠다는 성공에 대한 의지가 필요하다.

치과기공소 개설자는 늘 규칙적으로 근면, 검소하고 과욕을 부리지 말아야 하며, 사업의 운영에 있어서는 이익추구 못지않게 윤리적인 가치관도 매우 중요하게 생각해야 하고, 매사에 공과사를 분명히 해야 한다.

위와 같은 마음의 자세를 갖추고 치과기공소를 개설하고자 하는 치과기공사라면 누구나 치과기공소의 성공을 위해 부단히 노력할 것이다. 10여전만 하더라도 치과기공소를 개설하면 업무가 과중하긴 하였으나 노력한 만큼의 결실이 있었다. 그러나 최근에는 치과기공사의 과잉공급과 더불어 치과기공소와 치과의료기관이 우후죽순 개설되고 있으므로, 치과기공소나 치과의료기관 모두 저가 경쟁을 해야 하는 상황으로까지 악화되었으며, 치과기공소를 신규로 개설하고자 하는 자는 어떤 형태로 치과기공소를 개설해야 경쟁력 있는 사업장이 되는지에 대하여 매우 신중하게 고민하게 되었다.

따라서 치과기공소를 개설하는 경우 각각의 개설 형태 또는 규모에 맞는 장점과 단점을 고려한 SWOT 분석을 통하여 설립 개요, 개설자금 조달계획, 사업 진행 일정표, 단계별 사업전략(치과기공 종목 선택, 치과기공 기술 전략, 가격전략, 마케팅 전략, 고객 관리 전략), 개설 장소 확보방안(위치, 교통, 경쟁 상황, 시장 환경), 투자금 회수 전략(매출, 관리 운영비용, 손익분석), 인력선발 및 교육, 조직도, 인력 구성, CI까지 모든 사항을 면밀하게 검토하여 경쟁력 있는 경영 메뉴얼을 작성한 후 치과기공소를 개설해야 한다.

또한 경쟁력 있는 치과기공소를 만들기 위하여 치과기공사는 치과기공만을 담당하고 경영은 전문 경영인에게 맡기는 것이 경영개선 효과가 크다. 신규 개설이 아닌 기존의 치과기공소를 양수하거나 일정 지분을 투자하고 동참하게 될 경우, 객관적인 자산가치의 평가가 매우 중요하다. 보통 치과기공소의 자산가치 평가는 계산 시점으로부터 4~5개월간의 순이익을 합한 값과, 장비와 인테리어 등에 대한 투자금액을 1년에 약 20%씩 감가상각하고 남은 금액을 더해서 계산한다.

다른 업종과 달리 치과기공소의 입지도 자산가치에 포함되어야 하느냐는 물음이 있다면 물론이라고 할 수 있다. 그리고 여기에 거래처의 숫자 및 매출액 등도 무형자산에 포함될 수 있으므로 자산가치에 포함되어야 할 것이다.

1. 치과기공소 개설 형태

1) 단독 사업자 개설

우선 단독 사업자 형태의 치과기공소 개설은 치과기공 기자재의 공동구매에 따른 구매단가 절감과, 공동홍보를 통한 마케팅 비용 절감, 그리고 최신 치과기공기술의 공유 및 장비의 공유 등으로 치과기공소의 경쟁력 상승효과를 기대하기가 어렵다.

그러므로 초기 치과기공소 개설비용(건물 임대료, 시설비, 치과 기자재 구입비, 홍보비 등)이 증가하게 되고, 개설비용에 대한 이자와 원금의 상환이 부담으로 작용한다. 또한 이러한 치과기공소 개설비용을 포함하여 운영비 등도 치과기공물의 제조원가 상승요인으로 작용한다.

우리나라에서 개설된 대부분의 치과기공소는 단독 개설 형태이며, 단독 사업자는 치과기공 업무에 쫓겨서 치과기공소 경영을 신경 쓸 여지가 부족하다.

특히 치과기공사를 양성하는 교육기관의 증가로 과잉의 치과기공사가 배출되면서 치과기공소의 경쟁력이 약화된 이후로, 치과기공계의 변화를 따르며 경영이나 판매에 신경 쓸 수 있는 여건이 충족되지 못하고 있다.

따라서 치과기공사협회 또는 치과기공소대표자회는 전략적 연계를 형성하거나 경영지원 서비스를 제공하여, 단독 사업자의 경영비용 절감에 따른 원가절감은 물론 치과기공물의 가격 조정에도 긍정적인 역할이 있어야 할 것이다.

2) 공동 사업자 개설

공동 사업자 형태의 치과기공소 개설은 단독 사업자 형태의 치과기공소 개설 보다 여러 가지 측면에서 경영상 효율성을 갖게 된다. 우선 치과기공소 개설 자금의 분담으로 단독 사업장 형태의 개설보다 경제적인 부담이 줄게 되며, 단독 사업장 여러 곳이 한 곳으로 뭉치게 되므로 건물 임대료의 절감과, 경리직 인력은 물론 배달과 관련된 인력도 그 숫자를 줄일 수 있어 인건비의 지출이 줄게 된다. 또한 치과기공 기자재의 공동구매에 따른 구매단가 절감, 공동홍보를 통한 판매비용 절감, 그리고 최신 치과기공기술의 공유 및 장비의 공유 등으로 치과기공소의 경쟁력 상승효과를 기대할 수 있으며, 이런 요소들은 치과기공물의 제조 원가를 낮출 수 있는 좋은 장점이다. 결국 이러한 장점은 단독 사업자 형태의 개설에 비해 수익이 늘어날 것이다.

그러나 치과기공소의 공동 개설에 따른 문제점도 있을 수 있는데, 첫째는 치과기공소 운영과 관련된 의사결정이 신속하게 이루어지지 않을 수도 있으며, 둘째는 공동 개설 후 수익의 배분에 대한 사업자 간 이견이 있을 수도 있다는 것이다.

3) 네트워크개설

네트워크 형태의 치과기공소를 분류한다면 브랜드 및 지분(1면허 1개소 개설원칙에 위배될 수 있다.)을 공유하는 직영점과, 브랜드는 공유하되 지분을 공유하지 않고 경영시스템만 동일하게 유지하는 가맹점, 그리고 브랜드만을 공유하는 자율 체인점으로 나누어진다.

외국과 달리 아직까지 우리나라에서 네트워크 형태의 치과기공소에 대한 브랜드 가치는 중요시 되고 있지 않다.

그러나 의료시장 개방과 더불어 거대 자본을 앞세운 외국 네트워크 형태의 치과기공소가 국내시장에 상륙할 것을 대비해야 할 것이다. 네트워크 형태의 치과기공소 개설은 단독 개설에 비해서 치과기공 기자재의 공동구매에 따른 구매단가 절감과, 공동 홍보를 통한 판매비용 절감, 그리고 최신 치과기공기술의 공유 및 장비의 공유 등으로 치과기공소의 경쟁력 및 인지도 상승효과가 있다.

하지만 네트워크 본사가 직영점 형태로 직접 치과기공 인력을 관리하고 표준화된 자체 치과기공 기술을 공유하는 등 서비스의 질 관리가 효과적으로 이루어지지 못하는 경우, 브랜드만 믿고 경영에 참여한 수많은 가맹점 및 자율 체인점 형태의 네트워크들이 오히려 단독개설 치과기공소보다 운영 실적이 떨어져 수익성을 보장받지 못하는 등 새로운 문제가 발생할 소지가 있다.

2. 치과기공소 사업계획서

1) 치과기공소 사업계획서의 필요성

치과기공소의 개설과 관련된 구체적인 사업 내용과 일정 등의 제반사항을 세부적으로 기록하는 것이며, 최근에 치과기공소가 제조업으로 분류됨으로 인하여, 정부의 중소기업에 대한 각종 기술개발자금 지원제도도 폭넓게 검토함은 물론, 금융기관 또는 투자기관들의 자금을 적절하게 활용하기 위한 정확하고 객관적인 자료의 제시가 필요하다.

1990년대 중반부터 치기공과의 무분별한 신설과 증설로 치과기공사의 공급과잉과 치과기공소의 난립으로 경쟁관계가 치열해지고, 치과기공요금 또한 자유경쟁 체제로 돌입하면서 치과기공소의 경영 상태는 매우 열악한 조건으로 변했다. 이렇게 어려운 형국임에도 불구하고 저급한 치과기공기술로 무작정 치과기공소를 개설한 후, 염매행위로 버티다 도산하는 치과기공소들이 부지기수로 늘어난 현실을 감안한다면, 치과기공기술과 경영 능력이 뛰어난 사람이라 하더라도 사업계획서의 작성은 더욱 더 필요하게 되었다. 즉 사업계획서 작성의 구체적인 필요성은 치과기공소 개설 시 자본금이 1억원 이상 투자되므로 사업계획서가 없는 경우 치과기공소가 부실해지거나 도산하는 것을 방지하기 위함이다.

그리고 공사 일정 지연이나 추가로 물품 구매가 이루어지는 상황 등을 사업계획서가 사전에 예측하게 되므로 경비절감의 효과도 있다. 또한 체계적인 사업 준비에 도움이 되며 사업의 성공 가능성을 높여주고 경영의 지침서가 되기 때문이다.

2) 치과기공소 사업계획서 작성의 기초

사업계획서 작성 시 사업의 내용은 경쟁관계에 있는 회사와의 차별성을 부각시킬 수 있는 특징이 있어야 한다. 사업계획서는 수치화된 구체적이고도 객관적인 자료로 구성되어야 신빙성이 있으며, 판매 가격, 수익, 판매량, 시장점유율 등을 과도하게 낙관적으로 예측하지 말아야 한다.

또한 치과기공소 개설에 필요한 소요 자본 및 운영비를 너무 적게 책정하는 경우 불가피한 경영의 어려움이 있을 때 난관에 봉착하게 되므로 유의한다. 경쟁관계에 있는 치과기공소는 새로운 경쟁자가 출현하게 되는 경우 그 경쟁을 극복하기 위하여, 예상하지 못한 특단의 조치들이 이루어질 수 있으므로 미리 예측 대비하는 것이 필요하다.

(1) 요점 정리

사업계획서의 핵심을 간략하게 요약 정리하는 것은 치과기공소 개설자 본인은 물론이고, 정부투자기관이나 벤처 자본가들에게 투자에 관심 있는 부분을 빨리 검토할 수 있도록 편리함을 제공하게 된다. 요점 정리는 사업에 대한 간단한 설명이 필요하고 계획서의 핵심이 강조되어야 하며, 목차의 흐름에 따라 압축하여 설명하되 다른 사업과의 경쟁력을 비교하여 반드시 성공할 수 있다는 점을 기술해야 한다. 따라서 사업 목적, 사업 내용, 사업 배경, 개설자 현황, 취급 상품 분석, 시장 분석, 입지 및 상권 분석, 치과기공소 설계 및 판매 전략, 인력 채용 계획, 투자비 조달 계획, 관리운영비 계획, 수익 계획, 예측 재무계획, 사업 일정계획, 치과기공기술, 투자금의 회수 가능성 등을 요약 기술한다.

(2) 치과기공소 소개

회사 이름 그리고 설립 형태 및 예정지역, 주요 생산품 등 전반적인 회사의 개요를 설명하고 회사의 창업 동기와 사업에 대한 기대효과, 회사의 조직표, 경영진, 기술진, 관련 회사 현황, 조업 현황, 금융거래 현황 등을 기술하며, 이 외로 차입금 및 담보, 재무상태, 기술보유 현황 등을 포함시켜 구체적으로 기술한다.

(3) 치과기공계 시장 분석

치과기공소를 개설하고자 하는 치과기공사가 경험이 많으며 기술이 뛰어나다 하더라도, 시장분석을 정확하게 하지 못하는 경우 치과기공소의 시설과 기자재 구입 및 인력의 채용 등 초기투자 실패는 물론, 생산하고자 하는 치과기공물이 치과의료기관에서 선호하는 제품이 아니므로 인하여 수요자들의 관심에서 멀어질 수밖에 없다.

따라서 시장분석을 하는 경우 매우 구체적이고 현실적인 자료들을 수집하여야 하며, 분석된 자료는 수치화 시켜 일목요연하게 정리되어야 한다. 즉 치과기공소에서 주력 상품으로 생산하게 될 치과기공물의 시장 규모와, 일정 기간이 지난 후의 시장 규모 및 시장의 변화 추이 등을 수치화 시켜 예측 분석하여야 한다.

치과기공소에서 생산하는 치과기공물의 소비자층은 불특정 다수의 소비자가 아닌 치과의료기관에서 근무하는 치과의사들이다. 치과기공소를 신규로 개설하는 경우 일시에 다량의 거래처를 확보하기란 여간 힘든 일이 아니다.

일반적으로 특수 대상을 소비자로 삼아 사업하는 것이 유리한 측면도 많이 있지만, 기술력이나 사업가의 이미지 등이 좋지 않은 경우 시장 진입은 매우 어렵게 된다. 그러므로 치과기공물 판매대상이 되는 치과의사들의 특성과 생산하고자 하는 제품을 연계시켜, 어떤 경우에 경쟁관계에 있는 타사 제품보다 우리 제품을 이용할 것인지와, 장기적으로 얼마만큼의 수요가 예측되는지를 분석하여야 한다.

결국 나의 전문성을 키워보는 것이다. 특히, 나의 전문성이 더 많은 사람들에게 더 강력하게 어필하길 원한다면 다음과 같은 경제원칙에 부합하는 요소를 갖추는 것이 필요하다.

즉 경쟁관계에 있는 치과기공소와는 어떤 관계를 유지하고 대처해야 할 것인지 등을 면밀하게 검토하여야 한다. 선진 외국에서는 치과의사 1인당 치과기공사의 비율이 0.3%를 적정 비율로 보고 있는데, 1990년대 전반기 이후 우리나라의 치과기공사 공급추계를 살펴보면 이 비율이 0.5%를 넘어서고 있으며, 이러한 요인은 과다하게 치과기공소의 개설이 이루어지는 원인을 제공하였고, 이미 동업종끼리 경쟁이 치열한 상황이므로 사업의 승산이 없을 수도 있다. 다시 말하면 개설된 치과기공소의 현황과 경쟁관계를 자세하게 분석하고, 생산하고자 하는 치과기공물을 경쟁관계에 있는 치과기공소의 제품과 비교한 사업성을 분석해야 한다.

끝으로 현재와 같이 경쟁이 치열한 경우 또 다른 경쟁자가 나타날 수 있으므로, 기술과 가격 경쟁력 또는 재투자금의 조달 등에서 새로운 경쟁자보다 나은 점이 무엇인지도 분석해보아야 한다.

(4) 치과기공 기술

치과기공물은 인체에 직접 장착해야하는 관계로 재료의 적합성은 물론 제작기술 또한 매우 중요한 요소로 작용한다. 그러므로 법으로 안정성과 유해성이 확보된 규격품을 사용하고 학술적으로 인정된 범위의 기술을 이용하여 치과기공물을 생산하고 소비자에게 제품의 특성 및 사용방법 등을 쉽게 설명하여야 한다.

특히 자본금을 융통하기 위하여 금융기관이나 투자자에게 사업계획서를 제출하는 경우, 치과기공기술의 보유능력 또는 동종업소와의 기술 및 가격 경쟁력, 그리고 대체품의 출현과 신기술 변화에 대한 대처능력 등을 자세하게 제시하여야 한다.

(5) 치과기공물 생산과 시설 계획

년도별로 치과기공기술과 생산인력 보유 능력 그리고 시설과 재료의 수급 능력에 따른 제품의 생산 능력이 달라지므로, 치과기공소의 장기 가동계획에 따라 생산해야할 치과기공물의 물량이나 제품별 생산 공정에 필요한 시설과 설비 투자 계획을 세워야 한다.

치과기공소의 시설은 필요한 치과기공 기자재의 구입 계획과 작업공정 등을 고려하여 설계하고, 공사 일정은 인허가 등에 필요한 사항을 고려하여 여유 있게 수립하도록 한다.

(6) 치과기공소 경영인력 확보 계획

치과기공소 개설자가 아무리 뛰어난 기술을 보유하고 있더라도 경영에 대한 능력이 결여되어 있다면, 경쟁관계가 치열하게 형성된 사업자 대열에서 도태되기 쉽다. 그러므로 각 분야에서 경험과 지식이 풍부한 인력을 확보하고 그들과 동업관계를 유지하며 경영을 분담하는 것이 좋을 수 있다. 그러나 공동 사업자 형태의 경영인 경우에는 지분과 대표 경영인의 구분이 명확해야 한다.

인력확보 계획은 업무 양에 따라 탄력적으로 조절하되 초과근로가 빈번한 경우에는 초과수당 지급과 기타 부대비용 증가 그리고 과로에 의한 업무능력 저하로 생산성이 떨어지므로 반드시 인력을 충원하는 것이 효과적이다.

인력 충원 시 고려해야 할 사항은 인성과 치과기공기술 등이 매우 중요한 평가요소로 작용하게 된다. 소수의 치과기공 인력을 충원하는 경우 별도로 인성검사 등을 실시하기 어려운 면이 있다. 따라서 치과기공계의 동료 및 선후배들의 평판을 참고하는 것이 효과적일 수 있다.

그리고 치과기공기술은 아는 것보다 할 줄 아는 능력이 무엇보다 중요하다. 할 줄 아는 능력도 숙련도에 따라 초급자, 중급자, 고숙련자 등으로 구분이 되는데 이 숙련의 정도를 파악하는 방법은 작품에 대한 포트폴리오를 참고하고 실제로 시연 작품을 평가하는 것이 바람직하다. 더불어 근로계약 이후 수습기간 중에도 업무역량을 평가하여 근로관계 지속여부를 판단하는 것이 바람직하다.

(7) 치과기공물 판매 전략

치과기공소에서 생산하는 치과기공물의 판매 전략은 보통 제품 생산 전략, 가격 전략, 판매 촉진 전략, 유통 전략 등으로 나누어 설명할 수 있다.

치과기공소에서의 제품 생산 전략에 영향을 미치는 요소를 살펴보면, 치과기자재와 치과기공물 생산 인력이 중요한 변수로 작용한다. 즉 우수한 기계, 기구와 재료는 질 좋은 치과기공물 제작의 기본이 되며, 우수한 생산 인력은 더욱 더 자연스럽게 구강기능을 회복시켜 줄 수 있는 인공 대체물을 만들게 된다.

소비자는 질이 같은 제품일 경우 가격이 저렴한 제품을 선택하는 것이 당연하다.

그러나 생산자의 경쟁관계가 치열하여 제조원가에서 이익을 밑도는 가격으로 염매 행위를 도모한다면 결국 사업체가 도산에 처하게 될 것이다. 따라서 치과기공소의 개설자는 치과기공물의 생산원가를 낮출 수 있는 여러 가지 방안을 강구해야 한다.

즉 치과기공소의 공동 개설로 운영비의 절감을 이루고 치과기자재의 대량 공동 구매로 구매단가의 인하 및 제품 생산 공정의 개선으로 인건비의 절감을 이루는 것 등이 생산원가를 낮추는 방법이 될 것이다.

치과기공소의 판매 촉진 전략은 언론매체 광고, 카탈로그 제작 배포, 소개, 치과기공물 전시, 홈페이지 제작 등이 있으나, 우리나라의 치과기공소 대부분이 영세성을 띠고 있으며, 특정 소비자만을 위한 광고의 특수성 때문에, 대중 언론매체를 제외한 유관 단체의 기관지에 광고를 하는 것이 보통이며, 그 외 카탈로그 제작 배포, 소개, 치과기공물 전시, 홈페이지 제작 등이 효과적이다.

(8) 치과기공소 자본 및 재무계획, 투자 수익 실현 방안

치과기공소 개설 시의 초기자금과 향후 추가 투자금은 얼마나 필요한지를 분석하고, 소요자금 명세에 따른 자본 조달의 구체적인 계획과 자본의 용도 및 조달된 차입금의 상환계획을 세워야 한다. 즉 치과기공소 개설에 필요한 자금의 규모와 투자 수익성, 향후 경영 성과 예측, 경영 환경 변화 등에 따른 3~5년 정도의 경영 예측 대차대조표와 손익계산서를 작성하여 수익의 실현 가능성을 점검해보아야 한다.

3) 치과기공소 사업계획서의 구성요소

치과기공소 개설에 필요한 사업계획서는 자체 검토용과 투자금 등의 차입을 위한 외부기관 제출용으로 구분할 수 있으며, 필요에 따라 그 구성을 변경할 수 있다.

(1) 치과기공소 현황

가. 치과기공소 개요(명칭, 개설 형태, 규모, 위치 등)

나. 치과기공소 연혁

다. 치과기공소 개설 동기 및 기대효과

라. 치과기공소 사업 방안 및 추후 계획

(2) 치과기공소 조직

가. 조직 및 인력 구성

나. 대표자 및 경영진 현황

다. 인력 채용 계획

라. 인력 교육 계획

(3) 치과기공기술 및 개발 계획

가. 주력 생산 치과기공물의 내용 소개

나. 주력 치과기공물의 선정 과정 및 사업 전망

다. 치과기공기술 현황

라. 치과기공기술 개발 관련 투자 현황 및 계획

가) 치과기공기술 개발 내용 및 연구 목표

나) 치과기공기술 개발 연구 인력 구성

다) 치과기공기술 개발 효과

라) 치과기공기술 개발 공정도

마) 치과기공기술 개발 사업 추진 계획 및 소요 자금

(4) 치과기공물 생산 및 시설 계획

가. 시설 투자 계획 및 기대 효과

나. 치과기공물의 생산 공정 및 문제점 개선 대책

가) 시설 근대화 계획

나) 공정 개선 계획

다) 신제품 개발 계획

다. 치과기공 기자재 사용 및 구매 계획

가) 치과기공물 단위당 소요량

나) 치과기공 기자재 구매 상황 및 계획

다) 치과기공 기자재 구매 문제점 및 대책

(5) 치과기공물 시장성 및 판매 예측

가. 치과기공소업의 최근 상황

나. 경쟁 치과기공소 현황

다. 치과기공물 판매 예측

가) 시장 총규모 및 자사 치과기공물 수요 전망

나) 판매 경로 및 방법

라. 연도별 판매 계획 및 전략

(6) 치과기공소 재무 계획

가. 치과기공소 재무 현황(차입금 등)

나. 치과기공소 재무 예측

가) 치과기공소 개설자금조달 운용계획표(현금흐름 분석표)

나) 예측 대차대조표

다) 예측 손익계산서

라) 향후 5개년 수익 전망(손익분기점, 투자수익률 분석)

(7) 치과기공소 개설자금 운용 및 조달 계획

가. 치과기공소 개설 자금

가) 치과기공소 개설자금 조달 필요성

나) 치과기공소 개설자금 명세표

다) 치과기공소 개설자금 조달 형태, 규모

라) 보증, 담보 계획

마) 차입금 상환 계획

나. 치과기공소 개설자금 조달 계획(연도별 증자 및 차입 계획)

다. 치과기공소 개설자금 조달 문제점 및 해결 방안

(8) 치과기공소 사업 추진 일정(월간, 연간)

3. 치과기공소 개설 실무

1) 치과기공소 개설 관련 법률

의료기사 등에 관한 법률 제11조의2(치과기공소의 개설등록 등)와 의료기사 등에 관한 법률 시행규칙 제12조의3(치과기공소의 개설등록 등)에 따라 치과기공소의 인정을 받고자 하는 자는 치과기공소 개설 신청서에 개설자 및 종사할 치과기공사의 면허증 사본과 시설·인원 및 장비 개요서(의료기사 등에 관한 법률 시행규칙 제12조의4에 따른 치과기공소의 시설 및 장비)를 첨부하여 시장·군수·구청장에게 제출하여야 한다.

2) 치과기공소 명칭

주 종목에 해당하는 특정 치과기공 분야 또는 치과기공소 업무 분야를 각인시킬 수 있는 명칭 등으로 신중하게 정해야 한다.

3) 치과기공소 개설 입지 선정

치과기공소의 개설과 관련된 입지의 선정은 여러 가지 사항을 고려하여 한다.

인구와 치과가 많으면서 상대적으로 치과기공소의 숫자가 적은 지역이 경쟁관계가 심하지 않아 치과기공소 입지로 좋다.

오래된 조사이긴 하지만 치과의사들의 개원 희망지역은 대도시 집중 현상{2004년 12월 개원 정보박람회를 주최하는 네오플렉스가 공중보건의 1168명을 대상으로 한 개원 예정지에 대한 인터넷 설문조사 결과, 서울과 수도권을 선택한 공중보건의가 65.85%를 차지했다. 광역시와 주변 도시(14.63%) 비율을 더하면 80.48%가 대도시와 수도권을 개원 예정지로 꼽은 셈이어서 대도시 집중현상을 보이고 있다. 읍면지역에 개원하겠다는 이는 전체의 2.44%를 차지했다.(내일신문 2004-12-09)}을 보이고 있으므로 인구와 치과가 많은 지역은 치과기공소의 숫자도 이미 포화상태에 이르렀다.

따라서 치열한 경쟁관계를 피하는 방법은 서울과 가깝지 않은 신도시나 치과기공사를 배출하는 학교가 없는 도시에서 치과기공소를 개설하는 것도 하나의 방법이다. 그러나 이러한 지역은 치과기공사를 채용하기가 쉽지 않은 단점이 있다.

치과기공소에서 발생하는 소음, 분진, 폐수, 폐기물 등 환경 오염물질의 처리를 위하여, 배출되는 오염물질 처리 시설 및 공해 방지 시설이 기존에 설치되어 있는 곳이 입지로써 적당하다.

건물의 용도 또한 치과기공소의 인정 요건에 맞는 용도인지 살펴야 한다. 치과기공소의 개설로 적당한 건물은 아파트형 공장이나 상가 등의 근린생활시설 용도이어야 한다.

그리고 치과기공소에서 생산하는 치과기공물은 매일 오전과 오후로 나누어 치과의료기관으로 배달하므로 교통이 편리한 곳이 치과기공소 개설 입지로서 좋다.

4) 치과기공소 개설 금융상품 선택

치과기공소를 신규 개설하거나 양수받을 때 대부분 자금의 여유가 없을 수 있는데, 자금의 확보를 위하여 다음의 몇 가지 사항을 심사숙고한 후 대출상품을 선택하는 과정이 필요하다.

첫째 사업계획서에 따라 대출금의 용도를 명확히 하고 금액을 정한다.
둘째 치과기공소 개설 시기를 고려해서 대출 신청을 한다.
셋째 금리가 낮더라도 상환 능력을 고려하여 필요한 금액만 빌린다.
넷째 대출 후 조건의 변경이 가능한지도 검토한다.

보통 치과기공소의 개설자금을 마련하기 위하여 제1금융권(일반 은행)과 제2 금융권(상호저축은행, 생명보험사, 화재보험사, 캐피탈, 카드사)에서 신용대출, 담보대출, 제3자 담보대출, 엔화대출, 예금담보대출 등으로 자금을 확보하게 된다.

여기서 주의할 점은 부족한 자금을 확보하는 경우 절대로 사금융을 이용하지 않도록 해야 한다. 이유는 제1, 제2 금융기관보다 월등히 높은 이율과 위험부담 요인을 갖고 있기 때문이다.

제1, 제2 금융기관의 대출이라 하더라도 담보 대출은 신용 대출보다 금리가 낮고, 담보가 범위 내에서 충분히 대출을 받을 수 있다.

담보의 제공 능력을 충족시키지 못하는 경우에는 신용대출을 받아야 한다. 이러한 신용대출은 자신의 신용도(카드 연체, 대출금 체납, 직업, 소득 등)가 좋을 경우는 이자율이 낮은 제1 금융권인 은행을 선택하고, 신용도가 낮아 제1금융권에서 신용대출이 불가능하면 제2금융권을 선택하여 대출을 받아야 한다.

제1 금융권 또는 제2 금융권의 대출 상품 선택 시 단기자금의 경우 취급수수료가 없는 것이 좋고, 장기자금일 때는 금리가 낮은 것을 선택하는 것이 좋다.

대출금의 상환 방법 중 만기일시상환은 사업 초기에 원금의 상환 부담이 적다는 장점이 있으나 이자 부담이 매우 크다는 단점이 있으며, 원리금 균등상황방식은 사업 초기에 원금 상환 부담이 크나 이자 부담은 적다.

그러므로 금융기관에서 대출약정서를 작성하는 경우에는 본인의 사업계획(수입에 따른 대출금 상환 능력)에 따라 대출금 상환기간을 정해야 한다.

치과기공소 개설자가 사업 초기에 현금유동성이 좋지 않고 큰돈을 마련할 가능성이 없는 경우에는, 상환기간을 장기로 설정하거나 거치기간이 많은 만기일시상환 또는 원금균등분할상환 방식을 선택하는 것이 좋다.

금융기관 이외에 창업자금을 지원하는 유관 기관은 중소벤처기업진흥공단의 [중소 벤처기업 창업 및 육성]과 [소상공인 창업 및 경영개선 자금], 기술보증기금의 [대출보증], 한국장애인 고용촉진공단의 [장애인 자영업 창업자금], 그리고 한국여성경제인협회의 [저소득 여성가장 생계형 창업지원] 및 여성부의 [여성기술인력] 등이 있으므로 적극적으로 활용하면 좋다.

5) 치과기공소 인력 채용

치과기공소에서 필요한 인력은 치과기공사, 사무인력, 배달인력 등으로 구분한다.

보통 치과기공소를 신규로 개설하는 경우의 치과기공사 숫자는 거래처의 숫자에 따른 치과기공물의 물량에 맞춰 파트별로 충원하지만 치과기공소 개설 인정신청서에 등록해야 할 최소 인원은 3명이다.

치과의료기관을 이용하는 대부분의 환자들은 응급상황에서 방문하는 것이 아니므로, 경제적으로 여유 있을 때나 방학 때 치료를 받게 되는 경우가 많다.

그러므로 치과의료기관으로부터 매월 제공되는 치과기공물의 양이 일률적이지 못하기 때문에 치과기공소의 인력관리가 매우 어렵게 된다.

또한 거래처의 숫자가 갑자기 늘거나 줄게 되는 경우도 종종 있으므로 상황에 따라 인력 충원 문제를 지혜롭게 대처해야 한다.

치과기공사는 숙련도에 따라 업무의 질과 양이 달라지므로 채용할 때는 반드시 능력의 검증과정을 거치고 채용하여야 한다. 왜냐하면 치과기공소의 운영자 입장에서는 인건비의 지출이 같을 경우 높은 생산성을 유지하는 인력이 수지타산에 도움을 주기 때문이다.

산업화 시대의 연공주의와 권위주의를 싫어하는 최근의 디지털 세대는 조직변화와 능력급을 좋아하고 유목민형 가치의식에 따라 직장도 자주 옮겨 다닌다.

치과기공소 인력도 채용 못지않게 이직 역시 인력관리 측면에서 매우 중요한 문제로 인식되고 있다.

즉 치과기공사가 자신의 숙련도와 연봉에 따라 자주 직장을 옮기게 되는데, 잦은 이직은 양질의 치과기공물 생산을 어렵게 하고, 지속적인 거래 관계의 유지가 힘들기 때문에 치과기공소 운영에도 막대한 지장을 초래한다.

그러므로 민주적이고 인간중심적인 의사결정권을 부여하고, 일정 지분의 공동투자로 치과기공소 운영에 동참하게 하는 등 치과기공소의 안정을 지속적으로 유지시킬 수 있는 인력관리 능력이 필요하다.

사무인력과 배달인력의 채용은 유휴인력(조기퇴직자 또는 정년퇴직자)을 적절하게 활용하는 것이 치과기공소의 운영에 도움이 될 것이다.

6) 치과기공소 홍보 및 광고

치과기공소에서 생산된 치과기공물과 기타 서비스를 사용자에게 전달하는 과정을 관리하는데 필요한 마케팅 중에서 홍보와 광고는 판매촉진 정책과 관련하여 매우 중요하다.

경영학의 대가인 필립 코틀러는 홍보와 광고를 구별 못하는 경영자를 최악의 경영자로 꼽고 있다. 홍보와 광고의 구별은 일부의 예외(공공광고 public service advertising)는 있지만 유료 또는 무료인지와 홍보와 광고의 주체가 누구인지로 알 수 있다.

즉, 홍보(선전)는 광고료를 지불하지 않으며 주체가 분명하지 않다. 그러나 광고는 일정한 광고료를 지불하며 광고의 주체가 명확하다.

최근 치과기공계는 과도한 인력공급으로 인한 치열한 경쟁체제에 빠져 있다.

홍보는 이러한 자유시장 경쟁체제에서 생존할 수 있는 여러 가지 수단 중, 치과기공소에서 생산되는 치과기공물과 서비스에 대한 우월성을 고객들에게 많이 알려, 경쟁하는 치과기공소보다 시장가치를 한층 더 올릴 수 있는 중요한 활동이다.

치과기공소의 홍보를 위한 매체는 방송(케이블 포함), 신문, 잡지(치과계 기관지 포함), 인터넷 등 여러 가지가 있으므로 이를 최대한 활용해야 할 것이다. 왜냐하면 치과기공소 마케팅 중에서 최소의 비용으로 최고의 시장가치를 만드는 분야가 홍보라고 할 수 있기 때문이다.

광고는 고객들에게 글이나 그림, 음성, 치과보철작품 등 시청각 매체를 이용하여 치과기공물과 아이디어 및 서비스에 대한 정보를 제공하는 수단 또는 판촉활동이라고 할 수 있다.

치과기공소의 광고는 공정거래법에서 규정하는 범위에서 허위, 과대, 과장, 상대를 기만하는 내용이 아닌 객관적인 사실에 의한 광고는 얼마든지 가능하다.

광고의 매체는 홍보와 같이 방송(케이블 포함), 신문, 잡지(치과계 기관지 포함), 홈페이지 등의 인터넷이 있으며, 치과의료인 단체가 주관하는 학술대회에서의 치과보철작품 전시 및 카탈로그 제작도 광고의 수단으로 활용할 수 있다.

그러나 우리나라의 치과기공소 규모를 감안한다면 치과기공물의 제조원가 상승이라는 측면에서 살펴볼 때 방송이나 신문 같이 비싼 광고료를 지불하는 광고 수단은 지양해야 할 것이다.

7) 치과기공소 경영 컨설턴트 위촉

(1) 세무사

(2) 노무사

(3) 변호사

8) 치과기공소 인테리어

(1) 작업 공간 배치

최근에 공급되어지는 치과기공 기자재는 인체 공학적으로 설계되고 소음이나 분진 등의 위험으로부터 비교적 안전하게 제작되어있다.

그러나 지나치게 화려하고 고급스러움만 강조한다면 제조비용이 증가하게 되고, 공간의 효율성은 물론 작업 능률의 저하와 작업자의 건강에 매우 중요한 문제가 발생할 수도 있다.

치과기공소의 작업은 기계, 기구 외에 소모품의 사용도 매우 빈번하므로 작업공정 영역별로 치과기공 기자재를 배치하고 소모품을 수납할 수 있는 공간도 반드시 확보하는 것이 작업동선을 줄이는데 효과적이다.

일반적으로 치과기공소의 작업 공간은 Wax-up, Build-up, Investing, Casting, Polishing 등의 공정별 또는 Crown, Porcelain, Denture, Orthodontic, Implant 등의 제품별로 나눈다.

소규모의 치과기공소인 경우 공정별 공간 배치가 유리할 수 있으며, 대형 치과기공소인 경우는 제품별 공간 배치가 유리할 것이다.

작업 공간을 공정별 또는 제품별로 세분화하는 경우 소음이나 분진 및 환기, 냉난방 그리고 자연채광과 작업 공간에서의 이동에 필요한 통로도 반드시 면밀하게 검토해야 한다.

치과기공물의 제작 공정은 반복 수작업에 의하므로 동일한 시간 내 작업효율의 극대화를 위하여, 가공이나 검사 및 운반 과정에 불필요한 시간과 동작의 낭비요소를 최소화할 수 있도록, 작업 영역에서 작업동작과 작업동선을 연구하여 공간을 배치해야한다.

(2) 기자재 배치

치과기공 기자재 역시 인적, 물적 이동의 최소화와 작업자의 요구를 감안한 배치가 이루어져 작업자가 작업에 충실하고, 작업영역이 확대되면서 원활한 작업이 이루어지도록 해야 한다.

즉 치과기공 기자재를 배치할 때는 사용할 수 있는 전체 공간에 대한 설비의 구조와 작업 특성 그리고 작업자의 수 및 일의 흐름을 고려하여야 하며, 그 외로 법령에 위배되지 않아야 하고 기자재를 다루기 편리한 높이나 위치에 배치되어야 작업 능률이 향상된다.

(3) 상,하수 및 전기 배치

가. 상,하수도

가) 상수도

치과기공소에서 모형삭제기(Model trimmer) 등을 사용할 때 상수도의 수압이 낮은 경우 작업이 원활하게 이루어지지 못하므로 필히 건축물의 수도 배관 상태와 수압을 점검한 뒤 치과기공소 시설 공사를 시작해야 한다.

연마실이나 매몰 작업을 하는 공간 등은 물을 주로 사용하는 공간이므로 방수 공사와 배관 공사 등을 할 때 누수 등의 문제가 생기지 않도록 주의해야 한다. 완벽한 시공을 원한다면 사전에 배관 공사, 전기 공사, 치과기공 기자재 등의 위치 선정이 정확하게 이루어져야 한다. 그리고 작업장의 바닥은 미끄럼방지 타일로 시공하는 것이 좋다.

나) 하수도

치과기공소와 같이 석고나 매몰재 등을 주로 사용하는 곳은 하수관 내부에 침전물이 쌓여 하수관이 막히는 경우가 종종 있다.

특히 근린생활시설이 밀집한 상가의 횡주관은 여러 사업장이 공동으로 사용하고, 길이가 매우 길기 때문에 석고나 매몰재 등의 침전물과, 음식물 찌꺼기와 기름때 등이 관 내부에 쌓이지 않도록, 반드시 일차적으로 침전물을 거를 수 있는 함을 설치하고, 하수관의 내경이 큰 것으로 공사를 하거나 관의 경사도를 높여 하수가 쌓이지 않고 빠른 속도로 흘러갈 수 있게 공사를 하는 것이 좋다.

나. 전기

전기를 사용하는 기계 또는 기구를 설치하고자 하는 경우에는 전체 치과기공 기자재 등의 사용전력을 계산하고 충분히 여유 있게 전기 설비 공사에 착수해야 한다.

특히 계절적으로 냉난방기와 치과기공 기자재의 집단 사용 때문에 과부하로 인한 화재의 발생을 미리 막도록 대비해야 한다. 따라서 충분한 전기적 용량 및 기계적 강도와 습기 및 분진 등 사용 장소의 주위 환경, 그리고 전기적, 기계적 방호수단의 적정성을 고려해야 한다.

그리고 전기를 이용하는 기계 또는 기구를 사용할 때에는 국내외의 공인된 인증기관에서 인증 받은 제품을 사용하되, 제조자의 제품설명서 등에서 정하는 조건에 따라 설치하고 사용하여야 한다.

이 외에도 전기 배선은 합선(단락)되지 않도록 해야 하며, 치과기공 기자재를 사용할 때 전선의 피복이 벗겨져 누전이 되지 않도록 해야 한다. 또한 치과기공 작업의 특성상 항상 물을 많이 사용하게 되므로 감전에도 대비할 수 있게 설계해야 한다.

가) 전력

치과기공소에서 소요되는 전력의 양은 법으로 정해진 치과기공소 개설 기초 장비 중 기공용 레스, 기공용 모터, 전기로, 포세린로, 초음파 청소기, 진동기, 트리머 등과 특수 보철물 제작 기자재 및 냉난방 그리고 조명 전력의 수요를 감안할 경우 보통 10~20 ㎾가 필요하다. 따라서 치과기공소의 시설 규모에 맞게 사용할 모든 치과기공 기자재 및 기계, 기구들의 예측 소요 전력을 파악한 후 전기설비 공사에 착수해야 한다.

이 외의 사항은 사업장 소재지의 한국전기안전공사 사업소를 찾아 상담을 받도록 한다.

나) 배선

(가) 배선 등의 절연피복

치과기공사가 작업 또는 통행 등으로 인하여 접촉하거나 접촉할 우려가 있는 배선 또는 이동전선에 대하여는 절연피복이 손상되거나 노화됨으로 인한 감전의 위험을 방지하기 위하여 필요한 조치를 하여야 한다. 또한 전선을 서로 접속하는 때에는 당해 전선의 절연성능 이상으로 절연될 수 있는 것으로 충분히 피복하거나 적합한 접속 기구를 사용하여야 한다.

(나) 습윤한 장소의 이동 전선

물 등의 도전성이 높은 액체가 있는 습윤한 장소에서 치과기공사가 작업 또는 통행 시 접촉할 우려가 있는 이동 전선 및 이에 부속하는 접속 기구는 그 도전성이 높은 액체에 대하여 충분한 절연효과가 있는 것을 사용하여야 한다.

(다) 통로 바닥에서의 전선 등 사용 금지

통로 바닥에 전선 또는 이동 전선을 설치하여 사용하여서는 아니 된다.

다만, 차량 기타 물체의 통과 등으로 인하여 당해 전선의 절연피복이 손상될 우려가 없거나 손상되지 아니하도록 적절한 조치를 하여 사용하는 때에는 그러하지 아니하다.

(라) 꽂음 접속기의 설치·사용 시 준수사항

ㄱ. 서로 다른 전압의 꽂음 접속기는 서로 접속되지 않는 구조로 제작된 것을 사용할 것

ㄴ. 습윤한 장소에 사용되는 꽂음 접속기는 방수형 등 당해 장소에 적합한 것을 사용할 것

ㄷ. 작업자가 꽂음 접속기를 접속시킬 경우 땀 등에 의하여 젖은 손으로 취급하지 않도록 할 것

ㄹ. 꽂음 접속기에 잠금장치가 있는 때에는 접속 후 잠그고 사용할 것

(마) 전기 기계·기구 등의 충전부 방호

치과기공물 제작에 참여하는 치과기공사가 작업 또는 통행 등으로 인하여, 전기를 사용하는 기계 또는 기구 등의 충전 부분에 접촉 또는 접근함으로써 감전 위험이 있는 경우, 감전을 방

지하기 위하여 충전부가 노출되지 않도록 폐쇄형 외함이 있는 구조로 하거나, 충전부에 충분한 절연 효과가 있는 방호망 또는 절연 덮개를 설치하거나, 충전부는 내구성이 있는 절연물로 완전히 덮어 감싸거나, 위험 표시 등의 방법으로 방호를 강화해야 한다.

(바) 전기 기계·기구의 접지

누전에 의한 감전 위험을 방지하기 위하여 다음 각호에 해당하는 부분에 대하여는 확실하게 접지를 하여야 한다.

ㄱ. 전기 기계·기구의 금속제 외함·금속제 외피 및 철대

ㄴ. 고정 설치되거나 고정 배선에 접속된 전기 기계·기구의 노출된 비충전 금속체 중 충전될 우려가 있는 비충전 금속체(지면이나 접지된 금속체로부터 수직거리 2.4미터, 수평거리 1.5미터 이내의 것, 물기 또는 습기가 있는 장소에 설치되어 있는 것, 금속으로 되어있는 기기 접지용 전선의 피복·외장 또는 배선관 등, 사용 전압이 대지전압 150볼트를 넘는 것)

ㄷ. 코드 및 플러그를 접속하여 사용하는 전기 기계·기구 중 다음 각목의 1에 해당하는 노출된 비충전 금속체(사용 전압이 대지 전압 150볼트를 넘는 것, 냉장고·세탁기·컴퓨터 및 주변 기기 등과 같은 고정형 전기 기계·기구, 고정형·이동형 또는 휴대형 전동 기계·기구, 물 또는 도전성이 높은 곳에서 사용하는 전기 기계·기구, 휴대형 손전등)

(사) 누전 차단기에 의한 감전 방지

ㄱ. 전기를 사용하는 기계 또는 기구 중 대지 전압이 150볼트를 초과하는 이동형 또는 휴대형의 것이나 다음의 장소에서 사용하는 이동형 또는 휴대형의 것에 대하여는 누전에 의한 감전 위험을 방지하기 위하여 해당 전로의 정격에 적합하고 감도가 양호하며 확실하게 작동하는 감전 방지용 누전 차단기를 접속하여야 한다.(물 등 도전성이 높은 액체에 의한 습윤 장소, 철판·철골 위 등 도전성이 높은 장소, 임시 배선의 전로가 설치되는 장소)

ㄴ. 누전 차단기를 접속할 때에는 다음의 사항을 준수하여야 한다(전기 기계·기구에 접속되어 있는 누전 차단기는 정격감도전류가 30밀리암페어 이하이고 작동시간은 0.03초 이내일 것. 다만, 정격전부하전류가 50암페어 이상인 전기 기계·기구에 접속되는 누전 차단기는 오작동을 방지하기 위하여 정격감도전류는 200밀리암페어 이하로, 작동시간은 0.1초 이내로 할 수 있다., 분기회로 또는 전기 기계·기구마다 누전 차단기를 접속할 것. 다만, 평상시 누설전류가 미소한 소용량 부하의 전로에는 분기회로에 일괄하여 접속할 수 있다., 누전 차단기는 배전반 또는 분전반 내에 접속하거나 꽂음 접속기형 누전 차단기를 콘센트에 연결하는 등 파손 또는 감전 사고를 방지할 수 있는 장소에 접속할 것, 지락 보호 전용 누전 차단기는 과전류를 차단하는 퓨즈 또는 차단기 등과 조합하여 접속할 것).

(아) 과전류 보호 장치

과전류(정격 전류를 초과하는 전류로서 단락 사고 전류, 지락 사고 전류를 포함)로 인한 재해를 방지하기 위하여 다음 각호의 방법으로 과전류 보호 장치(차단기·퓨즈 및 보호 계전기 등과 이에 수반되는 변성기)를 설치하여야 한다.

ㄱ. 과전류 보호 장치는 반드시 접지선 외의 전로에 직렬로 연결하여 과전류 발생 시 전로를 자동으로 차단하도록 설치할 것

ㄴ. 차단기·퓨즈는 계통에서 발생하는 최대 과전류에 대하여 충분하게 차단할 수 있는 성능을 가질 것

ㄷ. 과전류 보호장치가 전기 계통상에서 상호 협조·보완되어 과전류를 효과적으로 차단하도록 할 것

(자) 폭발 위험이 있는 장소의 설정 및 관리

인화성 액체의 증기 또는 가연성 가스 등을 제조·취급 또는 사용하는 장소와 가연성 분진 등을 제조·사용하는 장소에 대하여는 가스 폭발 위험 장소 또는 분진 폭발 위험 장소로 설정하여 관리하여야 하며, 폭발 위험 장소의 구분도를 작성·관리 및 이를 관련 작업자에게 교육하여야 한다.

다. 조명

치과기공소에서의 조명은 작업에 필요한 정보를 자세하게 볼 수 있도록 도움을 주고, 시각적 요소에 의해 작업자의 심리적 안정과 생체리듬에도 영향을 줄 수 있다. 따라서 치과기공사들이 하루 종일 치과기공소의 작업장에서 많은 시간을 보내는 일의 특성상, 편안하고 쾌적한 조명을 설치함으로서 작업의 효율성을 극대화시켜 양질의 제품이 생산되도록 해야 할 것이다.

치과기공소의 작업실은 작업자 개인에게 부분조명을 설치하는 것이 일반적이다. 이는 치과기공물의 자세한 관찰과 작업이 용이하도록 하기 위함이며, 약 4평 공간에서 작업의 특성에 따라 눈부심이 없는 할로겐 전구 등을 사용하여 1,000룩스(LX) 내외의 조도를 내는 것이 눈의 피로를 줄일 수 있어 좋다.

휴게실의 조명은 일반적으로 500룩스(LX) 이상의 조도로 밝고 아늑한 분위기가 연출되어 작업자의 피로를 줄일 수 있는 공간으로 활용되는 것이 좋다.

전기를 사용하는 기계나 기구의 조작 공간은 감전 또는 잘못된 조작에 의한 위험을 방지하기 위하여, 150룩스(LX) 이상의 조도가 유지되도록 하여야 한다.

그리고 통로의 조명은 75룩스(LX) 이상으로 하는 것이 통행 안전에 좋다.

9) 치과기공 장비/기구/재료 구입

의료기사 등에 관한 법률 시행규칙 제2조(치과기공소의 인정 등) ①항에서 규정하는 별지 제1호 서식에 의한 신청서에 개설자 및 종사할 치과기공사의 면허증 사본과 시설·인원 및 장비 개요서를 첨부하여 시장·군수·구청장(자치구의 구청장에 한한다.)에게 제출하여야 한다. 치과기공소 개설 신청 시 필요한 장비의 목록은 아래와 같다.

의료기사 등에 관한 법률 시행규칙 제12조의4(치과기공소의 시설 및 장비)에서 규정하고 있는 다음 각 호의 시설 및 장비는 반드시 구비되어 있어야 한다. 기타 기구/장비/재료는 필요한 경우 추가로 구비한다.

(1) 기공용 레이드(lathe) 1대 이상
(2) 전산설계(CAD/CAM), 삼차원(3D)프린터 또는 주조기 1대 이상
(3) 기공용 모터 1대 이상
(4) 기공용 컴프레서 1대 이상
(5) 치과용 프레스 1대 이상
(6) 전기로(電氣爐) 1대 이상
(7) 포설린로(porcelain furnace) 1대 이상
(8) 초음파 청소기 1대 이상
(9) 서베이어(surveyor) 1대 이상
(10) 진동기 1대 이상
(11) 트리머(trimmer) 1대 이상
(12) 샌드기(sand blast machine) 1대 이상
(13) 진공 매몰기 1대 이상

10) 치과기공물 제작의뢰서 제작

[별지 제6호서식] <개정 2018. 12. 20.>

발행번호 제 호

치과기공물제작의뢰서

(치과명:)

제작 의뢰 치과기공소	명 칭			
	소 재 지			
환 자	성 명		성 별	□남 □여
	생년월일		납품 요구일	

부위

8 7 6 5 4 3 2 1 | 1 2 3 4 5 6 7 8

8 7 6 5 4 3 2 1 | 1 2 3 4 5 6 7 8

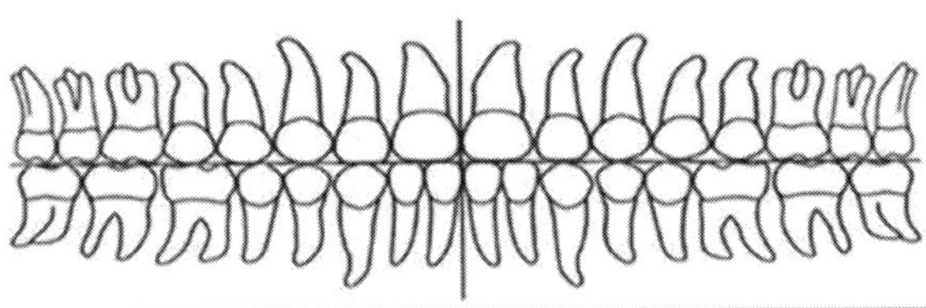

Shade

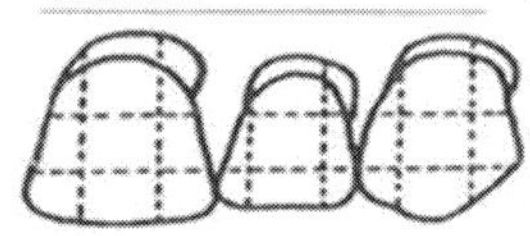

기록사항

「의료기사 등에 관한 법률」 제11조의3 및 같은 법 시행규칙 제12조의5제1항에 따라 위와 같이 제작을 의뢰합니다.

년 월 일

의뢰인 (서명 또는 인)

치과기공소 귀하

※ 2부를 작성하여 의뢰인과 제작자가 각자 1부씩 보관합니다.

130㎜×190㎜[인쇄용지(2급)60g/㎡]

11) 치과기공소 개설등록 신청

■ 의료기사 등에 관한 법률 시행규칙 [별지 제4호서식] <개정 2016. 11. 30.>

치과기공소 개설등록 신청서

※ 바탕색이 어두운 난은 신청인이 적지 않습니다.

접수번호	접수일	처리기간: 3일

치과기공소	명칭	
	소재지	연락처 (전화) (팩스)
개설자	성명	생년월일
	주소	
	면허 종류	면허번호

「의료기사 등에 관한 법률」 제11조의2제3항 및 같은 법 시행규칙 제12조의3제1항에 따라 위와 같이 치과기공소 개설등록을 신청합니다.

년 월 일

신청인 (서명 또는 인)

특별자치시장·특별자치도지사·시장·군수·구청장 귀하

신청인 제출서류	시설 및 장비 개요서 1부	수수료 : 조례로 정함
담당 공무원 확인사항	1. 개설자가 치과의사인 경우 치과의사 면허증 2. 개설자가 치과기공사인 경우 치과기공사 면허증	

행정정보 공동이용 동의서

본인은 이 건 업무처리와 관련하여 담당 공무원이 「전자정부법」 제36조제1항에 따른 행정정보의 공동이용을 통하여 위의 담당 공무원 확인사항을 확인하는 것에 동의합니다.

* 동의하지 않는 경우에는 신청인이 직접 관련 서류를 제출하여야 합니다. 다만, 신청인이 면허증 원본을 제시하는 경우에는 담당 공무원의 확인으로 서류 제출을 갈음할 수 있습니다.

신청인 (서명 또는 인)

처리 절차

신청서 작성	→	접수	→	서류 검토	→	현장 확인	→	기안·결재	→	개설등록증 발급
신청인		처리기관 (특별자치시·특별자치도·시·군·구)		처리기관 (특별자치시·특별자치도·시·군·구)		처리기관 (특별자치시·특별자치도·시·군·구)		처리기관 (특별자치시·특별자치도·시·군·구)		처리기관 (특별자치시·특별자치도·시·군·구)

210㎜×297㎜ (백상지 80g/㎡)

치과기공소를 개설하려는 사람은 치과기공소 개설등록 신청서에 시설 및 장비 개요서를 첨부하여 특별자치시장·특별자치도지사·시장·군수·구청장(자치구의 구청장을 말한다. 이하 같다)에게 제출하여야 한다. 즉 치과기공소를 개설하고자 하는 지역의 관할 시,군,구청 소속 보건소에 치과기공소 개설등록 신청서를 제출하면 된다. 처리 기간은 접수→서류검토→현장확인(건물과 장비 및 시설의 합법 여부 조사)→기안→결재의 절차에 따라 7일 이내에 치과기공소 개설등록증을 발급받는다.

■ 의료기사 등에 관한 법률 시행규칙 [별지 제6호서식] <개정 2014.11.21.>

(앞쪽)

제 호

치과기공소 개설등록증

구분	항목	내용	항목	내용
치과기공소	명칭			
	소재지			
개설자	성명		생년월일	
	주소			
	면허 종류		면허번호	

「의료기사 등에 관한 법률」 제11조의2 및 같은 법 시행규칙 제12조의3제3항에 따라 위와 같이 치과기공소 개설등록을 하였음을 증명합니다.

년 월 일

특별자치시장 · 특별자치도지사 · 시장 · 군수 · 구청장 직인

210㎜×297㎜[인쇄용지(특급) 120g/㎡]

12) 치과기공소 사업자 등록

업종과 규모를 불문하고 모든 사업자는 사업장이 속한 관할 세무서에서 사업자 등록증을 교부받아야 한다. 사업자 등록증은 기업의 주민등록증과 같아서 폐업 후 다시 창업할 경우에도 같은 사업자번호를 사용하게 된다.

치과기공소 개설과 관련된 사업자 등록은 사업장의 관할 시,군,구청 소속 보건소에서 미리 개설등록 절차에 따라 치과기공소 개설등록증을 받은 후 사업 개시일로부터 20일내에 사업장을 관할하는 세무서에 사업자 등록 신청서 1부(세무서 민원봉사실에 비치), 임대차계약서 사본 1부, 치과기공소 개설등록증 사본과 같은 서류를 구비하여 사업자 등록을 신청하여야 한다.(인터넷 홈택스를 통해 신청해도 된다.)

우리나라에서 대부분의 치과기공소는 개인사업자 형태이기 때문에 법인과 달리 별도의 회사설립 절차를 거치지 않아도 된다.

다수의 치과기공사가 공동으로 치과기공소를 개설하는 경우에는 1인을 대표자로 정하고, 공동개설자 전원의 주민등록증과 동업계약서를 첨부하여 대표자 명의로 사업자 등록증을 신청해야 한다.

일반 과세자는 전산발급을 통해 즉시 사업자 등록증이 발부되지만, 과세특례적용 대상자와 제조, 도매업의 개인 사업자는 사업자 등록 신청 후 7일이 지나면 사업자 등록증이 발부된다. 그러나 최근에는 세무사가 개인 사업자를 대리해 사업자 등록증을 신청(정정신고 포함)하는 경우 즉시 사업자 등록증이 교부되는 '세무사 책임에 따른 사업자 등록증 즉시 교부제'가 시행되고 있다.

치과기공소 개설을 위하여 타인 명의로 사업자 등록을 신청하거나, 치과기공소 개설등록증 사본을 첨부하지 않는 경우, 그리고 사업자 등록 신청 내용이 사실과 다른 경우는 사업자 등록증을 교부받을 수 없다.

치과기공소 개설자는 연간 매출예상액이 8,000만원(종전에는 4,800만원) 미만인 개인사업자라 하더라도 국세청장이 정한 간이과세 배제기준에 해당되는 제조업태의 사업자에 속하므로 일반과세자로 구분되며 반드시 세금계산서를 발행해야 한다.

사업자등록 신청서(개인사업자용)
(법인이 아닌 단체의 고유번호 신청서)

※ 사업자등록의 신청 내용은 영구히 관리되며, 납세 성실도를 검증하는 기초자료로 활용됩니다.
아래 해당 사항을 사실대로 작성하시기 바라며, 신청서에 본인이 자필로 서명해 주시기 바랍니다.
※ [ ]에는 해당되는 곳에 √표를 합니다.

( )

		처리기간	3일(보정기간은 불산입)

1. 인적사항

상호(단체명)		전화번호	(사업장)
			(자택)
성명(대표자)			(휴대전화)
주민등록번호		FAX번호	
사업장(단체) 소재지			층 호

2. 사업장 현황

업 종	주업태		주종목		주생산 요소		주업종 코드	개업일	종업원 수
	부업태		부종목		부생산 요소		부업종 코드		

사이버몰 명칭		사이버몰 도메인	

사업장 구분	자가 면적	타가 면적	사업장을 빌려준 사람 (임 대 인)			임대차 명세		
			성 명 (법인명)	사업자 등록번호	주민(법인) 등록번호	임대차 계약기간	(전세) 보증금	월 세
	㎡	㎡				. . . ~ . . .	원	원

허 가 등 사업 여부	[ ]신고 [ ]등록 [ ]허가 [ ]해당 없음	주류면허	면허번호	면허신청
				[ ]여 [ ]부

개별소비세 해당 여부	[ ]제조 [ ]판매 [ ]입장 [ ]유흥

사업자금 명세 (포함)	자기자금	원	타인자금	원

사업자 단위 과세 적용 신고 여부	[ ]여 [ ]부	간이과세 적용 신고 여부	[ ]여 [ ]부

전자우편주소		국세청이 제공하는 국세정보 수신동의 여부	[ ]동의함 [ ]동의하지 않음

그 밖의 신청사항	확정일자 신청 여부	공동사업자 신청 여부	사업장소 외 송달장소 신청 여부	양도자의 사업자등록번호 (사업양수의 경우에만 해당함)
	[ ]여 [ ]부	[ ]여 [ ]부	[ ]여 [ ]부	

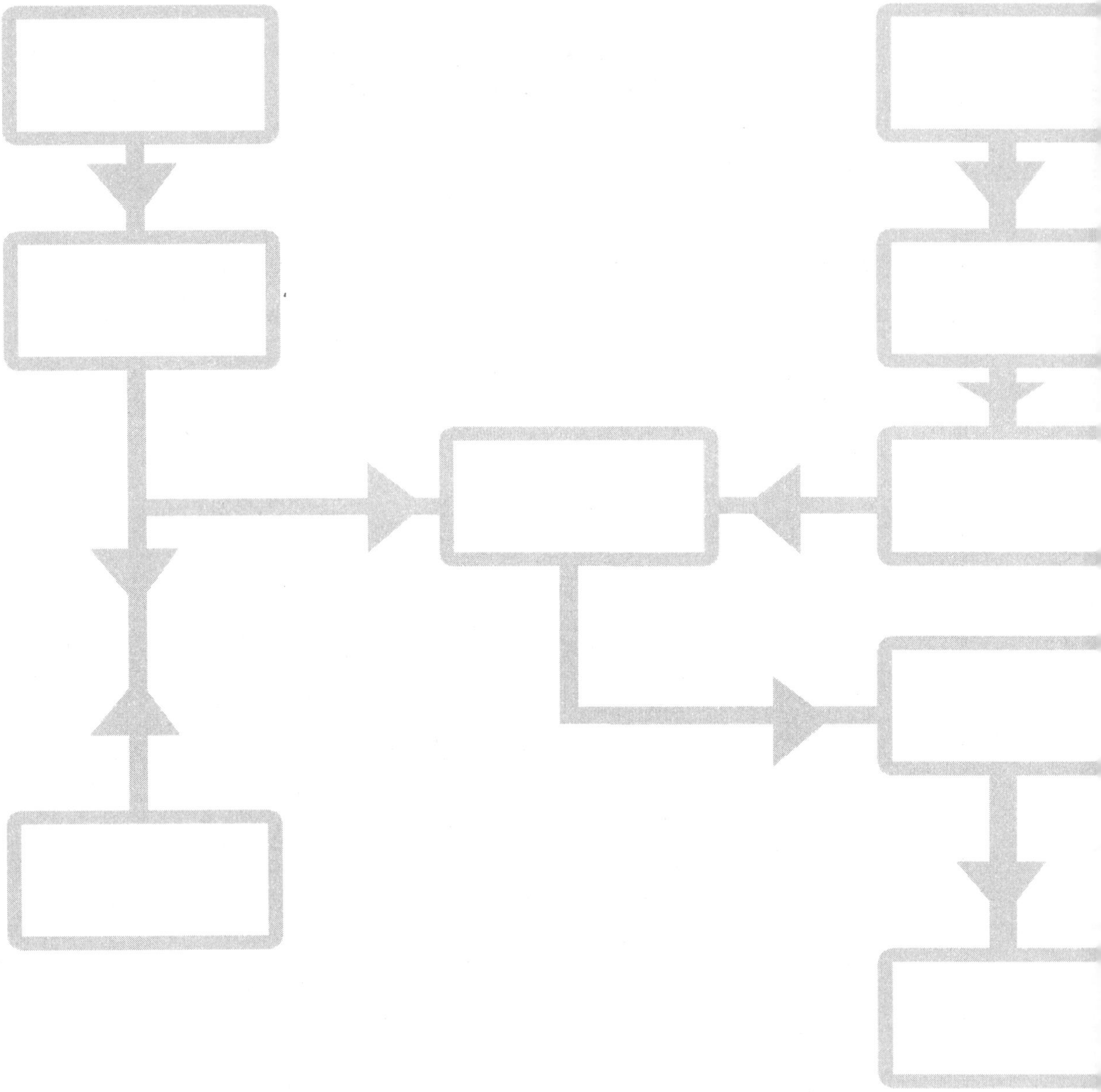

Ⅳ 치과기공물 생산운영관리

1. 치과기공물의 개발
2. 치과기공물 생산운영관리의 예측 및 설계
3. 치과기공소 운영관리계획 및 생산통제(생산성 향상)
4. 치과기공물 제작 안전수칙
5. 산업안전보건법

IV 치과기공물 생산운영관리

1. 치과기공물의 개발

의료기술이 급격하게 변화하는 시대와 동종 업체 간의 생존경쟁에서 밀려나지 않으려면, 치과기공소의 미래를 예측하고 새로운 치과치료기술에 사용할 수 있는 치과기공물이나 고객의 요구를 충족시킬 수 있는 서비스를 계속 연구 개발(Research and Development, R&D)해야 한다.

치과기공물의 개발이나 재설계가 필요한 이유는, 치과치료기술의 변화나 인구통계학적으로 노령화 사회로의 전환과 같은 인구구조의 변화, 계속적인 하자발생 등으로 수요가 줄거나 원가를 절감해야 할 경우 및 가용성의 변화에 따른 개선된 제품이나 신제품이 필요한 경우 등이 있다.

예를 들면 Metal Copying을 Zirconia Copying으로 대체하는 것처럼 고객이 요구하는 심미 문제를 개선하거나, Implant 보철물의 초기 제품은 Screw Type 이었지만 이 후로 Cement Type으로 변화시킨 것과 같이, 같은 이름의 제품이 Screw Type에서 Cement Type으로 변화해 간 저변에는 심미 문제라든가, Screw의 풀림 등 고객이 불편하게 느꼈던 요소들을 실용적(심미 해결, 장착기간 연장)이며 효율적(시술 또는 수리 시간 단축)으로, 즉 고객이 편리하게 사용할 수 있도록 계속 진화시켜 구매행위를 촉진시키기 위한 이유를 가지고 있다.

더불어 심미나 기능적인 특성뿐만 아니라 경제적으로 가격경쟁력을 가지고 있어야 하며, 누구나 쉽게 구매할 수 있어야 하고 디자인 등이 감성을 자극하여 구매의욕을 촉진시킬 수 있도록 하는 것도 신제품이나 고객서비스의 개발 이유에 해당된다.

또한 소비자 보호 차원의 제조물 책임법에 따른 규제에 저촉되지 않아야 하거나, 최근의 금값 폭등과 같이 원재료비가 상승하여 대체 재료가 필요한 경우도 신제품이나 고객서비스의 개발 이유에 해당된다.

제작하는 치과기공물의 개선사항을 파악하기 위해서는, 치과기공소에서 고객의 욕구를 충족시키는 치과기공물을 만들고 있는지? 왜, 무엇 때문에 치과기공물을 만드는지? 그리고 중요 경쟁자의 치과기공물과 비교하여 스스로 내세울 수 있는 특징 및 장점과 단점은 무엇인지? 추후 치과기공물 시장이 어떻게 변화해 갈 것인지? 등에 대한 분석으로 새로운 경쟁시장에 대비하여야 한다.

다시 말하자면 치과기공물 시장을 세분화하여 고객이 요구하는 가치, 가격, 서비스 방법 등과 그 외 구매특성, 제품특성 그리고 구매행위(무엇을 사는지)와 구매조직(의사 결정자 또는 구매에 영향을 미치는 사람들)을 파악하는 등의 시장구조 분석 후 치과기공물에 대한 가치도 분석해야 한다는 것이다.

치과기공물의 가치분석은 제작에 소요되는 원자재나 부분품 및 서비스 등으로 구분하고 제작하는데 이들이 어떠한 기능을 담당하는지를 우선 파악해야 한다. 그리고 치과기공물을 제작하는데 이들이 꼭 필요한 요소로 작용하는지? 이들을 직접 수입하거나 거래처를 바꾸는 수단으로 구입원가를 낮추거나 구입시간을 단축시키는 방법은 없는지? 이들의 장단점을 파악하고 대체할 수 있는 원자재나 부분품은 없는지? 몇 개의 부분품을 합치거나 없애서 제작시간과 원가를 줄일 수 있는 방법은 없는지? 제작원가를 내리기 위하여 사양을 낮추더라도 제품의 질을 유지할 수 있는 방법은 없는지? 좋은 디자인으로 포장한 치과기공물은 20%의 가격 상승효과가 있다고 하지만 더욱 저렴하게 포장할 수 있는 방법은 없는지? 등을 분석해야 한다.

치과기공물의 가치분석에 따라 신제품이나 서비스를 개발하는 경우 가장 중요하게 고려해야 할 사항은 고객만족이다. 일반적으로 공산품을 사용하는 고객은 품질이 우선이라고 생각하고 그 다음에 기능적인 면과 외양 등에 관심을 보인다.

그렇지만 치과기공물은 구강기능(저작, 발음, 심미)을 충족시킬 수 있음은 물론 인체에 유해하지 않고 생체적합적인 재질로 훌륭한 품질을 유지해야 한다. 그리고 이러한 기능과 품질의 유지를 전제로 제품의 개발 원가와 기간, 비용, 이익, 신뢰성(고장 없이 정상적으로 작동할 것), 수명주기(일시적으로 등장했다가 사라지는 치과기공물이 많음) 등을 개발성과 척도로 고려해야 한다.

치과기공물은 개인 구강조건에 따른 소량 주문생산 방식이기 때문에 제품 자체를 표준화하여 대량생산체제로 개발과정을 설계하기는 쉽지 않으므로 부분품을 표준화하는 것이 훨씬 더 효율적이다. 그리고 치과기공물의 신뢰성을 향상시키기 위하여 치과기공사의 제작기법 교육과 제작방법의 개선 및 대체품 사용 그리고 생산 시스템 설계의 개선이 필요할 수도 있다.

치과기공물의 연구와 개발 과정은 아이디어를 일반적인 지식과 과학수준의 향상을 목적으로 연구하는 기초연구라는 것이 있고, 기초연구를 상업적으로 응용이 가능한가에 대하여 알아보는 응용연구도 있으며, 이 응용연구 결과를 상업적으로 이용하고자 하는 개발과정이 있다.

치과기공물의 개선이나 신규 개발을 위해서는 이러한 연구 개발 과정 중 첫째로 아이디어를 담은 제안서가 필수적이다. 즉 치과기공소의 자체적인 연구 활동을 거쳐 직접 제품 개발 의견을 제시하거나, 경쟁 제품을 해체 검토하거나 고객으로부터 경쟁하는 치과기공소의 제품 및 운영정책, 불만 등에 대한 개선안을 제안 받아, 이들을 면밀하게 분석 검토하여 아이디어를 구한다.

다음으로 개발 제안서에 담긴 아이디어의 타당성을 분석해야 한다. 즉 아이디어의 내용대로 치과기공물 개발에 필요한 기술력은 충분하게 갖춰져 있는지? 그리고 시장에서 충분한 수요가 발생되어 개발비와 생산비를 고려한 수익성이 보장되는지? 등의 제품 개발에 대한 타당성을 검토해 보아야 한다.

치과기공물의 개발에 대한 타당성 검토 결과 적합판정이 있는 경우, 고객의 욕구를 충족시킬 수 있도록 구강기능이나 인체공학적으로 결함이 없으며, 마케팅이나 법률적으로 문제가 없는지를 생산자 등과 함께 검토하면서 제품의 사양을 결정한다.

이어서 생산공정에 대한 사양을 결정한다. 이 문제 또한 타당성 분석 때와 같이 기존의 생산공정을 활용하는 것은 물론 그 외의 자원 가용성 등을 검토하여 원가를 낮출 수 있는 방법의 선택과, 이러한 방법이 품질과 수익성에 어떠한 영향을 미치게 되는지 검토해야 한다.

지금까지의 신규 치과기공물 개발과 관련된 여러 가지 사안에 대한 검토 결과 타당성이 확보되면 시제품 개발에 착수한다. 그리고 시제품이 완성되면 아이디어나 생산공정, 품질, 수익성 등에 대한 전반적인 사양 및 설계를 재검토한다.

재검토 결과가 만족스럽다고 판단되면 거래처의 고객으로부터 신규 제품에 대한 반응을 조사한다. 만족한 조사 결과가 나타나면 신제품을 생산하고 판촉활동을 전개한다.

끝으로 지금까지 아이디어나 사양에 대한 기술적이고 사업적인 부분 등에 대한 타당성을 확보하고 제품 생산에 이어 판촉활동을 전개하는 과정에서 나타나지 않았던 모든 문제점의 판단을 위하여 후속 평가를 실시한다. 필요한 경우 앞에서의 모든 과정을 다시 검토해야 하고 제품의 수정 보완을 거쳐야 할 수도 있다.

2. 치과기공물 생산운영관리의 예측 및 설계

치과기공소의 조직은 재무, 생산운영관리, 마케팅이라는 기본적인 세가지 기능을 가지고 있으며, 이들 기능 중 생산운영관리는 치과기공물의 생산이나 서비스 산출에 필요한 시스템과 공정을 관리하는 것을 뜻한다.

치과기공소에서 치과기공물을 생산하거나 서비스를 산출할 때 나타나는 차이점을 살펴보면 다음과 같다.

치과기공물의 생산은 재화를 지향하는 제조 위주이며, 서비스는 행위를 지향하며 고객을 접촉한 결과물이므로, 고객을 접촉하는 빈도는 생산보다 서비스 부분에서 높게 나타난다.

치과기공물의 생산에서는 일정하게 투입물을 통제할 수 있으므로 변동성이 적어 고객이 결과물을 얻기 전에 품질을 높일 수 있는 기회가 많이 있는 반면, 서비스에서는 다양한 고객의 조건에 필요한 투입물 변동성이 매우 크므로 품질관리가 제대로 되지 않을 경우 생산보다 품질보증이 어렵게 된다.

치과기공물의 노동 집약도는 생산보다 서비스가 더 높으며, 생산은 기계화, 자동화의 영향으로 자동화된 서비스를 포함하여 변동성이 낮은 반면, 생산물의 균질성은 높아지게 된다. 이렇게 균질성이 높은 것은 생산성의 측정이 용이한 반면, 고객 개별적으로 다양한 조건을 가지고 있는 서비스는 생산물의 변동성이 크기 때문에 생산성 측정이 용이하지 못하다.

개별 소량 주문생산 방식인 치과기공물의 생산은 예외지만, 일반적으로 생산과 관련된 기업은 서비스 기업보다 재고의 수준이 높다. 그러나 자동차 등을 주로 판매하는 서비스 기업은 상당량의 재고가 필요하기도 하다.

치과기공물의 생산이란 원자재를 제품 형태로 가공하여 완제품으로 만드는 것을 말한다. 다시 말하면 치과기공물을 얻기 위하여 자본, 원자재, 소모품, 장비 및 노동력을 투입하고, 치과기공물 제작과정에 따른 기술을 이용 원자재의 변환과정을 거쳐 결과물을 얻게 되는데 이를 생산이라 한다.

이렇게 결과물을 얻을 때까지의 생산과정 중 문제점을 발견하면 생산시스템을 점검하고 이를 다시 생산과정에 반영하게 되는데 이를 통제라 한다.

치과기공물의 생산은 생산운영관리 설계에 따라 품질이나 재고, 일정 등의 관리 운영이 필요하다. 치과기공물의 생산운영관리는 우선 수요 예측 결과에 따라 생산시스템을 설계하고 운영해야 한다.

치과기공물의 수요 예측은 거래처의 규모나 숫자보다 거래량의 파악이 무엇보다 정확해야 한다. 최근 치과의료기관의 치과기공물 제작의뢰 양상은 전문화 및 세분화 되어 있는 치과기공소 영업형태에 따르고 있으므로 이를 참고한 예측이 필요하다.

또한 치과기공물의 생산운영관리에서 경쟁력의 예측도 반드시 필요하다. 치과기공물의 경쟁력은 무엇보다도 가장 중요한 것이 고객의 욕구와 필요에 따라 제품을 설계한 후 경쟁자를 능가하는 품질을 유지하는 것이다. 그리고 경쟁자보다 낮은 제품의 원가를 유지하는 것과, 급변하는 의료시장 환경 변화에 유연하고도 신속하게 대처하는 것을 포함하여, 고객들에게 부가가치를 높여줄 수 있는 배달, 사용정보 제공, 품질 보증 및 잠재 고객을 위한 홍보나 판촉활동 능력도 경쟁력에 포함된다.

이와 같이 치과기공물의 거래량이나 경쟁력 등에 대한 정확한 수요 예측이 끝나면 이를 바탕으로 생산운영관리 설계에 착수한다. 치과기공물의 생산운영 관리 설계는 우수한 기술로 고객이 원하는 욕구에 맞춰 제품이나 서비스를 개선하는 것이 매우 중요하며, 예측된 치과기공물의 수요에 맞게 생산용량 즉 설비와 조직 그리고 작업공정을 어떻게 정할 것인지와, 생산성 향상을 위한 동기 부여 및 평가의 방법은 어떻게 할 것인지 등을 결정해야 한다.

치과기공물은 과학적이고 인간 중심적이며 계량화된 시스템에서 생산운영관리 되는 것이 바람직하다.

예를 들어 테일러의 과업관리를 치과기공물 생산에 적용한다면 작업자에게 표준화된 작업조건을 구비하여 제시하고, 법정 근로시간 내 할 수 있는 최대의 일을 부여한 후 성과에 따른 최고 임금 방식을 취하되 과업에 실패하면 임금을 삭감하도록 한다. 그리고 치과기공물의 생산은 수작업에 의한 단순 반복 작업의 연속이므로 동작과 관련된 작업 시간의 연구가 필요하며, 이 연구의 결과에 따라 전문분야별 업무의 분업도 고려해야 한다.

또한 치과기공물의 생산에 컨베이어 시스템을 도입하는 경우 치과기공사의 의견이나 의욕에 관계없이 시스템이 이동함에 따라 기계적으로 작업이 이루어지게 되는데, 이 때 일시적 업무능률의 향상을 기대할 수 있으나 메이요(Elton Mayo)의 호손실험에 의하면 높은 임금이나 작업환경에 따라 작업의 능률이 항상 비례하는 것은 아니고, 인간적 관심과 사기진작 등 심리적 요인에 의해서도 작업능률의 변화가 있음을 나타내고 있다.

그러므로 치과기공물의 생산과 관련된 동작, 시간 등을 연구하고 계량화 하여 표준화된 작업과정에 따라 기계, 공구를 이용한 제품의 생산이 가능해야 하고, 이 때 작업에 참여하는 개개인의 인간 본질을 중요하게 여겨 작업 의욕이 상실되지 않도록 세심한 배려가 필요하다.

우리나라에서의 치과기공물 생산운영관리는 개별 소량 다품종 주문생산 방식과, 아직까지도 대부분의 생산과정을 사람의 수작업에 의존하며 영세성을 면치 못하고 있는 관계로, 과학적이고도 계량적인 시스템의 구축이 힘들고 주먹구구식 생산운영관리 방식에서 벗어나지 못하고 있는 실정이다.

그러나 최근에는 이러한 경영의 문제점을 탈피하고자 공동개설 또는 네트워크 형태로 일부 치과기공소가 대형화 되고 있으며, CAD/CAM이나 3D printer 등 자동화된 치과기공물 제작기계의 힘을 빌려 제품의 전문화 및 표준화 과정을 거쳐 대량생산 체제로 접어들고 있다. 하지만 우리나라 치과기공물 시장의 물량 자체가 워낙 적은 것과, 치과기공물 제작이 소량 다품종 개별 주문생산이라는 특수성 때문에 대량생산 체제가 거의 불가능함에도 불구하고 생산설비와 인력의 공급은 과잉현상을 나타내고 있다.

이는 전문화 및 표준화 과정을 거친 치과기공물의 생산이 자동화된 기계나 설비의 효율적 운영으로 적은 인력으로도 일정 수준의 산출량을 유지할 수 있음은 물론 대량 생산도 가능하게 된 현실에 역행하는 현상이다.

따라서 치과기공물의 생산과 관련된 경영체제를 살펴볼 때, 수요에 비하여 생산설비와 인력의 공급과잉 현상이 나타나는 현재 시점에서는, 외국 치과기공물을 적극적으로 수주함은 물론 마케팅 지향적 경영에 역점을 두어야 하고, 생산기능은 마케팅을 지원하는 역할을 담당하는 것이 좋을 듯하다.

왜냐하면 최근 치과기공계는 자동화되어진 기계와 인력의 과잉공급으로 무한경쟁체제에 돌입하고, 자유 시장 경쟁체제하에서 가격의 협상은 담합이라는 것 등으로, 적절한 시기에 치과기공물의 판매가격을 인상하지 못하고 있으므로, 이러한 경영 애로를 해소하기 위해서는 다량 판매의 활로를 개척할 수 있는 마케팅의 역할이 매우 중요하기 때문이다.

또한 치과기공물 생산과정에서 필요한 제품이나 부분품 또는 재료 등을 단순화 시키면 기계, 기구의 종류가 줄고, 생산 기간을 단축시킬 수 있다. 여기에 치과기공물의 표준화 및 전문화가 이루어질 경우 기술 습득의 용이함으로, 임금이 저렴한 초보자도 작업조건의 안정과 제작기술의 향상으로 품질을 향상시킬 수 있으며, 최종적으로는 제품의 생산원가가 절감된다.

근래의 치과기공 기술은 제품이나 서비스를 생산하는 공정에 정보기술(Information Technology, IT)이 결합되면서 기술 관리도 큰 변화를 보이고 있다. 더불어 인터넷을 이용한 전자상거래의 활성화는 치과기공계에도 e-비지니스의 중요성을 실감하게 하고 있으며, 치과기공물 시장도 글로벌화에 따라 국제간의 외주를 택한다거나, 정보화의 영향으로 기술 이전이 매우 빠르게 실현되고 있으므로, 이러한 변화에 신속하게 대응하고 정책의 입안이나 결정에 반영해야 할 것이다.

이외에도 최근에는 보다 적은 자원(해고, 감량 경영)으로 생산 규모의 변경 없이 시간을 단축하고 생산성을 향상시키며, 원가를 절감하는 것은 물론 품질과 고객 만족도도 향상시키며 최대의 수익을 얻고자 프로세스를 개선하고 있는 실정이다.

특히 보건의료 관련 규제가 엄격해지고 소비자단체의 활발한 활동은 차후 치과기공물에 대한 책임 소송이 증가할 것이므로, 고도로 숙련된 치과기공사가 장인 정신을 가지고 효과적으로 재고를 조절하거나 기계, 기구를 사용하는 것은 물론 작업 중에 발생된 결함을 비숙련자보다 신속하게 해결하여, 단가는 낮추되 생산성은 향상시키고 치과기공물에 대한 결함을 줄일 수 있는, 린(Lean - 최소 자원으로 최고의 품질과 서비스를 생산하는 방식) 생산 방식의 도입 문제를 적극적으로 검토해야 할 것이다.

3. 치과기공소 운영관리계획 및 생산통제(생산성 향상)

치과기공물 생산 운영관리계획과 관련된 입안자나 의사결정권자는 치과기공소의 사명, 목표, 전략, 전술, 운영 방안 등을 항상 염두에 두고 있어야 한다.

즉 치과기공사로서 치과기공기술 발전과 인류의 구강보건 향상에 기여한다는 사명감, 그리고 세계에서 제일가는 치과기공소를 운영하겠다는 목표를 달성하기 위하여, 전문화 된 생산시설로 고품질의 치과기공물을 유지하며, 낮은 원가와 급변하는 의료환경 변화에 유연하고 신속하게 대응하는 것은 물론, 최선의 고객서비스를 실현하기 위한 전략 개발에 노력해야 한다.

또한 해외 학회나 국내의 세미나 및 보수교육 등을 통하여 선택한 전문분야의 기술을 개발하거나 공유하고 최신의 기계, 기구, 등의 장비 구입, 인력 채용 등을 치과기공소의 효율적 운영에 필요한 정책 입안이나 의사결정으로 반영해야 한다.

입안자의 치과기공물 생산운영관리 예측 및 설계 등에 따른 의사결정권자의 영향은, 치과기공물의 원가나 이익에 매우 중요한 요소로 작용하게 된다.

그러므로 치과기공물 생산운영관리 정책 입안자 및 의사결정권자는 소요자금에 대한 성과를 평가할 수 있어야 하며, 설비 투자에 대한 경제적 분석과 자금 조달 계획 등을 중요하게 검토해야 한다. 다시 말하자면 정책 입안자나 의사결정권자는 치과기공물의 제작과 관련된 공정, 원가, 이익, 생산성, 품질, 자산, 재고 등의 예측 설계 및 성과 척도를 검토해야 한다는 것이다.

예를 들면 CAD/CAM과 같이 고가의 장비를 구입하고자 하는 경우 생산성, 원가, 이익 등과의 상관관계를 고려해야 한다. 즉 CAD/CAM을 구입하고자 하는 경우 새로운 장비의 필요성, 구입자금 확보 방안, 도입 시기, 장비 사용자의 채용 또는 교육 계획, 신제품의 가격 결정과 판매전략, 생산 운영전략 등에 따라 치과기공물을 생산할 때의 프로세스에 대한 생산성 및 원가와 이익의 관계를 예측해 보아야 한다는 것이다. 그리고 의사결정권자는 어느 때에 어떤 자원이 얼마나 필요한지? 치과기공 기자재와 소모품들의 주문과 작업은 어느 때에 시작해야 하는지? 그리고 누가 어디서 어떤 방법으로 치과기공물을 제작해야 하는지? 등을 세밀하게 검토하고 의사결정을 해야 한다.

또한 치과기공물 제작 물량의 증가가 일시적인 것인지, 장기적인 것인지에 따라 초과근로를 시킬 것인지와 인력을 보충해야 할 것인지를 결정해야 한다. 이 때 인력 보충 없이 장기적으로 초과근로를 시키는 경우 사고위험이 증가하게 되고 생산성이나 품질은 떨어지게 된다. 이처럼 어떤 일에 대하여 장단점 즉 이익 또는 손해와 같이 서로 상충되는 관계를 면밀히 검토해야 한다.

그리고 이러한 입안이나 의사결정은 부서별 또는 상하 시스템 간에 연관성이 있으므로 상호 미치는 영향을 고려해야 하며, 다수의 의사결정 요인 중 각각의 상황에 가장 중요하게 영향을 미치는 요인에 최우선 순위를 부여하는 것이 중요하다.

마지막으로 인력의 채용과 해고, 작업장의 안전과 환경, 치과기공물의 품질 보증과 안전, 세무관리 등이 윤리적인 면에서 벗어남이 없는 의사결정이어야 한다.

치과기공물의 생산공정 관리계획 및 생산통제는 공정관리, 생산통제, 구매관리, 판매관리, 재고관리 등의 내용으로 구성되는데, 이의 목적은 원자재 사용으로부터 결과물을 얻을 때까지의 작업공정이 순조롭게 유지되고, 빠른 시간동안 최저 비용으로 최상의 품질을 유지하면서 최대 수익 창출을 얻기 위함이다. 즉 원자재 반입 및 반출 관리, 기계나 시설의 설계 및 배치 운용, 노동력 활용, 치과기공물 제작기술 혁신 등에 대한 계획 또는 통제로 최대의 영업이익을 실현하기 위함이다.

다시 말하자면 생산해야 할 치과기공물의 양을 계산하고 이 생산에 필요한 원자재의 소요 수량을 계산하여 구매계획을 한다. 그리고 치과기공물 생산에 필요한 작업의뢰서에 따라 공정간 자재의 이동(분출과정) 및 활용도(생산과정)를 파악하고, 원자재의 구매계획과 실제 소요된 양의 비교를 한다. 지금까지의 작업공정 중 발생한 불량률을 파악하고 생산수율분석(원재료 투입에 대한 제품 생산 비율 분석)에 따른 생산원가를 계산하면 이익의 추정이 가능하다.

생산수율이란 투입원료에 대한 제품생산량의 비율을 말하며 산출방법에 따라 '생산수율'과 '원단위'로 구분된다. 「출처: 국세청기술연구소. 생산수율신고서 전자제출방법」

생산수율은 투입한 원재료에 대한 제품생산량 비율을 백분율(%)로 표시한 것을 말하며, 원료와 제품의 단위가 서로 다른 경우에는 제품의 단위를 원료의 단위로 일치시켜 계산한다.

광의적인 수율은 생산과정에서 생산되는 제품의량 즉 수량을 의미하며 이론상 수율(이론적으로 최고투입량에 대한 최고의 생산량), 실적 수율(업체의 회계장부상 당기원재료 투입량에 대한 당기제품 생산량), 기대 수율(제조상 생산될 수 있다고 판단한 조사 수율), 공정별 수율(각 공정간의 물량 비율에 따른 수율)이 있다.

생산수율의 적용은 나무, 흙, 면화, 철광석, 원유 등과 같은 1차생산물(원시)을 가공하여 얻는 나무판재, 가공목, 유리, 실, 직물, 철(강괴), 강판, 숟가락, 원유정제품, 우지, 육류, 피혁, 비누 등은 일반적으로 한 가지 원료 혹은 비슷한 형태의 원료를 사용하기 때문에 제품을 원료와 동일한 단위로 환산하여 비교할 수 있으며, TV, 라디오, 기계기구나 자동차와 같이 다양한 소재와 부품으로 만들어진 조립제품은 각기 다른 제조공정을 거쳐 만들어진 부품을 결합하여 제조함으로 부품은 제품을 구분하여 생산수율을 산출하고, 제품은 각각의 원료와 비교하여 원단위를 산출한다.

(원료) 1차 생산물	→	(가공제품 1) 1차 가공품	→	(가공제품 2) 가공제품	→	(조립제품)
나무		판재, 합판		가공목, 결합재		가구
흙		도기, 유리		도자기 식기, 반도체		브라운관, TV
면화		실		직물		의류(봉제품)
철광석		철(강괴)		강판, 선재, 숟가락, 못		자동차, 선박
원유		원유 정제품		합성수지, 합성수지필름		비디오테이프
소(비육우)		우지, 육류, 피혁		비누, 소시지, 피혁제품		

적용	계산방법
1) **총량수율과 산출품목** 총량수율은 투입 총원재료에 대한 제품총생산량 비율을 말한다. 가) 원료(화합물)를 혼합하거나 정제한 제품 ㉮ 도료, 윤활유 등 나) 원료의 물리적인 형태를 변형하거나 물리적인 힘으로 가공한 제품 (수율에 영향을 미치지 않는 다른 가공을 포함) ㉮ 열연강판의 절단에 의한 철판제조, 숟가락, 단조제품 등	생산수율 및 원단위표상의 $\frac{\text{원료 단위 환산량}}{\text{원료실 사용량}} \times 100$
2) **이론수율과 산출품목** 이론수율은 투입된 원료가 손모량(Loss)이 없이 이론상 주성분 순도 100%제품으로 생산할 수 있는 최대생산량을 기준으로 생산된 제품의 주성분과의 비율을 말한다. 가) 원료(화합물)를 혼합하여 희석 또는 농축한 제품 ㉮ 조제글리세린을 정제글리세린으로 농축(80% → 90%)하는 경우 등 나) 화학반응에 의하여 새로운 물질이 합성되는 제품 또는 이를 정제한 제품 ㉮ 가성소다, 정밀화학제품 등	생산수율 및 원단위표상의 $\frac{\text{주성분 환산량}}{\text{이론 생산량}} \times 100$

제조공정별 생산수율 및 원단위 구분 기준과 작성방법은 다음과 같다.

■ 조립 제품의 부품은 제조공정에 따라 다음과 같이 생산수율과 원단위로 구분한다.

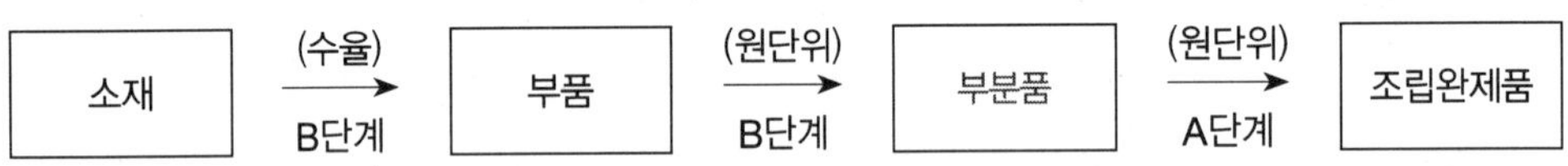
소재
(수율)
B단계
부품
(원단위)
B단계
부분품
(원단위)
A단계
조립완제품

소재로부터 여러 가지 가공공정을 거쳐 부품과 부분품, 완제품의 조립에 이르는 공정을 완제품부터 부분품, 부품으로 점진적으로 완성도가 낮은 쪽으로 작성한다.

■ 생산수율

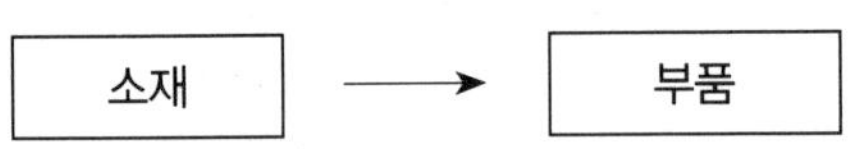

소재(철, 비철, 수지, 천, 섬유 등)에서 부품을 생산하는 공정(성형, 절단 등의 단순한 공정을 포함하는)은 소재별로 수율을 계산할 수 있도록 작성한다.

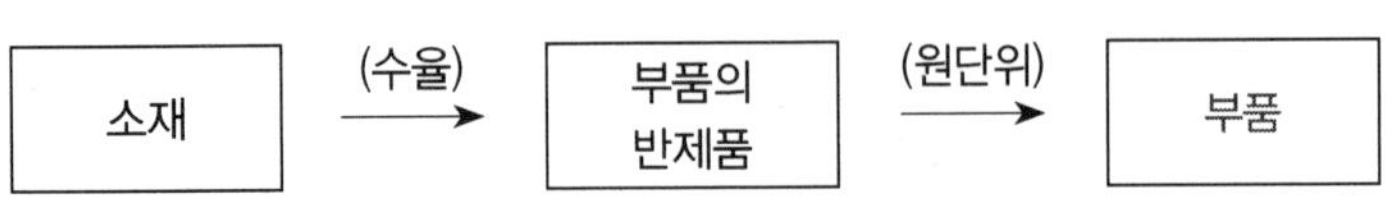

단조물품과 같이 소재를 성형한 반제품을 가공공정(절삭, 펀칭, 나사내기 등)을 거치는 경우 성형과 분리하여 제품의 완성률을 나타내기도 한다.

■ 원단위

부품	(원단위) →	부분품	(원단위) →	조립 완제품

부품을 조립하여 부분품을 만드는 과정, 부분품을 조합하여 조립완제품을 만드는 과정은 원단위로 작성한다.

이론 생산량은 제품규격에 따른 각각의 원료(부품)에 대하여 손모량(Loss) 없이 이론상 최대로 생산될 수 있는 제품생산량을 말하며 다음 식에 의하여 산출된다.

$$\text{이론생산량} = \frac{\text{원료 실사 용량}}{\text{환산계수(평균 단위 실량)}}$$

생산수율은 투입 원재료에 대한 제품생산 비율을 백분율로 표시한 것을 말하며, 원료와 제품의 단위가 서로 다른 경우에는 제품의 단위를 원료의 단위와 일치시켜서 산출한다.

$$\text{생산수율}(\%) = \frac{\text{제품의 중량 또는체적}}{\text{투입된 원료의 중량 또는 체적}}$$

총량수율은 투입 총원재료량에 대한 제품 총생산량 비율을 말한다.

$$\text{종량수율}(\%) = \frac{\text{원료 단위 환산량}}{\text{원료실 사용량계} \times 100}$$

이론수율 산출은 주된 원재료에 대한 제품의 이론 생산량과 실제생산량을 백분율로 나타낸 것을 말하며, 주로 화공약품, 의약품, 식품 등에 적용된다.

$$\text{이론수율}(\%) = \frac{\text{실제 생산된 제품 생산량}}{\text{이론상 최대로 생산될 수 있는 제품 생산량계}} \times 100$$

$$= \frac{\text{제품의 주성분 환산량}}{\text{원료 실사용량} \times \text{함량}(\%) \times \text{환산계수}} \times 100$$

$$= \frac{\text{제품의 주성분 환산량}}{\text{이론 생산량}} \times 100$$

원단위는 제품 1단위를 생산하는데 사용된 각종 원·부재료(부품) 각각의 수량(중량, 체적 또는 개수)을 말하며, 생산수율과 원단위는 산출방법에 서로 차이가 있으나 동일한 개념으로 볼 수 있다.

$$\text{원단위} = \frac{\text{이론상 최대로 생산될 수 있는 제품 생산량}}{\text{실제 제품 생산량}} \times 100$$

$$= \frac{\text{이론 생산량}}{\text{기준 단위 제품 생산량}} \times 100$$

적용	계산방법
3) 원단위와 산출품목 제품 1단위를 생산하는데 사용된 각종 원·부재료(부품) 각각의 수량(중량, 체적 또는 수량)을 말한다. 가) 손모량 없는 이론상 원료소요량에 의한 비율로 나타내는 제품 ㉔ 조립된 전기전자제품, 자동차 부분품 등 조립된 제품 나) 제품을 생산하는데 사용된 원·부재료의 1종의 비율을 나타내는 제품 ㉔ 직물봉제품, 질소, 아르곤가스, 모피제품 등	생산수율 및 원단위표상의 $\frac{\text{주성분 환산량}}{\text{이론 생산량}} \times 100$

㉔ 단위 실량 환산표

제품 \ 원료		원료 ⓐ Porcelain Powder		원료 ⓑ Porcelain Metal		원료 ⓒ Investment	
규격	생산량	단위실량	환산량	단위실량	환산량	단위실량	환산량
중절치	8,500	42	357,000	2	17,000	1	8,500
측절치	2,550	40	102,000	2	5,100	1	2,550
견치	5,250	24	126,000	1	5,250	1	5,250
제1소구치	2,580	45	116,100	2	5,160	1	2,580
제2소구치	2,500	30	75,000	1	2,500	1	2,500
합계	21,380		776,100		35,010		21,380
환산계수=평균단위실량		36.3003		1.6375		1.0000	
(계산식)		$\frac{776,100}{21,380} = 36.3003$		$\frac{35,010}{21,380} = 1.6375$		$\frac{21,380}{21,380} = 1.0000$	

환산량 = 단위실량 × 제품생산량

환산계수(평균단위실량) = 환산량 ÷ 기준단위제품생산량

이론생산량 = 원료실사용량 ÷ 환산계수

원단위 = 이론생산량 ÷ 기준단위제품생산량

생산수율분석이 끝나면 치과기공물의 생산용량을 계획해야 하는데 이는 치과기공 장비, 기능, 공간 및 거래처 환경의 변화에 따른 장기 수요와 공급을 일치시키기 위한 방법이다.

잘못된 계획으로 생산용량이 지나치게 부족하면 치과기공물의 생산 지연이나 불량품이 발생함으로 인하여 고객의 불만을 초래하게 되고 심하면 거래처의 이탈을 촉발시키기도 한다. 반대로 생산용량이 과다하게 계획된 경우에는 생산운영관리는 쉬울 수 있으나, 운영비용의 지출이 많아지므로 치과기공소의 경영조건이 악화될 수 있게 된다.

$$\text{생산용량(생산효율)} = \frac{\text{실제 산출률}}{\text{유효 용량}} \times 100$$

유효 용량은 고장, 정비, 폐기 등으로 실제 사용할 수 없는 기계나 장비 그리고 휴가, 질병 등으로 결근하는 인력의 숫자를 뺀 상태에서 계산한다.

치과기공소에서 유효 용량에 영향을 미치는 요소는 가장 중요한 것이 인적요인이라고 판단된다. 왜냐하면 치과기공은 수작업에 의한 숙련도가 매우 중요한데 인력의 숙련도 차이가 심하며, 치과기공소장의 운영관련 요인 즉 리더쉽 문제가 원만하지 못한 경우 직업의 특성상 이직이 빈번하기 때문이다.

그리고 효율적인 일의 흐름을 위한 기계나 기구와 같은 장비의 배치와 이것들을 이용한 작업공정이 유효 용량에 영향을 미치게 된다. 이 외에도 장비의 고장, 재료의 결함, 분실 및 위치 변경, 경력자 해고 및 신입직원 채용, 이직, 작업장의 비효율적 활용, 안전사고, 비효율적인 작업방법 및 예열 등에 필요한 대기시간 그리고 치과기공은 환경적인 요인도 중요한데 치과기공소의 조명, 환기, 냉난방이 유효 용량에 영향을 미치게 된다.

따라서 치과기공물의 제작 시 유효 용량을 높이기 위하여 장비 등의 시설은 효율적인 작업동선을 계산하여 배치해야 하며, 소음이나 진동을 줄이고 조명, 환기, 냉난방 등으로 쾌적한 실내분위기를 연출할 수 있는 배려가 필요하다. 또한 생산 제품과 부분품의 표준화 및 작업공정의 개선이 필요하다. 이 외에 교육과 훈련을 통하여 전문성을 높이고 안전사고를 예방하며 적절한 휴식과 보상관리로 동기를 유발시켜 업무의 효율성을 증가시키는 것도 필요하다.

수작업에 의존하는 치과기공소의 생산성 분석은 치과기공물 생산에 따른 경쟁력을 따져보는 것으로, 경쟁자보다 월등히 높은 품질 수준을 유지하거나 품질은 동등하지만 경쟁자와 같거나 낮은 가격으로 시장점유율을 증가시키면서 높은 이익의 실현이 가능한 것을 전제로 해야 한다.

$$\text{생산성} = \frac{\text{생산량(생산된 치과기공물의 수)}}{\text{투입량(재료비, 인건비, 기계, 자본, 에너지, 경비등)}} \times 100$$

$$\text{생산성} = \frac{\text{생산된 치과기공물의 수}}{\text{생산 시간(노동 시간)}} \times 100$$

$$\text{생산성 증가율} = \frac{\text{금기의 생산성} - \text{전기의 생산성}}{\text{전기의 생산성}} \times 100$$

최근에는 치과기공소의 내부관리에 필요한 전사적자원관리(ERP-Enterprise Resource Planning) 프로그램을 이용하여 업무를 통합 관리함으로서, 생산운영관리를 포함하여 자금, 회계, 구매, 판매 등 모든 업무의 흐름을 효과적으로 통제하고 경영의 효율화를 기하고 있는 예도 상당수 있다.

그러나 일부의 프로그램은 치과기공소의 모든 업무 공정 또는 경영 상태를 실시간으로 파악한다든지 정보의 공유 등이 어려워 생산계획 및 통제가 어려울 수 있으므로 주의해야 한다.

치과기공소에서 전사적자원관리(ERP)프로그램을 사용할 때의 장점은 판매, 구매, 재고의 관리를 포함한 생산운영관리 등이 가능하고 예산관리에 필요한 회계관리와 자금현황 및 실시간 손익 파악도 가능하다는 것이다. 더불어 직원의 급여 및 인사관리 그리고 출퇴근 관리까지 가능하다. 이러한 장점은 생산공정 중에서 시간의 손실을 최소로 줄일 수 있으며, 정확한 재고의 파악으로 재고 부족 또는 과잉 순환 등의 흐름을 추적할 수 있게 된다.

손익계산(income measurement)이란 경영활동의 결과나 성과를 회계적 절차에 따라 계산·확정하는 일을 말하는데 어떤 손익을 계산하느냐의 관점에서 치과기공소의 개설에서 폐업에 이르기까지의 포괄적인 전체손익계산과 3개월, 6개월, 1년 등으로 구분하고 기간에 속하는 수익과 비용을 산출하여, 치과기공소의 손익성과를 정확히 산정하는 것으로 가장 일반화된 기간손익계산 그리고 일정 급부에 국한한 개별손익계산 등으로 분류된다. 외국에서는 손익계산서를 이익계산서(Income Statement. I/S)라고 하는데 치과기공소의 경영성과를 알아보기 위하여 일정기간 내에 발생한 모든 수익과 비용을 대비시켜 당해 기간의 순이익을 계산한 재무제표의 하나이다.

이와 같이 수익과 비용의 과목을 대비시켜 손익을 표시하므로, 순손익은 물론 손익발생의 과정을 추적할 수 있도록 하여 영업의 수행과정까지 알아볼 수 있게 한다. 손익계산서는 기업회계기준 및 상장법인 등의 재무제표에 관한 규칙 등에서 기업의 경영성과를 명확히 표시하기 위하여 그 회계기간에 속하는 모든 수익과 이에 대응하는 모든 비용을 기재하여 경상손익을 표시하고, 이에 특별손익에 속하는 항목을 가감한 다음, 법인세, 방위세, 주민세 등을 차감하여 당기순이익을 표시하여야 한다는 내용 등을 규정하고 있다. 손익계산서를 작성할 때 수익 및 비용에 속하는 항목을 몇 개의 그룹으로 구분하여 그룹간의 수익, 비용을 대응시켜 손익을 계산하기도 한다.

매출총손익 = 매출액 – 매출원가

영업손익 = 매출총손익 – 판매비와 관리비

경상손익 = 영업손익 + 영업외수익 – 영업외비용

법인세비용차감 전 순손익 = 경상손익 + 특별이익 – 특별손실

당기순손익 = 법인세 차감전순손익 – 법인세비용 등

손익계산의 방법에는 두 가지가 있다. 하나는 순자산비교법(기초자본과 기말자본을 비교해 순이익을 계산하는 것)이고, 다른 하나는 종거래기록법(회계 기간 동안 일어난 수익을 다 기록하고 비용을 전액 파악하여 순이익을 계산하는 것)이다.

순자산(자본) = 자산 – 부채

순손익 = 수익 – 비용

매출총이익 = 매출액 – 매출원가

손익분기점은 공헌이익(영업이익에 공헌하는 이익)이 고정원가를 보상하고 영업이익이 0(손실도 이익도 나지 않는 상태)이 되는 점을 말한다.

매출액 = 변동원가 + 고정원가 + 영업이익(영업이익이 "0"일 경우 손익분기점)

여기서 변동원가란 직접재료원가와 직접노무원가처럼 제품을 1단위 생산하면 100원, 2단위 생산하면 200원, 3단위 생산하면 300원, n단위 생산하면 n원 하듯, 제품 생산량에 따라 변하는 원가를 말하며, 고정원가란 봉급, 광고비 등과 같이 제품 생산량과 관계없이 일정하게 생산에 투입되는 원가를 말한다.

■ 대차대조표(자본) (출처: http://www.klkorea.net/index.php)

치과기공소 회계기준		계정과목명
자본금	자본금	자본금
자본잉여금	주식발행초과금	주식발행초과금
	기타자본잉여금	감자차익
		자기주식처분이익
자본조정	자기주식	자기주식
	기타자본조정	주식할인발행차금
		전환권대가
		신주인수권대가
		신주발행비
		미교부주삭배당금
		신주청약증거금
		국고보조금
		감자차손
		자기주식처분손실
		주식매입선택권
기타포괄손익	매도가능증권평가손익	매도가능증권평가익
		매도가능증권평가손
	해외사업환산손익	해외사업환산이익
		해외사업환산손실
이익잉여금		주식할인발행차상각
	법정적립금	이익준비금
		재무구조개선적립금
	임의적립금	임의적립금
	미처분이익잉여금	회계변경의누적효과
		전기오류수정이익
		전기오류수정손실
		중간배당금
		당기순이익
		당기순손실

■ 대차대조표(자산)

<table>
<tr><th colspan="3">치과기공소 회계기준</th><th>계정과목명</th></tr>
<tr><td rowspan="35">유동자산</td><td rowspan="27">당좌 자산</td><td rowspan="4">현금 및 현금성자산</td><td>현금</td></tr>
<tr><td>당좌예금</td></tr>
<tr><td>보통예금</td></tr>
<tr><td>기타제예금</td></tr>
<tr><td rowspan="5">단기투자자산</td><td>정기예 · 적금</td></tr>
<tr><td>기타단기금융상품</td></tr>
<tr><td>유가증권</td></tr>
<tr><td>단기대여금</td></tr>
<tr><td>대손충당금(단기대여금 차감)</td></tr>
<tr><td rowspan="6">매출채권</td><td>외상매출금</td></tr>
<tr><td>대손충당금(외상매출금 차감)</td></tr>
<tr><td>받을어음</td></tr>
<tr><td>대손충당금(받을어음 차감)</td></tr>
<tr><td>미수금</td></tr>
<tr><td>대손충당금(미수금 차감)</td></tr>
<tr><td>선급비용</td><td>선급비용</td></tr>
<tr><td rowspan="11">기타의 당좌자산</td><td>미수수익</td></tr>
<tr><td>대손충당금(미수수익 차감)</td></tr>
<tr><td>미수금</td></tr>
<tr><td>대손충당금(미수금 차감)</td></tr>
<tr><td>선급금</td></tr>
<tr><td>가지급금</td></tr>
<tr><td>부가세대급금</td></tr>
<tr><td>선납세금</td></tr>
<tr><td>주, 임, 종 단기채권</td></tr>
<tr><td>전도금</td></tr>
<tr><td>선급금</td></tr>
<tr><td rowspan="8">재고자산</td><td rowspan="4">상품</td><td>상품</td></tr>
<tr><td>매입환출 및 에누리(상품)</td></tr>
<tr><td>매입할인(상품)</td></tr>
<tr><td>관세환급금(상품)</td></tr>
<tr><td>제품</td><td>제품</td></tr>
<tr><td>재공품</td><td>재공품</td></tr>
<tr><td>원재료</td><td>원재료</td></tr>
<tr><td>저장품</td><td>저장품(소모품)</td></tr>
</table>

	투자자산	투자부동산	투자부동산
		장기투자증권	장기성예금
			특정 현금과 예금
			장기투자증권
		지분법적용투자주식	지분법적용투자주식
		장기대여금	장기대여금
			대손충당금(장기대여금 차감)
		기타의 투자자산	단체퇴직보험예치금
			퇴직연금운용자산
			퇴직보험예치금
			국민연금전환금
비유동자산	유형자산	토지	토지
		설비자산	건물
			구축물
			기계장치
		기타의 유형자산	차량운반구
			공구와기구
			비품
			치과기공용장비
	무형자산	영업권	영업권
		산업재산권	특허권
			상표권
			실용신안권
			의장권
		개발비	개발비
		기타의 무형자산	면허권
			창업비
			소프트웨어
	기타 비유동자산	기타비유동자산	임차보증금
			전세권
			기타보증금
			장기외상매출금
			장기받을어음
			장기미수금
			부도어음과수표
			전신전화가입권

■ 대차대조표(부채)

치과기공소 회계기준		계정과목명
유동부채	단기차입금	당좌차월
		단기차입금
	매입채무	외상매입금
		지급어음
	미지급법인세	미지급세금
	미지급비용	미지급비용
	기타의 유동부채	미지급금
		예수금
		부가세예수금
		가수금
		선수금
		선수수익
		유동성장기부채
		미지급배당금
비유동부채	사채	사채
	신주인수권부사채	신주인수권부사채
	전환사채	전환사채
	장기차입금	장기차입금
		외화장기차입금
	퇴직급여충당부채	퇴직급여충당부채
		퇴직보험충당부채
		퇴직연금충당부채
	기타의 비유동부채	임대보증금
		장기미지급금
		퇴직연금미지급금

■ 손익계산서

치과기공소 회계기준		계정과목명
매출액		상품매출
		매출환입 및 에누리(상품매출)
		매출할인(상품매출)
매출원가	(+) 기초상품(제품) 재고액	상품매출원가
	(+) 당기매입액(당기제품제조원가)	상품매출원가
	(−) 기말상품(제품) 재고액	상품매출원가

판매비와 관리비	급여	임원급여
		직원급여
		상여금
		제수당
		잡급
	퇴직급여	퇴직급여
	복리후생비	복리후생비
	여비교통비	여비교통비
	접대비	접대비
	통신비	통신비
	수도광열비	수도광열비
	전력비	전력비
	세금과공과	세금과공과금
	감가상각비	감가상각비
	임차료	지급임차료
	수선비	수선비
	보험료	보험료
	차량유지비	차량유지비
	경상개발비	경상연구개발비
	운반비	운반비
	교육훈련비	교육훈련비
	도서인쇄비	도서인쇄비
	회의비	회의비
	포장비	포장비
	사무용품비	사무용품비
	소모품비	소모품비
	지급수수료	지급수수료
	광고선전비	광고선전비
	판매촉진비	판매촉진비
	대손상각비	대손상각비
	판매수수료	판매수수료
	무형자산상각비	무형고정자산상각
	잡비	잡비
	명예퇴직금	명예퇴직금
영업외수익	이자수익	이자수익
	배당금수익	배당금수익
	임대료	수입임대료
	단기투자자산평가이익	단기투자자산평가익

	단기투자자산처분이익	단기투자자산처분익
	외환차익	외환차익
	수입수수료	수입수수료
	외화환산이익	외화환산이익
	사채상환이익	사채상환이익
	전기오류수정이익	전기오류수정이익
영업외수익	유형자산처분이익	유형자산처분이익
	투자자산처분이익	투자자산처분이익
	자산수증이익	자산수증이익
	채무면제이익	채무면제이익
	보험차익	보험차익
	지분법이익	지분법이익
	잡이익	잡이익
	이자비용	이자비용
	외환차손	외환차손
	기부금	기부금
	기타의대손상각비	기타의대손상각비
	외화환산손실	외화환산손실
	단기투자자산평가손	단기투자자산평가손실
	단기투자자산처분손	단기투자자산처분손실
	재고자산감모손실	재고자산감모손실
	재고자산평가손실	재고자산평가손실
	재해손실	재해손실
	전기오류수정손실	전기오류수정손실
	투자증권손상차손	투자증권손상차손
영업외비용	지분법손실	지분법손실
	회사채이자	회사채이자
	사채상환손실	사채상환손실
	보상비	보상비
	유형자산처분손실	유형자산처분손실
	투자자산처분손실	투자자산처분손실
	기술개발준비금전입	기술개발준비금전입
	해외개척준비금전입	해외개척준비금전입
	지방이전준비금전입	지방이전준비금전입
	수출손실준비금전입	수출손실준비금전입
	특별상각	특별상각
	잡손실	잡손실
법인세비용	법인세비용	법인세등

1) 치과기공물 생산공정 관리 계획

치과기공물의 생산을 위한 공정관리는 특정된 기일 내에 질 좋은 결과물(제품 또는 서비스)을 얻기 위하여 원자재나 기계, 기구, 노동력, 시간 등을 기술적으로 통제하고 관리하는 것을 말하며, 생산계획–공정계획–일정계획–착수, 통제의 순으로 이루어진다.

일반적으로 생산공정은 장비와 노동력의 비중 그리고 기술 변화나 생산량 변동 및 제품의 설계 변경에 능동적으로 대처하기 위한 공정의 다양성과 유연성을 고려하여 선택하게 된다.

그러나 치과기공물의 제작공정은 소규모 개별 제품을 숙련된 치과기공사가 여러 가지의 주문사항에 따라 단속적으로 처리해야 하는 것이 특징이다. 그러므로 제품당 인건비의 비중이 높고 일이 복잡하며 처리 속도가 늦은 단점이 있다.

따라서 치과기공물의 생산계획은 생산해야 할 수량과 품질 그리고 작업 시간에 대한 계획을 말하는데, 생산해야 할 치과기공물의 수량 변화(예측)에 따라 원자재, 작업 인원, 기계, 기구 등도 생산계획에 포함되어야 한다.

치과기공소의 작업공정을 선택할 때 장비나 작업장의 공간적 구성은 작업의 흐름에 매우 중요한 역할을 하게 된다. 작업장의 공간을 효율적으로 배치하기 위하여 치과기공 장비와 재료의 보관 위치를 효과적으로 설계하고, 작업자의 피로를 줄이기 위하여 작업 활동을 결합하고 불필요한 동작을 제거해야 한다.

공정계획(표 1. 분야별 치과기공물 제작공정 참고)은 특정의 치과기공물을 생산하는데 필요한 제작 과정, 제작 시간, 제작 인원, 제작 기자재 등을 정하고, 결과물을 얻을 때까지의 작업과정은 최소의 작업시간과 동선이 되도록 작업 흐름을 조절한 후, 작업 공정표를 완성함으로서 작업자의 수행 직무를 조화롭게 통제하는 것을 말한다. 그러므로 장비나 작업장의 배치는 작업의 전환시간을 짧게 하고 병목현상 그리고 작업자간 작업의 흐름이 왜곡되어 치과기공물의 생산이 비효율적으로 운영되지 않도록 해야 함은 물론 산업재해(부상, 직업병)의 예방에 도움이 되어야 한다.

그러나 일정부분 예외는 있을 수 있다. 가령 치과도재 작업실에서 증기세척기를 사용하게 되는 경우 작업자의 동선이 줄게 되는 장점이 있는 반면 도재가 오염되어 재제작을 반복하게 되는 단점도 있으므로 최단 작업동선을 계산하여 작업장 배치를 하는 것이 좋다. 그리고 각각의 작업 요소별 작업 소요 시간에 따른 작업자 및 작업 라인 별 Cycle Time을 계산하고 이에 따른 생산율을 계산하여 장비나 인력을 배치하는 것도 중요하다.

예를 들면 A라는 치과기공사가 제1대구치 Single Crown을 제작할 때 각각 일의 요소별 소요시간이 Pin 작업 10분, Mounting 5분, Margin Trimming 2분, 분리제 도포 1분, Wax-Up 10분, Spruing 2분, Investing 5분, Burn-out 시간 제외, Casting 5분, Polishing 10분이라고 가정할 때 Cycle Time은 50분(10분+5분+2분+1분+10분+2분+5분+5분+10분)이므로 1일 8시간 작업을 하는 경우 치과기공물의 예측 생산량은 9.6개가 된다.

$$\frac{\text{1일 작업 시간}}{\text{사이클 타임}} = \text{예측 생산량} \qquad \frac{\text{480분(8시간)}}{\text{50분}} = \text{9.6개}$$

$$\frac{\text{1일 작업 시간}}{\text{예측 생산량}} = \text{싸이클 타임} \qquad \frac{\text{480분(8시간)}}{\text{9.6개}} = \text{50분}$$

이 경우 A라는 치과기공사가 1개월(25일 기준) 동안 Single Crown을 210개 제작하였다면 이 치과기공사의 생산율은 다음과 같이 87.5%이다.

$$\frac{\text{실제 생산량}}{\text{예측 생산량}} \times 100 = \text{예측 생산율} \qquad \frac{210}{25 \times 9.6} \times 100 = 87.5\%$$

그러므로 치과기공소 소장 입장에서 A라는 치과기공사의 활용도는 87.5%라고 할 수 있다. 이러한 이유는 A라는 치과기공사의 숙련도가 낮거나 그 외 또 다른 원인들이 있을 것이다.

치과기공물의 제작은 대부분 작업자의 숙련도에 의존하게 되므로 무단결근이 있거나 산업재해(부상, 직업병), 피로, 권태 등의 이유로 일에 대한 집중 부족 현상이 나타나면 Cycle Time과 생산율이 항상 일정하지 못할 수도 있다.

따라서 목표 생산율을 정한 상태로 Cycle Time을 줄일 수 있는 방법은 작업자의 피로를 줄이고 생산율을 증가시키기 위하여 장비나 도구를 인간공학적으로 배치하고, 일의 요소가 같은 것끼리 묶어서 작업공정 라인을 계획하거나 작업자의 능력이나 체력 등을 고려하여 직무를 설계해야 하는 것 등이 있다.

이 외에도 장비의 고장, 재료의 결함, 분실 및 위치 변경, 경력자 해고 및 신입직원 채용, 이직, 작업장의 비효율적 활용, 안전사고, 비효율적인 작업방법 및 예열 등이 필요한 대기시간이 없도록 하고, 예정에 없는 불필요한 휴가, 질병 등으로 결근하는 인력이 없도록 함은 물론, 교육과 훈련을 통하여 전문성을 높이거나 특정 전문분야에 숙련도가 높은 치과기공사를 채용하고, 일에 대한 적절한 휴식과 보상관리로 동기를 유발시켜 업무의 효율성을 증가시키는 것도 필요하다.

또한 위에서 나열한 바와 같이 생산 제품과 부분품의 표준화 및 소음이나 진동을 줄이고 조명, 환기, 냉난방 등으로 쾌적한 실내분위기를 연출할 수 있는 배려가 필요하다. 그리고 치과기공소의 회식이나 야유회 등은 충분하게 휴식을 취할 수 있는 전날 실시하는 것이 Cycle Time에 영향을 덜 미치게 된다.

만약 Single Crown의 1일 목표 생산율을 9.6개에서 15개로 높여 정하였다면 Cycle Time은 32분으로 조정해야 한다.

$$\frac{\text{1일 작업 시간}}{\text{목표 생산율}} = \text{싸이클 타임} \qquad \frac{\text{480분(8시간)}}{\text{15개}} = \text{32분}$$

일정계획은 공정계획을 근간으로 치과기공물 생산에서 납품할 때까지의 일정을 결정하는 것으로, 거래처 별 치과기공물의 완성일정을 조절하여 치과의료기관에서 요구하는 납품일정을 맞출 수 있고, 적절한 원자재의 수급과 재고의 조절로 현금의 흐름을 좋게 함은 물론, 작업일정 내내 일정한 물량으로 작업을 배분할 수 있어서 좋다.

그러나 치과기공소에서는 소량개별주문 방식을 취하고 있는 여러 곳의 거래처로부터 치과기공물을 제작해 달라는 다양한 작업조건을 담은 주문이 오기 전에 작업에 대한 일정계획의 수립이 곤란하다. 따라서 치과기공소의 관리자는 작업 부서나 작업 라인 또는 작업자 개인별로 치과기공물의 예측 생산율을 감안하여, 구체적인 작업 할당규칙을 정한 후 업무를 배분해야, 작업 준비시간이나 유휴시간, 완료시간 등 작업자 간 불평등한 작업조건을 최소로 줄일 수 있으며 생산 능률을 극대화 할 수 있다.

착수통제는 생산계획, 공정계획, 일정계획 등에 따라 만들어진 치과기공물 제작의뢰서를 작업자에게 전달하는 것을 말하는데, 이 치과기공물 제작의뢰서에는 제작에 필요한 제반사항을 준비하도록 지시하고 제작 시작과 종료를 알리는 등의 작업통제 내용이 포함되어 있어야 한다.

은행의 현금자동지급기를 예를 들면 평소에는 이용자가 별로 없어서 한가하다가 어느 날 갑자기 이용자가 폭주하거나, 반대로 이용자의 숫자는 적은데 대기시간이 상당히 긴 경우가 있었을 것이다.

이는 제세공과금을 납부하는 날처럼 일의 변동성이 특정의 날에 크게 발생하거나, 현금자동지급기의 이용자가 시간이 많이 소요되는 계좌이체를 하고 통장을 정리하였기 때문에 서비스 수준에 부하가 걸려 변동성이 증가한 때문에 나타나는 현상이다.

치과기공물 제작도 이런 상황이 연출되는 경우가 종종 있을 수 있다. 예상치 못했던 긴급한 장치의 제작 또는 작업시간이 긴 장치의 제작이 중간에 끼게 되면 다른 치과기공물의 제작대기시간이 무척 길어지게 된다.

그러므로 치과기공물 작업 배정은 긴급 상황이거나 우량고객의 일을 우선 작업하도록 하되, 납품 시기가 빠른 것 중 작업 준비시간과 작업시간이 짧은 일을 먼저 배정하는 것이, 작업의 흐름시간을 줄이고 작업시간이 긴 일 때문에 다른 작업까지 지연되는 사태를 방지함은 물론, Investing이나 Burn-out, Polishing 등 후속 작업과의 연계가 좋아진다.

※치과기공물 분야별 생산 공정

직무 (Duty)	일 (Work)	일의요소(Task Element) – 일의 순서 –	표준 항목
1. 관교의치 제작	1. 치과기공물 제작의뢰서 확인	1. 치과보철물 종류 및 재료 확인	
		2. 완성시간 확인	
		3. 설계 확인	

	2. 작업모형 확인	1. 파손 여부 확인	
		2. 변형 여부 확인 하기	
		3. 악관계기록물 확인	
		4. 분야별 분류	
	3. 임시치관 제작	1. 작업모형 제작	
		2. 치관형태 복원	
		3. 치관외형다듬기	
		4. 교합 검사	
		5. 광택내기	
	4. 관교의치 제작	1. 개인인상트레이 제작	1. 모형 분석
			2. Base Trimming
			3. Tray 외형 설계
			4. Baseplate Wax 시적
			5. Tray 제작
		2. 작업모형 제작	1. 모형 분석
			2. Base Trimming
			3. Pin Hole 형성 및 접착
			4. Base 완성
			5. 지대치 Sawing
			6. Margin Trimming 과 Marking
		3. 교합기에 모형 부착	1. Arbitrary Mounting
			2. Average Mounting
			3. Face Bow Transfer Mounting
		4. 납형 조각	1. 상악 중절치
			2. 상악 측절치
			3. 하악 중절치
			4. 하악 측절치
			5. 상악견치
			6. 하악견치
			7. 상악 제1소구치
			8. 하악 제1소구치
			9. 상악 제2소구치
			10. 하악 제2소구치
			11. 상악 제1대구치
			12. 하악 제1대구치
			13. 상악 제2대구치
			14. 하악 제2대구치

		5. 주입선 부착	1. Spruing Method
			2. 주입선 부착 및 주의사항
		6. 매몰	1. 매몰재의 선택 및 종류
			2. 매몰과정 및 주의 사항
		7. 소환	1. 소환 방법
			2. 소환 시 주의사항
		8. 주조	1. 귀금속 합금의 주조과정과 금합금의 용융상태(원심 주조기 사용)
			2. 비귀금속 합금의 주조 과정과 금속의 용융상태
			3. 귀금속 합금의 열처리 방법
		9. 주조체 산욕	1. Pickling에 사용되는 용액
			2. 산욕 방법
			3. 산욕 시 주의사항
		10. 연마	1. Polishing 도구 및 사용방법
		11. 적합 확인	1. Margin, Contact Point, 내면 적합
		12. 교합 검사	1. 교합과 접촉점
		13. 광택내기	1. Finishing 도구 및 사용방법
2. 교정장치 제작	1. 치과기공물 제작의뢰서 확인	1. 교정장치 종류 및 재료 확인	
		2. 완성시간 확인	
		3. 설계 확인	
	2. 작업모형 확인	1. 파손 여부 확인	
		2. 악관계 기록물 확인	
		3. 분야별 분류	
	3. 수평모형 제작	1. Base 형성	1. 경석고 주입
		2. 교합 확인	1. 기포제거 및 Wax Bite 확인
		3. 교합평면기준 설정	1. 교합평면과 모형의 기저면 평행
			1. 상하악 Base 삭제
		4. Base의 각도형성	2. 상하악 후면
			3. 상하악 측면
			4. 상악 전면
			5. 하악 전면
			6. Heel
			7. 모형의 균형
		5. 표면 다듬기	1. 기저부
			2. Sharp Angle

		6. 건조	1. Dry Oven
		7. Model Marking	1. 모형에 환자기록 표기
		8. 모형 Soaping	1. 비눗물 광택내기
	4. Active Appliance 제작	1. 작업모형 제작	1. 모형 분석
			2. Base Trimming
		2. 장치 설계	1. 장치 외형
			2. Clasp
			3. Labial Bow
			4. Spring
			5. Screw 부착위치
		3. 교합기에 모형 부착	1. 구성교합기 사용방법에 의한 모형 부착
			2. Arbitrary Mounting
			3. Average Mounting
			4. Face Bow Transfer Mounting
		4. Undercut 제거	
		5. 교정선 굴곡	1. Adams Clasp
			2. Labial Bow
			3. Spring
		6. 기포 제거	1. 모형의 침수
		7. 분리제 도포	
		8. Wire 고정	
		9. 스크류 부착	1. Screw 부착 위치(고정부와 이동부)
		10. 수지 축성	1. Sprinkle-On Method
		11. 수지 중합	1. Pressure Pot 사용방법
		12. 장치 분리	
		13. 연마	1. Polishing 도구 및 사용방법
			2. Finishing 도구 및 사용방법
		14. 완성도 확인	1. 적합도 확인
	5. Hawley Retainer 제작	1. 작업모형 제작	1. 모형 분석
			2. Base Trimming
		2. 장치 설계	1. 장치 외형
			2. Clasp
			3. Labial Bow
		3. Undercut 제거	
		4. 교정선 굴곡	1. Adams Clasp
			2. Labial Bow
		5. 기포제거	1. 모형의 침수

		6. 분리제 도포	
		7. Wire 고정	
		8. Resin Work	1. Sprinkle-On Method
		9. 중합	1. Pressure Pot 사용방법
		10. 장치 분리	
		11. 연마	1. Polishing 도구 및 사용방법
			2. Finishing 도구 및 사용방법
		12. 완성도 확인	1. 적합도 확인
	6. Begg Retainer 제작	1. 작업모형 제작	1. 모형 분석
			2. Base Trimming
		2. 장치 설계	1. 장치 외형
			2. 순.협측 호선
			3. U-Loop
			4. Auxillary Wire
			5. Clasp
			6. Occlusal Rest
		3. Undecut의 제거	
		4. 순,협측호선 제작	
		5. U-Loop 제작	
		6. Auxillary Wire 제작	
		7. C-Clasp 제작	
		8. Occlusal Rest 제작	1. 유지 보강
		9. 분리제 도포	
		10. Wire 고정	
		11. Resin Work	1. Sprinkle-On Method
		12. 중합	1. Pressure Pot 사용방법
		13. 장치 분리	
		14. 연마	1. Polishing 도구 및 사용방법
			2. Finishing 도구 및 사용방법
		15. 완성도 확인	1. 적합도 확인
	7. Fixed Appliance 제작	1. 작업모형 제작	1. 모형 분석
			2. Base Trimming
		2. 장치 설계	1. 장치 외형
			2. Band
			3. 순.협측 호선
			4. U-Loop
			5. Screw 위치

<table>
<tr><td rowspan="14"></td><td rowspan="14"></td><td rowspan="4">3. 교합기에 모형 부착</td><td>1. 구성교합기 사용방법에 의한 모형 부착</td></tr>
<tr><td>2. Arbitrary Mounting</td></tr>
<tr><td>3. Average Mounting</td></tr>
<tr><td>4. Face Bow Transfer Mounting</td></tr>
<tr><td>4. 밴드 제작</td><td>1. Band 제작방법</td></tr>
<tr><td>5. 교정선 굴곡</td><td>1. Plier 사용방법</td></tr>
<tr><td>6. Wire 고정</td><td></td></tr>
<tr><td rowspan="3">7. 납착</td><td>1. Flux 사용방법</td></tr>
<tr><td>2. Gas Torch 사용방법</td></tr>
<tr><td>3. Welder 사용방법</td></tr>
<tr><td>7. 장치 분리</td><td></td></tr>
<tr><td rowspan="2">8. 연마</td><td>1. Polishing 도구 및 사용방법</td></tr>
<tr><td>2. Finishing 도구 및 사용방법</td></tr>
<tr><td>9. 완성도 확인</td><td>1. 적합도 확인</td></tr>
<tr><td rowspan="22">3. 국소의치 제작</td><td rowspan="3">1. 치과기공물 제작 의뢰서 확인</td><td>1. 치과보철물 종류 및 재료 확인</td><td></td></tr>
<tr><td>2. 완성시간 확인</td><td></td></tr>
<tr><td>3. 설계 확인</td><td></td></tr>
<tr><td rowspan="4">2. 작업모형 확인</td><td>1. 파손 여부 확인</td><td></td></tr>
<tr><td>2. 임시치관 제작(지대치)</td><td></td></tr>
<tr><td>3. 악관계 기록물 확인</td><td></td></tr>
<tr><td>4. 분야별 분류</td><td></td></tr>
<tr><td rowspan="11">3. 임시의치 제작</td><td>1. 작업모형 제작</td><td></td></tr>
<tr><td>2. 교합기에 모형 부착</td><td></td></tr>
<tr><td>3. 클라스프 제작</td><td></td></tr>
<tr><td>4. 인공치 배열</td><td></td></tr>
<tr><td>5. 치은 형성</td><td></td></tr>
<tr><td>6. 몰드 제작</td><td></td></tr>
<tr><td>7. 의치상 부위 수지 주입</td><td></td></tr>
<tr><td>8. 수지 중합</td><td></td></tr>
<tr><td>9. 교합 조정</td><td></td></tr>
<tr><td>10.의치 연마</td><td></td></tr>
<tr><td>11.광택내기</td><td></td></tr>
<tr><td rowspan="5">4. 국소의치 제작</td><td rowspan="5">1. 개인인상 트레이 제작</td><td>1. 모형 분석</td></tr>
<tr><td>2. Base Trimming</td></tr>
<tr><td>3. Tray 외형 설계</td></tr>
<tr><td>4. Baseplate Wax 시적</td></tr>
<tr><td>5. Tray 제작</td></tr>
</table>

		2. 작업모형 제작	1. Boxing
			2. 모형 제작
			3. Negative Index 형성
		3. 작업모형의 평행측정 및 설계	1. 모형의 분석
			2. 모형의 경사
			3. Undercut 결정
			4. 삽입로 결정
			5. Survey Line 표시
			6. 모형의 Tripoding Mark
			7. 장치의 설계
		4. 작업모형의 Block Out 및 Relief	1. Paralleled Block Out
			2. Shaped Block Out
			3. Arbitrary Block Out
			4. Relief
		5. 복제모형제작	1. Duplicating 재료 및 기구
			2. Duplicating 과정
		6. 주연결장치 조각	1. Lingual Bar
			2. Linguoplate
			3. Secondary Lingual Bar
			4. Sublingual Bar
			5. Labial Bar
			6. Single Palatal Strap
			7. U-Shaped Palatal Connector
			8. Anterior – Posterial Palatal Bar
			9. Single Broad Palatal Bar
			10. Full Palatal Plate
		7. 부연결장치 조각	1. 설정위치
			2. 모 양
			3. 의치상의 유지부 길이
			4. Akers Clasp(단, 협설면 양쪽을 유지부로 처리하는 것을 전제로 함)
			Akers Clasp 지대치 납형제작(상악 1, 2대구치 기준)
			Akers Clasp를 위한 지대치 납형제작
			(하악 1, 2대구치 기준)
			5. Embrasure Clasp(단, 협설면 양쪽을 유지부로 처리하는 것을 전제로 함)

			6. Backaction Clasp(단, Rest는 1개를 두는 것을 전제로 함)
			7. Ring Clasp(단, 하악 대구치에 적용하는 경우를 전제로 함)
			8. Rpi Clasp
			Rpi Clasp 지대치 납형제작(상악 1,2 소구치 기준)
			Rpi Clasp 지대치 납형제작(하악 1,2 소구치 기준)
			9. Roach Clasp(단, 협설면 양쪽을 유지부로 처리하는 것을 전제로 함)
		8. 주입선 부착	1. 종류
			2. 설정 위치
			3. 모양 (하악 주연결장치 기준)
			4. Sprue 선을 식립하는 방법(하악 주연결장치 기준)
		9. 매몰	1. 매몰방법
		10. 소환	1. 소환의 온도와 시간
			2. 소환방법
		11. 합금의 용융 및 주조	1. 금합금의 용융
			2. 금합금의 주조방법(원심 주조기 사용)
		12. 주조체의 산욕 및 전해연마	1. 산욕 방법
			2. 금합금의 Pickling 용액
			3. 금합금의 Pickling 방법
		13. 주조체 연마	1. 연마 순서
			2. 연마 방법
		14. 기초상 제작	1. 외형선 설정
			2. Relief 및 Block Out
			3. 기초상 제작
		15. 교합제 제작	1. 교합제 형성
		16. 작업모형의 교합기 부착	1. 임의적인 방법에 의한 모형 부착
			2. Average Mounting
			3. Face Bow Transfer Mounting
		17. 인공치아 선택 및 배열	1. 인공치 선택
			2. 인공치 배열
		18. 치은 형성	1. 치은형성
		19. 납의치 매몰	1. 납의치의 매몰
		20. 납의치 Wax 제거	1. 납의치 Wax 제거

		21. Resin 주입	1. 수지의 혼합 및 전입
		22. Resin 중합	1. 납의치의 온성 및 냉각
		23. 함 분리	1. 함 분리 및 매몰부 제거
		24. 교합기 재부착	1. 중합의치의 교합기 재부착
		25. 교합 조정	1. 교합조정
		26. 연마	1. Polishing 도구 및 사용방법
			2. Finishing 도구 및 사용방법
4. 도재관 제작	1. 치과 기공물 제작의뢰서 확인	1. 치과보철물 종류 및 재료 확인	
		2. 완성시간 확인	
		3. 설계 확인	
	2. 작업모형 확인	1. 파손 여부 확인	
		2. 변형 여부 확인	
		3. 악관계기록물 확인	
		4. 분야별 분류	
	3. 임시치관 제작	1. 작업모형 제작	
		2. 치관형태 복원	
		3. 치관외형 다듬기	
		4. 교합 검사	
		5. 광택내기	
	4. 도재관 제작	1. 개인 인상트레이 제작	1. 모형 분석
			2. Base Trimming
			3. Tray 외형 설계
			4. Baseplate Wax 시적
			5. Tray 제작
		2. 가철식 작업모형 제작	1. 모형 분석
			2. Base Trimming
			3. Pin Hole 형성 및 접착
			4. Base 완성
			5. 지대치 Sawing
			6. Margin Trimming 과 Marking
		3. 인공치은 제작	1. 지대치부 인상 채득
			2. 치은용 Sillicon 주입
		4. 교합기에 모형 부착	1. 임의적인 방법에 의한 모형 부착
			2. Average Mounting
			3. Face Bow Transfer Mounting

		5. 납형 조각	1. 금속 도재 피복 형태(경계부 설정)
			2. 납형 되깍기(Cut Back)
			3. 금속 도재 경계부(Finishing Line)
			4. 보강부(Collar)
			5. 가공치(Pontic)
			6. 연결부(Connector)
		6. 주입선 부착	1. 주입선 부착 방법
			2. Handle Sprue부착
			3. 주입선의 직경
			4. 주입선의 길이
			5. 주입선의 부착위치 및 부착방향
			6. 수축류 형성
			7. Air Vent
		7. 매몰	1. 매몰재 선택
			2. 매몰과정 및 주의사항
		8. 소환	1. 소환방법
			2. 소환 시 주의사항
		9. 주조	1. 주조기
			2. 금속의 용융 및 주조
			3. 주조 시 주위사항
		8. 금속 주조체의 조정	1. 연마도구 선택
			2. 주조체 적합
			3. 금속의 두께 조정 및 표면처리
			4. Sandblasting 및 Pickling
			5. Degassing
		9. 불투명도재의 도포와 소성	1. 불투명도재의 도포와 소성
			2. Bonding Arent
		10. 도재의 축성과 소성	1. 치경부도재의 축성과 소성
			2. 상아질도재의 축성
			3. Cut Back
			4. 법랑질도재의 축성
			5. 투명도재의 축성
			6. 인접면의 추가
			7. 응축 및 Whipping
			8. 소성
		11. 도재관 형태 수정	1. 연마도구의 선택
			2. 형태 수정 및 주의사항
		12. 적합 확인	1. Margin, Contact Point, 내면 적합

		13. 교합 검사	1. 교합과 접촉점
		14. 착색과 광택내기	1. 착색(Stain)
			2. 광택(Glazing)
		15. 금속부 연마	1. Polishing 도구 및 사용방법
			2. Finishing 도구 및 사용방법
5. 총의치 제작	1. 치과기공물 제작의뢰서 확인	1. 치과보철물 종류 및 재료 확인	
		2. 완성시간 확인	
		3. 설계 확인	
	2. 작업모형 확인	1. 파손여부 확인	
		2. 악관계 기록물 확인	
		3. 분야별 분류	
	3. 총의치 제작	1. 개인인상 트레이 제작	1. 모형 분석
			2. Base Trimming
			3. Tray 외형 설계
			4. Baseplate Wax 시적
			5. Tray 제작
		2. 작업모형 제작	1. Beading Line 설정
			2. Beading Wax 부착
			3. Boxing Wax 부착
			4. 모형다듬질
			5. 모형기저부에 Groove 형성
			6. 모형기저부에 Notch 형성
		3. 기초상 제작	1. 상악 외형선 설정
			2. 하악 외형선 설정
			3. 치조제정선 표시
			4. 기준선 표시
			5. 상악 Relief 및 Block Out
			6. 하악 Relief 및 Block Out
			7. 기초상 제작과정
		4. 교합제 제작	1. 상악 치조정 설정
			2. 하악 치조정 설정
			3. 교합제 부착 상태
			4. 외형 형성 세부 기준
			5. 참고선 표시
			6. 표면처리 활택도
			7. 상악교합제의 전체조화
			8. 하악교합제의 전체조화

<table>
<tr><td rowspan="37"></td><td rowspan="37"></td><td rowspan="4">5. 교합기에 모형 부착</td><td>1. 교합기 준비</td></tr>
<tr><td>2. 모형 점검</td></tr>
<tr><td>3. 모형의 교합기 부착 및 점검</td></tr>
<tr><td>4. 교합기 조절</td></tr>
<tr><td rowspan="11">6. 인공치아 배열(전치부)</td><td>1. 상악 중절치 배열</td></tr>
<tr><td>2. 상악 측절치 배열</td></tr>
<tr><td>3. 상악 견치배열</td></tr>
<tr><td>4. 하악 중절치 배열</td></tr>
<tr><td>5. 하악 측절치 배열</td></tr>
<tr><td>6. 하악 견치 배열</td></tr>
<tr><td>7. 상악전치배열의 조화 및 구치부와의 조화</td></tr>
<tr><td>8. 하악 전치배열의 전체조화</td></tr>
<tr><td>9. 의치상의 치은형성 형태</td></tr>
<tr><td>10. 인공치아의 표면처리</td></tr>
<tr><td>11. 의치상의 표면처리</td></tr>
<tr><td rowspan="9">6. 인공치아 배열(구치부)</td><td>1. 상악 제1소구치 배열</td></tr>
<tr><td>2. 상악 제2소구치 배열</td></tr>
<tr><td>3. 상악 제1대구치 배열</td></tr>
<tr><td>4. 상악 제2대구치 배열</td></tr>
<tr><td>5. 하악 제1대구치 배열</td></tr>
<tr><td>6. 하악 제2대구치 배열</td></tr>
<tr><td>7. 하악 제2소구치 배열</td></tr>
<tr><td>8. 하악 제1소구치 배열</td></tr>
<tr><td>9. 상,하악 전체치아의 조화</td></tr>
<tr><td rowspan="3">7. 치은 형성</td><td>10. 의치상 치은형성 형태</td></tr>
<tr><td>11. 인공치아 표면처리</td></tr>
<tr><td>12. 의치상 표면처리</td></tr>
<tr><td rowspan="4">8. 주입선 부착(국소의치학 참조임)</td><td>1. 종류</td></tr>
<tr><td>2. 설정 위치</td></tr>
<tr><td>3. 모양(하악 주연결장치 기준)</td></tr>
<tr><td>4. Sprue 선을 식립하는 방법(하악 주연결장치 기준)</td></tr>
<tr><td rowspan="5">9. 납의치 매몰</td><td>1. 매몰 전 모형 준비</td></tr>
<tr><td>2. 매몰 전 분리제 도포</td></tr>
<tr><td>3. 매몰 전 함 준비</td></tr>
<tr><td>4. 상악 1단계 매몰</td></tr>
<tr><td>5. 상악 2단계 매몰</td></tr>
</table>

			6. 상악 3단계 매몰
			7. 하악 1단계 매몰
			8. 하악 2단계 매몰
			9. 하악 3단계 매몰
		10. Wax 제거	1. Wax 제거과정
			2. Swenson법(Butterfly Form) 으로 의치상 후연폐쇄
			3. 분리제 도포상태
		11. Resin 주입	1. 수지의 혼합 방법
			2. 수지의 전입 시기
			3. 수지의 전입 방법
			4. 시압(Trial Packing) 방법
		12. Resin 중합	1. 수지의 중합 방법
			2. 수지의 중합 후 냉각
		13. 함 분리	1. 충격(망치)에 의한 방법
			2. 함 분리기에 의한 방법
		14. 매몰재 제거	1. 3차 매몰부위 매몰재 제거
			2. 2차 매몰부위 매몰재 제거
			3. 1차 매몰부위 매몰재 제거
		15. 중합의치의 교합기 재부착	1. 중합의치의 교합기 재부착(기공실 재부착)
		16. 선택 삭제 및 교합 조절하기	1. 중심교합의 선택삭제
			2. 편심교합의 선택삭제
			3. 전방교합의 선택삭제
			4. 중합의치로부터 모형제거 시 의치상의 상태
		17. 의치 연마	1. 의치상의 다듬질 과정
			2. Pumice를 이용한 의치의 연마
			3. 의치의 최종연마
			4. 의치의 관리 방법

출처: 이규선 외. 치과기공사국가시험과목개선실행방안연구. 한국보건의료인국가시험원, 2007.

2) 치과기공물 생산 통제

치과기공물의 생산통제는 일반적으로 작업계획표, 작업진도표, 작업표준표(작업, 품질, 조건), 품질검사 등으로 가능하다.

최근에는 치과기공물의 제작과정도 전문화, 세분화 되어 있으므로, 분야별 특정 부서와 연관되어 있는 작업계획 자체가 공동으로 진행되지 않을 경우 생산의 차질이 빚어질 수 있다. 따라서 치과기공소의 관리자는 일일 단위, 일주 단위, 일개월 단위 등의 작업계획표를 만들어 작업자에게 현재 진행 중인 모든 작업의 진행 현황과 개선사항 그리고 작업계획 자체와, 차질을 빚고 있는 모든 사항을 공지하고 통제하여야 한다.

이제 앞에서 제시된 작업계획표에 따라 작업자가 작업을 시작하게 되는데, 관리자는 작업의 양과 시간 등을 한눈에 알아볼 수 있도록 작업진도를 도표화하여 작업자에게 게시하고 작업계획에 맞춰 생산 일정이 지연되지 않도록 통제하여야 한다. 여기서 작업계획에 따라 작업을 진행시키는 경우, 계획된 작업기일 내에 원활하게 양질의 치과기공물을 생산하기 위함은 물론, 치과기공물의 제작과 관련된 직무수행 중 작업과정, 작업시간, 작업장의 배치 및 원자재, 완제품 그리고 쾌적한 환경 등도 생산통제의 중요한 일부분으로, 일의 흐름과 일의 유연성 및 제조원가와 생산성에 매우 중요한 영향을 미치게 되므로 작업의 표준화가 반드시 이루어져야 한다.

예를 들면 같은 업무, 같은 재료의 사용, 같은 작업과정, 같은 종류의 기계, 기구의 사용 등을 한 작업장으로 모으거나, 또는 치과기공물 제작시간이나 원자재 및 소모품 등의 규격을 일정하게 표준화시켜 관리하는 것도 작업의 효율화를 위한 통제수단에 포함된다.

앞에서 설명한 것과 같이 작업계획을 세우고 작업의 표준에 의하여 작업이 진행되면 치과기공물을 얻게 되는데, 이때의 치과기공물은 반드시 품질 표준에 맞도록 품질검사가 이루어져야 한다. 여기서 말하는 품질 표준이란 거래처 별로 원하는 치과기공물의 형태나 재질 또는 가격 등이 모두 다르므로 거래처마다 품질 표준을 다르게 설정해야 한다는 의미이고, 이 때 거래처마다 치과기공물의 가격을 고려한 품질표준이 있어야 한다는 것은, 거래처에서 저렴한 가격을 요구하면서 질 좋은 제품만을 원하는 경우, 치과기공물 가격 중에서 생산원가가 차지하는 비중이 상대적으로 높아지므로 이윤의 폭이 줄어 치과기공소 경영에 애로가 있게 됨을 말한다.

즉 치과기공물의 질이 낮을 때 우수한 제품으로 개선시키면 거래처도 늘고 매출도 증대하겠지만, 가격 대비 일정 수준의 품질을 유지하고 있는 상황에서 판매 가격을 고려하지 않고 품질만 향상시킨다면 생산원가도 더불어 높아져 이윤의 폭이 줄게 되므로 신중한 선택이 필요하다.

품질검사는 몇 가지 의미에서 매우 중요하고 검사 과정이 제대로 지켜지지 않을 경우 최종적으로는 거래처 관리가 어렵게 된다.

품질검사로써 얻을 수 있는 결과는 작업계획, 작업진도, 작업표준 등을 평가할 수 있으며, 생산과정에 투입된 원자재, 기계 또는 기구, 기술력 등의 불량과 낭비요소를 파악할 수 있고, 이렇게 파악된 생산과정의 결함을 제거함으로서 양질의 치과기공물이 생산되어 공급자로서의 신뢰를 향상시켜나갈 수 있다. 즉 완벽한 품질검사가 이루어지지 않는 경우에는, 거래처로부터의 신뢰

상실로 사업 손실이 크게 되고, 불량제품에 대한 제조물 책임을 떠안아야 하며, 생산성이 떨어지고 생산비용이 증가하게 된다.

치과기공물의 품질검사는 제작 이전에 재료의 적합성을 검사하는 것 그리고 제작과정 중에 작업이 적합한 기준으로 진행되고 있는지의 여부와 제작 결과물의 검사단계가 있는데, 표본검사와 같은 통계적 품질검사 방법은 곤란하다. 왜냐하면 앞에서도 언급한 바와 같이 환자 개개인의 구강구조 등이 모두 다르며, 거래처 별로 소량개별주문생산방식에 의한 생산과정을 거치므로, 치과기공소에서 생산하는 치과기공물 전체를 일괄적으로 표준화 할 수 없기 때문이다.

그러므로 치과기공물의 품질검사는 전체의 물량을 개별 구강 조건에 맞추어 볼 수 있도록 반드시 전수조사가 이루어져야 한다. 전수조사를 통하여 발견된 결함 중 원자재나 기계, 기구, 기술력 등의 결함이 있는 경우 예방적 유지보수를 통하여 수급의 문제를 개선하고 필요하다면 작업에 참여한 인력의 교체도 가능하다.

이 외에 작업 공정상 시간 또는 환경의 문제 등으로 인한 결함이 있는 경우에는 작업 조건을 개선해야 한다. 즉 조명, 분진, 온도, 작업의 원활한 흐름을 방해하는 구조개선(정렬, 정리, 청소, 표준화, 작업자 교육)도 필요한 경우가 있으므로 사전에 이들의 문제점을 파악하고 해결책을 모색해야 한다.

품질을 향상시키기 위한 노력은 치과기공소장을 포함한 많은 사람들이 자유롭게 문제점에 대한 비판과 해결책을 제시하는 Brainstorming 그리고 개선이 필요한 문제점을 해결하기 위하여 모범적으로 운영되는 치과기공소의 품질검사 방법을 배우는 Benchmarking과 치과기공소의 직원과 거래처의 고객에게 품질의 문제점에 대한 의견을 듣는 Interviewing 및 치과기공소 내의 Part별로 품질개선 토론을 위한 Quality Circle을 두는 것 등이 있을 수 있다. 이러한 노력으로 품질검사 과정을 거쳐 양질의 치과기공물을 생산하고, 납기일을 지키며, 서비스를 향상시키면 거래처로부터의 신뢰가 쌓이는 것은 물론 생산 원가도 절감할 수 있는 이점이 있다.

치과기공물의 품질검사 항목은 인체에 유해하지 않고 생체적합적인 재질로 제작되었는지? 저작기능이 올바르게 이루어질 수 있는지? 자연치와 같은 심미의 재현이 이루어졌는지? 보철물의 설계가 저작압에 충분히 견딜 수 있게 제작되었는지? 보철물의 적합도는 정확한지? 구강내 청결을 유지할 수 있게 제작되었는지? 내구성이 충분해서 수리의 빈도를 낮출 수 있는지? 사용하기에는 편리한지? 등이 있다.

3) 구매관리

치과기공물의 생산계획에서 원자재와 소모품이 필요할 때와 기존의 재고가 생산에 투입되어 재고수량이 줄어든 경우 등 현재의 상황에서 적절한 구매수량은 얼마인지 구매계획을 세워야 한다.

구매계획을 세울 때는 현재 재고, 생산투입예정 재고, 입고예정 재고 등을 모두 파악한 후 안전재고량을 계산하여 최소구매단위로 구매가 이루어지도록 한다.

참고로 치과기공물 생산에 필요한 소요재료의 투입에 대한 총생산량을 계산하고 이때의 불량수량을 파악한 후 이 중에서 재활용 가능한 수량까지 구매계획에 반영하면 좋다.

4) 판매관리

치과기공물의 판매관리는 시장조사에 따라 수요를 예측하고 치과기공물의 생산에 필요한 비용(원부자재 및 기자재 구입비·임금·운영비·제세공과금·차입금의 이자)에 감가상각을 감안하여 원가를 계산하고 이윤의 폭을 더한 판매가격을 결정한다. 이렇게 판매가격이 결정되면 광고나 선전으로 판매를 촉진시킨다.

이처럼 치과기공물의 제작의뢰를 받고 생산을 한 후 판매과정을 거치게 되는데, 품목별 또는 거래처별 판매단가 및 할인율의 적용 그리고 반품관리, 거래명세서와 세금계산서 발행, 주문 대비 미출고 재고관리, 거래처별 미수금 관리 등등을 기간별, 담당자별, 거래처별, 품목별 등으로 구분하여 판매액을 집계하고 판매현황에 따른 이익을 계산한다.

치과기공물은 주문에 의한 한정된 수량만 제작하는 것이므로 판매관리에서 생산된 치과기공물의 재고를 걱정할 이유는 없다.

실질적으로 치과기공소 판매관리는 치과기공물의 질 관리가 매우 중요하다고 판단된다. 아무리 광고나 선전비를 많이 지출한다 해도 불특정 다수를 대상으로 하는 판매관리가 아니라 특정 수요집단인 치과의료기관을 상대로 하는 판매관리라는 특수성이 있으며, 입소문에 의해 매출관리가 좌우되는 것을 감안한다면, 치과기공물의 질이 낮은 경우 거래관계를 유지하기가 어렵고, 결국은 거래처도 잃게 되므로 최상의 품질 유지가 치과기공물 판매관리의 핵심이라고 할 수 있다.

5) 재고관리

치과기공물의 생산에 필요한 장비 및 기계, 원자재, 부분재료, 부분완제품 등을 구매계획에 따라 소요량 보다 많이 구매하면 재고물량은 증가하게 된다. 이때 치과기공물을 생산하게 되면 원재료 등의 종족수요 재고는 자동으로 감소한다.

재고관리는 일보나 재고수불부 등으로 관리하며 박스나 낱개 구분 또는 부서간 재고 회전율의 파악으로 적정보유량 미달 재고조회를 실시할 수 있다.

예를 들어 하루에 20개(D)의 Implant Abutment를 사용하는 A치과기공소에서 B치과재료상사에 주문을 하는 경우 4일 후(Lead Time. LT)에 배달이 되었다면 얼마의 적정재고가 있을 때 주문해야 하는지 계산해 보아야 한다. 이 경우의 재 주문시점은 Implant Abutment가

80개(20×4) 남았을 때이다.

$$재주문시점 = D \times LT$$

D = 사용량

LT = 배달주기

이와 같이 치과기공물 생산에 필요한 원자재의 재고흐름을 지속적으로 파악하지 못하면, 재고의 부족으로 생산 활동이 일시적으로 중단되는 사태가 발생하여, 거래처로부터 배달 지연 등의 이유로 신뢰를 잃게 되고, 주문량과 관계없이 수시로 재고를 주문하게 되는 경우 주문할 때마다 발생하는 주문 결정비, 제품 검사비, 창고 저장비 등등의 주문비용은 더 많이 발생하게 된다.

$$주문비용 = \frac{D}{Q}S$$

D = 사용량

Q = 주문량(Quantity)

S = 주문비용

일반적으로 기업에서는 자본의 약 30% 그리고 운영 자본의 90% 또는 주문량의 1/2에 해당하는 평균 재고를 가지고 있어야 운영의 효율성(재고부족으로 생산 중단 방지, 대량주문으로 구입 단가 할인, 가격상승 피해 예방)과 고객만족에 기여할 수 있다고 한다.

$$재고유지비용 = \frac{Q}{2}S$$

$\frac{1}{2}$ = 평균재고

Q = 주문량

H = 단위당재고유지비용

그러나 적정 수준 이상의 재고가 쌓이게 되면 기업 활동에 필요한 자본이 과다하게 묶이고, 파손, 변형, 변색, 노후, 비효율, 구식 모델 등의 진부화에 의한 감가상각으로 구입원가에 대한 평가손이 발생하거나, 도난 또는 이자, 세금, 보험료 등의 발생으로 재고 유지 비용이 높아지는 단점을 초래한다. 일반적으로 재고를 유지하는 1년간 비용은 재고 유지 품목당 가치에 따라 20~40%라고 한다. 예를 들어 치과기공물 생산에 필요한 합금을 100,000원에 구입해서 1년간 재고로 보관한 경우 20,000~40,000원의 재고 유지 비용이 필요하다는 것이다.

$$연간총재고비용 = 연간주문비용 + 연간재고유지비용$$

치과기공소는 소량 개별 주문생산 방식이기 때문에 생산 제품에 대한 재고비용은 거의 들지 않지만, 제품 생산에 필요한 원자재나 부분품의 재고는 항상 필요하게 마련이고 그에 따른 재고 비용은 계속 발생하게 된다.

그러나 치과재료상사는 연간 총재고비용이 고정적으로 누적되게 되므로 치과기공소장은 치과기공소의 총 재고비용을 최소화하는 선에서 필요할 때마다 원자재나 부분품을 계속적으로 주문하는 비용과 실제 구매 및 재고 유지에 소요되는 모든 비용을 포함하여 이를 치과재료상사로부터 할인 받고 한꺼번에 많은 양을 구매하는 방법도 고려해볼 수 있다.

총재고비용 = 주문비용 + 구매비용 + 재고유지비용

$$\text{총재고비용}(TC) = \frac{D}{Q}S + PD + \frac{Q}{2}H \ \#$$

Q = 주문량

H = 재고유지비용

D = 사용량

S = 주문비용

P = 단위당 가격

4. 치과기공물 제작 안전수칙

(출처: 이규선 외 : Orthodontic Appliances Ⅰ. 지성출판사. 2006년)

1) 작업 중 안전의 원칙

(1) 안전한 작업

가. 위험성을 가진 작업이 있을 경우 반드시 보안경을 착용하고 추가적으로 적절한 보호구를 착용한다.

나. 위험하거나 독성이 있는 물질 또는 휘발성이 있는 화학약품 등은 후드내에서 사용한다.

다. 금연 등 준수사항을 지키고 모든 위험물 용기에는 위험성에 관한 표지를 부착하여 안전하게 사용할 수 있도록 하여야 한다.

(2) 다른 사람의 안전에 대한 고려

가. 주위 사람들의 안전에 대해서도 고려하여야 한다.

나. 불안전한 행동을 하는 사람이 있을 경우 안전한 행동을 하도록 주지시켜야 한다.

다. 동료에게 작업을 돕도록 할 경우에는 필요한 보호구를 착용시켜 작업하도록 한다.

라. 화재나 사고 시 주위 사람에게 알린다.

(3) 작업과 관련된 위험성에 대한 이해

가. 예방은 안전에서 가장 중요한 요소이므로 어떠한 작업을 계획하거나, 새로운 장비의 사용 및 화학약품을 다루기 전에 작업에 관계된 위험성과 안전조치에 대하여 알고 있어야 한다.

나. 작업에 대한 위험과 안전조치에 대한 정보를 공개하여 작업실내의 모든 사람이 이용할 수 있도록 한다.

(4) 사고 시 행동요령

가. 사고가 발생하였을 때에는 정확하고 빠르게 대응하여야 한다.

나. 작업실내의 존치물, 비상 샤워기, 세안 장치, 피난 사다리, 소화전, 소화기 등 안전장비 및 비상구에 대하여 잘 알고 있어야 하며, 이러한 안전장치 및 비상구는 항상 사용 가능한 상태로 유지되어야 한다.

다. 사고가 발생하면 다음과 같이 행동한다.

가) 신속히 인접 부근의 사람에게 알리고 관련 부서에 도움을 요청한다.

나) 가능한 한 화재나 사고를 초기에 신속히 진압한다.

다) 초기 진압이 어려운 경우에는 진압을 포기하고 신속히 대피하도록 한다.

라) 건물에서 피신한다.

마) 소방서, 경찰서, 병원 등에 긴급 전화를 하여 도움을 요청한다.

바) 응급요원에게 지금까지의 진행 상황에 대하여 자세하게 알린다.

2) 사고 시 응급조치

(1) 호흡정지

가. 환자가 의식을 잃고 호흡이 정지된 경우 즉시 인공호흡을 해야 한다.

나. 주변의 도움을 얻으려고 시간을 낭비하지 말고 환자를 소생시키면서 도움을 요청한다.

(2) 심한출혈

가. 상처 부위를 패드나 천으로 눌러서 지혈시킨다.

나. 위급할 때에는 의류를 잘라서 사용하도록 한다.

다. 충격을 피하기 위해서 상처부위를 감싸고 즉시 응급요원을 부르도록 한다.

라. 피가 흐르는 부위는 신체의 다른 부분보다 높게 하여 계속 누르고 있도록 한다.

마. 환자는 편안하게 누워 있도록 한다.

바. 지혈대는 쓰지 않도록 한다.

(3) 화상

가. 경미한 화상은 얼음이나 생수로 화상 부위를 식힌다.

나. 옷에 불이 붙었을 때에는 다음과 같이 한다.

가) 바닥에 누워 구르거나 근처에 소방담요가 있다면 화염을 덮어 싸서 불을 끈다.

나) 불을 끈 후에는 약품에 오염된 옷을 벗고 비상 샤워기에서 샤워를 하도록 한다.

다) 상처 부위를 씻고 열을 없애기 위하여 한동안 수돗물에 상처 부위를 담근다.

다) 상처 부위를 깨끗이 한 후 얼음주머니를 대고 충격을 받지 않도록 감싼다.

라) 사람을 향해 소화기를 사용하지 않도록 한다.

(4) 화학약품에 의한 화상

가. 묻거나 화상을 입었을 경우 즉시 물로 씻는다.

나. 약품에 의하여 오염된 모든 의류는 제거하고 접촉 부위는 물로 씻어낸다.

다. 약품이 눈에 들어갔을 경우 15분 이상 흐르는 물로 씻어내고 즉각 도움을 요청한다.

라. 몸에 약품이 묻었을 경우 15분 이상 수돗물에 씻어내고, 조금 묻은 경우에는 응급조치를 한 후 전문의의 진료를 받는다.

마. 위급한 경우 비상 샤워, 수도 등을 이용하고 구급차를 부른다.

바. 약품이 몸에 엎질러진 경우 오염된 옷을 빨리 벗는다.

사. 보안경에 약품이 묻은 경우 완전히 세척하고 사용해야 한다.

(5) 외상

외상이나 쇼크의 경우 재해의 성격이 분명하지 않다면 환자를 따뜻하게 하고 편안하게 눕힌 뒤 병원으로 이송한다.

3) 작업실 안전장치

(1) 화학물질후드

가. 후드 앞에 서있는 작업자는 주위에 흐르는 공기를 난류로 만들게 되므로 작업자를 최소화한다.

나. 작업자의 앞부분이 낮은 압력을 유지하지 않으면 후드의 오염물질 배출 성능을 심각하게 저하시킬 수 있으므로 작업자를 최소화한다.

다. 후드로 배출되는 물질의 냄새가 감지되면 배기팬이 작동되는지 점검하고, 작동 상태가 양호하지 않으면 정비해야 한다.

라. 후드 위에 연결된 배기 덕트 안으로 고체 덩어리나 이물질이 들어가지 않도록 한다.

(2) 화학물질 저장 캐비넷

가. 작업실 내에는 가연성 및 부식성 물질의 저장을 가능한 적게 한다.
나. 저장하는 경우 통풍이 잘되는 캐비넷을 이용한다.
다. 서로 반응할 수 있는 약품을 함께 두지 않아야 한다.
라. 유리그릇에 저장된 약품은 캐비넷의 맨 아래쪽에 보관한다.
마. 화학약품을 저장하는 용기는 약품과 서로 반응이 일어나지 않는 것이어야 한다.

(3) 세안장치

가. 물이나 눈 세척제는 직접 눈을 향하여 사용하지 않는 것이 좋다.
나. 눈꺼풀을 열어 세척한다.
다. 눈에서 세척된 오염물질이 다시 들어가거나 오염되지 않은 반대편 눈에 들어가지 않도록 한다.
라. 최소 15분 이상 눈과 눈꺼풀을 세척한다.
마. 오염된 물질을 세척하는 경우 가능한 한 빨리 콘택트렌즈 등은 벗겨낸다.
바. 피해를 입은 눈은 깨끗하고 살균된 거즈로 덮는다.
사. 병원이나 구급대에 전화한다.

(4) 소방안전 설비

가. 작업실의 모든 사람은 가장 가까운 화재경보기의 위치를 정확히 알고 있어야 한다.
나. 소화기의 사용 용도와 사용 방법 및 설치 장소를 정확히 알고 있어야 한다.

4) 작업 중 주의 사항

(1) 기계, 기구의사용

가. 작업 중에는 작업복을 입고 슬리퍼나 샌들 등은 신지 않는다.
나. 기계를 다룰 때는 자만하여 방심하지 말고 원리 원칙대로 작동한다.
다. 작업자는 타인과 잡담 및 흡연을 금한다.
라. 손이나 기계 공구가 젖어 있는 경우는 잘 닦아내고 사용한다.
마. 공작기계, 측정기기 등을 사용할 때에는 정해진 공구를 사용한다.
바. 기계를 처음 가동하는 경우 저속에서 시운전 한 후 작동한다.
사. 기계에 이상이 생기면 즉시 스위치를 끈다.
아. 고장 중인 기계는 〈고장, 사용 못함〉 등의 표지를 붙인다.
자. 기계나 공구 사용 시 무리한 힘을 가하지 말아야 한다.

차. 기계가 회전하는 방향에서는 작업을 하지 말아야 한다.

카. 공구는 불안전한 것은 사용하지 말고 사용 중 파손되면 즉시 교체한다.

타. 펌프의 벨트, 축 연결 부위 등은 덮개가 설치되어 있어야 한다.

(2) 고온로의 사용

가. 안팎으로 뜨겁기 때문에 내열 장갑을 끼도록 한다.

나. 집게를 사용하도록 하고 보안경과 보안면을 착용한다.

다. 주조체를 공기에 냉각시킬 때 고열 표시를 달아놓아야 한다.

라. 화상 시를 대비하여 응급조치용 장비를 비치하고 응급처치 절차에 따른다.

(3) 전기의 사용

가. 전기 기기 및 배선 등의 모든 충전부는 노출시키지 않는다.

나. 전기 기기를 사용하는 경우 반드시 접지를 하여야 한다.

다. 누전차단기를 설치하여 감전 사고를 예방한다.

라. 전기 기기의 스위치 조작은 아무나 함부로 하지 않도록 한다.

마. 젖은 손으로 전기 기기를 만지지 않는다.

바. 안전기에는 반드시 적합한 용량의 퓨즈를 사용하고, 동선이나 철선 등을 사용하지 않는다.

사. 불량품이나 고장난 전기 제품은 사용하지 않는다.

아. 배선용 전선은 중간에 연결한 부분이 있는 것을 쓰지 말아야 한다.

자. 장비를 점검하기 전에는 반드시 전기 스위치를 끄거나 플러그를 뽑아서 전원을 꺼야 한다.

차. 연결 코드 선은 가능한 한 짧은 것을 사용한다.

카. 여러 개가 한꺼번에 많이 달린 콘센트는 가급적이면 사용하지 않는다.

타. 전기 설비 근처에서는 인화성 액체 등을 사용하지 않는다.

5) 작업실의 개인 안전관리

(1) 개인장비 안전관리

가. 보안경

가) 눈 보호 장비: 화합물이나 각종 파편 등으로부터 눈 보호

나) 눈은 손상 시 복구 불가능 : 화학약품 취급 시 및 기공물 연마 시 반드시 착용

다) 작업실에서 콘택트렌즈 착용은 화합물이 콘택트렌즈와 망막 사이에 끼게 되어 더욱 위험하므로 안경이나 고글을 착용하도록 한다.

나. 작업복

가) 피부 보호 장비 : 화합물이나 각종 파편 등으로부터 피부 보호

나) 화학 및 기공관련 작업실에서 최소한의 보호 장비

다) 작업자 당 한 벌씩 보유 및 착용하는 것을 원칙으로 함.

라) 합성섬유로 된 것보다는 면으로 된 것을 사용 : 합성섬유는 열과 산 등에 약함.

마) 작업복은 너무 끼거나 크지 않고 몸에 맞는 것을 착용.

다. 장갑

가) 손 보호 장비 : 화합물, 열, 각종 동력 기계, 파편 등으로부터 손 보호

나) 용도에 따른 알맞은 장갑 착용

다) 뜨거운 물체를 만질 때는 꼭 열에 견딜 수 있는 장갑을 착용하고 작업한다.

라) 두꺼운 합성고무 장갑은 강산이나 부식성이 강한 화합물을 다룰 때 사용한다.

라. 귀마개

귀 보호 장비: 장시간의 기계음에 노출되었을 때 청각의 장애로부터 귀 보호

마. 마스크

호흡기 보호 장비: 보철물 제작 시 사용되는 Powder 및 연마 시 생성되는 분진으로부터 호흡기 보호

(2) 화학약품 안전관리

가. 인화성 용매(Flammable Solvents) – 아세톤류, 메탄올, 메틸에틸캐톤류,

가) 화재 위험: 휘발성이 매우 높고 인화점이 실온보다 낮음

나) 인체 독성: 흡입하거나 마신 경우 해로움

다) 안정성 및 반응성–아세톤과 같은 케톤류는 초산, 질산, 과산화수소 등의 강산화제와 접속하여 폭발성의 과산화물을 형성함

나. 폭발, 화재 시 대처 방법

가) 소화기 사용: 건조 화학 소화제(ABC 소화기), 하론 소화제(하론 소화기), 알코올 포말 혹은 이산화탄소 소화기

나) 살수는 용기의 냉각, 누출물의 희석 혹은 인명 보호의 목적으로 사용될 수 있음

다. 인화성 용매의 취급, 운송 요령 및 주의 사항

가) 인화성 용매와 관련된 많은 사고들이 이들을 한 용기에서 다른 용기로 따르거나 다른 장소로 운반 도중에 엎지르는 사고 때문에 일어나므로 아래의 사항에 주의해야 한다.

나) 손으로 운반할 경우에는 반드시 두 손을 사용하여, 한 손은 용기의 목 부분을 잡고 다른 손으

로는 용기의 바닥을 받쳐 나르도록 한다. 절대로 용기, 특히 유리병의 뚜껑을 잡고 나르지 말아야한다.

라. 인체에 노출되었을 경우 응급조치 요령

가) 눈에 들어갔을 때

(가) 5분 이상 눈을 깜박이며 물로 세척할 것

(나) 즉시 의사에게 문의할 것

나) 흡입했을 때

(가) 신선한 공기가 있는 곳으로 이동할 것

(나) 호흡 정지 시, 인공호흡 실시할 것

(다) 호흡 곤란 시, 산소를 공급할 것

(라) 즉시 의사에게 문의할 것

다) 먹었을 때

(가) 구토가 자연적으로 일어날 수 있지만, 구토를 유도하지 말 것

(나) 구토가 일어나면, 머리를 허리 아래로 유지하여 구토물이 폐에 유입되지 않도록 조치한다.

(다) 무의식 상태의 사람에게 아무 것도 주지 말 것

(라) 즉시 의사에게 문의할 것

라) 인화성 용매를 흘렸을 경우 비상조치 요령

(가) 주위의 모든 점화원을 꺼버린다.

(나) 증기 흡입을 피하고 오염지역을 탈출한다.

(다) 주위 사람에게 흘린 사실을 빨리 알려 대피시킨다.

(라) 주변으로 확산되는 것을 막아주고, 가능하다면 밖으로 증기를 빼내는 조치를 취한다.

(마) 소량을 흘렸고 별로 위해하지 않은 경우에는 스스로 오염지역을 깨끗이 치우고 청소를 한다.

마. 산(Acids) – 염산, 질산

가) 반응성: 서로 섞거나 물과 혼합 시 격렬하게 반응하면서 열 및 가스가 발생함

나) 인체 부식성: 눈, 피부, 점막, 호흡기에 화상을 비롯한 치명적인 상처를 입힘

다) 산과 피해야 할 조건 및 물질

(가) 유기화합물을 비롯한 유기물과 폭발적으로 또는 위험하게 반응 할 수 있음

(나) 물이나 알칼리와 혼합될 때 격렬히 반응하여 다량의 열을 발생하면서, 피부 등을 손상하거나 인체에 해로운 독성가스를 방출함

(다) 강산은 유기물에 접촉하면 화재가 날 위험이 있음

라) 폭발, 화재 시 대처 방법 – 산과 알칼리 자체는 비연소성으로 타지 않으나 가열되면 부식성/독성가스를 방출하면서 분해 될 수 있음

(가) 금속과 접촉하면 인화성인 수소가스를 발생하므로 소화 시 주의할 것

(나) 작은 화재의 경우 건사, 분말소화제, 이산화탄소, 내알코올성 포말 등의 소화제를 사용하고, 큰 화재인 경우에는 물스프레이, 물안개, 내알코올성 포말 등을 사용함

(다) 용기가 가열되거나 물로 오염되면 폭발할 수 있음

(라) 화재에 물질이 직접 관계되지 않는다면 물질 자체에 물을 사용해서는 안됨

(마) 위험하지 않다면 화재지역에서 용기를 옮길 것

(바) 용기내로 물이 들어가지 않도록 주의할 것

(사) 화재가 모두 진화된 후에도 용기에 다량의 물을 뿌려 용기의 온도를 내릴 것

마) 인체에 노출되었을 경우 응급조치 요령

(가) 눈에 들어갔을 때

ㄱ. 완전히 제거될 때까지 다량의 물이나 생리식염수로 아래 위 눈까풀을 종종 치켜들면서 즉시 눈을 씻을 것

ㄴ. 즉시 의사의 치료를 받을 것

(나) 피부에 접촉했을 때

ㄱ. 오염된 의복 장신구 및 신발을 제거할 것

ㄴ. 오염물이 피부에서 확산되지 않게 할 것

ㄷ. 다량의 흐르는 물로 오염물이 남아 있지 않을 때(20분 이상)까지 씻어내면서 옷을 벗길 것

ㄹ. 산에 접촉하였을 경우 Sodium Bicarbonate 2% 용액으로 중화할 것

ㅁ. 작업장 부근에 비상시를 대비하여 샤워시설 및 세안 시설을 갖출 것

ㅂ. 자극이 지속되면 의사의 검진을 받을 것

(다) 흡입했을 때

ㄱ. 흡입했을 때 즉시, 환자를 신선한 공기가 있는 장소로 옮기고 의사의 검진을 구할 것

ㄴ. 호흡이 멈추면, 즉시 인공호흡을 실시 할 것

ㄷ. 인공호흡 시, 구강호흡을 실시하지 말고 포켓마스크로 인공호흡을 실시할 것

ㄹ. 호흡이 곤란하면 습기가 가미된 100%의 산소를 공급해 줄 것

(라) 먹었을 때

ㄱ. 즉시 의사의 검진을 받을 것

ㄴ. 구토를 시키지 말 것

ㄷ. 중화시키지 말 것

ㄹ. 초기에 삼킨 것을 주의하여 물 등으로 위세척을 하면 좋음

ㅁ. 식도나 위장 내에 화상을 입을 경우, 위세척을 할 때 잠재적인 출혈이나 위천공이 생길 수 있으므로 조심할 것

ㅂ. 활성탄은 산(Acid)을 효과적으로 흡착하지 못하므로, 활성탄을 사용하여 위세척하지 말 것

바) 정화 또는 제거 방법

(가) 누출물과 가연성 물질(나무, 종이, 기름 등)이 접촉하지 않도록 할 것

(나) 상수도나 하수도로 유입되지 않도록 할 것

바. 고압가스 안전관리

가) 인화 위험: 가연성 가스나 조연성 가스가 혼재 시 연소·폭발의 위험

나) 폭발 위험: 고압의 용기가 폭발할 경우 가공할만한 폭발력을 가짐

다) 연소의 성질에 따른 분류

(가) 가연성 가스: 아세틸렌, 에틸렌, 프로판, 부탄

(나) 조연성 가스: 산소

라) 누설 사고 시 일반적인 응급조치 방법

(가) 유출 정지

ㄱ. 밸브, 펌프의 차단

ㄴ. 제반 장치의 작동 중지

(나) 유출 부분 폐쇄, 밀폐

ㄱ. 조치 가능 시 이 방법을 쓰는 것이 유효함

ㄴ. 개방부가 유출된 경우 누출 상황에 따라서는 직접 밀폐가 가능

사. 기계설비 안전관리

가) 전동 기계: 모형 삭제기, 레스, 고속삭제기, 마이크로모터, 기공용엔진, 밀링기, 핀덱스시스템, 센터 트리머 등

(가) 상해 위험: 고속으로 회전하는 날을 가진 기계이므로 오작동 및 부주의로 인한 사고의 위험

(나) 감전 위험: 전력을 공급받음으로써 작동하는 기계이므로 감전의 위험. 특히, 물과 같이 사용하는 전동 기계는 감전의 위험성이 더 높음

(다) 기계의 파손 시 조치 사항

ㄱ. 사용하는 전동 기계의 제동 및 전원 차단

ㄴ. 기계가 완전히 제동이 될 때까지 만지지 말 것

ㄷ. 파손된 부품을 교체

ㄹ. 수리가 되지 않은 기계 작동 시 안전사고의 위험이 있으므로 수리가 되기 전까지 고장을 표기함

나) 전열 기계: 전기로, 포세린퍼네스, 모델건조기, 비즈왁스히터, 고주파전기주조기, 왁스디퍼, Steam Cleaner, Curing Unit, Boil Out Automat, 한천 저장탱크 등

(가) 상해 위험: 전기로 고열을 발산하는 기기이므로 부주의로 인한 사고의 위험

(나) 감전 위험: 전력을 공급받음으로써 작동하는 기계이므로 감전의 위험

다) 가압 및 감압 기계: Oil Press, 플라스크분리기, 플라스크압축기, Ring Press, 공기가압기, 공기압축기, Vacuum Mixer, 진공매몰기, 공기가압수지중압기 등

(가) 상해 위험: 가압식 기계의 경우 잠금 장치의 오작동으로 폭발의 위험이 있음

(나) 감전 위험: 전력을 공급받음으로써 작동하는 기계이므로 감전의 위험

5. 산업안전보건법[시행 2021. 10. 14.]

(부분 발췌 출처: https://www.law.go.kr/)

제1장 총칙

제1조(목적) 이 법은 산업 안전 및 보건에 관한 기준을 확립하고 그 책임의 소재를 명확하게 하여 산업재해를 예방하고 쾌적한 작업환경을 조성함으로써 노무를 제공하는 사람의 안전 및 보건을 유지·증진함을 목적으로 한다.

제2조(정의) 이 법에서 사용하는 용어의 뜻은 다음과 같다.

1. "산업재해"란 노무를 제공하는 사람이 업무에 관계되는 건설물·설비·원재료·가스·증기·분진 등에 의하거나 작업 또는 그 밖의 업무로 인하여 사망 또는 부상하거나 질병에 걸리는 것을 말한다.
2. "중대재해"란 산업재해 중 사망 등 재해 정도가 심하거나 다수의 재해자가 발생한 경우로서 고용노동부령으로 정하는 재해를 말한다.
3. "근로자"란 「근로기준법」 제2조제1항제1호에 따른 근로자를 말한다.
4. "사업주"란 근로자를 사용하여 사업을 하는 자를 말한다.
5. "근로자대표"란 근로자의 과반수로 조직된 노동조합이 있는 경우에는 그 노동조합을, 근로자의 과반수로 조직된 노동조합이 없는 경우에는 근로자의 과반수를 대표하는 자를 말한다.

제3조(적용 범위) 이 법은 모든 사업에 적용한다. 다만, 유해·위험의 정도, 사업의 종류, 사업장의 상시근로자 수(건설공사의 경우에는 건설공사 금액을 말한다. 이하 같다) 등을 고려하여 대

통령령으로 정하는 종류의 사업 또는 사업장에는 이 법의 전부 또는 일부를 적용하지 아니할 수 있다.

제5조(사업주 등의 의무)

① 사업주(제77조에 따른 특수형태근로종사자로부터 노무를 제공받는 자와 제78조에 따른 물건의 수거·배달 등을 중개하는 자를 포함한다. 이하 이 조 및 제6조에서 같다)는 다음 각 호의 사항을 이행함으로써 근로자(제77조에 따른 특수형태근로종사자와 제78조에 따른 물건의 수거·배달 등을 하는 사람을 포함한다. 이하 이 조 및 제6조에서 같다)의 안전 및 건강을 유지·증진시키고 국가의 산업재해 예방정책을 따라야 한다.

1. 이 법과 이 법에 따른 명령으로 정하는 산업재해 예방을 위한 기준
2. 근로자의 신체적 피로와 정신적 스트레스 등을 줄일 수 있는 쾌적한 작업환경의 조성 및 근로조건 개선
3. 해당 사업장의 안전 및 보건에 관한 정보를 근로자에게 제공

② 다음 각 호의 어느 하나에 해당하는 자는 발주·설계·제조·수입 또는 건설을 할 때 이 법과 이 법에 따른 명령으로 정하는 기준을 지켜야 하고, 발주·설계·제조·수입 또는 건설에 사용되는 물건으로 인하여 발생하는 산업재해를 방지하기 위하여 필요한 조치를 하여야 한다.

1. 기계·기구와 그 밖의 설비를 설계·제조 또는 수입하는 자
2. 원재료 등을 제조·수입하는 자
3. 건설물을 발주·설계·건설하는 자

제6조(근로자의 의무) 근로자는 이 법과 이 법에 따른 명령으로 정하는 산업재해 예방을 위한 기준을 지켜야 하며, 사업주 또는 「근로기준법」 제101조에 따른 근로감독관, 공단 등 관계인이 실시하는 산업재해 예방에 관한 조치에 따라야 한다.

제2장 안전보건관리체제 등

제1절 안전보건관리체제

제15조(안전보건관리책임자)

① 사업주는 사업장을 실질적으로 총괄하여 관리하는 사람에게 해당 사업장의 다음 각 호의 업무를 총괄하여 관리하도록 하여야 한다.

1. 사업장의 산업재해 예방계획의 수립에 관한 사항
2. 제25조 및 제26조에 따른 안전보건관리규정의 작성 및 변경에 관한 사항
3. 제29조에 따른 안전보건교육에 관한 사항

4. 작업환경측정 등 작업환경의 점검 및 개선에 관한 사항
5. 제129조부터 제132조까지에 따른 근로자의 건강진단 등 건강관리에 관한 사항
6. 산업재해의 원인 조사 및 재발 방지대책 수립에 관한 사항
7. 산업재해에 관한 통계의 기록 및 유지에 관한 사항
8. 안전장치 및 보호구 구입 시 적격품 여부 확인에 관한 사항
9. 그 밖에 근로자의 유해·위험 방지조치에 관한 사항으로서 고용노동부령으로 정하는 사항

② 제1항 각 호의 업무를 총괄하여 관리하는 사람(이하 "안전보건관리책임자"라 한다)은 제17조에 따른 안전관리자와 제18조에 따른 보건관리자를 지휘·감독한다.

③ 안전보건관리책임자를 두어야 하는 사업의 종류와 사업장의 상시근로자 수, 그 밖에 필요한 사항은 대통령령으로 정한다.

제16조(관리감독자)

① 사업주는 사업장의 생산과 관련되는 업무와 그 소속 직원을 직접 지휘·감독하는 직위에 있는 사람(이하 "관리감독자"라 한다)에게 산업 안전 및 보건에 관한 업무로서 대통령령으로 정하는 업무를 수행하도록 하여야 한다.

② 관리감독자가 있는 경우에는 「건설기술 진흥법」 제64조 제1항 제2호에 따른 안전관리책임자 및 같은 항 제3호에 따른 안전관리담당자를 각각 둔 것으로 본다.

제17조(안전관리자)

① 사업주는 사업장에 제15조제1항 각 호의 사항 중 안전에 관한 기술적인 사항에 관하여 사업주 또는 안전보건관리책임자를 보좌하고 관리감독자에게 지도·조언하는 업무를 수행하는 사람(이하 "안전관리자"라 한다)을 두어야 한다.

② 안전관리자를 두어야 하는 사업의 종류와 사업장의 상시근로자 수, 안전관리자의 수·자격·업무·권한·선임방법, 그 밖에 필요한 사항은 대통령령으로 정한다.

③ 대통령령으로 정하는 사업의 종류 및 사업장의 상시근로자 수에 해당하는 사업장의 사업주는 안전관리자에게 그 업무만을 전담하도록 하여야 한다.

④ 고용노동부장관은 산업재해 예방을 위하여 필요한 경우로서 고용노동부령으로 정하는 사유에 해당하는 경우에는 사업주에게 안전관리자를 제2항에 따라 대통령령으로 정하는 수 이상으로 늘리거나 교체할 것을 명할 수 있다.

⑤ 대통령령으로 정하는 사업의 종류 및 사업장의 상시근로자 수에 해당하는 사업장의 사업주는 제21조에 따라 지정받은 안전관리 업무를 전문적으로 수행하는 기관(이하 "안전관리전문기관"이라 한다)에 안전관리자의 업무를 위탁할 수 있다.

제18조(보건관리자)

① 사업주는 사업장에 제15조제1항 각 호의 사항 중 보건에 관한 기술적인 사항에 관하여 사업주 또는 안전보건관리책임자를 보좌하고 관리감독자에게 지도·조언하는 업무를 수행하는 사람(이하 "보건관리자"라 한다)을 두어야 한다.

② 보건관리자를 두어야 하는 사업의 종류와 사업장의 상시근로자 수, 보건관리자의 수·자격·업무·권한·선임방법, 그 밖에 필요한 사항은 대통령령으로 정한다.

③ 대통령령으로 정하는 사업의 종류 및 사업장의 상시근로자 수에 해당하는 사업장의 사업주는 보건관리자에게 그 업무만을 전담하도록 하여야 한다.

④ 고용노동부장관은 산업재해 예방을 위하여 필요한 경우로서 고용노동부령으로 정하는 사유에 해당하는 경우에는 사업주에게 보건관리자를 제2항에 따라 대통령령으로 정하는 수 이상으로 늘리거나 교체할 것을 명할 수 있다.

⑤ 대통령령으로 정하는 사업의 종류 및 사업장의 상시근로자 수에 해당하는 사업장의 사업주는 제21조에 따라 지정받은 보건관리 업무를 전문적으로 수행하는 기관(이하 "보건관리전문기관"이라 한다)에 보건관리자의 업무를 위탁할 수 있다.

제19조(안전보건관리담당자)

① 사업주는 사업장에 안전 및 보건에 관하여 사업주를 보좌하고 관리감독자에게 지도·조언하는 업무를 수행하는 사람(이하 "안전보건관리담당자"라 한다)을 두어야 한다. 다만, 안전관리자 또는 보건관리자가 있거나 이를 두어야 하는 경우에는 그러하지 아니하다.

② 안전보건관리담당자를 두어야 하는 사업의 종류와 사업장의 상시근로자 수, 안전보건관리담당자의 수·자격·업무·권한·선임방법, 그 밖에 필요한 사항은 대통령령으로 정한다.

③ 고용노동부장관은 산업재해 예방을 위하여 필요한 경우로서 고용노동부령으로 정하는 사유에 해당하는 경우에는 사업주에게 안전보건관리담당자를 제2항에 따라 대통령령으로 정하는 수 이상으로 늘리거나 교체할 것을 명할 수 있다.

④ 대통령령으로 정하는 사업의 종류 및 사업장의 상시근로자 수에 해당하는 사업장의 사업주는 안전관리전문기관 또는 보건관리전문기관에 안전보건관리담당자의 업무를 위탁할 수 있다.

제20조(안전관리자 등의 지도·조언)

사업주, 안전보건관리책임자 및 관리감독자는 다음 각 호의 어느 하나에 해당하는 자가 제15조제1항 각 호의 사항 중 안전 또는 보건에 관한 기술적인 사항에 관하여 지도·조언하는 경우에는 이에 상응하는 적절한 조치를 하여야 한다.

1. 안전관리자
2. 보건관리자
3. 안전보건관리담당자
4. 안전관리전문기관 또는 보건관리전문기관(해당 업무를 위탁받은 경우에 한정한다)

제2절 안전보건관리규정

제25조(안전보건관리규정의 작성)

① 사업주는 사업장의 안전 및 보건을 유지하기 위하여 다음 각 호의 사항이 포함된 안전보건관리규정을 작성하여야 한다.

1. 안전 및 보건에 관한 관리조직과 그 직무에 관한 사항
2. 안전보건교육에 관한 사항
3. 작업장의 안전 및 보건 관리에 관한 사항
4. 사고 조사 및 대책 수립에 관한 사항
5. 그 밖에 안전 및 보건에 관한 사항

② 제1항에 따른 안전보건관리규정(이하 "안전보건관리규정"이라 한다)은 단체협약 또는 취업규칙에 반할 수 없다. 이 경우 안전보건관리규정 중 단체협약 또는 취업규칙에 반하는 부분에 관하여는 그 단체협약 또는 취업규칙으로 정한 기준에 따른다.

③ 안전보건관리규정을 작성하여야 할 사업의 종류, 사업장의 상시근로자 수 및 안전보건관리규정에 포함되어야 할 세부적인 내용, 그 밖에 필요한 사항은 고용노동부령으로 정한다.

제26조(안전보건관리규정의 작성·변경 절차) 사업주는 안전보건관리규정을 작성하거나 변경할 때에는 산업안전보건위원회의 심의·의결을 거쳐야 한다. 다만, 산업안전보건위원회가 설치되어 있지 아니한 사업장의 경우에는 근로자대표의 동의를 받아야 한다.

제27조(안전보건관리규정의 준수) 사업주와 근로자는 안전보건관리규정을 지켜야 한다.

제28조(다른 법률의 준용) 안전보건관리규정에 관하여 이 법에서 규정한 것을 제외하고는 그 성질에 반하지 아니하는 범위에서 「근로기준법」 중 취업규칙에 관한 규정을 준용한다.

제3장 안전보건교육

제29조(근로자에 대한 안전보건교육)

① 사업주는 소속 근로자에게 고용노동부령으로 정하는 바에 따라 정기적으로 안전보건교육을 하여야 한다.

② 사업주는 근로자를 채용할 때와 작업내용을 변경할 때에는 그 근로자에게 고용노동부령으로 정하는 바에 따라 해당 작업에 필요한 안전보건교육을 하여야 한다. 다만, 제31조제1항에 따른 안전보건교육을 이수한 건설 일용근로자를 채용하는 경우에는 그러하지 아니하다.

③ 사업주는 근로자를 유해하거나 위험한 작업에 채용하거나 그 작업으로 작업내용을 변경할 때에는 제2항에 따른 안전보건교육 외에 고용노동부령으로 정하는 바에 따라 유해하거나 위험한 작업에 필요한 안전보건교육을 추가로 하여야 한다.

④ 사업주는 제1항부터 제3항까지의 규정에 따른 안전보건교육을 제33조에 따라 고용노동부장관에게 등록한 안전보건교육기관에 위탁할 수 있다.

제30조(근로자에 대한 안전보건교육의 면제 등)

① 사업주는 제29조제1항에도 불구하고 다음 각 호의 어느 하나에 해당하는 경우에는 같은 항에 따른 안전보건교육의 전부 또는 일부를 하지 아니할 수 있다.

1. 사업장의 산업재해 발생 정도가 고용노동부령으로 정하는 기준에 해당하는 경우
2. 근로자가 제11조제3호에 따른 시설에서 건강관리에 관한 교육 등 고용노동부령으로 정하는 교육을 이수한 경우
3. 관리감독자가 산업 안전 및 보건 업무의 전문성 제고를 위한 교육 등 고용노동부령으로 정하는 교육을 이수한 경우

② 사업주는 제29조제2항 또는 제3항에도 불구하고 해당 근로자가 채용 또는 변경된 작업에 경험이 있는 등 고용노동부령으로 정하는 경우에는 같은 조 제2항 또는 제3항에 따른 안전보건교육의 전부 또는 일부를 하지 아니할 수 있다.

제32조(안전보건관리책임자 등에 대한 직무교육)

① 사업주(제5호의 경우는 같은 호 각 목에 따른 기관의 장을 말한다)는 다음 각 호에 해당하는 사람에게 제33조에 따른 안전보건교육기관에서 직무와 관련한 안전보건교육을 이수하도록 하여야 한다. 다만, 다음 각 호에 해당하는 사람이 다른 법령에 따라 안전 및 보건에 관한 교육을 받는 등 고용노동부령으로 정하는 경우에는 안전보건교육의 전부 또는 일부를 하지 아니할 수 있다.

1. 안전보건관리책임자
2. 안전관리자
3. 보건관리자
4. 안전보건관리담당자
5. 다음 각 목의 기관에서 안전과 보건에 관련된 업무에 종사하는 사람
   가. 안전관리전문기관
   나. 보건관리전문기관
   다. 제74조에 따라 지정받은 건설재해예방전문지도기관
   라. 제96조에 따라 지정받은 안전검사기관
   마. 제100조에 따라 지정받은 자율안전검사기관
   바. 제120조에 따라 지정받은 석면조사기관

② 제1항 각 호 외의 부분 본문에 따른 안전보건교육의 시간·내용 및 방법, 그 밖에 필요한 사항은 고용노동부령으로 정한다.

제4장 유해·위험 방지 조치

제34조(법령 요지 등의 게시 등) 사업주는 이 법과 이 법에 따른 명령의 요지 및 안전보건관리규정을 각 사업장의 근로자가 쉽게 볼 수 있는 장소에 게시하거나 갖추어 두어 근로자에게 널리 알려야 한다.

제35조(근로자대표의 통지 요청) 근로자대표는 사업주에게 다음 각 호의 사항을 통지하여 줄 것을 요청할 수 있고, 사업주는 이에 성실히 따라야 한다.

1. 산업안전보건위원회(제75조에 따라 노사협의체를 구성·운영하는 경우에는 노사협의체를 말한다)가 의결한 사항
2. 제47조에 따른 안전보건진단 결과에 관한 사항
3. 제49조에 따른 안전보건개선계획의 수립·시행에 관한 사항
4. 제64조제1항 각 호에 따른 도급인의 이행 사항
5. 제110조제1항에 따른 물질안전보건자료에 관한 사항
6. 제125조제1항에 따른 작업환경측정에 관한 사항
7. 그 밖에 고용노동부령으로 정하는 안전 및 보건에 관한 사항

제36조(위험성평가의 실시)

① 사업주는 건설물, 기계·기구·설비, 원재료, 가스, 증기, 분진, 근로자의 작업행동 또는 그 밖의 업무로 인한 유해·위험 요인을 찾아내어 부상 및 질병으로 이어질 수 있는 위험성의 크기가 허용 가능한 범위인지를 평가하여야 하고, 그 결과에 따라 이 법과 이 법에 따른 명령에 따른 조치를 하여야 하며, 근로자에 대한 위험 또는 건강장해를 방지하기 위하여 필요한 경우에는 추가적인 조치를 하여야 한다.

② 사업주는 제1항에 따른 평가 시 고용노동부장관이 정하여 고시하는 바에 따라 해당 작업장의 근로자를 참여시켜야 한다.

③ 사업주는 제1항에 따른 평가의 결과와 조치사항을 고용노동부령으로 정하는 바에 따라 기록하여 보존하여야 한다.

④ 제1항에 따른 평가의 방법, 절차 및 시기, 그 밖에 필요한 사항은 고용노동부장관이 정하여 고시한다.

제37조(안전보건표지의 설치·부착)

① 사업주는 유해하거나 위험한 장소·시설·물질에 대한 경고, 비상시에 대처하기 위한 지시·안내 또는 그 밖에 근로자의 안전 및 보건 의식을 고취하기 위한 사항 등을 그림, 기호 및 글자 등으로 나타낸 표지(이하 이 조에서 "안전보건표지"라 한다)를 근로자가 쉽게 알아 볼 수 있도록 설치하거나 붙여야 한다. 이 경우 「외국인근로자의 고용 등에 관한 법률」 제2조에 따른 외

국인근로자(같은 조 단서에 따른 사람을 포함한다)를 사용하는 사업주는 안전보건표지를 고용노동부장관이 정하는 바에 따라 해당 외국인근로자의 모국어로 작성하여야 한다.

② 안전보건표지의 종류, 형태, 색채, 용도 및 설치·부착 장소, 그 밖에 필요한 사항은 고용노동부령으로 정한다.

제38조(안전조치)

① 사업주는 다음 각 호의 어느 하나에 해당하는 위험으로 인한 산업재해를 예방하기 위하여 필요한 조치를 하여야 한다.

1. 기계·기구, 그 밖의 설비에 의한 위험
2. 폭발성, 발화성 및 인화성 물질 등에 의한 위험
3. 전기, 열, 그 밖의 에너지에 의한 위험

② 사업주는 굴착, 채석, 하역, 벌목, 운송, 조작, 운반, 해체, 중량물 취급, 그 밖의 작업을 할 때 불량한 작업방법 등에 의한 위험으로 인한 산업재해를 예방하기 위하여 필요한 조치를 하여야 한다.

③ 사업주는 근로자가 다음 각 호의 어느 하나에 해당하는 장소에서 작업을 할 때 발생할 수 있는 산업재해를 예방하기 위하여 필요한 조치를 하여야 한다.

1. 근로자가 추락할 위험이 있는 장소
2. 토사·구축물 등이 붕괴할 우려가 있는 장소
3. 물체가 떨어지거나 날아올 위험이 있는 장소
4. 천재지변으로 인한 위험이 발생할 우려가 있는 장소

④ 사업주가 제1항부터 제3항까지의 규정에 따라 하여야 하는 조치(이하 "안전조치"라 한다)에 관한 구체적인 사항은 고용노동부령으로 정한다.

제39조(보건조치)

① 사업주는 다음 각 호의 어느 하나에 해당하는 건강장해를 예방하기 위하여 필요한 조치(이하 "보건조치"라 한다)를 하여야 한다.

1. 원재료·가스·증기·분진·흄(fume, 열이나 화학반응에 의하여 형성된 고체증기가 응축되어 생긴 미세입자를 말한다)·미스트(mist, 공기 중에 떠다니는 작은 액체방울을 말한다)·산소결핍·병원체 등에 의한 건강장해
2. 방사선·유해광선·고온·저온·초음파·소음·진동·이상기압 등에 의한 건강장해
3. 사업장에서 배출되는 기체·액체 또는 찌꺼기 등에 의한 건강장해
4. 계측감시(計測監視), 컴퓨터 단말기 조작, 정밀공작(精密工作) 등의 작업에 의한 건강장해
5. 단순 반복작업 또는 인체에 과도한 부담을 주는 작업에 의한 건강장해
6. 환기·채광·조명·보온·방습·청결 등의 적정기준을 유지하지 아니하여 발생하는 건강장해

② 제1항에 따라 사업주가 하여야 하는 보건조치에 관한 구체적인 사항은 고용노동부령으로 정한다.

제40조(근로자의 안전조치 및 보건조치 준수) 근로자는 제38조 및 제39조에 따라 사업주가 한 조치로서 고용노동부령으로 정하는 조치 사항을 지켜야 한다.

제41조(고객의 폭언 등으로 인한 건강장해 예방조치 등)

① 사업주는 주로 고객을 직접 대면하거나 「정보통신망 이용촉진 및 정보보호 등에 관한 법률」 제2조제1항제1호에 따른 정보통신망을 통하여 상대하면서 상품을 판매하거나 서비스를 제공하는 업무에 종사하는 고객응대근로자에 대하여 고객의 폭언, 폭행, 그 밖에 적정 범위를 벗어난 신체적·정신적 고통을 유발하는 행위(이하 이 조에서 "폭언등"이라 한다)로 인한 건강장해를 예방하기 위하여 고용노동부령으로 정하는 바에 따라 필요한 조치를 하여야 한다.

② 사업주는 업무와 관련하여 고객 등 제3자의 폭언등으로 근로자에게 건강장해가 발생하거나 발생할 현저한 우려가 있는 경우에는 업무의 일시적 중단 또는 전환 등 대통령령으로 정하는 필요한 조치를 하여야 한다.

③ 근로자는 사업주에게 제2항에 따른 조치를 요구할 수 있고, 사업주는 근로자의 요구를 이유로 해고 또는 그 밖의 불리한 처우를 해서는 아니 된다.

제42조(유해위험방지계획서의 작성·제출 등)

① 사업주는 다음 각 호의 어느 하나에 해당하는 경우에는 이 법 또는 이 법에 따른 명령에서 정하는 유해·위험 방지에 관한 사항을 적은 계획서(이하 "유해위험방지계획서"라 한다)를 작성하여 고용노동부령으로 정하는 바에 따라 고용노동부장관에게 제출하고 심사를 받아야 한다. 다만, 제3호에 해당하는 사업주 중 산업재해발생률 등을 고려하여 고용노동부령으로 정하는 기준에 해당하는 사업주는 유해위험방지계획서를 스스로 심사하고, 그 심사결과서를 작성하여 고용노동부장관에게 제출하여야 한다.

1. 대통령령으로 정하는 사업의 종류 및 규모에 해당하는 사업으로서 해당 제품의 생산 공정과 직접적으로 관련된 건설물·기계·기구 및 설비 등 전부를 설치·이전하거나 그 주요 구조부분을 변경하려는 경우
2. 유해하거나 위험한 작업 또는 장소에서 사용하거나 건강장해를 방지하기 위하여 사용하는 기계·기구 및 설비로서 대통령령으로 정하는 기계·기구 및 설비를 설치·이전하거나 그 주요 구조부분을 변경하려는 경우
3. 대통령령으로 정하는 크기, 높이 등에 해당하는 건설공사를 착공하려는 경우

② 제1항제3호에 따른 건설공사를 착공하려는 사업주(제1항 각 호 외의 부분 단서에 따른 사업주는 제외한다)는 유해위험방지계획서를 작성할 때 건설안전 분야의 자격 등 고용노동부령으로 정하는 자격을 갖춘 자의 의견을 들어야 한다.

③ 제1항에도 불구하고 사업주가 제44조제1항에 따라 공정안전보고서를 고용노동부장관에게 제출한 경우에는 해당 유해·위험설비에 대해서는 유해위험방지계획서를 제출한 것으로 본다.

④ 고용노동부장관은 제1항 각 호 외의 부분 본문에 따라 제출된 유해위험방지계획서를 고용노동부령으로 정하는 바에 따라 심사하여 그 결과를 사업주에게 서면으로 알려 주어야 한다. 이 경우 근로자의 안전 및 보건의 유지·증진을 위하여 필요하다고 인정하는 경우에는 해당 작업 또는 건설공사를 중지하거나 유해위험방지계획서를 변경할 것을 명할 수 있다.

⑤ 제1항에 따른 사업주는 같은 항 각 호 외의 부분 단서에 따라 스스로 심사하거나 제4항에 따라 고용노동부장관이 심사한 유해위험방지계획서와 그 심사결과서를 사업장에 갖추어 두어야 한다.

⑥ 제1항제3호에 따른 건설공사를 착공하려는 사업주로서 제5항에 따라 유해위험방지계획서 및 그 심사결과서를 사업장에 갖추어 둔 사업주는 해당 건설공사의 공법의 변경 등으로 인하여 그 유해위험방지계획서를 변경할 필요가 있는 경우에는 이를 변경하여 갖추어 두어야 한다.

제43조(유해위험방지계획서 이행의 확인 등)

① 제42조제4항에 따라 유해위험방지계획서에 대한 심사를 받은 사업주는 고용노동부령으로 정하는 바에 따라 유해위험방지계획서의 이행에 관하여 고용노동부장관의 확인을 받아야 한다.

② 제42조제1항 각 호 외의 부분 단서에 따른 사업주는 고용노동부령으로 정하는 바에 따라 유해위험방지계획서의 이행에 관하여 스스로 확인하여야 한다. 다만, 해당 건설공사 중에 근로자가 사망(교통사고 등 고용노동부령으로 정하는 경우는 제외한다)한 경우에는 고용노동부령으로 정하는 바에 따라 유해위험방지계획서의 이행에 관하여 고용노동부장관의 확인을 받아야 한다.

③ 고용노동부장관은 제1항 및 제2항 단서에 따른 확인 결과 유해위험방지계획서대로 유해·위험방지를 위한 조치가 되지 아니하는 경우에는 고용노동부령으로 정하는 바에 따라 시설 등의 개선, 사용중지 또는 작업중지 등 필요한 조치를 명할 수 있다.

④ 제3항에 따른 시설 등의 개선, 사용중지 또는 작업중지 등의 절차 및 방법, 그 밖에 필요한 사항은 고용노동부령으로 정한다.

제44조(공정안전보고서의 작성·제출)

① 사업주는 사업장에 대통령령으로 정하는 유해하거나 위험한 설비가 있는 경우 그 설비로부터의 위험물질 누출, 화재 및 폭발 등으로 인하여 사업장 내의 근로자에게 즉시 피해를 주거나 사업장 인근 지역에 피해를 줄 수 있는 사고로서 대통령령으로 정하는 사고(이하 "중대산업사고"라 한다)를 예방하기 위하여 대통령령으로 정하는 바에 따라 공정안전보고서를 작성하고 고용노동부장관에게 제출하여 심사를 받아야 한다. 이 경우 공정안전보고서의 내용이 중대산업사고를 예방하기 위하여 적합하다고 통보받기 전에는 관련된 유해하거나 위험한 설비를 가동해서는 아니 된다.

② 사업주는 제1항에 따라 공정안전보고서를 작성할 때 산업안전보건위원회의 심의를 거쳐야 한다. 다만, 산업안전보건위원회가 설치되어 있지 아니한 사업장의 경우에는 근로자대표의 의견을 들어야 한다.

제45조(공정안전보고서의 심사 등)

① 고용노동부장관은 공정안전보고서를 고용노동부령으로 정하는 바에 따라 심사하여 그 결과를 사업주에게 서면으로 알려 주어야 한다. 이 경우 근로자의 안전 및 보건의 유지·증진을 위하여 필요하다고 인정하는 경우에는 그 공정안전보고서의 변경을 명할 수 있다.

② 사업주는 제1항에 따라 심사를 받은 공정안전보고서를 사업장에 갖추어 두어야 한다.

제46조(공정안전보고서의 이행 등)

① 사업주와 근로자는 제45조제1항에 따라 심사를 받은 공정안전보고서(이 조 제3항에 따라 보완한 공정안전보고서를 포함한다)의 내용을 지켜야 한다.

② 사업주는 제45조제1항에 따라 심사를 받은 공정안전보고서의 내용을 실제로 이행하고 있는지 여부에 대하여 고용노동부령으로 정하는 바에 따라 고용노동부장관의 확인을 받아야 한다.

③ 사업주는 제45조제1항에 따라 심사를 받은 공정안전보고서의 내용을 변경하여야 할 사유가 발생한 경우에는 지체 없이 그 내용을 보완하여야 한다.

④ 고용노동부장관은 고용노동부령으로 정하는 바에 따라 공정안전보고서의 이행 상태를 정기적으로 평가할 수 있다.

⑤ 고용노동부장관은 제4항에 따른 평가 결과 제3항에 따른 보완 상태가 불량한 사업장의 사업주에게는 공정안전보고서의 변경을 명할 수 있으며, 이에 따르지 아니하는 경우 공정안전보고서를 다시 제출하도록 명할 수 있다.

제51조(사업주의 작업중지) 사업주는 산업재해가 발생할 급박한 위험이 있을 때에는 즉시 작업을 중지시키고 근로자를 작업장소에서 대피시키는 등 안전 및 보건에 관하여 필요한 조치를 하여야 한다.

제52조(근로자의 작업중지)

① 근로자는 산업재해가 발생할 급박한 위험이 있는 경우에는 작업을 중지하고 대피할 수 있다.

② 제1항에 따라 작업을 중지하고 대피한 근로자는 지체 없이 그 사실을 관리감독자 또는 그 밖에 부서의 장(이하 "관리감독자등"이라 한다)에게 보고하여야 한다.

③ 관리감독자등은 제2항에 따른 보고를 받으면 안전 및 보건에 관하여 필요한 조치를 하여야 한다.

④ 사업주는 산업재해가 발생할 급박한 위험이 있다고 근로자가 믿을 만한 합리적인 이유가 있을 때에는 제1항에 따라 작업을 중지하고 대피한 근로자에 대하여 해고나 그 밖의 불리한 처우를 해서는 아니 된다.

제53조(고용노동부장관의 시정조치 등)

① 고용노동부장관은 사업주가 사업장의 건설물 또는 그 부속건설물 및 기계·기구·설비·원재료(이하 "기계·설비등"이라 한다)에 대하여 안전 및 보건에 관하여 고용노동부령으로 정하는 필요한 조치를 하지 아니하여 근로자에게 현저한 유해·위험이 초래될 우려가 있다고 판단될 때에는 해당 기계·설비등에 대하여 사용중지·대체·제거 또는 시설의 개선, 그 밖에 안전 및 보건에 관하여 고용노동부령으로 정하는 필요한 조치(이하 "시정조치"라 한다)를 명할 수 있다.

② 제1항에 따라 시정조치 명령을 받은 사업주는 해당 기계·설비등에 대하여 시정조치를 완료할 때까지 시정조치 명령 사항을 사업장 내에 근로자가 쉽게 볼 수 있는 장소에 게시하여야 한다.

③ 고용노동부장관은 사업주가 해당 기계·설비등에 대한 시정조치 명령을 이행하지 아니하여 유해·위험 상태가 해소 또는 개선되지 아니하거나 근로자에 대한 유해·위험이 현저히 높아질 우려가 있는 경우에는 해당 기계·설비등과 관련된 작업의 전부 또는 일부의 중지를 명할 수 있다.

④ 제1항에 따른 사용중지 명령 또는 제3항에 따른 작업중지 명령을 받은 사업주는 그 시정조치를 완료한 경우에는 고용노동부장관에게 제1항에 따른 사용중지 또는 제3항에 따른 작업중지의 해제를 요청할 수 있다.

⑤ 고용노동부장관은 제4항에 따른 해제 요청에 대하여 시정조치가 완료되었다고 판단될 때에는 제1항에 따른 사용중지 또는 제3항에 따른 작업중지를 해제하여야 한다.

제54조(중대재해 발생 시 사업주의 조치)

① 사업주는 중대재해가 발생하였을 때에는 즉시 해당 작업을 중지시키고 근로자를 작업장소에서 대피시키는 등 안전 및 보건에 관하여 필요한 조치를 하여야 한다.

② 사업주는 중대재해가 발생한 사실을 알게 된 경우에는 고용노동부령으로 정하는 바에 따라 지체 없이 고용노동부장관에게 보고하여야 한다. 다만, 천재지변 등 부득이한 사유가 발생한 경우에는 그 사유가 소멸되면 지체 없이 보고하여야 한다.

제55조(중대재해 발생 시 고용노동부장관의 작업중지 조치)

① 고용노동부장관은 중대재해가 발생하였을 때 다음 각 호의 어느 하나에 해당하는 작업으로 인하여 해당 사업장에 산업재해가 다시 발생할 급박한 위험이 있다고 판단되는 경우에는 그 작업의 중지를 명할 수 있다.

1. 중대재해가 발생한 해당 작업
2. 중대재해가 발생한 작업과 동일한 작업

② 고용노동부장관은 토사·구축물의 붕괴, 화재·폭발, 유해하거나 위험한 물질의 누출 등으로 인하여 중대재해가 발생하여 그 재해가 발생한 장소 주변으로 산업재해가 확산될 수 있다고 판단되는 등 불가피한 경우에는 해당 사업장의 작업을 중지할 수 있다.

③ 고용노동부장관은 사업주가 제1항 또는 제2항에 따른 작업중지의 해제를 요청한 경우에는 작업중지 해제에 관한 전문가 등으로 구성된 심의위원회의 심의를 거쳐 고용노동부령으로 정하는 바에 따라 제1항 또는 제2항에 따른 작업중지를 해제하여야 한다.

④ 제3항에 따른 작업중지 해제의 요청 절차 및 방법, 심의위원회의 구성·운영, 그 밖에 필요한 사항은 고용노동부령으로 정한다.

제57조(산업재해 발생 은폐 금지 및 보고 등)

① 사업주는 산업재해가 발생하였을 때에는 그 발생 사실을 은폐해서는 아니 된다.

② 사업주는 고용노동부령으로 정하는 바에 따라 산업재해의 발생 원인 등을 기록하여 보존하여야 한다.

③ 사업주는 고용노동부령으로 정하는 산업재해에 대해서는 그 발생 개요·원인 및 보고 시기, 재발방지 계획 등을 고용노동부령으로 정하는 바에 따라 고용노동부장관에게 보고하여야 한다.

제4절 그 밖의 고용형태에서의 산업재해 예방

제77조(특수형태근로종사자에 대한 안전조치 및 보건조치 등)

① 계약의 형식에 관계없이 근로자와 유사하게 노무를 제공하여 업무상의 재해로부터 보호할 필요가 있음에도 「근로기준법」 등이 적용되지 아니하는 사람으로서 다음 각 호의 요건을 모두 충족하는 사람(이하 "특수형태근로종사자"라 한다)의 노무를 제공받는 자는 특수형태근로종사자의 산업재해 예방을 위하여 필요한 안전조치 및 보건조치를 하여야 한다.

1. 대통령령으로 정하는 직종에 종사할 것
2. 주로 하나의 사업에 노무를 상시적으로 제공하고 보수를 받아 생활할 것
3. 노무를 제공할 때 타인을 사용하지 아니할 것

② 대통령령으로 정하는 특수형태근로종사자로부터 노무를 제공받는 자는 고용노동부령으로 정하는 바에 따라 안전 및 보건에 관한 교육을 실시하여야 한다.

③ 정부는 특수형태근로종사자의 안전 및 보건의 유지·증진에 사용하는 비용의 일부 또는 전부를 지원할 수 있다.

제78조(배달종사자에 대한 안전조치)

「이동통신단말장치 유통구조 개선에 관한 법률」 제2조제4호에 따른 이동통신단말장치로 물건의 수거·배달 등을 중개하는 자는 그 중개를 통하여 「자동차관리법」 제3조제1항제5호에 따른 이륜자동차로 물건을 수거·배달 등을 하는 사람의 산업재해 예방을 위하여 필요한 안전조치 및 보건조치를 하여야 한다.

제6장 유해·위험 기계 등에 대한 조치

제1절 유해하거나 위험한 기계 등에 대한 방호조치 등

제80조(유해하거나 위험한 기계·기구에 대한 방호조치)

① 누구든지 동력(動力)으로 작동하는 기계·기구로서 대통령령으로 정하는 것은 고용노동부령으로 정하는 유해·위험 방지를 위한 방호조치를 하지 아니하고는 양도, 대여, 설치 또는 사용에 제공하거나 양도·대여의 목적으로 진열해서는 아니 된다.

② 누구든지 동력으로 작동하는 기계·기구로서 다음 각 호의 어느 하나에 해당하는 것은 고용노동부령으로 정하는 방호조치를 하지 아니하고는 양도, 대여, 설치 또는 사용에 제공하거나 양도·대여의 목적으로 진열해서는 아니 된다.

1. 작동 부분에 돌기 부분이 있는 것
2. 동력전달 부분 또는 속도조절 부분이 있는 것
3. 회전기계에 물체 등이 말려 들어갈 부분이 있는 것

③ 사업주는 제1항 및 제2항에 따른 방호조치가 정상적인 기능을 발휘할 수 있도록 방호조치와 관련되는 장치를 상시적으로 점검하고 정비하여야 한다.

④ 사업주와 근로자는 제1항 및 제2항에 따른 방호조치를 해체하려는 경우 등 고용노동부령으로 정하는 경우에는 필요한 안전조치 및 보건조치를 하여야 한다.

제81조(기계·기구 등의 대여자 등의 조치) 대통령령으로 정하는 기계·기구·설비 또는 건축물 등을 타인에게 대여하거나 대여받는 자는 필요한 안전조치 및 보건조치를 하여야 한다.

제3절 자율안전확인의 신고

제89조(자율안전확인의 신고)

① 안전인증대상기계등이 아닌 유해·위험기계등으로서 대통령령으로 정하는 것(이하 "자율안전확인대상기계등"이라 한다)을 제조하거나 수입하는 자는 자율안전확인대상기계등의 안전에 관한 성능이 고용노동부장관이 정하여 고시하는 안전기준(이하 "자율안전기준"이라 한다)에 맞는지 확인(이하 "자율안전확인"이라 한다)하여 고용노동부장관에게 신고(신고한 사항을 변경하는 경우를 포함한다)하여야 한다. 다만, 다음 각 호의 어느 하나에 해당하는 경우에는 신고를 면제할 수 있다.

1. 연구·개발을 목적으로 제조·수입하거나 수출을 목적으로 제조하는 경우
2. 제84조제3항에 따른 안전인증을 받은 경우(제86조제1항에 따라 안전인증이 취소되거나 안전인증표시의 사용 금지 명령을 받은 경우는 제외한다)
3. 다른 법령에 따라 안전성에 관한 검사나 인증을 받은 경우로서 고용노동부령으로 정하는 경우

② 고용노동부장관은 제1항 각 호 외의 부분 본문에 따른 신고를 받은 경우 그 내용을 검토하여 이 법에 적합하면 신고를 수리하여야 한다.

③ 제1항 각 호 외의 부분 본문에 따라 신고를 한 자는 자율안전확인대상기계등이 자율안전기준에 맞는 것임을 증명하는 서류를 보존하여야 한다.

④ 제1항 각 호 외의 부분 본문에 따른 신고의 방법 및 절차, 그 밖에 필요한 사항은 고용노동부령으로 정한다.

제90조(자율안전확인의 표시 등)

① 제89조제1항 각 호 외의 부분 본문에 따라 신고를 한 자는 자율안전확인대상기계등이나 이를 담은 용기 또는 포장에 고용노동부령으로 정하는 바에 따라 자율안전확인의 표시(이하 "자율안전확인표시"라 한다)를 하여야 한다.

② 제89조제1항 각 호 외의 부분 본문에 따라 신고된 자율안전확인대상기계등이 아닌 것은 자율안전확인표시 또는 이와 유사한 표시를 하거나 자율안전확인에 관한 광고를 해서는 아니 된다.

③ 제89조제1항 각 호 외의 부분 본문에 따라 신고된 자율안전확인대상기계등을 제조·수입·양도·대여하는 자는 자율안전확인표시를 임의로 변경하거나 제거해서는 아니 된다.

④ 고용노동부장관은 다음 각 호의 어느 하나에 해당하는 경우에는 자율안전확인표시나 이와 유사한 표시를 제거할 것을 명하여야 한다.

1. 제2항을 위반하여 자율안전확인표시나 이와 유사한 표시를 한 경우
2. 거짓이나 그 밖의 부정한 방법으로 제89조제1항 각 호 외의 부분 본문에 따른 신고를 한 경우
3. 제91조제1항에 따라 자율안전확인표시의 사용 금지 명령을 받은 경우

제91조(자율안전확인표시의 사용 금지 등)

① 고용노동부장관은 제89조제1항 각 호 외의 부분 본문에 따라 신고된 자율안전확인대상기계등의 안전에 관한 성능이 자율안전기준에 맞지 아니하게 된 경우에는 같은 항 각 호 외의 부분 본문에 따라 신고한 자에게 6개월 이내의 기간을 정하여 자율안전확인표시의 사용을 금지하거나 자율안전기준에 맞게 시정하도록 명할 수 있다.

② 고용노동부장관은 제1항에 따라 자율안전확인표시의 사용을 금지하였을 때에는 그 사실을 관보 등에 공고하여야 한다.

③ 제2항에 따른 공고의 내용, 방법 및 절차, 그 밖에 필요한 사항은 고용노동부령으로 정한다.

제92조(자율 안전확인대상 기계 등의 제조 등의 금지 등)

① 누구든지 다음 각 호의 어느 하나에 해당하는 자율안전확인대상기계등을 제조·수입·양도·대여·사용하거나 양도·대여의 목적으로 진열할 수 없다.

1. 제89조제1항 각 호 외의 부분 본문에 따른 신고를 하지 아니한 경우(같은 항 각 호 외의 부분 단서에 따라 신고가 면제되는 경우는 제외한다)
2. 거짓이나 그 밖의 부정한 방법으로 제89조제1항 각 호 외의 부분 본문에 따른 신고를 한 경우
3. 자율안전확인대상기계등의 안전에 관한 성능이 자율안전기준에 맞지 아니하게 된 경우
4. 제91조제1항에 따라 자율안전확인표시의 사용 금지 명령을 받은 경우

② 고용노동부장관은 제1항을 위반하여 자율안전확인대상기계등을 제조·수입·양도·대여하는 자에게 고용노동부령으로 정하는 바에 따라 그 자율안전확인대상기계등을 수거하거나 파기할 것을 명할 수 있다.

제7장 유해·위험물질에 대한 조치

제1절 유해·위험물질의 분류 및 관리

제104조(유해인자의 분류기준) 고용노동부장관은 고용노동부령으로 정하는 바에 따라 근로자에게 건강장해를 일으키는 화학물질 및 물리적 인자 등(이하 "유해인자"라 한다)의 유해성·위험성 분류기준을 마련하여야 한다.

제105조(유해인자의 유해성·위험성 평가 및 관리)

① 고용노동부장관은 유해인자가 근로자의 건강에 미치는 유해성·위험성을 평가하고 그 결과를 관보 등에 공표할 수 있다.

② 고용노동부장관은 제1항에 따른 평가 결과 등을 고려하여 고용노동부령으로 정하는 바에 따라 유해성·위험성 수준별로 유해인자를 구분하여 관리하여야 한다.

③ 제1항에 따른 유해성·위험성 평가대상 유해인자의 선정기준, 유해성·위험성 평가의 방법, 그 밖에 필요한 사항은 고용노동부령으로 정한다.

제106조(유해인자의 노출기준 설정) 고용노동부장관은 제105조제1항에 따른 유해성·위험성 평가 결과 등 고용노동부령으로 정하는 사항을 고려하여 유해인자의 노출기준을 정하여 고시하여야 한다.

제107조(유해인자 허용기준의 준수)

① 사업주는 발암성 물질 등 근로자에게 중대한 건강장해를 유발할 우려가 있는 유해인자로서 대통령령으로 정하는 유해인자는 작업장 내의 그 노출 농도를 고용노동부령으로 정하는 허용기준 이하로 유지하여야 한다. 다만, 다음 각 호의 어느 하나에 해당하는 경우에는 그러하지 아니하다.

1. 유해인자를 취급하거나 정화·배출하는 시설 및 설비의 설치나 개선이 현존하는 기술로 가능하지 아니한 경우

2. 천재지변 등으로 시설과 설비에 중대한 결함이 발생한 경우
3. 고용노동부령으로 정하는 임시 작업과 단시간 작업의 경우
4. 그 밖에 대통령령으로 정하는 경우

② 사업주는 제1항 각 호 외의 부분 단서에도 불구하고 유해인자의 노출 농도를 제1항에 따른 허용기준 이하로 유지하도록 노력하여야 한다.

제108조(신규화학물질의 유해성·위험성 조사)

① 대통령령으로 정하는 화학물질 외의 화학물질(이하 "신규화학물질"이라 한다)을 제조하거나 수입하려는 자(이하 "신규화학물질제조자등"이라 한다)는 신규화학물질에 의한 근로자의 건강장해를 예방하기 위하여 고용노동부령으로 정하는 바에 따라 그 신규화학물질의 유해성·위험성을 조사하고 그 조사보고서를 고용노동부장관에게 제출하여야 한다. 다만, 다음 각 호의 어느 하나에 해당하는 경우에는 그러하지 아니하다.

1. 일반 소비자의 생활용으로 제공하기 위하여 신규화학물질을 수입하는 경우로서 고용노동부령으로 정하는 경우
2. 신규화학물질의 수입량이 소량이거나 그 밖에 위해의 정도가 적다고 인정되는 경우로서 고용노동부령으로 정하는 경우

② 신규화학물질제조자등은 제1항 각 호 외의 부분 본문에 따라 유해성·위험성을 조사한 결과 해당 신규화학물질에 의한 근로자의 건강장해를 예방하기 위하여 필요한 조치를 하여야 하는 경우 이를 즉시 시행하여야 한다.

③ 고용노동부장관은 제1항에 따라 신규화학물질의 유해성·위험성 조사보고서가 제출되면 고용노동부령으로 정하는 바에 따라 그 신규화학물질의 명칭, 유해성·위험성, 근로자의 건강장해 예방을 위한 조치 사항 등을 공표하고 관계 부처에 통보하여야 한다.

④ 고용노동부장관은 제1항에 따라 제출된 신규화학물질의 유해성·위험성 조사보고서를 검토한 결과 근로자의 건강장해 예방을 위하여 필요하다고 인정할 때에는 신규화학물질제조자등에게 시설·설비를 설치·정비하고 보호구를 갖추어 두는 등의 조치를 하도록 명할 수 있다.

⑤ 신규화학물질제조자등이 신규화학물질을 양도하거나 제공하는 경우에는 제4항에 따른 근로자의 건강장해 예방을 위하여 조치하여야 할 사항을 기록한 서류를 함께 제공하여야 한다.

제109조(중대한 건강장해 우려 화학물질의 유해성·위험성 조사)

① 고용노동부장관은 근로자의 건강장해를 예방하기 위하여 필요하다고 인정할 때에는 고용노동부령으로 정하는 바에 따라 암 또는 그 밖에 중대한 건강장해를 일으킬 우려가 있는 화학물질을 제조·수입하는 자 또는 사용하는 사업주에게 해당 화학물질의 유해성·위험성 조사와 그 결과의 제출 또는 제105조제1항에 따른 유해성·위험성 평가에 필요한 자료의 제출을 명할 수 있다.

② 제1항에 따라 화학물질의 유해성·위험성 조사 명령을 받은 자는 유해성·위험성 조사 결과 해당 화학물질로 인한 근로자의 건강장해가 우려되는 경우 근로자의 건강장해를 예방하기 위하여 시설·설비의 설치 또는 개선 등 필요한 조치를 하여야 한다.

③ 고용노동부장관은 제1항에 따라 제출된 조사 결과 및 자료를 검토하여 근로자의 건강장해를 예방하기 위하여 필요하다고 인정하는 경우에는 해당 화학물질을 제105조제2항에 따라 구분하여 관리하거나 해당 화학물질을 제조·수입한 자 또는 사용하는 사업주에게 근로자의 건강장해 예방을 위한 시설·설비의 설치 또는 개선 등 필요한 조치를 하도록 명할 수 있다.

제8장 근로자 보건관리

제1절 근로환경의 개선

제125조(작업환경측정)

① 사업주는 유해인자로부터 근로자의 건강을 보호하고 쾌적한 작업환경을 조성하기 위하여 인체에 해로운 작업을 하는 작업장으로서 고용노동부령으로 정하는 작업장에 대하여 고용노동부령으로 정하는 자격을 가진 자로 하여금 작업환경측정을 하도록 하여야 한다.

② 제1항에도 불구하고 도급인의 사업장에서 관계수급인 또는 관계수급인의 근로자가 작업을 하는 경우에는 도급인이 제1항에 따른 자격을 가진 자로 하여금 작업환경측정을 하도록 하여야 한다.

③ 사업주(제2항에 따른 도급인을 포함한다. 이하 이 조 및 제127조에서 같다)는 제1항에 따른 작업환경측정을 제126조에 따라 지정받은 기관(이하 "작업환경측정기관"이라 한다)에 위탁할 수 있다. 이 경우 필요한 때에는 작업환경측정 중 시료의 분석만을 위탁할 수 있다.

④ 사업주는 근로자대표(관계수급인의 근로자대표를 포함한다. 이하 이 조에서 같다)가 요구하면 작업환경측정 시 근로자대표를 참석시켜야 한다.

⑤ 사업주는 작업환경측정 결과를 기록하여 보존하고 고용노동부령으로 정하는 바에 따라 고용노동부장관에게 보고하여야 한다. 다만, 제3항에 따라 사업주로부터 작업환경측정을 위탁받은 작업환경측정기관이 작업환경측정을 한 후 그 결과를 고용노동부령으로 정하는 바에 따라 고용노동부장관에게 제출한 경우에는 작업환경측정 결과를 보고한 것으로 본다.

⑥ 사업주는 작업환경측정 결과를 해당 작업장의 근로자(관계수급인 및 관계수급인 근로자를 포함한다. 이하 이 항, 제127조 및 제175조제5항제15호에서 같다)에게 알려야 하며, 그 결과에 따라 근로자의 건강을 보호하기 위하여 해당 시설·설비의 설치·개선 또는 건강진단의 실시 등의 조치를 하여야 한다.

⑦ 사업주는 산업안전보건위원회 또는 근로자대표가 요구하면 작업환경측정 결과에 대한 설명회 등을 개최하여야 한다. 이 경우 제3항에 따라 작업환경측정을 위탁하여 실시한 경우에는

작업환경측정기관에 작업환경측정 결과에 대하여 설명하도록 할 수 있다.

⑧ 제1항 및 제2항에 따른 작업환경측정의 방법·횟수, 그 밖에 필요한 사항은 고용노동부령으로 정한다.

제128조의2(휴게시설의 설치)

① 사업주는 근로자(관계수급인의 근로자를 포함한다. 이하 이 조에서 같다)가 신체적 피로와 정신적 스트레스를 해소할 수 있도록 휴식시간에 이용할 수 있는 휴게시설을 갖추어야 한다.

② 사업주 중 사업의 종류 및 사업장의 상시 근로자 수 등 대통령령으로 정하는 기준에 해당하는 사업장의 사업주는 제1항에 따라 휴게시설을 갖추는 경우 크기, 위치, 온도, 조명 등 고용노동부령으로 정하는 설치·관리기준을 준수하여야 한다.

제2절 건강진단 및 건강관리

제129조(일반건강진단)

① 사업주는 상시 사용하는 근로자의 건강관리를 위하여 건강진단(이하 "일반건강진단"이라 한다)을 실시하여야 한다. 다만, 사업주가 고용노동부령으로 정하는 건강진단을 실시한 경우에는 그 건강진단을 받은 근로자에 대하여 일반건강진단을 실시한 것으로 본다.

② 사업주는 제135조제1항에 따른 특수건강진단기관 또는 「건강검진기본법」 제3조제2호에 따른 건강검진기관(이하 "건강진단기관"이라 한다)에서 일반건강진단을 실시하여야 한다.

③ 일반건강진단의 주기·항목·방법 및 비용, 그 밖에 필요한 사항은 고용노동부령으로 정한다.

제130조(특수건강진단 등)

① 사업주는 다음 각 호의 어느 하나에 해당하는 근로자의 건강관리를 위하여 건강진단(이하 "특수건강진단"이라 한다)을 실시하여야 한다. 다만, 사업주가 고용노동부령으로 정하는 건강진단을 실시한 경우에는 그 건강진단을 받은 근로자에 대하여 해당 유해인자에 대한 특수건강진단을 실시한 것으로 본다.

1. 고용노동부령으로 정하는 유해인자에 노출되는 업무(이하 "특수건강진단대상업무"라 한다)에 종사하는 근로자
2. 제1호, 제3항 및 제131조에 따른 건강진단 실시 결과 직업병 소견이 있는 근로자로 판정받아 작업 전환을 하거나 작업 장소를 변경하여 해당 판정의 원인이 된 특수건강진단대상업무에 종사하지 아니하는 사람으로서 해당 유해인자에 대한 건강진단이 필요하다는 「의료법」 제2조에 따른 의사의 소견이 있는 근로자

② 사업주는 특수건강진단대상업무에 종사할 근로자의 배치 예정 업무에 대한 적합성 평가를 위하여 건강진단(이하 "배치전건강진단"이라 한다)을 실시하여야 한다. 다만, 고용노동부령으로 정하는 근로자에 대해서는 배치전건강진단을 실시하지 아니할 수 있다.

③ 사업주는 특수건강진단대상업무에 따른 유해인자로 인한 것이라고 의심되는 건강장해 증상을 보이거나 의학적 소견이 있는 근로자 중 보건관리자 등이 사업주에게 건강진단 실시를 건의하는 등 고용노동부령으로 정하는 근로자에 대하여 건강진단(이하 "수시건강진단"이라 한다)을 실시하여야 한다.

④ 사업주는 제135조제1항에 따른 특수건강진단기관에서 제1항부터 제3항까지의 규정에 따른 건강진단을 실시하여야 한다.

⑤ 제1항부터 제3항까지의 규정에 따른 건강진단의 시기·주기·항목·방법 및 비용, 그 밖에 필요한 사항은 고용노동부령으로 정한다.

제131조(임시건강진단 명령 등)

① 고용노동부장관은 같은 유해인자에 노출되는 근로자들에게 유사한 질병의 증상이 발생한 경우 등 고용노동부령으로 정하는 경우에는 근로자의 건강을 보호하기 위하여 사업주에게 특정 근로자에 대한 건강진단(이하 "임시건강진단"이라 한다)의 실시나 작업전환, 그 밖에 필요한 조치를 명할 수 있다.

② 임시건강진단의 항목, 그 밖에 필요한 사항은 고용노동부령으로 정한다.

제132조(건강진단에 관한 사업주의 의무)

① 사업주는 제129조부터 제131조까지의 규정에 따른 건강진단을 실시하는 경우 근로자대표가 요구하면 근로자대표를 참석시켜야 한다.

② 사업주는 산업안전보건위원회 또는 근로자대표가 요구할 때에는 직접 또는 제129조부터 제131조까지의 규정에 따른 건강진단을 한 건강진단기관에 건강진단 결과에 대하여 설명하도록 하여야 한다. 다만, 개별 근로자의 건강진단 결과는 본인의 동의 없이 공개해서는 아니 된다.

③ 사업주는 제129조부터 제131조까지의 규정에 따른 건강진단의 결과를 근로자의 건강 보호 및 유지 외의 목적으로 사용해서는 아니 된다.

④ 사업주는 제129조부터 제131조까지의 규정 또는 다른 법령에 따른 건강진단의 결과 근로자의 건강을 유지하기 위하여 필요하다고 인정할 때에는 작업장소 변경, 작업 전환, 근로시간 단축, 야간근로(오후 10시부터 다음 날 오전 6시까지 사이의 근로를 말한다)의 제한, 작업환경측정 또는 시설·설비의 설치·개선 등 고용노동부령으로 정하는 바에 따라 적절한 조치를 하여야 한다.

⑤ 제4항에 따라 적절한 조치를 하여야 하는 사업주로서 고용노동부령으로 정하는 사업주는 그 조치 결과를 고용노동부령으로 정하는 바에 따라 고용노동부장관에게 제출하여야 한다.

제133조(건강진단에 관한 근로자의 의무) 근로자는 제129조부터 제131조까지의 규정에 따라 사업주가 실시하는 건강진단을 받아야 한다. 다만, 사업주가 지정한 건강진단기관이 아닌 건강진단기관으로부터 이에 상응하는 건강진단을 받아 그 결과를 증명하는 서류를 사업주에게 제출하는 경우에는 사업주가 실시하는 건강진단을 받은 것으로 본다.

제138조(질병자의 근로 금지·제한)

① 사업주는 감염병, 정신질환 또는 근로로 인하여 병세가 크게 악화될 우려가 있는 질병으로서 고용노동부령으로 정하는 질병에 걸린 사람에게는 「의료법」 제2조에 따른 의사의 진단에 따라 근로를 금지하거나 제한하여야 한다.

② 사업주는 제1항에 따라 근로가 금지되거나 제한된 근로자가 건강을 회복하였을 때에는 지체 없이 근로를 할 수 있도록 하여야 한다.

제11장 보칙

제158조(산업재해 예방활동의 보조·지원)

① 정부는 사업주, 사업주단체, 근로자단체, 산업재해 예방 관련 전문단체, 연구기관 등이 하는 산업재해 예방사업 중 대통령령으로 정하는 사업에 드는 경비의 전부 또는 일부를 예산의 범위에서 보조하거나 그 밖에 필요한 지원(이하 "보조·지원"이라 한다)을 할 수 있다. 이 경우 고용노동부장관은 보조·지원이 산업재해 예방사업의 목적에 맞게 효율적으로 사용되도록 관리·감독하여야 한다.

② 고용노동부장관은 보조·지원을 받은 자가 다음 각 호의 어느 하나에 해당하는 경우 보조·지원의 전부 또는 일부를 취소하여야 한다. 다만, 제1호 및 제2호의 경우에는 보조·지원의 전부를 취소하여야 한다.

1. 거짓이나 그 밖의 부정한 방법으로 보조·지원을 받은 경우
2. 보조·지원 대상자가 폐업하거나 파산한 경우
3. 보조·지원 대상을 임의매각·훼손·분실하는 등 지원 목적에 적합하게 유지·관리·사용하지 아니한 경우
4. 제1항에 따른 산업재해 예방사업의 목적에 맞게 사용되지 아니한 경우
5. 보조·지원 대상 기간이 끝나기 전에 보조·지원 대상 시설 및 장비를 국외로 이전한 경우
6. 보조·지원을 받은 사업주가 필요한 안전조치 및 보건조치 의무를 위반하여 산업재해를 발생시킨 경우로서 고용노동부령으로 정하는 경우

③ 고용노동부장관은 제2항에 따라 보조·지원의 전부 또는 일부를 취소한 경우, 같은 항 제1호 또는 제3호부터 제5호까지의 어느 하나에 해당하는 경우에는 해당 금액 또는 지원에 상응하는 금액을 환수하되 대통령령으로 정하는 바에 따라 지급받은 금액의 5배 이하의 금액을 추가로 환수할 수 있고, 같은 항 제2호(파산한 경우에는 환수하지 아니한다) 또는 제6호에 해당하는 경우에는 해당 금액 또는 지원에 상응하는 금액을 환수한다.

④ 제2항에 따라 보조·지원의 전부 또는 일부가 취소된 자에 대해서는 고용노동부령으로 정하는 바에 따라 취소된 날부터 5년 이내의 기간을 정하여 보조·지원을 하지 아니할 수 있다.

⑤ 보조·지원의 대상·방법·절차, 관리 및 감독, 제2항 및 제3항에 따른 취소 및 환수 방법, 그 밖에 필요한 사항은 고용노동부장관이 정하여 고시한다.

제159조(영업정지의 요청 등)

① 고용노동부장관은 사업주가 다음 각 호의 어느 하나에 해당하는 산업재해를 발생시킨 경우에는 관계 행정기관의 장에게 관계 법령에 따라 해당 사업의 영업정지나 그 밖의 제재를 할 것을 요청하거나 「공공기관의 운영에 관한 법률」 제4조에 따른 공공기관의 장에게 그 기관이 시행하는 사업의 발주 시 필요한 제한을 해당 사업자에게 할 것을 요청할 수 있다.

1. 제38조, 제39조 또는 제63조를 위반하여 많은 근로자가 사망하거나 사업장 인근지역에 중대한 피해를 주는 등 대통령령으로 정하는 사고가 발생한 경우
2. 제53조제1항 또는 제3항에 따른 명령을 위반하여 근로자가 업무로 인하여 사망한 경우

② 제1항에 따라 요청을 받은 관계 행정기관의 장 또는 공공기관의 장은 정당한 사유가 없으면 이에 따라야 하며, 그 조치 결과를 고용노동부장관에게 통보하여야 한다.

③ 제1항에 따른 영업정지 등의 요청 절차나 그 밖에 필요한 사항은 고용노동부령으로 정한다.

제160조(업무정지 처분을 대신하여 부과하는 과징금 처분)

① 고용노동부장관은 제21조제4항(제74조제4항, 제88조제5항, 제96조제5항, 제126조제5항 및 제135조제6항에 따라 준용되는 경우를 포함한다)에 따라 업무정지를 명하여야 하는 경우에 그 업무정지가 이용자에게 심한 불편을 주거나 공익을 해칠 우려가 있다고 인정되면 업무정지 처분을 대신하여 10억원 이하의 과징금을 부과할 수 있다.

② 고용노동부장관은 제1항에 따른 과징금을 징수하기 위하여 필요한 경우에는 다음 각 호의 사항을 적은 문서로 관할 세무관서의 장에게 과세 정보 제공을 요청할 수 있다.

1. 납세자의 인적사항
2. 사용 목적
3. 과징금 부과기준이 되는 매출 금액
4. 과징금 부과사유 및 부과기준

③ 고용노동부장관은 제1항에 따른 과징금 부과처분을 받은 자가 납부기한까지 과징금을 내지 아니하면 국세 체납처분의 예에 따라 이를 징수한다.

④ 제1항에 따라 과징금을 부과하는 위반행위의 종류 및 위반 정도 등에 따른 과징금의 금액, 그 밖에 필요한 사항은 대통령령으로 정한다.

제164조(서류의 보존)

① 사업주는 다음 각 호의 서류를 3년(제2호의 경우 2년을 말한다) 동안 보존하여야 한다. 다만, 고용노동부령으로 정하는 바에 따라 보존기간을 연장할 수 있다.

1. 안전보건관리책임자·안전관리자·보건관리자·안전보건관리담당자 및 산업보건의의 선임에 관한 서류
2. 제24조제3항 및 제75조제4항에 따른 회의록
3. 안전조치 및 보건조치에 관한 사항으로서 고용노동부령으로 정하는 사항을 적은 서류
4. 제57조제2항에 따른 산업재해의 발생 원인 등 기록
5. 제108조제1항 본문 및 제109조제1항에 따른 화학물질의 유해성·위험성 조사에 관한 서류
6. 제125조에 따른 작업환경측정에 관한 서류
7. 제129조부터 제131조까지의 규정에 따른 건강진단에 관한 서류

② 안전인증 또는 안전검사의 업무를 위탁받은 안전인증기관 또는 안전검사기관은 안전인증·안전검사에 관한 사항으로서 고용노동부령으로 정하는 서류를 3년 동안 보존하여야 하고, 안전인증을 받은 자는 제84조제5항에 따라 안전인증대상기계등에 대하여 기록한 서류를 3년 동안 보존하여야 하며, 자율안전 확인대상기계등을 제조하거나 수입하는 자는 자율안전기준에 맞는 것임을 증명하는 서류를 2년 동안 보존하여야 하고, 제98조제1항에 따라 자율안전검사를 받은 자는 자율검사프로그램에 따라 실시한 검사 결과에 대한 서류를 2년 동안 보존하여야 한다.

③ 일반석면조사를 한 건축물·설비소유주등은 그 결과에 관한 서류를 그 건축물이나 설비에 대한 해체·제거작업이 종료될 때까지 보존하여야 하고, 기관석면조사를 한 건축물·설비소유주등과 석면조사기관은 그 결과에 관한 서류를 3년 동안 보존하여야 한다.

④ 작업환경측정기관은 작업환경측정에 관한 사항으로서 고용노동부령으로 정하는 사항을 적은 서류를 3년 동안 보존하여야 한다.

⑤ 지도사는 그 업무에 관한 사항으로서 고용노동부령으로 정하는 사항을 적은 서류를 5년 동안 보존하여야 한다.

⑥ 석면해체·제거업자는 제122조제3항에 따른 석면해체·제거작업에 관한 서류 중 고용노동부령으로 정하는 서류를 30년 동안 보존하여야 한다.

⑦ 제1항부터 제6항까지의 경우 전산입력자료가 있을 때에는 그 서류를 대신하여 전산입력자료를 보존할 수 있다.

제166조의2(현장실습생에 대한 특례) 제2조제3호에도 불구하고 「직업교육훈련 촉진법」 제2조제7호에 따른 현장실습을 받기 위하여 현장실습산업체의 장과 현장실습계약을 체결한 직업교육훈련생(이하 "현장실습생"이라 한다)에게는 제5조, 제29조, 제38조부터 제41조까지, 제51조부터 제57조까지, 제63조, 제114조제3항, 제131조, 제138조제1항, 제140조, 제155조부터 제157조까지를 준용한다. 이 경우 "사업주"는 "현장실습산업체의 장"으로, "근로"는 "현장실습"으로, "근로자"는 "현장실습생"으로 본다.

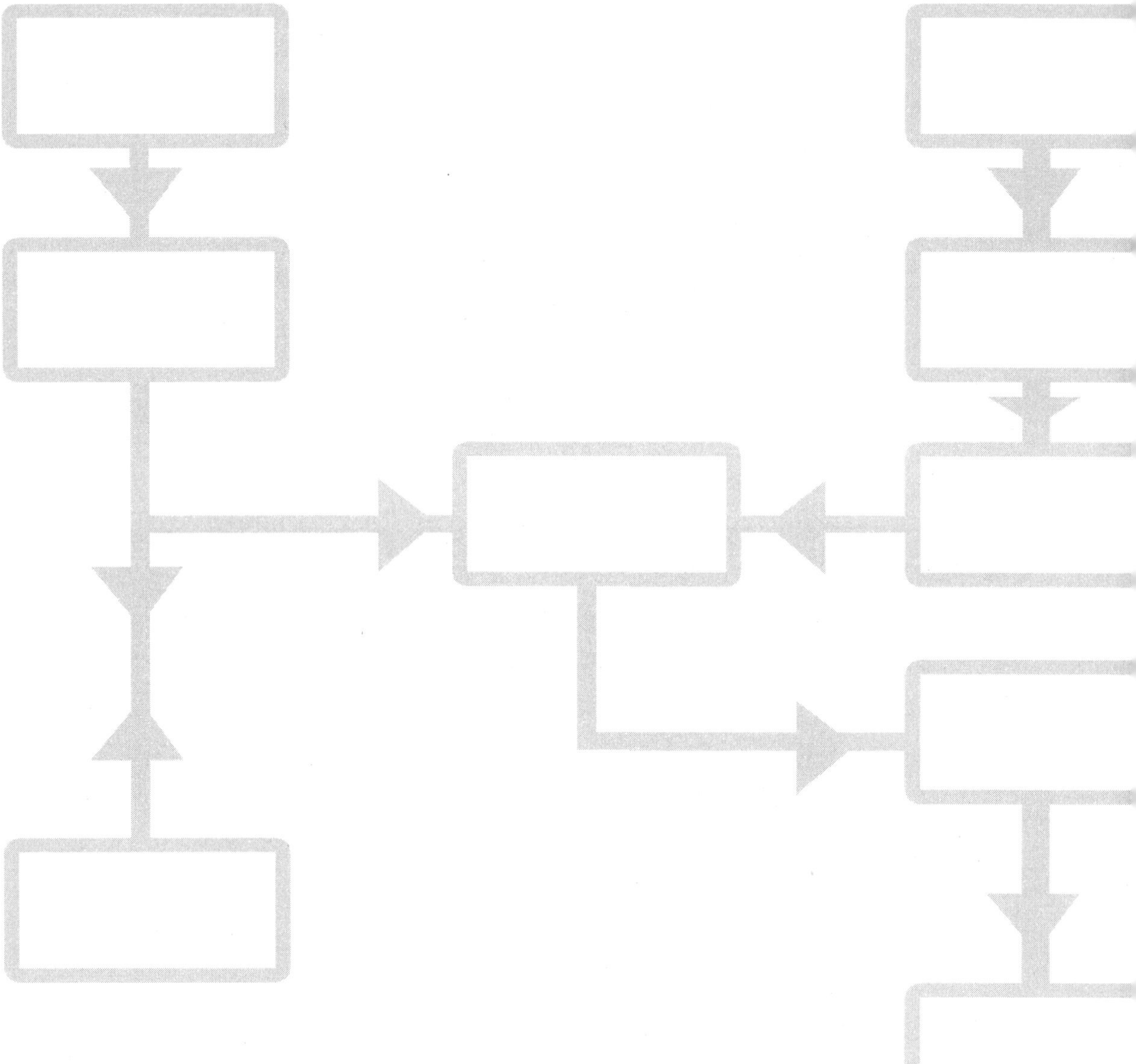

V 치과기공소 마케팅

V 치과기공소 마케팅

1. 마케팅의 정의

마케팅은 인간이 서로(제조업자와 소비자, 비영리 단체와 소비자, 서비스업체와 소비자, 기업과 기업, 개인과 개인 등) 만나 무엇인가를 주고받는다는 의미를 가지고 있으며 학술적으로는 '교환'을 이루어가는 과정을 말한다.

1960년 미국 마케팅협회(A.M.A)의 정의에 따르면 "마케팅이란 생산자로 부터 소비자 또는 사용자에게 상품과 서비스의 전달을 관리하는 기업 활동의 수행"이라고 규정하였다.

마케팅 학자들은 마케팅 관리 철학을 생산개념(Production Concept – 수요를 충족시키기 위하여 생산설비와 공정의 최적화를 이뤄 제품의 생산성을 높이고 원가를 낮추는 것), 제품개념(Product Concept – 수요가 충족되면 소비자들은 제품의 품질에 대한 기대치가 높아지게 되므로, 더불어 품질 만족도를 높일 수 있는 제품을 개발하는 것), 판매개념(Selling Concept – 생산개념 과정과 제품개념 과정을 거치면서 수요와 품질 만족을 충족시키고 생산기술의 발달로 대량생산체제가 형성된 후에는, 공급이 수요를 초과하게 되므로 판매의 개념이 매우 중요하게 여겨진다는 것), 마케팅개념(Marketing Concept – 제품의 공급과잉 현상 때문에 치열한 경쟁시장구조로 전환됨에 따라, 마케팅은 소비자 만족 또는 소비자 이익 실현을 목표로 해야 한다는 것), 사회지향적개념(Societal Marketing Concept – 단순히 제품을 생산하고 판매하던 시대는 물론 소비자의 만족과 이익실현을 위한 마케팅 목표 단계를 지나, 이제는 소비자의 복지 또는 환경이나 생태계를 파괴하지 않는 미래지향적인 사회복지를 위한 마케팅을 실천해야 한다는 것) 단계로 변화했다고 설명한다.

치과기공소 마케팅은 치과계의 환경변화에 적극적으로 적응하면서, 현재 또는 미래 고객의 욕구를 충족시킬 수 있도록, 생산된 치과기공물 및 서비스를 치과의료인에게 제공하기 위하여 판매를 수행하는 과정이라고 말할 수 있다.

즉 치과기공소에서 생산된 치과기공물과 그 외의 서비스가 치과의료인에게 전달되는 과정에 포함되는 모든 활동(시장조사, 치과기공물 기획, 개발, 생산관리, 구매, 포장, 홍보, 광고, 판촉, 배달, 기공요금 회수 등을 포함한다.)을 마케팅이라고 한다.

치과기공소 마케팅을 더 구체적으로 살펴본다면 현재 사용하지 않는 치과기공물의 생산 중단,

제품의 개량 및 새 용도로의 전환, 새로운 제품과 포장, 디자인 등을 개발하거나 시장조사를 통하여 치과기공물의 수요를 예측하고 경쟁 대책과 가격정책을 수립하며, 판매 경로를 설정한 후 판매활동을 실시하는데, 이러한 판매업무와 관련된 판매사무의 처리 및 판매원의 관리 그리고 판매를 촉진하기 위한 광고, 선전 및 각종 판매 촉진책의 실시관계 등 치과기공소의 영업활동 전체와 관련된 정책, 계획, 조직, 예산관리의 종합조정까지도 마케팅이라고 할 수 있다.

치과기공소의 마케팅 관리는 마케팅의 목표 설정과 달성 방법을 정하고, 목표를 달성하기 위한 조직을 구성하여 효율적으로 지휘하고 통제하는 과정을 말한다. 즉 치과기공소의 마케팅 관리를 미국 마케팅협회(A.M.A)의 정의로 압축한다면 치과기공소의 마케팅 활동을 계획, 집행, 통제하는 것이라고 할 수 있다.

치과기공소의 성공적인 마케팅 관리를 위한 계획수립은 경영현황 분석, SWOT 분석, 시장환경 분석, 신규거래처 유입경로 분석, 고객만족도 조사 등 문제점과 사실의 분석에 따른 해결 방안을 찾는 것이 중요하며, 이에 따라 마케팅 전략(시장조사, 홍보, 가격정책, 매출증대 전략보고서 작성, 직원의 면담, 근무의식, 근무만족도 평가와 상담, 서비스, 마케팅, 경영마인드 교육 및 재배치 포함)을 수립하는 것이 바람직하다.

2. 치과기공소 마케팅

치과기공소의 마케팅 목표를 성공적으로 달성하기 위하여 우선적으로 마케팅의 기본 개념과 소비자 또는 소비자집단의 행동(심리) 변화를 이해해야 한다. 즉 최근의 치과치료학문과 치료기술의 변화 그리고 치과의사나 치과의료인 집단의 치과기공물 선호도 등을 정확하게 파악해야 한다.

소비자 또는 소비자집단의 행동(심리) 변화에 따라, 기존 치과기공물과 새로 개발할 치과기공물 전략(Brand, 가격, 디자인 등)의 중요성을 소비자 문화와 세분시장으로 이해한 후 소비자 욕구에 기초한 고객과 기업 관점에서 판단하고, 시장선점과 직접생산 또는 외주생산 전략의 실행에 따른 마케팅 이점 등을 검토해야 한다.

그리고 마케팅에 있어서의 가격 관리는 시장 선점 가격과 경쟁자 가격에 따른 가격 전쟁의 의미와 대처법을 잘 숙지하고 기존제품과 신제품에 대한 적정가격을 책정해야 한다. 때로는 제품의 적정가격 설정을 위하여 질 저하가 없는 상태로 치과기공물 제조원가를 낮추든가 유통전략 혁신 등이 필요한 경우도 있을 수 있다. 또한 치과기공물의 마케팅 촉진 수단(광고, 품질, 가격, 디자인 등)과 마케팅 커뮤니케이션을 이해하고, 광고의 목적과 목표를 설정한 후 판매촉진을 위한 구체적인 마케팅 계획에 착수 한다.

치과기공소의 마케팅 목표를 효과적으로 달성하려면 핵심마케팅 전략을 잘 도출해야 한다.

즉 마케팅 이론에 따라 치과기공소 마케팅 사례를 연구하고 치과기공물 시장 환경분석, 경쟁 치과기공소 분석, 구매동기 분석, 제품믹스 분석, 시장 세분화 등의 과정을 거친다. 이러한 분석 결과에 따라 표적시장을 선정하고 치과기공제품 생산전략을 입안한 후 신제품을 기획하며 가격 결정과 판매관리 전략을 도출한다. 마케팅계획을 수립하기 위한 첫 단계는 상황, 즉 마케팅 환경과 치과기공소의 마케팅 능력 등의 분석과 예측이다.

상황분석을 위해서는 몇 가지 방법이 있으나 여기서는 SWOT 분석방법을 소개한다.

SWOT분석은 치과기공소의 내부와 외부 환경을 파악하는 분석방법으로 강점(Strengths – 경쟁하는 치과기공소보다 저가에서 치과기공물을 생산할 능력 또는 새로운 제품이나 거래처를 확보할 수 있는 능력 등), 약점(Weaknesses – 높은 제조원가, 자금 부족, 낮은 인지도), 기회(Opportunities – 잠재고객 확보 또는 신기술 및 신제품 개발 등), 위협(Threats – 강력한 경쟁 치과기공소 출현, 새 법률로 치과기공소 마케팅 제한) 치료방법 등의 변화에 따른 고객의 욕구 및 선호도 변화 등으로 나누어 분석한다.

치과기공소의 외부환경요인(1. 경제적 환경 – 경제 성장률, 물가 상승률, 금융비용, 세법 등, 정치적 환경 – 정권의 기업 정책 태도, 정치적 안정 및 불안, 전쟁 등 2. 법률적 환경 – 의료기사 등에 관한 법률, 독점금지법, 노동관계법, 최저임금법 등 3. 치과기공물 시장 – 규모, 위치, 성장 잠재력, 충성도, 진입 용이성 등, 기술 변화, 경쟁자 출현)은 통제가 불가능한 요소로 이루어진 경우 정확한 분석이 어려울 수도 있지만, 내부환경요인(치과기공 인력 자원, 자금 조달 능력, 설비, 기술, 품질과 서비스, 고객 – 욕구와 필요 및 충성도 등)은 정확하게 분석할 필요가 있다. 강점과 약점은 치과기공소의 내부분석 요인에 속하며, 기회와 위협은 외부분석 요인에 해당된다.

SO 전략 기회를 이용하여 강점을 활용	WO 전략 기회를 활용하기 위해 약점 보완
ST 전략 위협을 극복하기 위해 강점 활용	WT 전략 위협을 극복하기 위해 약점 보완

SWOT 분석방법으로 치과기공소의 내부환경 요인을 과대하게 해석하면 경영의 위기를 초래할 수 있고, 축소 해석하면 능력에 비해 최대의 경영 효과를 얻지 못하게 된다.

치과기공소에서 마케팅 계획을 수립할 때 필요한 요소는 마케팅 환경 즉 고객에게 제공되어 지는 치과기공물의 제작 기술, 경쟁자 관계, 가격, 판매촉진 방법, 유통, 관련 법률, 정치, 경제, 사회, 문화적 요소 등을 고려하여 마케팅 컨셉을 어떻게 잡을 것인지와, 치과기공소의 역량에 따라 고객이 필요로 하는 요구를 충족시킬 수 있는지를 검토해 보아야 한다. 여기서 마케팅 컨셉을 위하여 고려해야 할 사항들은 치과기공물의 질, 치과기공료, 판매촉진 방법, 유통 등이 있다.

치과기공소 마케팅의 성공을 위해서는 치과기공소 역량과 고객이 필요로 하는 요구수준을 맞출 수 있어야 한다. 즉 치과기공소가 고객의 욕구를 충족시킬 수 있는 역량과 고객이 치과기공소에 요구하는 수준이 일치해야 마케팅은 성공할 수 있게 된다.

다시 말하자면 치과기공소의 마케팅을 성공시키기 위해서는 자신 있게 내세울 수 있는 유일한 가치의 존재와, 이를 바탕으로 지속적인 경쟁력을 유지할 수 있어야 한다는 것이다. 따라서 치과기공소 마케팅의 성공은 치과계 시장변화에 맞춰 고객이 가치를 부여하는 치과기공물을 생산하고 유통시킬 수 있는 능력이 뛰어나야 가능하다.

일반적으로 치과기공소 마케팅 분야에서 가장 중요한 것은 제작된 치과기공물이 다양한 고객의 욕구를 어떻게 충족시킬 수 있느냐 하는 것이다. 예를 든다면 각자 다른 욕구로 치과기공물을 필요로 하는 치과의료인에게 최저의 비용으로 제품을 구매하게 하고 최상의 이익을 실현할 수 있게 하는 것이 마케팅의 기본일 수 있다. 마케팅에서 이러한 고객의 욕구를 충족시켜 주는 것을 고객만족이라고 한다.

그러나 치과기공물의 질과 효율성을 고려하지 않고 단순히 저렴한 원가로 제품을 공급한다면 고객의 욕구가 충족될 수 없다.

거꾸로 고객의 욕구 충족을 위하여 치과기공소의 수지타산을 생각하지 않고 저렴한 가격에 최상의 질을 유지하는 것도 경제논리에 맞지 않는다. 따라서 마케팅은 고객에게 경제적인 이익의 실현에 대한 욕구 충족 및 가치의 제공 그리고 치과기공소의 수익성도 함께 고려되어야 한다.

이제까지 설명했듯이 고객의 욕구를 파악했다면 이제 고객의 욕구를 충족시킬 수 있는 치과기공물을 개발해야 한다. 예를 들면 Metal Copying으로 치과도재 보철물을 제작하다 Zirconia Copying으로 대체하는 것과 같이 고객이 요구하는 심미 문제를 개선할 수 있는 제품을 개발하는 것을 말한다. 이와 같은 신제품의 개발은 치과기공물의 제조나 마케팅 비용이 구체적으로 알려지지 않은 생산 초기이므로 일정기간 고가의 가격 정책이 가능하다.

즉 고객들이 새로 개발된 치과기공물에 큰 관심을 가지고 있으며, 경쟁의 위치에 있는 치과기공소들이 같은 치과기공물이나 서비스를 제공할 수 있는 능력이 갖춰져 있지 않다면 판매자 위주로 가격을 결정할 수 있다는 것이다. 치과기공물의 가격은 경쟁의 개념인 상위 경계선과 원가의 개념인 하위 경계선이 존재하는데, 치과기공물의 가격을 결정할 때 중요하게 고려해야 할 사항은 치과기공물의 질, 경쟁자 또는 잠재적 경쟁자, 제조비용, 대체제, 소비자 태도 등이 있다.

신제품 개발과 더불어 가격 결정 시의 고려사항 중 가장 중요한 치과기공물의 질에서 차별성을 부각시킬 수 없다면 일반적으로 경쟁자보다 높게 가격을 책정할 수 없게 된다. 즉 확실한 가치와 희소성이 있으며 모방과 대체가 불가능한 수준 높은 치과기공물의 질은 가격 또한 경쟁의 개념인 상위 경계선을 유지할 수 있지만, 경쟁자와 비교할 수 없이 질이 낮은 경우 원가 개념인 하위 경계선을 유지하다 불행하게도 치과기공소의 문을 닫아야 하는 경우도 있을 수 있다.

한편 아무리 우수한 치과기공 제품이라 하더라도 대체제의 활용이 쉽거나 경쟁자의 시장 진입이 빠르게 이루어질 경우 초기의 높은 가격 정책을 재고하고 경쟁자시장 침투가격으로 전환할 필요가 있다.

3. 치과기공소 고객관리

고객서비스는 치과기공소와 치과의료인과의 거래관계에서 이루어지는 모든 것을 포함한다.

즉 치과기공물 사용자에게 제공되는 모든 서비스를 말하며 치과기공물의 개발, 운송, 가격이나 사후관리 등을 포함하는데, 고객의 관점에서 서비스를 개발하고 경쟁자와의 경쟁에서 우위를 점할 수 있도록 다양한 종류의 서비스를 준비하는 것이 좋다. 다양한 서비스의 증가는 마케팅을 원활하게 도와주므로 마케팅 이익이 유지되는 한 필요하다. 그러나 고객들의 실질적인 욕구가 반영되지 못한 서비스나, 과다한 서비스 증가로 치과기공소의 수익성이 떨어지는 것은 바람직하지 않다.

치과기공소에서 생산되는 치과기공물의 최종 소비자는 환자이다.

치과의료인은 환자를 대신해서 치과보철물을 구매하는 매개고객에 불과하다. 이때 치과기공소의 마케팅 포인트를 어디에 맞추어야 할 것인지 신중하게 고민해야 한다.

예를 든다면 최종 소비자인 가족을 위해 시장을 보는 어머니에게 식료품을 판매할 경우, 가족과 어머니의 요구가 다를 수도 있는데, 이럴 경우 마케팅 포인트를 어디에 맞추느냐 하는 문제와 같다. 일반적으로 의료의 특성상 치과분야에서는 최종 소비자인 환자보다 대리인 역할을 하는 치과의료인 즉 매개고객의 요구를 더 많이 수용하는 고객서비스가 바람직하다.

즉 치과기공소의 마케팅 포인트는 직접적인 고객을 위하여 설계되어야 한다는 것이다.

고객들의 요구를 정확히 파악하고 여러 가지의 고객 서비스를 제공하면서 확실한 경쟁력을 가지고 있을 때 치과기공소는 번창하게 된다. 그러나 경쟁하는 치과기공소에서 고객의 요구를 모두 수용함과 동시에 가격 경쟁력이 우수한 치과기공물을 공급하게 되는 경우 가격은 하락하고 이윤도 적어지게 된다.

이때 과다한 서비스의 증가는 치과기공소의 수익성을 더욱 떨어뜨리게 되므로, 시장세분화 즉 같은 이름을 가진 제품이지만 다르게 차별화를 통한 경쟁력 있는 치과기공물을 개발하고 지속적인 수요 창출을 기대해야 한다. 치과기공물의 시장세분화를 위한 전략은 국내의 학회는 물론 외국의 학회도 꾸준히 참가하여 커뮤니케이션을 통한 시장세분과 특정의 요구를 가진 고객집단에 대한 분석 기술을 찾도록 하는 것이다.

다시 말하자면 치과기공물 시장을 세분화하여 고객이 요구하는 가치, 가격, 서비스 방법 등과 그 외 구매특성, 제품특성 그리고 구매행위(무엇을 사는지)와 구매조직(의사 결정자 또는 구매에 영향을 미치는 사람들)을 파악하면 시장구조의 분석이 이루어진다.

치과기공물 구매조직이 구매행위를 할 때 왜, 무엇 때문에 그 제품을 사는지를 이해하는 것이 고객서비스의 지름길이다.

Implant 보철물의 초기 제품은 Screw Type이었지만 이 후로 Cement Type으로 변화 되었다. 이렇게 같은 이름의 제품이 Screw Type에서 Cement Type으로 변화해 간 저변에는 심미 문제라든가, screw의 풀림 등 고객이 불편하게 느꼈던 요소들을 실용적(심미 해결, 장착기간 연장)이며 효율적(시술 또는 수리 시간 단축)으로, 즉 고객이 편리하게 사용할 수 있도록 계속 진화시켜 구매행위를 촉진시키기 위한 이유를 가지고 있다. 더불어 심미나 기능적인 특성뿐만 아니라 경제적으로 가격경쟁력을 가지고 있어야 하며, 쉽게 구매할 수 있어야 하고 디자인 등이 감성을 자극하여 구매의욕을 촉진시킬 수 있도록 하는 것도 고객서비스에 해당된다.

치과기공소에서 판매하는 치과기공물의 구매의욕을 촉진시키기 위해서는, 고객의 욕구를 충족시키는 치과기공물을 판매하고 있는지? 왜, 무엇 때문에 치과기공물을 구매하는지? 그리고 중요 경쟁자의 치과기공물과 비교하여 스스로 내세울 수 있는 특징과 장점은 무엇인지? 이 모든 것들이 정확하게 분석되어야 하며 추후 치과기공물 시장이 어떻게 변화해 갈 것인지도 분석하여 새로운 세분시장에 대비하여야 한다.

고객이 치과기공물에 대하여 요구하는 필요사항과 욕구를 충족시키지 못하는 것은 고객만족이라고 할 수 없다. 그러므로 고객만족은 완벽한 치과기공물의 제작과 서비스의 개발에 달려있다.

치과기공소에서 제공되어지는 서비스는 유형적인 것과 무형적인 것으로 나누어진다. 즉 치과기공물 자체에 거는 기대를 충족시키는 것과 친근함이나 예의처럼 보이지 않는 고객감동도 서비스에 해당된다.

카노 모형(Kano Model)에 의하면 서비스는 고객 욕구와 만족사이의 관계에 따라 필수 특성(Gold Crown을 제작하는데 필수적인 기본 품질 수준 이상으로 순금 함량을 높인다고 하여도 고객만족은 증가하지 않는다는 것)과 기대 특성(Gold Crown이나 Full Denture 등을 수리 과정 없이 오랫동안 사용하고 싶은 기대) 그리고 감동 특성(필수 특성과 기대 특성의 만족에 의하여 고객이 감동하게 되는 것) 등으로 나누어 설명하는데, 이러한 특성 요인은 고객의 입장에서 분석하는 것이 고객지향적인 서비스의 개발로 연결된다.

경제 전문가들은 좋은 디자인으로 포장한 상품은 20%의 가격 상승효과가 있다고 말한다.

즉 치과기공물의 제조원가가 5% 상승하더라도 상품성이 가미된 디잔인으로 제작한 box로 포장한다면, 고객의 감성을 자극하게 되고 차별화된 제품의 가치 상승효과를 나타내므로 판매가격을 20% 올릴 수 있다는 것이다.

결국 좋은 디자인으로 포장하면 치과기공물의 수가에 대한 저항을 줄일 수 있다는 뜻이다.

치과기공사의 과잉공급에 따라 치과기공소의 경쟁이 매우 치열해지고 있다. 따라서 경쟁업소가 늘어나는 상황에서 치과기공소의 인지도나 안정적인 거래처 유지가 쉽지 않은 것과, 고객의 까다로운 욕구를 충족시키기 어려운 때일수록 치과기공소의 경영 안정화를 위한 방법 중 일부분으로 고객관리를 매우 중요하게 생각해야 한다.

치과의료기관과 거래 관계를 형성한 후 장기적으로 거래를 유지하는 고객 보유율이 높을수록 치과기공소의 경영 상태는 양호하게 나타날 것이다. 그러나 새로운 거래 관계를 형성하더라도 고객의 충성도가 낮아 거래처 유지 기반이 취약할 경우, 신규 거래처를 확보하기 위한 마케팅 비용을 더 많이 지출하더라도 고객 만족도가 충족되지 못하게 되고 경영 상태는 더욱 취약하게 나타날 것이다.

치과기공소 고객의 충성도를 높이는 방법은 첫째도 둘째도 질 좋은 치과기공물의 생산이다.

여러 가지 고객서비스를 제공한다 하더라도 치과기공물의 질이 낮다면 충성도도 비례해서 낮아지게 된다. 그리고 거래 관계가 단절됨은 물론 이탈된 고객은 불만사항을 퍼뜨리게 되므로 치과기공소의 경영에 좋지 못한 영향을 끼치게 된다.

충성도가 높은 고객은 움직이는 광고매체라고 할 수 있다. 그러므로 치과기공소는 고객의 욕구와 가치를 충족시켜 경쟁 우위를 확보하고 제공된 욕구와 가치를 고객과 공유할 수 있도록 해야 한다.

따라서 고객의 욕구가 무엇인지를 정확하게 파악해야 한다. 즉 고객이 원하는 품질, 효율, 가격 등을 지속적으로 파악하고 서비스를 제공해야 한다.

치과기공소의 고객은 가격보다 품질과 효율 즉 편익을 더 요구한다. 가격이 아무리 저렴하다 할지라도 치과기공물의 질이 낮다면 효율성도 떨어지고 진료의 편익이 추구되지 못하게 되기 때문이다. 따라서 경쟁이 치열한 시장 환경에서는 치과기공소의 브랜드 포지셔닝 전략이 매우 중요하다. 최근에는 인터넷의 발달로 의학기술에 대한 정보가 홍수를 이루고, 고객은 이러한 정보를 쉽게 접하므로 필요로 하는 정보를 취사선택할 수 있는 기회가 늘었다. 그러므로 치과기공소는 전문분야를 특화시켜서 고객이 원하는 모든 문제를 효과적으로 해결할 수 있는, 브랜드 포지셔닝에 의한 마케팅전략이 필요한 시점이다. 이러한 전략은 고객의 이탈을 막고 치과기공물 수가에 대한 저항을 줄일 수 있으며, 전문 분야의 학술대회를 통한 작품 전시회 등과 더불어 입소문 마케팅 전략에 효과적이므로 소개고객을 창출하는데 더없이 좋은 전략이다.

치과기공소에서의 서비스는 제작된 치과기공물이 저작, 발음, 심미를 충족하고 정확해야 함은 물론 신속성이 포함되어야 하고 청결함을 유지해야 한다. 그리고 예절 또한 중요하며 유형과 무형의 고객 서비스에 감동할 수 있는 요소들이 포함되어 있어야 한다.

이 외에도 급변하는 치과 의료기술의 혁신 때문에 고객의 욕구가 항상 가변적일 수밖에 없는데, 가변적인 서비스의 사양에 따라 고객 욕구와 만족도 및 잠재 수요를 계속 분석해 보아야 한다.

즉 치과기공과 관련된 서비스도 항상 가변적 사항을 반영해야 할 시점을 잘 파악하고, 고객인 치과의료인들에게 분명한 가치를 제공할 수 있는 시스템으로 설계되어야 한다는 것이다. 거래처를 옮기는 기존 고객의 대부분이 현재보다 더 나은 치과기공물의 질과 효율성, 가격, 그 외의 장점을 원해 소개를 받거나 스스로 탐색하여 새로운 거래관계를 형성하게 된다.

하지만 이렇게 새로운 거래관계가 형성되었을 때 치과기공물의 질과 효율성이 형편없이 떨어지거나, 재제작이 많고 배달이 지연되는 등 고객에게 불편을 끼치게 되는 경우, 가격이 높은 것보다 더 실망을 하게 되고 좋지 못했던 경험들을 주변에 불만으로 털어놓게 된다.

치과기공소는 불특정 다수와의 거래관계를 갖는 것이 아니고 전문 치과의료인과의 거래관계이기 때문에 입소문에 의한 구전마케팅이 수월한 반면, 위와 같은 불만 사항들도 신뢰에 금이 가는 입소문으로 작용하기 쉽다. 그러므로 신규 거래처의 확보보다 더 중요한 것은 기존 고객의 불만 사항을 최대한 줄이도록 관리하고, 이를 바탕으로 신뢰를 쌓아 가며 핵심고객을 충성고객으로 만드는 것이다.

핵심고객이란 저렴한 가격이 아닌 신뢰를 바탕으로 매출에 상당한 기여를 하고, 호의적으로 신규 고객을 소개할 수 있는 관계에 있으며, 치과기공소의 발전에 기여도가 높아 장기적으로 체계적인 관리가 필요한 고객을 말한다.

핵심고객의 주변에는 항상 잠재고객이 있다. 잠재고객이 신규고객으로서 거래를 이루기까지는 핵심고객의 소개가 매우 중요한 역할을 한다고 믿는다.

잠재고객이 신규 거래처로 등록이 되면 우선 무엇 때문에 거래처를 옮기게 되었는지? 새로운 치과기공소에 바라는 사항은 무엇인지? 치과기공에 대한 선입견이나 가치관이 무엇인지? 등을 파악하여 DB를 작성하고 분류하여 고객관리에 이용하는 것이 바람직하다.

잠재고객 역시 가격보다는 치과기공물의 질과 효율성이 거래처를 옮기는 중요한 이유로 작용한다. 따라서 고객을 만족시킬 수 있는 차별화된 서비스를 개발하고 핵심고객의 입소문과 더불어 홈페이지나 치과의료인의 학술대회 등을 활용하여 치과기공 작품을 광고하고 잠재고객을 확보하도록 해야 할 것이다.

핵심고객이 치과기공물의 거래관계에 만족하지 못하고 이탈하게 되면 그 주변의 잠재고객도 같이 이탈하는 것과 같다. 결국 신규 고객을 유치하는 것보다 핵심고객의 이탈을 방지하는 것이 더 중요하므로, 철저하게 핵심고객을 분석하고 고객 관계를 유지시키는 전략을 체계화 시켜야 한다.

즉 핵심고객의 재구매율, 불만 추이와 원인, 평균 거래 유지기간, 매출액 등을 철저하게 분석하여 이탈 징후나 이탈을 지속적으로 관리해야 한다.

이탈은 치과의료기관의 이전이나 휴업, 폐업 등과 같은 자연이탈과, 치과기공물의 질, 효율성,

가격 및 고객서비스의 불만족 현상에 따른 이상이탈로 구분하고, 이탈원인에 대한 철저한 분석이 이루어져야 한다.

이상이탈인 경우 치과기공물의 질, 효율성, 재제작, 배달 지연, 의사소통 등의 고객서비스가 포함된 프로세스와 타 업소와의 경쟁상황을 면밀하게 분석하고 그 결과에 따라 고객 유지율을 향상시키기 위하여 부단히 노력해야 한다.

1) 고객 DB 관리

최근에는 치과기공물 제작과 관련하여 홈페이지나 인터넷 등을 이용한 정보 교환이 활발하므로 이러한 정보통신을 활용할 수 있는 능력이 매우 중요하다.

항상 치과기공소의 Home Page나 e-mail을 확인할 수 있어야 하고, 30분 이내에 거래처의 치과기공물 의뢰 고객과 의견 교환이 이루어져야 한다.

치과기공소의 고객 서비스는 고객의 요구에 따라 발생하고, 이의 수요는 예측하기가 매우 어렵다.

치과기공소는 소량 개별 주문방식에 의해서 제품 생산이 이루어지므로, 거래처의 숫자만큼이나 주문사항도 각양각색이다. 그러므로 고객이 누구인지 쉽게 이해할 수 있도록 축적된 고객의 DB를 전략적으로 마케팅에 활용하기 위한 영업 관리 방안을 모색해야 한다.

고객의 DB는 거래처의 고유번호를 부여하고 고객 등급(A, B, C, D 등급으로 분류하되 매출 순위, 재제작 의뢰 수, 치과기공료 할인 정도, 미수금 현황 등을 기록)과 고객 특성(전공분야, 가입된 학회, 학술적이거나 기술적인 요구사항, 기호품, 생일, 기념일 등 기록) 그리고 출신학교, 친절한 선후배 관계, 소개자의 인적사항, 거래처의 위치, 전화번호, 홈페이지, e-mail 주소 등을 기초자료로 활용하고, 고객으로부터 전화가 걸려오면 이 기초자료를 수록한 화면이 자동으로 나타나도록 하면 전화 응대 시 매우 좋은 참고자료가 될 수 있다.

치과기공소 고객의 DB 작성은 기존 고객 외에 홈페이지 방문자 분석, 그리고 Direct Mail 전략에 따른 온라인 광고 활동을 분석하여, 고객 DB를 구축하고 이를 근거로 서비스 마케팅 전략을 수립한다.

고객 DB를 전략적으로 활용하기 위한 서비스 마케팅 전략 개발은, 고객 DB의 분석에 따라 아이디어를 모으고 서비스에 필요한 구성요소를 첨가한 후, 구체적인 서비스의 사양을 결정한다.

2) 전화 예절

위에서 밝혔듯이 치과기공소의 신뢰를 쌓는 일은 첫째가 질 좋은 치과기공물의 생산이다.

그리고 전화 응대능력 또한 고객관리 차원에서 신뢰를 갖게 하는 중요한 역할을 하게 된다.

치과기공소의 거래관계 성립은 고객이 직접 방문하는 방식이 아니고 대부분 전화로 주문을 하고, 제작된 치과기공물을 배달하는 시스템으로 매출이 이루어진다.

그러므로 치과기공물 제작과 관련된 전문지식을 충분히 갖추고, 이 실력을 바탕으로 고객에게 신뢰를 줄 수 있는 상담이 이루어져야 한다. 거래처와의 전화 요령은 전문지식을 갖추는 것뿐만 아니라, 거래처별 고객의 특별한 요구사항을 파악하고 응대하는 것도 매우 중요하다.

그리고 전화는 신속하게 받아야 하며, 보이지 않는 고객과의 상담에서 예의 바른 말을 사용하고 항상 메모하는 습관을 가져야 한다.

21세기는 무한경쟁시대이며 정보통신의 발달로 지식의 공유가 한결 빠르고 쉬워졌으므로, 차별화된 치과기공 기술은 그리 오래가지 못하고 동등한 경쟁자가 나타나게 된다.

이럴 때일수록 거래처별 요구사항의 특색은 물론 고객의 음정이나 음색 등을 잘 파악하여 마음을 상하지 않도록 하며 친절하고 감동을 줄 수 있게 응대하는 방법 역시 치과기공소의 경쟁력이라 할 수 있다.

전화 예절의 구체적인 방법은 전화가 걸려왔을 때 벨이 3번 이상 울리기 전에 받아야 하며, 통화중에는 고객의 의견과 상충되는 부분이 있더라도 최대한 수용하고, 정중하고도 완곡한 표현으로 상대를 이해시키도록 노력해야 한다.

전화를 받는 사람은 고객의 의견을 명확히 이해하기 위하여 중요한 부분을 반복 확인한다. 그리고 다른 업무 담당자에게 전화를 연결할 경우에는 이리저리 돌리지 말고, 신속하게 연결되도록 해야 하며, 고객이 같은 질문을 반복하지 않도록 통화내용을 간략하게 전달해야 한다. 부득이하게 업무 담당자와 통화를 못하게 된 경우에는 고객의 이름과 용건을 정리해 두고 고객이 원하는 시간에 전화가 연결되도록 해야 한다. 전화를 끊을 때에는 정중하게 인사를 마치고 고객이 전화를 끊은 것을 확인한 후 수화기를 내려놓아야 한다.

4. 치과기공소 판매 관리

치과기공소의 판매관리는 경영과 관련된 마케팅 업무를 진행시키는 방법이나 기술을 말한다.

치과기공소장이 경영을 하는 데 필요한 경영철학과 이념, 리더십을 갖추고, 문제의 조정과 결정 그리고 이 조정과 결정 기준에 의한 업무수행과정(계획, 조직, 문제해결, 행동 및 통제)을 치과기공소 마케팅이라고 하는데, 이때에 사용되는 방법이나 기술(인적 판매활동의 계획, 지휘 및 통제 – 판매요원의 선정, 보충, 훈련, 판매할당, 행로결정, 장비, 급여, 동기부여, 감독, 판매, 조사, 광고 등)이 판매관리(Sales Management)이다.

판매관리는 마케팅 목표(매출액과 시장점유율을 높여 만족할 수 있는 이익의 추구. 즉, 최적의 시장을 점유하고, 고객이 만족할 수 있는 가격으로 치과기공물을 판매하며, 고객 서비스나 광고 등의 판매촉진 활동으로 제품판매를 원활하게 하여, 매출을 증대하는 것), 정책, 전술, 전략의 입안 등을 포함하며, 제품계획(고객의 욕구와 구매력 등에 부합하도록 치과기공물 수요자 시장조사, 치과기공제품 아이디어의 생성과 평가, 연구원 회의, 생산 계획 제품 체크리스트 활용, 시제품 개발, 판촉 시기 연구, 판촉 수량 연구, 판촉 가격 연구 등과 관련된 계획의 입안과 통제 아래 제품의 개발, 가격, 품질, 디자인, 포장, 상표 등을 기획하고 결정하는 활동), 판매가격 책정, 판매촉진(PR광고, 카탈로그 제공, 다이렉트 메일, 견본 제공, 컨설턴트 서비스, 기관지 제공, 학술대회 치과기공작품 전시 그 외 정보와 자료 제공, 판매원 교육 및 훈련) 방법 수립, 치과기공물 배달 등이 관리의 대상이 된다.

치과기공소 판매관리와 관련된 대부분의 내용은 이미 다루어졌거나 이후에 거론될 것이므로, 여기서는 치과기공물 제조와 판매 시에 필요한 관리 내용만 열거하면 다음과 같다.

관리 구분	관리 내용
종합 현황	종합전표 현황, 종합업무 현황, 일계표
매입 관리	구매의뢰서, 구매발주서, 매입명세서, 매입반품, 매입세금계산서, 매입정산, 매입조회(거래처별 매입, 품목별 매입, 거래처별 월 매입집계, 상품별 월 매입집계, 정산조회(지불), 발주 대 매입현황, 미입고 현황, 년간 매출집계분석(품목별, 거래처별)
매출 관리	견적서, 견적서발행, 견적서발행대장, 수주서, 매출명세서, 매출반품, 매출세금계산서, 매출정산, 매출집계(거래처별 매출, 품목별매출, 거래처별(월매출 집계), 품목별(월별 매출 집계)), 정산조회(수금), 견적/수주대장(매출견적, 매출수주, 대장추적관리), 수주 대 매출 현황, 미출고 현황, 년간 매출집계분석(품목별, 거래처별)
기타 입출고 관리	기타 입고명세서(반품, 대여, 기증, 샘플 처리), 기타 입고 집계표, 기타 출고명세서, 기타 출고 집계표
재고 관리	재고조정, 입고명세서, 출고명세서, 입출고명세서, 품목별입출고명세서, 전체 재고현황(상세재고현황, 예약재고현황(예약별 현황), 적정재고 대 부족재고, 수주 대 부족재고, 일일 재고 수불 현황, 품목별 단가표, 기준 일자 재고
자금계획	현금흐름표, 매출채권현황, 매입채무현황, 거래처별잔액, 자금일보, 계좌별잔액명세서, 어음현황
회계	입금전표, 출금전표, 대체전표, 세금계산서관리, 현금출납장, 일반관리비명세서, 회계원장, 합계잔액시산표, 대차대조표, 손익계산서, 그 외 기타보조원장 및 계정원장
비용 수익(경비)	비용 수익 명세서(경비), 비용 수익 집계표(경비)
단가 관리	치과기공물단가표, 업체별 치과기공물 단가표, 치과기공물별 업체단가표
세금계산서	세금계산서 작성, 세금계산서합계표, 세금계산서 발행대장

수금 관리	수금명세서, 수금집계표, 미수미지급집계, 기간별미수미지급현황
지급 관리	지급명세서, 지급집계표
은행 관리	계좌입출금명세서, 계좌별 잔고현황
카드 관리	매출카드 명세서
어음 관리	제어음발생기입장, 제어음기일도래장, 업체별받을어음명세, 업체별지급어음명세
채권 채무	기타채권채무명세서, 기타채권채무집계표
제조	BOM(Part List)등록, 제조완료전표, 제조지시서(공정별, 설비별, 작업자별), 소요량산출, 원자재소모현황, 불량처리, 불량 Loss처리
영업	영업사원 원장, 기간별 영업 실적표, 사원별 경비내역서, 사원별 미수금내역서, 사원별 매출이익 원장, 사원별 거래처별 출고현황, 영업이익 원장(최근단가), 영업이익 원장(매입단가), 월별 판매현황, 매출처 원장, 매입처원장

5. 치과기공소 배달 관리

치과기공물은 소량 개별 주문생산 방식을 취하고 있기 때문에 재고가 있을 수 없으며, 유통에 필요한 물류창고를 별도로 갖지 않아도 된다.

치과기공소의 경영에서 유통은 고객들이 신속하고 편리하게 치과기공물을 구입할 수 있도록 배려하는 운송에 관한 사항이 매우 중요하다. 대개 치과기공물의 운송은 치과기공소에서 자체적으로 배달인력을 활용하고 있으나 최근에는 택배 등의 외주 운송업체를 이용하는 사례가 늘고 있다.

아무리 우수한 치과기공물을 생산하는 치과기공소라 하더라도 환자의 진료시간 전에 제품을 배달시키지 못한다면 만족스런 고객서비스는 이루어질 수 없다. 따라서 치과기공물의 주문에서 배달까지 효과적으로 관리할 수 있는 유통시스템을 도입하고 인적 물적 정보의 흐름을 통제하여 원활한 배달이 이루어지도록 해야 한다. 즉 치과기공물의 주문이 쉬워야하고, 주문으로부터 배달까지 걸리는 시간을 최대한 단축할 수 있어야 하며, 제품을 잃어버리거나 배달 시간이 지연되는 등 배달의 신뢰성을 잃지 않아야 한다.

때로는 긴급한 배달도 감안해야 하며, 배달원의 용모가 단정하고 고객의 요구사항을 빠짐없이 정확하게 치과기공소에 전달할 수 있도록 잘 훈련되어 있어야 한다.

치과기공물의 배달 시간은 환자의 진료시간과 연관되기 때문에 치과에서 치과기공물의 질 및 효율성과 더불어 여간 신경 쓰이는 것이 아니다. 또한 배달원의 불량한 용모나 언어, 태도 등은 환자에게 때로는 혐오감을 줄 수 있으므로 항상 올바른 예절교육을 시켜야 한다.

그리고 고객은 치과기공물 제작의뢰서를 보내지만 그 외의 사항을 배달원을 통하여 구두로 전달하는 경우도 많은데, 이를 잘못 전달하거나 전달하지 않으면 거래관계가 단절될 수도 있으므로 이 또한 각별히 교육을 한다.

6. 치과기공소 광고

치과기공소의 광고는 치과기공 상품 내용을 광고주인 치과기공소장이 자신의 이름으로 사람과 사람의 대화를 통하지 않고, 유료의 정보 전달 매체를 이용해 치과의료인에게 알리거나 판매를 촉진하는 일방 또는 쌍방의 마케팅 커뮤니케이션 수단이다. 즉 치과기공소의 광고는 치과기공물 판매 촉진으로 재화를 획득하기 위한 수단이므로 광고주가 누구인지 분명해야 하며, 제품의 내용을 광고 전달 대상인 치과의료인에게 적절한 매체를 이용하여 정확하게 전달할 수 있는 메시지(치과기공물 아이디어, 재화, 서비스, 가격, 촉진방법, 유통 계획 등)가 분명해야 한다.

최근에는 광고를 커뮤니케이션 또는 IMC(Integrated Marketing Communication)라는 용어로 많이 사용하고 있다. 즉 광고의 의미는 판매촉진을 포함하는 마케팅믹스 중 하나의 수단에 불과하나, IMC는 상품의 판촉을 위한 광고, 홍보, 인적 판매 그리고 가격결정 및 유통에 따른 커뮤니케이션 효과를 포함하는데 이를 통합 마케팅 커뮤니케이션이라 한다.

치과기공소 광고는 고객에게 치과기공물에 관한 정보 전달과 판매를 촉진하는 기본 기능 외에 다음의 사항을 포함하는 것이 바람직하다. 새로운 치과기공물의 사용방법에 대한 학습을 필요로 하는 경우 고객을 교육할 수 있는 내용과, 치과기공물에 대한 우수한 정보를 알 수 있게 하여 브랜드가치를 높여주는 기능을 하고, 치과기공소 구성원의 정보창출이 촉진되고 애사심이 향상되도록 한다. 불특정 다수를 고객으로 삼지 않는 치과기공소의 마케팅 전략 입안에 따라 키워드 광고, 오버추어 광고(스폰서 링크), 인터넷 기사 광고, 블로그 마케팅. 카페, 지식IN 마케팅, 일간신문 광고, 전단지, 달력, 홈페이지, 지역 치과기공소 네트워크 구성, 거래처 공유 및 소개, 배너광고, 학술대회 작품 전시회, 카탈로그 제작, CD 제작 광고 방법 중 치과기공소의 규모와 경제적 여건에 맞게 광고매체를 선택하는 것이 좋다.

광고는 표절이나 모방을 배제하고 아이디어나 예술성이 뛰어난 획기적인 창의성을 바탕으로 소비자의 관심을 독차지할 수 있어야 하며, 실무자들의 경험과 지식이 마케팅에 충분히 반영되어야 하고, 잘 정리된 정보를 최대한 활용하여 과학적이고도 객관적이며 논리적인 광고가 이루어지도록 해야 한다. 또한 치과기공소의 광고는 부적절한 언어의 사용이나 고객을 기만하는 허위 내용으로 표현하는 것을 삼가야 한다. 아무리 소비자의 관심을 독차지할 수 있는 창의적인 내용으로 광고를 하더라도, 치과기공물은 단 한번의 구매를 통해서 외형이나 구강내 기능을 전반적으로 파악할 수 있기 때문에, 기본적으로 치과기공물의 질이 떨어질 경우 구매패턴은 반복구매로 나타나지 않을 것이다.

그러나 광고의 진실성과 치과기공물의 질 및 기능성이 일치한다면 거래처의 확보가 수월해지고 적정 수준의 치과기공요금이 유지될 수 있다. 이렇게 소비자의 구매패턴을 반복구매로 형성하게 되면 경쟁 업체나 후발 치과기공소들은 낮은 가격 제시와, 보다 질 높은 제품의 제공 또는 광고의 양 증가가 뒤따르게 된다. 경쟁하고 있는 치과기공소나 후발 치과기공소가 선발 치과기공소의 브랜드 우위를 따라잡기 위하여, 치과기공물의 질을 높이고 저렴한 가격을 유지함은 물론 광고의 양을 증가시킨다 하더라도, 광고의 가속점(Threshold)이 그만큼 높게 나타나게 되므로 경제적인 여유가 없으면 매우 불리한 입장에 처하게 되며, 정당한 광고 행위로 시장진입을 시도하는 것은 모방이 어려우나, 낮은 치과기공물 가격으로 경쟁자 시장의 진입을 시도하는 경우 경쟁 업체들의 보복 위협이 대단히 높기 때문에 결국은 치과기공계에서 퇴출될 수도 있다.

치과기공소의 광고는 거래처 집중률을 성공적으로 형성할 수 있어야 한다. 거래처집중률의 형성에 영향을 미치는 요인은 광고 외에도 치과기공물의 질, 가격, 유통변수가 있으나, 수작업에 의해 제조되는 치과기공물의 특성상 제품의 질이 경쟁의 강도와 거래처 집중률 형성에 중요한 역할을 하게 된다.

이렇게 거래처 집중률이 높아지면 치과기공물의 가격은 안정되고, 이때의 광고는 안정적인 거래처 장악력에 도움이 되며, 거래처가 확대되면 광고비 대비 생산원가가 절감되어 더욱더 거래처를 확대시킬 수 있다.

치과기공소의 광고에 대하여 「의료기사 등에 관한 법률」 제14조(과장광고 등의 금지)에서 '거짓광고 또는 과장광고를 하지 못한다.'라고 규정되어 있으며, '과장광고 등의 금지와 관련하여 필요한 사항은 「표시·광고의 공정화에 관한 법률」 및 「독점규제 및 공정거래에 관한 법률」에서 정하는 바에 따른다.'라고 되어 있다. 이의 준수는 광고가 사회, 문화, 경제적으로 미치는 다양한 효과 중 부정적인 측면을 배제하고 사회의 안녕과 국민복지의 증진을 위한 것이다.

「표시·광고의 공정화에 관한 법률」 및 「독점규제 및 공정거래에 관한 법률」에서 광고 규제사항을 살펴보면 다음과 같다.

1) 「표시·광고의 공정화에 관한 법률」제3조(부당한 표시·광고 행위의 금지)

① 사업자등은 소비자를 속이거나 소비자로 하여금 잘못 알게 할 우려가 있는 표시·광고 행위로서 공정한 거래질서를 해칠 우려가 있는 다음 각 호의 행위를 하거나 다른 사업자등으로 하여금 하게 하여서는 아니 된다.

1. 거짓·과장의 표시·광고(사실과 다르게 표시·광고하거나 사실을 지나치게 부풀려 표시·광고하는 것)
2. 기만적인 표시·광고(사실을 은폐하거나 축소하는 등의 방법으로 표시·광고하는 것)
3. 부당하게 비교하는 표시·광고(비교 대상 및 기준을 분명하게 밝히지 아니하거나 객관적인 근거 없이 자기 또는 자기의 상품이나 용역을 다른 사업자 또는 사업자단체나 다른 사업자 등의 상품 등과 비교하여 우량 또는 유리하다고 표시·광고하는 것)
4. 비방적인 표시·광고(다른 사업자 등 또는 다른 사업자 등의 상품 등에 관하여 객관적인 근거가 없는 내용으로 표시·광고하여 비방하거나 불리한 사실만을 표시·광고하여 비방하는 것)

따라서 사업자 등은 소비자를 속이거나 소비자로 하여금 잘못 알게 할 우려가 있는 표시·광고 행위로서 공정한 거래질서를 저해할 우려가 있는 행위를 하거나 다른 사업자 등으로 하여금 이를 행하게 하여서는 아니 된다.

2)「독점규제 및 공정거래에 관한 법률」

이 법은 사업자의 시장지배적지위의 남용과 과도한 경제력의 집중을 방지하고, 부당한 공동행위 및 불공정거래행위를 규제하여 공정하고 자유로운 경쟁을 촉진함으로써 창의적인 기업활동을 조장하고 소비자를 보호함과 아울러 국민경제의 균형있는 발전을 도모함을 목적으로 한다.

(1) 용어의 정의

가. "사업자"라 함은 제조업, 서비스업, 기타 사업을 행하는 자를 말한다. 사업자의 이익을 위한 행위를 하는 임원·종업원·대리인 기타의 자는 사업자단체에 관한 규정의 적용에 있어서는 이를 사업자로 본다.

나. "사업자단체"라 함은 그 형태 여하를 불문하고 2이상의 사업자가 공동의 이익을 증진할 목적으로 조직한 결합체 또는 그 연합체를 말한다.

다. "일정한 거래분야"라 함은 거래의 객체별·단계별 또는 지역별로 경쟁관계에 있거나 경쟁관계가 성립될 수 있는 분야를 말한다.

라. "경쟁을 실질적으로 제한하는 행위"라 함은 일정한 거래분야의 경쟁이 감소하여 특정 사업자 또는 사업자단체의 의사에 따라 어느 정도 자유로이 가격·수량·품질 기타 거래조건 등의 결정에 영향을 미치거나 미칠 우려가 있는 상태를 초래하는 행위를 말한다.

(2) 부당한 공동행위의 금지

가. 사업자는 계약·협정·결의 기타 어떠한 방법으로도 다른 사업자와 공동으로 부당하게 경쟁

을 제한하는 다음 각 호의 어느 하나에 해당하는 행위를 할 것을 합의(부당한 공동행위)하거나 다른 사업자로 하여금 이를 행하도록 하여서는 아니 된다.

가) 가격을 결정·유지 또는 변경하는 행위

나) 상품 또는 용역의 거래조건이나, 그 대금 또는 대가의 지급조건을 정하는 행위

다) 상품의 생산·출고·수송 또는 거래의 제한이나 용역의 거래를 제한하는 행위

라) 거래지역 또는 거래상대방을 제한하는 행위

마) 생산 또는 용역의 거래를 위한 설비의 신설 또는 증설이나 장비의 도입을 방해하거나 제한하는 행위

바) 상품 또는 용역의 생산·거래 시에 그 상품 또는 용역의 종류·규격을 제한하는 행위

사) 영업의 주요부문을 공동으로 수행·관리하거나 수행·관리하기 위한 회사 등을 설립하는 행위

아) 입찰 또는 경매에 있어 낙찰자, 경락자(경락자), 투찰(투찰)가격, 낙찰가격 또는 경락가격, 그 밖에 대통령령으로 정하는 사항을 결정하는 행위

자) 제1호부터 제8호까지 외의 행위로서 다른 사업자(그 행위를 한 사업자를 포함한다)의 사업활동 또는 사업내용을 방해하거나 제한함으로써 일정한 거래분야에서 경쟁을 실질적으로 제한하는 행위

나. 제1항의 규정은 부당한 공동행위가 다음 각호의 1에 해당하는 목적을 위하여 행하여지는 경우로서 공정거래위원회의 인가를 받은 경우에는 이를 적용하지 아니한다.

가) 산업합리화

나) 연구·기술개발

다) 불황의 극복

라) 산업구조의 조정

마) 거래조건의 합리화

바) 중소기업의 경쟁력향상

다. 부당한 공동행위를 할 것을 약정하는 계약 등은 사업자간에 있어서는 이를 무효로 한다.

라. 2 이상의 사업자가 제1항 각 호의 어느 하나에 해당하는 행위를 하는 경우로서 해당 거래분야 또는 상품·용역의 특성, 해당 행위의 경제적 이유 및 파급효과, 사업자 간 접촉의 횟수·양태 등 제반사정에 비추어 그 행위를 그 사업자들이 공동으로 한 것으로 볼 수 있는 상당한 개연성이 있는 때에는 그 사업자들 사이에 공동으로 제1항 각 호의 어느 하나에 해당하는 행위를 할 것을 합의한 것으로 추정한다.

(3) 불공정거래행위의 금지

가. 사업자는 다음 각 호의 어느 하나에 해당하는 행위로서 공정한 거래를 저해할 우려가 있는 행위를 하거나, 계열회사 또는 다른 사업자로 하여금 이를 행하도록 하여서는 아니 된다.

가) 부당하게 거래를 거절하거나 거래의 상대방을 차별하여 취급하는 행위

나) 부당하게 경쟁자를 배제하는 행위

다) 부당하게 경쟁자의 고객을 자기와 거래하도록 유인하거나 강제하는 행위

라) 자기의 거래상의 지위를 부당하게 이용하여 상대방과 거래하는 행위

마) 거래의 상대방의 사업활동을 부당하게 구속하는 조건으로 거래하거나 다른 사업자의 사업활동을 방해하는 행위

바) 부당하게 다음 각 목의 어느 하나에 해당하는 행위를 통하여 특수관계인 또는 다른 회사를 지원하는 행위

(가) 특수관계인 또는 다른 회사에 대하여 가지급금·대여금·인력·부동산·유가증권·상품·용역·무체재산권 등을 제공하거나 상당히 유리한 조건으로 거래하는 행위

(나) 다른 사업자와 직접 상품·용역을 거래하면 상당히 유리함에도 불구하고 거래상 실질적인 역할이 없는 특수관계인이나 다른 회사를 매개로 거래하는 행위

사) 제1호 내지 제7호이외의 행위로서 공정한 거래를 저해할 우려가 있는 행위

나. 특수관계인 또는 회사는 다른 사업자로부터 제1항제7호에 해당할 우려가 있음에도 불구하고 해당 지원을 받는 행위를 하여서는 아니 된다.

다. 불공정거래행위의 유형 또는 기준은 대통령령으로 정한다.

라. 공정거래위원회는 제1항의 규정에 위반하는 행위를 예방하기 위하여 필요한 경우 사업자가 준수하여야 할 지침을 제정·고시할 수 있다.

마. 사업자 또는 사업자단체는 부당한 고객유인을 방지하기 위하여 자율적으로 규약(公正競爭規約)을 정할 수 있다.

바. 사업자 또는 사업자단체는 공정거래위원회에 공정경쟁규약이 제1항제3호를 위반하는지 여부에 대한 심사를 요청할 수 있다.

(4) 사업자단체의 금지행위

사업자단체는 다음 각호의 1에 해당하는 행위를 하여서는 아니 된다.

가. 부당하게 경쟁을 제한하는 행위

나. 일정한 거래분야에 있어서 현재 또는 장래의 사업자수를 제한하는 행위

다. 구성사업자의 사업내용 또는 활동을 부당하게 제한하는 행위

라. 사업자에게 불공정거래행위 또는 재판매가격유지행위를 하게 하거나 이를 방조하는 행위

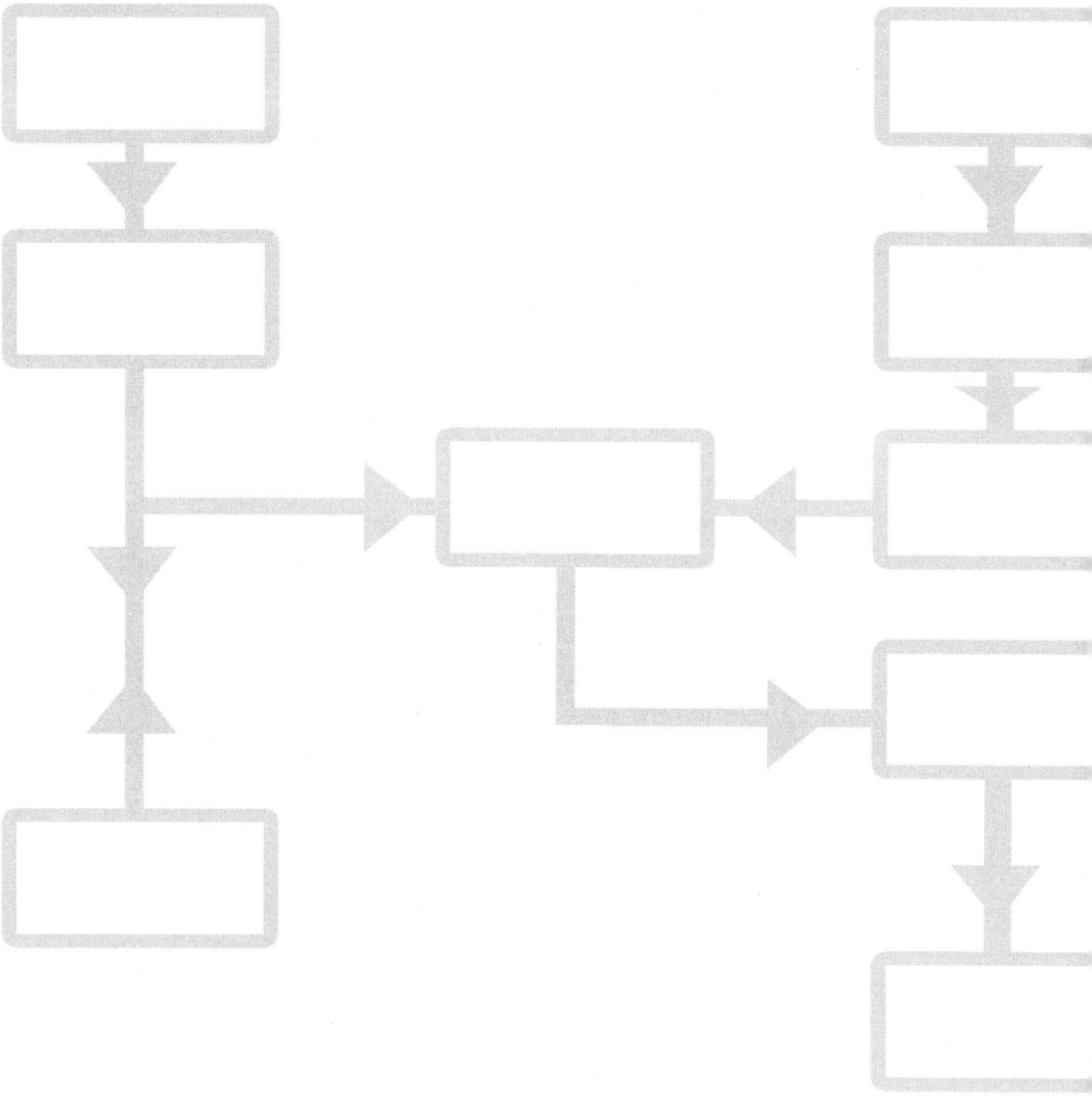

Ⅵ 치과기공소 인력관리

1. 채용
2. 근로계약
3. 취업규칙
4. 근로시간
5. 휴식
6. 여성과 소년
7. 능력개발 및 평가
8. 보상
9. 임금
10. 급여 관리
11. 재해보상
12. 해고
13. 퇴직
14. 근로자퇴직급여보장
15. 퇴직금제도
16. 퇴직연금제도
17. 재고용

VI 치과기공소 인력관리

수작업에 의존하는 치과기공소의 경영은 효율적인 인력관리에 의해서 성공적으로 그 가치를 실현시킬 수 있다. 즉 치과기공소의 성과는 경영에 의해서 이룩될 수 있으나 성과를 도출해 내는 근본은 결국 인력이라는 의미이다. 수작업에 의존하는 치과기공소의 자금, 기술, 인력, 생산, 판매 중에서 유능한 인력은 성장을 도울 수 있는 중요한 자산이다.

치과기공소의 인력을 채용할 때는 모집, 선발, 채용, 훈련 과정에서 비용이 지출되는 것과 품질저하 등의 문제가 발생하고, 해고할 때는 잔여 치과기공사의 재배치 비용과 퇴직금 지출, 고용불안에 따른 사기저하, 해고 감정에 의한 나쁜 소문 유포 등의 문제점이 나타나게 된다.

따라서 치과기공소의 인력관리는 근본적으로 인격존중을 우선 시 해야 한다. 그리고 직무에 만족을 느끼며 치과기공소의 목표와 일치되는 인식을 가지고 있는 인력 중에서, 직무수행에 반드시 필요한 인력을 지속적으로 관리해야 개인은 물론 치과기공소도 최대의 성과목표를 달성할 수 있다. 치과기공계는 예전부터 수시로 인력의 이탈이 반복되고 핵심 인력의 장기보유가 어려운 것이 현실이었다.

치과기공소에서 인력이 이탈하는 원인은 권한과 책임이 없고 규제만 많이 있어, 자신의 업무에 대한 역할을 상실한 경우와 자기 개발 기회 부족, 기술을 지도해 줄 리더 부재, 승진, 급여 등 근무조건에 대한 공평성의 결여로 신뢰감 상실, 구성원과의 동질성 결여 및 이러한 원인들을 해결할 수 있는 의사소통 부재가 있을 수 있다.

원활한 의사소통은 조직 구성원들의 인간적 유대관계가 형성되고, 의사결정 과정에 공동으로 참여함으로써 책임의식이 강화되며, 업무 스트레스를 감소시켜 내부 갈등과 문제 해결이 원만하게 이루어져 치과기공소의 업무능률 향상에 기여하게 된다.

또한 치과기공물의 제작은 수작업에 의해서 이루어지므로 작업자에게 치과기공소장이나 거래처로부터 작품의 질에 대한 질책이 심할 경우 이점 또한 이직의 원인이 된다.

당장의 생산성을 높이기 위하여 인력을 심하게 독려하다가 숙련된 치과기공사를 잃는 우려를 범하게 되는 경우가 흔하니 질책에 앞서 항상 다음의 사항들을 염두에 두고 실천해야 한다.

첫째, 인력 개인의 문제로 질책이 필요한 경우는 성격 유형을 잘 파악하고 공공장소를 피하는 것이 바람직하며, 질책 중에 타인의 출입으로 자존심이 상하는 일이 없도록 해야 한다.

둘째, 질책은 목소리를 높여 흥분하지 말고 차분하고 안정된 상태를 유지하며 짧고 간단해야 한다.

셋째, 업무와 관련된 질책 외에 개인의 인격을 비난하는 일이 없어야 한다.

넷째, 상대가 잘못을 인정하거나 분위가 숙연해지면 질책을 중단하고 그에 대한 장점과 잘한 일들에 대하여 칭찬을 한다. 이직의 원인이야 어떻든 이직률이 증가하게 되는 경우 인력의 질적 수준과 업무의 효율성 및 치과기공물의 생산성 악화로 이어지고, 결국은 치과기공 제품의 질이 저하됨은 물론 거래처의 이탈로 경영성과도 악화되게 된다.

최근의 치과기공계 신세대는 혁명적이라고 할 수 있는 디지털 시대를 맞아, 인터넷에 의하여 정보를 교환하고 보수적인 조직체계를 싫어하는 유목민형 가치의식에 따라, 조직의 변화와 능력에 맞는 급여를 좇아 직장을 옮기기 때문에, 인력의 유동성이 매우 높으므로 인력관리 또한 변화가 불가피한 실정이다.

치과기공소 경영자들이 먹고사는 문제에 집착하던 시대를 벗어나 치과기공사라는 전문인으로서 자아를 실현하는 것과, 삶의 질적 가치를 추구하고자 하는 본질을 외면한 채 성공적인 경영성과를 이루기란 쉬운 일이 아니다.

신세대는 개인의 능력에 맞는 근로가치를 연봉이나 인센티브로 인정받고 싶어 한다. 그러므로 적재적소에 필요한 인재를 채용하고 업무성과에 따라 공정한 인력관리가 이루어져야 하며, 개인의 욕구변화(생리 욕구 → 안정 욕구 → 사회적 욕구 → 인정 욕구 → 자아실현 욕구)를 충족시킬 수 있는 동기를 부여하고, 치과기공소의 비젼을 제시함은 물론 치과기공물의 생산성에 기초하여 복리후생 등의 급여체계를 달리하는 전사적 인력관리시스템이 필요하다.

치과기공사를 채용하는 과정부터 능력개발, 배치, 근로, 평가, 승진, 보상, 이직, 해고, 퇴직할 때까지의 인력관리 실패는 곧 치과기공소 경영의 실패라고 해도 과언이 아니다.

따라서 치과기공소의 인력 수요분석과 직무분석 결과에 따라 모집과정을 거쳐 예측된 인력을 채용하고, 근로계약에 따라 배치한 후 직무와 관련된 교육, 훈련을 통하여 개인의 업무능력을 개발하며 인력을 평가하여 승진과 보상 체계를 확립하여야 한다.

1. 채용

치과기공소의 인력 채용은 시설규모 확장이나 시장 변화 등에 따른 경영 환경을 분석하고, 직급이나 직무 그리고 시기별로 인력 수요를 예측한 후 승진, 전환, 휴직, 퇴직 등으로 공석 또는 공석이 생길 가능성에 대비하여 충원 가능한 공급 원천 예측으로 인력의 증감에 따르는 인력수급 계획에 맞춰 채용공고를 통하여 다수의 지원자 중에서 직무와 관련된 유능한 인재를 선발하는 것을 말한다.

신입 인력의 채용은 정규직과 비정규직(계약직, 파견직, 도급직) 또는 신규채용과 경력자 채용으로 나누어 볼 수 있는데, 최근에는 고용의 유연성 확보 차원에서 비정규직을 선호하는 경향이 강하다.

치과기공소에서 연공급 임금체계를 유지하며 종신고용을 보장하는 정규직으로 채용하는 경우, 업무수행 능력과 충성도가 높지만 해고가 어렵고 직무의 특성상 일정 기간이 지날 경우 고임금에 비하여 생산성이 현저하게 낮아지는 문제가 발생할 수도 있다.

비정규직으로의 채용은 인건비나 전문기술을 효율적으로 관리할 수 있는 장점이 있기도 하지만, 때로는 업무의 질이 낮아 직무에 적응시키기 위하여 많은 시간과 비용이 지출될 수 있는 단점도 있다.

치과기공소에서 소요되는 적정 인력의 산출 방법은 해당 직무분석에 따라 단위당 표준시간을 계산하고 이를 합산한 총노동시간에 필요한 적정 인원수를 산정하는 방법과, 전체 매출액이나 사업목표를 달성하는데 필요한 적정 인원수를 산정하는 방법이 있다.

적정 인원수 = 월간 총업무량 / (월간 작업일수×실제출근율×1일 작업시간)
월간 총업무량 = 단위당 표준시간 × 월간 총생산량

적정 인원수 = 적정 노무비 / 1인당 노무비
적정 노무비 = 판매액×부가가치율×노동분배율
부가가치율 = 부가가치 / 판매액
노동분배율 = 노무비 / 부가가치액

최근에는 근로기준법이 강화되어 해고나 고용조정이 쉽지 않으므로 고용의 유연성을 강조하는 기업이 많다.

따라서 채용 후 직무능력에 대한 함량 미달자의 해고와 경영환경의 변화로 고용조정이 불가피한 경우를 감안한다면, 적정 인원수 산정 시 이러한 사항을 충분히 검토하는 것이 바람직하다.

더불어 원활한 고용조정을 원하는 치과기공소나 규모가 작은 치과기공소일수록 근로자와의 합의에 의한 초과근무를 적절하게 활용하거나 Prat-Time으로 근무할 작업자의 확보 그리고 총무나 경리업무를 포함하여 배달 업무까지 외주(Outsourcing)로 처리하는 것이 바람직할 때가 있다.

신입인력 채용을 위한 공고는 모집분야, 부분별 지원 자격 안내, 근무지역, 근무형태, 연봉, 접수 마감일, 접수방법 및 제출서류(이력서, 입사지원서, 자기소개서, 치과기공사면허증 사본 등), 기타 우대사항 및 주의사항 등의 내용으로 구성되어야 한다.

치과기공소에서 우수한 치과기공사를 채용하는데 영향을 미치는 요소는 조직규모(종업원 수), 작업 조건, 직무 매력도, 급여, 수당, 규칙, 이미지, 성장률, 채용 비용 등이 있으므로 채용 방법(사내 공모, 추천, 광고, 취업 대행기관, 채용 설명회) 선택에 앞서 채용 계획을 세심하게 설계해야 한다.

사내 공모는 비용 절감과 인력의 사기 진작은 물론, 경력 개발 기회를 줄 수 있는 장점이 있는 반면, 치과기공소 내부 인력들 간의 경쟁을 과도하게 촉발시킬 수 있으며, 동족번식 효과처럼 내부자의 자질이 외부 유입보다 열등할 수 있는 단점도 있다.

추천제는 추천자로부터 신분을 보장받을 수 있으며, 신입 인력의 장기간 근무율이 높고 동기부여가 가능한 장점이 있는 반면, 실력을 무시하고 친밀도에 의한 추천으로 파벌주의를 조장할 가능성이 높다. 광고나 취업 대행기관 이용 그리고 채용 설명회 등을 통한 채용은, 위의 두가지 모집활동 보다는 비용이 많이 든다는 단점이 있지만, 모집단이 크므로 그만큼 우수한 인재들이 많이 있을 것이므로 양질의 신입 인력을 선발할 수 있는 기회가 된다.

치과기공소의 직무 특성상 지원자를 선발하는 과정은 서류 심사와 인성 및 적성검사를 실시하고 직무와 관련된 실기 시연과 경영진의 면접 절차를 거쳐 최종 합격자를 채용한다. 채용 기준은 치과기공사 고유 직무에 필요한 선천적 잠재능력의 소유 여부, 그리고 직무능력 요건과 관련된 전공 지식, 이해력, 판단력, 기획, 추진력을 갖추고 있는지의 여부와 태도 요건과 관련된 단체와의 조화, 책임감 등으로 한다. 즉 가능하다면 여러 분야의 일을 소화해낼 수 있는 능력 보유자로서, 치과기공소의 자산으로 인정될 수 있는 가치가 있어야 하며, 훈련에 의해서 능력을 향상시킬 수 있는 조건의 소유자임과 동시에 리더쉽이 갖춰져 있는지를 채용기준으로 정한다. 신입 인력을 채용한 후 입사서류(자기소개서, 가족관계증명서, 서약서, 재정보증보험가입증명서, 졸업증명서, 경력증명서)를 제출받고 건강검진을 실시한 후 애사교육과 효율적인 업무수행에 필요한 직무교육, 비즈니스 매너(직업인의 프로정신, 비전, 인성, 마인드 교육, 전화 응대 예절 및 커뮤니케이션 방법, 용모와 복장, 고객만족, 이미지 메이킹) 및 협동심과 단결심을 향상시키기 위한 체계적인 교육과 훈련과정을 거친다. 채용된 신입사원의 정보는 사원에 대한 발령사항, 상벌, 교육, 자격증 등 각종 인력사항의 현황파악은 물론 원천세 관리의 기본임과 동시에 급여 및 퇴직금 계산의 기초가 되므로, 사원정보(사원명, 부서명, 직위, 입사일자, 연락처, e-mail 주소, 연봉, 부양가족, 국민연금등급, 건강보험등급, 계좌번호 등)를 필히 등록하고 이러한 기초정보의 관리를 통해 급여항목 관리, 상여항목 관리, 공제항목 관리 등이 이루어져야 한다.

참고로 신입사원을 채용할 때 정부의 고령자 등 고용촉진 지원 정책에 따라 다음과 같은 사항들을 검토하고 필요한 지원을 활용하는 것도 경영에 도움이 될 것이다.

1) 신규고용촉진 장려금 (출처: 고용노동부 한국 고용정보원)

노동부장관은 직업안정기관에 구직등록한 날부터 계산하여 대상자별 실업기간을 초과하여 실업상태에 있는 자를 직업안정기관 등의 알선에 의하여 피보험자(근로계약기간이 단기간인 근로자 등 노동부령으로 정하는 근로자는 제외)로 새로 고용하는 사업주로서 그 고용 전 3개월부터 고용 후 12개월까지 고용조정으로 근로자를 이직시키지 아니하는 사업주에게는 신규고용촉진 장려금을 지급한다. 다만, 새로 고용된 근로자가 최종 이직 전 사업주(최종 이직 전 사업주와 합병하거나 그 사업을 넘겨받은 사업주 등 그 사업과 관련된 사업주로서 노동부령으로 정하는 사업주를 포함)에게 고용된 경우에는 신규고용촉진 장려금을 지급하지 아니하며, 직업안정기관이 아닌 그 밖에 노동부령으로 정하는 기관의 알선에 의하여 고용된 경우에는 직업안정기관의 장이 인정한 경우에만 지급한다.

신규고용촉진 장려금은 매년 노동부장관이 임금상승률, 노동시장 여건 등을 고려하여 고시하는 금액에 고용된 근로자 수를 곱하여 산정한 금액으로 하며, 12개월(근로자의 고용기간이 12개월 미만이면 그 고용기간) 동안 지급한다. 이 경우 노동부장관이 고시하는 금액은 근속기간에 따라 차등을 두어 정할 수 있다.

2) 육아휴직 등 장려금과 대체인력 채용 장려금 (출처: 고용노동부 한국 고용정보원)

노동부장관은 피보험자인 근로자에게 육아휴직 또는 같은 육아기 근로시간 단축(육아휴직 등)을 30일(산전 후 휴가 기간 90일과 중복되는 기간은 제외) 이상 허용하고 육아휴직 등이 끝난 후 30일 이상 그 근로자를 피보험자로 계속 고용하는 사업주에게 육아휴직 등 장려금을 지급한다.

육아휴직 등 장려금은 육아휴직 등의 허용에 따른 사업주의 노무비용 부담을 고려하여 노동부장관이 매년 사업 규모별로 고시하는 금액에 근로자가 사용한 육아휴직 등의 월수(출산 후 유급휴가기간을 포함한다. 다만, 우선지원 대상기업의 근로자인 경우에는 그러하지 아니한다)를 곱하여 산정한 금액으로 한다.

노동부장관은 사업주가 다음의 요건을 모두 갖춘 경우 대체인력채용 장려금을 추가로 지급한다.

(1) 육아휴직 등의 시작일 전 30일이 되는 날(산전 후 휴가에 연이어 육아휴직 등을 시작하는 경우에는 산전 후 휴가 시작일 전 30일이 되는 날)부터 신규로 대체인력을 채용하여 30일 이상 고용할 것
(2) 육아휴직 등이 끝난 후 육아휴직 등을 사용한 근로자를 30일 이상 계속 고용할 것
(3) 신규 대체인력을 채용하기 전 3개월부터 채용 후 6개월까지 고용조정으로 근로자를 이직시키지 아니할 것

대체인력채용 장려금은 대체인력채용에 따른 사업주의 비용부담을 고려하여 노동부장관이 사업규모별로 고시하는 금액에 육아휴직 등의 시작일(산전 후 휴가에 연이어 육아휴직 등을 시작하는 경우에는 산전 후 휴가 시작일)부터 육아휴직 등의 종료일까지의 기간 중 대체인력을 사용한 개월 수를 곱하여 산정한 금액으로 한다.

3) 고령자 고용촉진 장려금 (출처: 고용노동부 한국 고용정보원)

노동부장관은 다음의 어느 하나에 해당하는 요건을 갖춘 사업의 사업주에게 고령자 고용촉진 장려금을 지급한다.

(1) 매 분기 그 사업의 월평균 근로자 수에 대한 1년 이상 고용된 월평균 고령자(「고령자고용촉진법」에 따른 고령자) 수의 비율이 업종별로 노동부장관이 정하여 고시하는 비율 이상일 것
고령자 고용촉진 장려금은 노동부장관이 임금인상률, 노동시장 여건 등을 고려하여 매년 고시하는 금액에 업종별로 노동부장관이 정하여 고시하는 비율을 초과하여 고용된 고령자 수를 곱하여 산정한 금액으로 한다. 다만, 사업주가 고령자 고용촉진 장려금을 받을 수 있는 기간은 5년을 초과할 수 없으며, 분기당 지급 총액은 노동부장관이 고시하는 금액에 그 사업의 근로자 수의 100분의 15(대규모기업의 경우에는 100분의 10)에 해당하는 수를 곱하여 산출한 금액을 초과할 수 없다.

(2) 정년을 기존에 정한 연령보다 1년 이상 연장하고, 그 정년이 56세 이상일 것. 다만, 정년 연장전 3년 이내에 해당 사업장의 정년을 단축한 경우에는 고령자 고용촉진 장려금을 지급하지 아니한다.
고령자 고용촉진 장려금은 노동부장관이 매년 임금상승률, 노동시장 여건 등을 고려하여 고시하는 금액에 그 사업주에게 고용되어 18개월 이상을 계속 근무하여 종전의 정년에 이른 후 정년 연장에 따라 계속 근무하는 근로자 수(임금피크제 보전수당을 지급받는 자는 제외한다)를 곱하여 산정하며, 정년이 연장된 기간의 2분의 1기간 동안 지급한다. 다만, 정년을 연장한 날부터 5년 이내에 종전의 정년에 이른 후 정년 연장에 따라 계속 근무하는 근로자에 대하여만 지원한다.

(3) 정년을 57세 이상으로 정한 사업장의 사업주에게 고용되어 18개월 이상을 계속 근무한 후 정년에 이른 자를 퇴직시키지 아니하거나 정년퇴직 후 3개월 이내에 재고용(계속고용)하고 계속고용 전 3개월, 계속고용 후 6개월 동안 근로자를 고용조정으로 이직시키지 아니할 것. 다만, 1년 이하의 기간을 정하여 계속고용하거나 정년을 줄이는 등 노동부령으로 정하는 경우에 해당하는 경우에는 고령자 고용촉진 장려금을 지급하지 아니한다.
고령자 고용촉진 장려금은 노동부장관이 매년 임금 상승률, 노동시장 여건 등을 고려하여 고

시하는 금액에 정년 후 계속 고용한 근로자 수(임금피크제 보전수당을 지급받는 자는 제외한다)를 곱하여 산정한 금액으로 하며, 6개월 또는 12개월 동안 지급한다.

4) 일자리 함께하기 고용창출 장려금 (출처 : 고용노동부 한국 고용정보원)

(1) 개요

통상적 조건 하에 취업이 어려운 취약계층을 고용하거나 교대제 개편, 실근로시간 단축, 시간선택제 일자리 도입 등 근무형태를 변경하여 고용기회를 확대한 사업주를 지원

(2) 지원대상 – 모든 사업주

※ 지원 제외: 임금체불로 명단이 공개중인 사업주, 동일사업주 또는 관련사업주, 장애인 고용의무 미이행 사업주(경증장애인을 고용한 경우에 한함)

(3) 지원요건

가. 취업지원프로그램 이수 및 구직 등록한 실업자를 고용하여 6개월 이상 고용유지

※ 지원제외: 1년 미만 단기간 근로계약, 사업주의 배우자, 4촌 이내의 혈족·인척 등

나. 구직등록은 직업안정기관 및 고용노동부령으로 정하는 기관에 하여야 함

가) 고용센터(work-net)

나) 국가, 지방자치단체, 한국산업인력공단, 한국장애인고용공단, 장애인직업재활 실시 기관, 고령자인재은행, 중견전문인력고용지원센터

다. 취업지원프로그램 이수자

1	고용노동부가 운영하는 '국민취업지원제도'의 취업지원서비스 수급자격을 인정받은 사람 중 다음 세목에 해당하는 사람	(1) 「구직자 취업촉진 및 생활안정지원에 관한 법률」제6조에 따른 취업지원서비스 수급자격이 있는 자(I 유형의 청년 특례유형 및 II 유형의 청년유형 제외)로서 취업활동계획을 수립하고 취업지원서비스를 수급받고 있거나, 동법 제29조제1항 제1호 및 제2호에 따라 수급이 종료된 자. 단, 취업지원서비스 수급자격을 인정받고 1개월 미만 참여자의 경우에도 취업활동계획 수립 후 취업지원서비스를 수급받고 있는 사람 중 구직등록 기간이 3개월 이상 또는 실업기간이 3개월 이상인 사람 (2) 「구직자 취업촉진 및 생활안정지원에 관한 법률」제6조에 따른 취업지원서비스 수급자격이 있는 자(I 유형의 청년 특례유형 및 II 유형의

		청년유형 제외)로서 특별고용지원업종으로 지정된 업종에 속하는 기업에서 퇴직한 근로자에 대해서는 취업활동계획을 수립하고 취업지원서비스를 수급받고 있거나, 동법 제29조제1항 제1호 및 제2호에 따라 수급이 종료된 자로 봄. 단, 취업지원서비스 수급자격을 인정받고 1개월 미만 참여자의 경우에도 1단계를 마치고 2단계 또는 3단계에 참여하고 있는 사람 중 구직등록 기간이 3개월 이상 또는 실업기간이 3개월 이상인 사람
2	고용노동부 및 여성가족부가 지정한 여성새로일하기센터가 운영하는 '직업교육훈련 프로그램'을 마친 사람으로서 만 40세 이상인 사람	(만 40세 미만이더라도 가구의 소득인정액이 보건복지부장관이 고시한 '기준 중위소득'의 100분의 52 이하인 사람을 포함한다). 단, 2개월 미만으로 운영되는 프로그램을 마친 40세 이상 50세 미만의 사람은 구직등록 기간이 3개월 이상 또는 실업기간이 3개월 이상인 사람
3	고령자인재은행이 운영하는 '고령자 취업능력향상 프로그램'을 마친 사람	다만, 1개월 미만으로 운영되는 프로그램을 마친 사람은 구직등록 기간이 3개월 이상 또는 실업기간이 3개월 이상인 사람
4	여성가족부장관이 운영하는 '학교 밖 청소년 직업역량 강화 프로그램' 및 '내일이룸학교'를 마친 사람	
5	한국법무보호복지공단이 운영하는 과정에 참여한 사람 중 다음 세목에 해당하는 사람	(1) '허그일자리 지원 프로그램'에 초기 상담일부터 1개월 이상 참여하고 있는 사람 중 1단계를 마치고 2단계 또는 3단계에 참여하고 있거나 3단계를 마친 사람. 단, 1개월 미만 참여자의 경우에도 1단계를 마치고 2단계 또는 3단계에 참여하고 있는 사람 중 구직등록 기간이 3개월 이상 또는 실업기간이 3개월 이상인 사람 (2) '기술교육원 직업훈련'에 2개월 이상 참여하고 있는 사람 또는 수료한 사람
6	한국장애인고용공단이 운영하는 '직업능력개발훈련(정규훈련, 맞춤훈련)'을 2개월 이상 참여하고 있는 사람 또는 마친 사람	단, 1개월 이상 2개월 미만 과정을 마친 사람의 경우 구직등록기간이 3개월 이상 또는 실업기간이 3개월 이상인 사람
7	한국장애인고용공단이 훈련비용 등을 지원하거나 위탁계약을 체결한 공공훈련기관 또는 민간훈련기관이 운영하는 '직업능력개발훈련 프로그램'을 2개월 이상 참여하고 있는 사람 또는 마친 사람	
8	한국장애인고용공단이 운영하는 '장애인 취업성공패키지'에 초기 상담일부터 1개월 이상 참여하고 있는 사람 중 1단계를 마치고 2단계 또는 3단계에 참여하고 있거나 3단계를 마친 사람	단, 1개월 미만 참여자의 경우에도 1단계를 마치고 2단계 또는 3단계에 참여하고 있는 사람 중 구직등록 기간이 3개월 이상 또는 실업기간이 3개월 이상인 사람

9	지방자치단체 또는 지방자치단체가 위탁하는 기관에서 운영하는 '자활 근로'에 2개월 이상 연속하여 참여한 사람	
10	제대군인지원센터가 운영하는 과정에 참여한 사람 중 다음 세목에 해당하는 사람	(1) 국방전직교육원이 운영하는 기본교육을 마치고, 이수한 날부터 2년 이내에 제대군인지원센터가 운영하는 '취업워크숍'을 마친 사람으로서 구직등록 기간이 3개월 이상 또는 실업기간이 3개월 이상인 사람 (2) '직업교육훈련(사회적응교육, 직업교육훈련, 직업능력개발훈련 등)'을 2개월 이상 참여하고 있는 사람 또는 마친 사람
11	중장년일자리희망센터가 운영하는 '취업지원프로그램(재도약프로그램)'을 마친 사람 중 기초생활수급자, 차상위계층(보건복지부장관이 고시한 '기준 중위소득'의 100분의 50 이하 가구 구성원)이하인 사람	다만, 1개월 미만으로 운영되는 프로그램을 마친 사람은 구직등록 기간이 3개월 이상 또는 실업기간이 3개월 이상인 사람
12	「근로자직업능력개발법 시행령」 제6조제1항에 따라 「고등교육법」 제2조에 따른 학교에 진학하지 않은 사람으로 '일반고 특화훈련 과정'을 마친 사람	
13	지방자치단체가 고용노동부 등 국가로부터 취업지원프로그램을 위탁받거나 업무협약을 맺어 시행하는 취업지원프로그램 중 고용노동부장관의 승인을 받은 프로그램을 마친 사람	
14	「고용정책 기본법」제32조에 따라 지정된 고용위기지역 소재 기업에서 고용위기지역 지정일 1년 전부터 이직한 근로자 중 고용노동부가 운영하는 취업지원프로그램을 마친 사람	
15	고용정책 기본법」제32조에 따라 지정된 특별고용지원업종에 속하는 기업에서 지정일 이후 이직한 근로자 중 고용노동부가 운영하는 취업지원프로그램을 마친 사람	
16	다음 세목에 해당하는 '40대 일자리 지원 프로그램'을 마친 사람	(1) 국토교통부에서 운영하는 'LH 소명터 프로그램' 및 '버스운전인력양성지원 프로그램' (2) 산업통상자원부에서 운영하는 '현장밀착형 직업훈련 지원프로그램'(자동차부품 공장자동화 제어 인력양성, 자동차부품 품질관리 전문인력 양성) 및 '40대 중장년 뿌리산업 재취업 지원 프로그램'

※ 취업지원프로그램을 이수한 경우 이수한 날로부터 12개월까지 이수사실이 유효

라. 취업지원프로그램 이수면제자

예외적으로 취업지원프로그램을 이수하지 아니하여도 아래 요건을 충족하는 경우, 구직등록을 하고 1개월 이상 실업상태에서 고용하면 지원대상이 됨.

구분	취업지원프로그램 이수 면제 대상
중증장애인	장애인 고용촉진 및 직업재활법 제2조2호에 따른 중증장애인
여성실업자	가족부양의 책임이 있는 여성가장 실업자로서, 국민기초생활보장법시행령 제11조제2항의 전단에 따른 취업대상자 또는 한부모가족지원법 제5조 및 제5조의2에 따른 보호(지원)대상자
섬 지역 거주자	고용보험법시행령 제65조8호에 따른 도서지역에 거주하여 취업지원프로그램 참여가 어려운 취업 취약계층

(4) 지원수준 및 한도

가. (지원수준) 신규 고용한 근로자 수 1인당 월 30~60만원 지원

구분	회차별 지원액 (6개월 단위)	연간총액
우선지원 대상기업	360만원	720만원
대규모기업	180만원	360만원

※사업주가 지급한 임금의 80% 한도로 지원

나. (지원한도) 직전 보험연도 말일 기준 피보험자 수의 100분의 30 (소수점 이하는 버림)

※새로 고용한 피보험자수가 30명이상인 경우: 30명 직전 보험연도 말일 기준 피보험자수가 1명이상 10명미만인 경우: 3명 직전 보험연도 말일 기준 피보험자가 없는 경우: 근로자가 새로 고용된 해의 보험관계 성립일 현재를 기준으로 한 피보험자수의 30%(피보험자수가 1명이상~1명미만인 경우 3명으로 하되, 피보험자수의 30%가 30명을 초과하는 경우 30명으로 함)

구분	기준 피보험자수
원칙	직전 보험연도 말일 기준 피보험자 수 30%
① 직전 보험연도 말일 기준 피보험자 수 30%가 30명 이상	30명
② 직전 보험연도 말일 기준 피보험자 수가 1명이상 10명미만	3명
③ 직전 보험연도 말일 기준 피보험자 수 0명인 경우	근로자가 새로 고용된 해의 보험관계 성립일 현재 기준 피보험자수의 30% 단, 피보험자수가 1명이상~10명미만인 경우 3명 피보험자수의 30%가 30명을 초과하는 경우 30명

(5) 지급 주기 및 기간

가. 고용한 날이 속하는 다음달부터 1년간 매 6개월 단위로 지급

※ 월할 계산하지 않음

나. 다만, 취업성공패키지 I 유형 이수자* 중 기초생활수급자, 취업지원프로그램 이수 면제자중 중증장애인·여성가장으로 1개월 이상 실업상태에있는 사람은 최대 2년간 지원

※ 기존 취업성공패키지 I 유형 이수자(이수자격 유효한 자) 및 국민취업지원제도 도입(21.1.1)이후 '국민취업지원제도'의 취업지원서비스 수급자격을 인정받은 사람으로써 해당자를 말함[참고] 지원인원 = 기준 피보험자수−제외 피보험자 수지원수준 및 한도지원요건(취업지원프로그램 이수자)[고용촉진장려금 지급 대상이 되는 취업지원프로그램]

5) 청년 추가고용창출 장려금(출처: 고용노동부 한국 고용정보원)

(1) 개요

청년을 정규직으로 추가로 고용한 중소·중견기업에 인건비를 지원함으로써, 양질의 청년일자리 창출

(2) 지원대상

청년(만15세 이상 34세 이하)을 정규직으로 신규 채용한 5인 이상 중소·중견기업(성장유망업종, 벤처기업 등은 5인 미만도 가능)

*단, 사행·유흥업 등 일부 업종은 지원제외

(3) 지원요건

가. (청년 정규직 신규채용) 기업 규모*에 따라 다음과 같이 청년을 정규직으로 신규 채용하여야 함

*기업규모는 전년 연평균 기준 고용보험 피보험자수('20년 고용보험 신규성립 기업의 경우에는 보험관계 성립일이 속한 달의 말일 기준 피보험자수)

기업 규모*	청년 신규채용
30인 미만	1명 이상
30~99인	2명 이상
100인 이상	3명 이상

나. (6개월 이상 고용유지) 신규 채용 청년은 6개월* 이상 고용이 유지되어야 함* 최소고용유지기간 6개월은 채용일이 속한 달을 포함하여 역월단위로 산정

다. (근로자수 증가) '기업규모별 청년 최저고용 요건' 이상 청년을 추가 채용하여, 전년 연평균 피보험자수(20년 신규성립기업의 경우 성립일이 속한 달의 말일 피보험자수) 보다 기업 전체 근로자수(피보험자수)가 증가해야 함.

라. (신청기한) 청년을 채용하고 최소고용유지기간(6개월) 종료 후 3개월 이내 장려금을 신청하여야 함.

(4) 지원수준 및 지원한도

가. (지원수준) 청년 추가채용 1명당 연 최대 900만원을 3년간 지원하되, 기업 규모별 지원인원을 차등화*

*30인 미만 기업은 1번째 채용 청년, 30~99인 기업은 2번째 채용 청년, 100인 이상은 3번째 채용 청년부터 지원

구분	1명 고용	2명 고용	3명 고용	4명 고용
30인 미만	900만원	1,800만원	2,700만원	3,600만원
30~99인	×	900만원	1,800만원	2,700만원
100인 이상	×	×	900만원	1,800만원

나. (지원한도) 기업당 최대 30명까지

(5) 신청주기

가. (신청주기) 기존 채용 청년의 경우, 3개월 이상 단위로 신청

나. 다만, 신규 채용 청년의 경우 최소 고용유지기간(6개월) 종료 후 3개월 이내 신청(사업주는 6개월분 이상 단위로 신청서 작성)

6) 일자리 워라벨 고용안정장려금(출처 : 고용노동부 한국 고용정보원)

학업, 육아, 간병 등 생애주기별로 고용불안이 가속될 때 소정근로시간 단축, 근로형태 유연화 등을 도입하여 근로자의 계속고용을 지원하거나 기간제 근로자 등을 정규직으로 전환하는 사업주를 지원하여 기존 근로자의 고용안정과 일자리 질 향상을 도모사전에 사업참여신청서 및 사업계획서를 제출받아 고용센터 심사위원회의 심사를 거쳐 선정된 기업에 한하여 예산의 범위 내에서 지원단, 워라밸 일자리 장려금 및 출산육아기 고용안정장려금의 경우 사업계획서 및 사업 참여 신청이 필요 없이 지급 요건을 갖추어 장려금 지급 신청서를 제출하면 지급

(1) 지원 대상

가. (임금 감소액 보전) 모든 사업주

나. (간접 노무비) 우선 지원 대상 기업

다. (대체인력 지원) 모든 사업주

※ 지원 제외: 국가, 지자체, 공공기관, 일반유흥 주점업, 무도유흥 주점업, 기타 주점업, 기타 사행시설 관리 및 운영업, 무도장 운영업, 임금체불로 명단이 공개중인 사업주

(2) 지원 요건

가. 소정근로시간 단축에 따른 임금감소 보전금과 간접노무비 지원

가) 근로시간 단축 개시일 이전 최근3개월 동안 주 소정근로시간이 30시간을 초과하는 6개월이상 고용한 근로자의 주 소정근로시간 1시간 이상 단축

나) 근로자가 가족돌봄·은퇴준비·본인간병·학업 등 본인의 필요에 의해 근로시간 단축을 신청하고 사업주가 이를 허용

다) 단축일로부터 최소 2주 이상 전환

라) 4대보험에 가입하고, 전환 후 주 소정근로시간은 15시간 이상 35시간 이하여야 함(단, 법정 임신기 근로시간단축의 경우 30시간 이하)

마) 지문인식, 전자카드 등 전자·기계적 방식으로 출퇴근 관리

바) 연장근로 제한

나. 소정 근로시간 단축 근로자의 대체인력 고용 인건비 지원

가) 가. 의 요건을 만족하는 근로자에 대하여

나) 근로시간 단축 개시일 전 2개월이 되는 날부터 대체인력을 고용하고 1개월간 고용 유지

다) 대체인력 고용 3개월 전부터 고용 후 1년까지(1년 이내에 고용관계 종료시에는 고용관계 종료시까지) 다른 근로자를 고용조정으로 이직시키는 경우 고용안정 장려금 지급제한(기 지급 된 장려금 환수)

※ 단, 대체인력보다 같은 날 또는 이후에 고용된 근로자는 감원방지의무 대상 아님

※ 근로자의 귀책사유로 인한 징계해고, 정년, 계약기간만료, 근로자의 자발적인 퇴직은 감원방지의무 위반이 아님

(3) 지원수준 및 한도(단축근로자 근로자 수 1인당)

유형	지원대상	회차별 지원액(1개월 단위)	연간총액
임금감소액 보전	모든기업	최대 40만원	480만원
대체인력 인건비지원	우선지원대상기업	60만원	720만원
	대규모기업	30만원	360만원
간접노무비	우선지원대상기업	20만원	240만원

(4) 임금 감소액 보전 지원

소정근로시간 단축으로 인하여 시간에 비례하여 감소한 임금보다 사업주가 근로자에게 더 지급한 임금이 있는 경우

가. 단축 후 주 소정근로시간이 15시간 이상~25시간 이하인 경우 월 40만원 한도로 지원

나. 단축 후 주 소정근로시간이 25시간 초과~30시간 이하인 경우 월 24만원 한도로 지원

※임신을 사유로 근로시간을 단축한 경우 단축 후 주 소정근로시간이 15~35시간인 경우 월 40만원 한도로 지원(법정임신기는 주 15~30시간)

(5) 장려금 지급 제외

가. 초과근로를 실시한 달

나. 출퇴근 기록이 누락된 달

다. 가. 또는 나. 를 합쳐 5회가 초과된 경우 해당 월의 장려금은 지급하지 않음

※근로시간 단축 개시일 6개월 이내에 고용안정장려금 최초 지급 신청을 하지 않은 경우 신청일로부터 6개월 이내의 기간에 대해서만 지원

(6) 지급 기간 및 주기

가. 근로시간 단축 개시일이 속하는 다음날부터 1년의 범위 내에서 1개월 단위 지급

나. 대체인력의 실 근속기간과 단축근로자의 단축기간이 겹치는 기간(1년) 및 인수인계기간(2개월)에 대해 일할 계산하여 지원

다. 임금감소액 보전 지원과 간접노무비 지원은 실제 단축기간에 대해 일할 계산하여 지원지원수준 및 한도

7) 청년내일채움공제(출처 : 고용노동부 한국 고용정보원)

(1) 개요

청년의 중소기업 신규 취업을 촉진하고, 장기근속을 유도하기 위해 청년·기업·정부 3자가 공동으로 적립하여 청년의 자산형성에 기여하는 사업

(2) 지원 대상

가. 신규 취업 청년 및 5인 이상 중소·중견기업

나. (청년) 고용보험 총 가입기간* 12개월 이하자 또는 6개월 이상 장기실직자* 고용보험 총 가입기간 산정시 3개월 이하 가입이나 재학 중 가입 이력은 제외

다. (기업) 5인 이상 중소·중견기업** 지식서비스산업·문화콘텐츠산업·벤처기업 등 예외적으로 1~5인 가입 허용* 중견기업 중 3년 평균 매출액 3천억원 미만 기업만 가입 가능

(3) 지원내용

지원수준 및 기간: 청년·기업·정부가 2년간 공동으로 적립하여, 만기시 청년이 1,200만원 만기공제금 수령

유형	기업지원금	정부지원금
지원수준(49~52)	2년간 300만원 지원(기업적립분)	2년간 600만원 적립

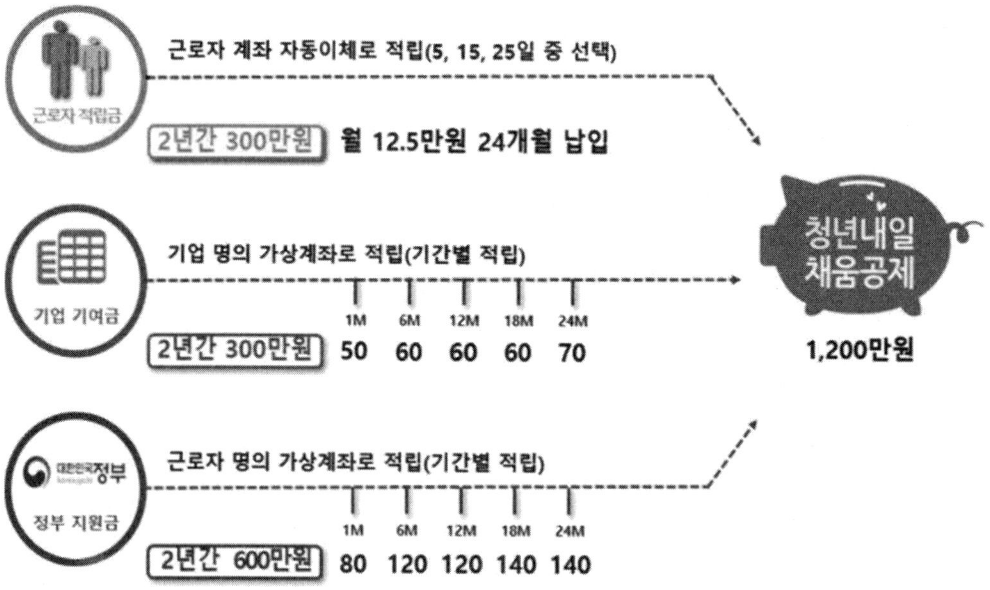

(4) 신청방법

청년·기업이 청년공제 누리집(www.work.go.kr/youngtomorrow)에 신청 → 요건 심사 후 www.sbcplan.or.kr 청약 가입 신청* 반드시 정규직 취업일로부터 6개월 이내에 청약 가입 신청이 완료되어야 함.

2. 근로계약

근로계약이란 근로자가 사용자에게 근로를 제공하고 사용자는 이에 대하여 임금을 지급하는 것을 목적으로 체결된 계약을 말한다.

1) 근로조건의 기준

근로기준법에서 정하는 근로조건은 최저기준이므로 근로관계 당사자는 이 기준을 이유로 근로조건을 낮출 수 없다.

2) 근로조건의 결정

근로조건은 근로자와 사용자가 동등한 지위에서 자유의사에 따라 결정하여야 한다.

3) 근로조건의 준수

근로자와 사용자는 각자가 단체협약, 취업규칙과 근로계약을 지키고 성실하게 이행할 의무가 있다.

4) 균등한 처우

사용자는 근로자에 대하여 남녀의 성을 이유로 차별적 대우를 하지 못하고, 국적·신앙 또는 사회적 신분을 이유로 근로조건에 대한 차별적 처우를 하지 못한다.

5) 강제 근로의 금지

사용자는 폭행, 협박, 감금, 그 밖에 정신상 또는 신체상의 자유를 부당하게 구속하는 수단으로써 근로자의 자유의사에 어긋나는 근로를 강요하지 못한다.

6) 폭행의 금지

사용자는 사고의 발생이나 그 밖의 어떠한 이유로도 근로자에게 폭행을 하지 못한다.

7) 중간착취의 배제

누구든지 법률에 따르지 아니하고는 영리로 다른 사람의 취업에 개입하거나 중간인으로서 이익을 취득하지 못한다.

8) 공민권 행사의 보장

사용자는 근로자가 근로시간 중에 선거권, 그 밖의 공민권 행사 또는 공의 직무를 집행하기 위하여 필요한 시간을 청구하면 거부하지 못한다. 다만, 그 권리 행사나 공의 직무를 수행하는 데에 지장이 없으면 청구한 시간을 변경할 수 있다.

9) 근로기준법 적용 범위

(1) 근로기준법은 상시 5명 이상의 근로자를 사용하는 모든 사업 또는 사업장에 적용한다. 다만, 동거하는 친족만을 사용하는 사업 또는 사업장과 가사 사용인에 대하여는 적용하지 아니한다.

(2) 상시 4명 이하의 근로자를 사용하는 사업 또는 사업장에 대하여는 이 법의 일부 규정을 적용할 수 있다.

(3) 근로기준법을 적용하는 경우의 상시 사용하는 근로자 수 산정 방법

가. 상시 사용하는 근로자 수 – 해당 사업 또는 사업장에서 법 적용 사유(휴업수당 지급, 근로시간 적용 등 법 또는 이 영의 적용 여부를 판단하여야 하는 사유를 말한다.) 발생일 전 1개월(사업이 성립한 날부터 1개월 미만인 경우에는 그 사업이 성립한 날 이후의 기간을 말한다. 이하 "산정기간"이라 한다) 동안 사용한 근로자의 연인원을 같은 기간 중의 가동 일수로 나누어 산정한다.

나. 가. 항에도 불구하고 다음의 구분에 따라 그 사업 또는 사업장에 대하여 5명 이상의 근로자를 사용하는 사업 또는 사업장으로 보거나 법 적용 사업 또는 사업장으로 보지 않는다.

가) 근로기준법 적용 사업 또는 사업장으로 보는 경우 – 해당 사업 또는 사업장의 근로자 수를 산정한 결과 법 적용 사업 또는 사업장에 해당하지 않는 경우에도 산정 기간에 속하는 일별로 근로자 수를 파악하였을 때 법 적용 기준에 미달한 일수가 2분의 1 미만인 경우

나) 근로기준법 적용 사업 또는 사업장으로 보지 않는 경우 – 해당 사업 또는 사업장의 근로자 수를 산정한 결과 법 적용 사업 또는 사업장에 해당하는 경우에도 산정 기간에 속하는 일별로 근로자 수를 파악하였을 때 법 적용 기준에 미달한 일수가 2분의 1 이상인 경우

다) 근로기준법 제60조부터 제62조까지의 규정(연차 유급휴가에 관한 부분은 제외)의 적용 여부를 판단하는 경우에 해당 사업 또는 사업장에 대하여 월 단위로 근로자 수를 산정한 결과 법

적용 사유 발생일 전 1년 동안 계속하여 5명 이상의 근로자를 사용하는 사업 또는 사업장은 법 적용 사업 또는 사업장으로 본다.

라) 가)항의 연인원에는 파견근로자를 제외한 다음의 근로자 모두를 포함한다.

(가) 해당 사업 또는 사업장에서 사용하는 통상 근로자, 기간제근로자 단시간근로자 등 고용형태를 불문하고 하나의 사업 또는 사업장에서 근로하는 모든 근로자

(나) 해당 사업 또는 사업장에 동거하는 친족과 함께 제1호에 해당하는 근로자가 1명이라도 있으면 동거하는 친족인 근로자

10) 법령 요지 등의 게시

사용자는 취업규칙을 근로자가 자유롭게 열람할 수 있는 장소에 항상 게시하거나 갖추어 두어 근로자에게 널리 알려야 한다.

11) 근로기준법을 위반한 근로계약

(1) 근로기준법에서 정하는 기준에 미치지 못하는 근로조건을 정한 근로계약은 그 부분에 한정하여 무효로 한다.

(2) 제(1)항에 따라 무효로 된 부분은 근로기준법에서 정한 기준에 따른다.

12) 근로조건의 명시

(1) 사용자는 근로계약을 체결할 때에 근로자에게 다음 각 호의 근로조건을 명시하여야 한다. 근로계약 체결 후 다음 각 호의 사항을 변경하는 경우에도 또한 같다.

가. 임금

가) 임금은 통화(通貨)로 직접 근로자에게 그 전액을 지급하여야 한다. 다만, 법령 또는 단체협약에 특별한 규정이 있는 경우에는 임금의 일부를 공제하거나 통화 이외의 것으로 지급할 수 있다.

나) 임금은 매월 1회 이상 일정한 날짜를 정하여 지급하여야 한다. 다만, 임시로 지급하는 임금, 수당, 그 밖에 이에 준하는 것 또는 1개월을 초과하는 기간의 출근 성적에 따라 지급하는 정근수당, 1개월을 초과하는 일정 기간을 계속하여 근무한 경우에 지급되는 근속수당, 1개월을 초과하는 기간에 걸친 사유에 따라 산정되는 장려금, 능률수당 또는 상여금, 그 밖에 부정기적으로 지급되는 모든 수당 등의 임금에 대하여는 일정한 날짜를 정하여 지급하지 않아도 된다.

나. 소정근로시간

가) 1주간의 근로시간은 휴게시간을 제외하고 40시간을 초과할 수 없다.

나) 1일의 근로시간은 휴게시간을 제외하고 8시간을 초과할 수 없다.

다) 가)항 및 나)항에 따라 근로시간을 산정하는 경우 작업을 위하여 근로자가 사용자의 지휘·감독 아래에 있는 대기시간 등은 근로시간으로 본다.

다. 휴일

가) 상시 5인 이상 사용자는 근로자에게 1주에 평균 1회 이상의 유급휴일을 보장하여야 한다.

나) 상시 5인 이상 사용자는 근로자에게 휴일[일요일, 국경일 중 3·1절, 광복절, 개천절 및 한글날 3. 1월 1일, 설날 전날, 설날, 설날 다음날 (음력 12월 말일, 1월 1일, 2일), 부처님오신날 (음력 4월 8일), 5월 5일 (어린이날), 6월 6일 (현충일), 추석 전날, 추석, 추석 다음날 (음력 8월 14일, 15일, 16일), 12월 25일 (기독탄신일), 임기만료에 의한 선거의 선거일, 기타 정부에서 수시 지정하는 날, 대체공휴일]을 유급으로 보장하여야 한다. 다만, 근로자대표와 서면으로 합의한 경우 특정한 근로일로 대체할 수 있다.

라. 연차 유급휴가

가) 사용자는 1년간 80퍼센트 이상 출근한 근로자에게 15일의 유급휴가를 주어야 한다.

나) 사용자는 계속하여 근로한 기간이 1년 미만인 근로자 또는 1년간 80퍼센트 미만 출근한 근로자에게 1개월 개근 시 1일의 유급휴가를 주어야 한다.

다) 사용자는 3년 이상 계속하여 근로한 근로자에게는 가)항에 따른 휴가에 최초 1년을 초과하는 계속 근로 연수 매 2년에 대하여 1일을 가산한 유급휴가를 주어야 한다. 이 경우 가산휴가를 포함한 총 휴가 일수는 25일을 한도로 한다.

라) 사용자는 가)항부터 다)항까지의 규정에 따른 휴가를 근로자가 청구한 시기에 주어야 하고, 그 기간에 대하여는 취업규칙 등에서 정하는 통상임금 또는 평균임금을 지급하여야 한다. 다만, 근로자가 청구한 시기에 휴가를 주는 것이 사업 운영에 막대한 지장이 있는 경우에는 그 시기를 변경할 수 있다.

마) 가)항 및 나)항을 적용하는 경우 다음 각 호의 어느 하나에 해당하는 기간은 출근한 것으로 본다.

(가) 근로자가 업무상의 부상 또는 질병으로 휴업한 기간

(나) 임신 중의 여성이 다음 각호에 따른 휴가로 휴업한 기간

ㄱ. 사용자는 임신 중의 여성에게 출산 전과 출산 후를 통하여 90일(한 번에 둘 이상 자녀를 임신한 경우에는 120일)의 출산 전후 휴가를 주어야 한다. 이 경우 휴가 기간의 배정은 출산 후에 45일(한 번에 둘 이상 자녀를 임신한 경우에는 60일) 이상이 되어야 한다.

ㄴ. 사용자는 임신 중인 여성 근로자가 유산의 경험 등으로 휴가를 청구하는 경우 출산 전 어느 때라도 휴가를 나누어 사용할 수 있도록 하여야 한다. 이 경우 출산 후의 휴가 기간은 연속하여 45일(한 번에 둘 이상 자녀를 임신한 경우에는 60일) 이상이 되어야 한다.

ㄷ. 사용자는 임신 중인 여성이 유산 또는 사산한 경우로서 그 근로자가 청구하면 유산·사산휴가를 주어야 한다. 다만, 인공 임신중절 수술에 따른 유산의 경우는 제외한다. (단, 본인 또는 배우자가 우생학적 또는 유전학적 정신장애나 신체질환이 있는 경우와 전염성질환이 있는 경우, 강간 또는 준강간에 의하여 임신된 경우, 법률상 혼인 할 수 없는 혈족 또는 인척간에 임신된 경우, 임신의 지속이 보건의학적 이유로 모체의 건간을 심히 해하고 있거나 해할 우려가 있는 경우의 임신중절수술 시에는 보호휴가를 주어야 한다.)

(다) 육아휴직으로 휴업한 기간

바) 가)항·나)항·다)항에 따른 휴가는 1년간(계속하여 근로한 기간이 1년 미만인 근로자의 나)항에 따른 유급휴가는 최초 1년의 근로가 끝날 때까지의 기간을 말한다) 행사하지 아니하면 소멸된다. 다만, 사용자의 귀책사유(사용자의 연차 유급휴가 사용 촉진 미실시 포함)로 사용하지 못한 경우에는 그러하지 아니하다.

마. 그 밖에 대통령령으로 정하는 근로조건

가) 취업의 장소와 종사하여야 할 업무에 관한 사항

나) (가) 업무의 시작과 종료 시각, 휴게시간, 휴일, 휴가 및 교대 근로에 관한 사항

(나) 임금의 결정·계산·지급 방법, 임금의 산정기간·지급시기 및 승급에 관한 사항

(다) 가족수당의 계산·지급 방법에 관한 사항

(라) 퇴직에 관한 사항

(마) 퇴직급여, 상여 및 최저임금에 관한 사항

(바) 근로자의 식비, 작업 용품 등의 부담에 관한 사항

(사) 근로자를 위한 교육시설에 관한 사항

(아) 출산 전후 휴가·육아휴직 등 근로자의 모성 보호 및 일·가정 양립 지원에 관한 사항

(자) 안전과 보건에 관한 사항

(차) 근로자의 성별·연령 또는 신체적 조건 등의 특성에 따른 사업장 환경의 개선에 관한 사항

(카) 업무상과 업무 외의 재해부조에 관한 사항

(타) 직장 내 괴롭힘의 예방 및 발생 시 조치 등에 관한 사항

(파) 표창과 제재에 관한 사항

다) 사업장의 부속 기숙사에 근로자를 기숙하게 하는 경우에는 기숙사 규칙에서 정한 사항

(2) 사용자는 임금의 구성항목·계산방법·지급방법 및 근로계약 사항이 명시된 서면을 근로자에게 교부하여야 한다. 다만, 본문에 따른 사항이 단체협약 또는 취업규칙의 변경 등 대통령령

으로 정하는 사유로 인하여 변경되는 경우에는 근로자의 요구가 있으면 그 근로자에게 교부하여야 한다.

13) 단시간 근로자의 근로조건

(1) 근로계약의 체결

가. 사용자는 단시간근로자를 고용할 경우에 임금, 근로시간, 그 밖의 근로조건을 명확히 적은 근로계약서를 작성하여 근로자에게 내주어야 한다.

나. 단시간근로자의 근로계약서에는 「기간제 및 단시간근로자 보호 등에 관한 법률」 제17조에 따른 다음 각 호의 근로조건이 명시되어야 한다.

(가) 근로계약기간에 관한 사항

(나) 근로시간·휴게에 관한 사항

(다) 임금의 구성항목·계산방법 및 지불방법에 관한 사항

(라) 휴일·휴가에 관한 사항

(마) 취업의 장소와 종사하여야 할 업무에 관한 사항

(바) 근로일 및 근로일별 근로시간

(2) 임금의 계산

가. 단시간근로자의 임금산정 단위는 시간급을 원칙으로 하며, 시간급 임금을 일급 통상임금으로 산정할 경우에는 나목에 따른 1일 소정근로시간 수에 시간급 임금을 곱하여 산정한다.

나. 단시간근로자의 1일 소정근로시간 수는 4주 동안의 소정근로시간을 그 기간의 통상 근로자의 총 소정근로일 수로 나눈 시간 수로 한다.

(3) 초과근로

가. 사용자는 단시간근로자를 소정 근로일이 아닌 날에 근로시키거나 소정근로시간을 초과하여 근로시키고자 할 경우에는 근로계약서나 취업규칙 등에 그 내용 및 정도를 명시하여야 하며, 초과근로에 대하여 가산임금을 지급하기로 한 경우에는 그 지급률을 명시하여야 한다.

나. 사용자는 근로자와 합의한 경우에만 초과근로를 시킬 수 있다.

다. 단시간근로자의 초과근로의 제한, 가산임금의 지급에 관한 사항 등에 대해서는 「기간제 및 단시간근로자 보호 등에 관한 법률」에서 정하는 바에 따른다.

(4) 휴일·휴가의 적용

가. 사용자는 단시간근로자에게 유급휴일을 주어야 한다.

나. 사용자는 단시간근로자에게 연차유급휴가를 주어야 한다. 이 경우 유급휴가는 다음의 방식으로 계산한 시간단위로 하며, 1시간 미만은 1시간으로 본다.

$$\text{통상 근로자의 연차휴가일수} \times \frac{\text{단시간근로자의 소정근로시간}}{\text{통상 근로자의 소정근로시간}} \times 8\text{시간}$$

다. 사용자는 여성인 단시간근로자에 대하여 생리휴가 및 출산 전후 휴가와 유산·사산 휴가를 주어야 한다.

라. 가. 및 다. (생리휴가는 제외한다)의 경우에 사용자가 지급해야 하는 임금은 일급 통상임금을 기준으로 한다.

마. 나. 목의 경우에 사용자가 지급하여야 하는 임금은 시간급을 기준으로 한다.

(5) 취업규칙의 작성 및 변경

가. 사용자는 단시간근로자에게 적용되는 취업규칙을 통상근로자에게 적용되는 취업규칙과 별도로 작성할 수 있다.

나. 가. 에 따라 취업규칙을 작성하거나 변경하고자 할 경우에는 적용대상이 되는 단시간근로자 과반수의 의견을 들어야 한다. 다만, 취업규칙을 단시간근로자에게 불이익하게 변경하는 경우에는 그 동의를 받아야 한다.

다. 단시간근로자에게 적용될 별도의 취업규칙이 작성되지 아니한 경우에는 통상 근로자에게 적용되는 취업규칙이 적용된다. 다만, 취업규칙에서 단시간근로자에 대한 적용을 배제하는 규정을 두거나 다르게 적용한다는 규정을 둔 경우에는 그에 따른다.

라. 가. 및 다. 에 따라 단시간근로자에게 적용되는 취업규칙을 작성 또는 변경하는 경우에는 '단시간근로자의 근로조건은 그 사업장의 같은 종류의 업무에 종사하는 통상 근로자의 근로시간을 기준으로 산정한 비율에 따라 결정되어야 한다.'는 취지에 어긋나는 내용이 포함되어서는 아니 된다.

14) 근로조건의 위반

(1) 명시된 근로조건이 사실과 다를 경우에 근로자는 근로조건 위반을 이유로 손해의 배상을 청구할 수 있으며 즉시 근로계약을 해제할 수 있다.

(2) 근로자가 손해배상을 청구할 경우에는 노동위원회에 신청할 수 있으며, 근로계약이 해제되었을 경우에는 사용자는 취업을 목적으로 거주를 변경하는 근로자에게 귀향 여비를 지급하여야 한다.

15) 위약 예정의 금지

사용자는 근로계약 불이행에 대한 위약금 또는 손해배상액을 예정하는 계약을 체결하지 못한다.

16) 전차금 상계의 금지

사용자는 전차금이나 그 밖에 근로할 것을 조건으로 하는 전대채권과 임금을 상계하지 못한다.

17) 강제 저금의 금지

(1) 사용자는 근로계약에 덧붙여 강제 저축 또는 저축금의 관리를 규정하는 계약을 체결하지 못한다.

(2) 사용자가 근로자의 위탁으로 저축을 관리하는 경우에는 다음의 사항을 지켜야 한다.

가) 저축의 종류·기간 및 금융기관을 근로자가 결정하고, 근로자 본인의 이름으로 저축할 것

나) 근로자가 저축증서 등 관련 자료의 열람 또는 반환을 요구할 때에는 즉시 이에 따를 것

18) 금품 청산

사용자는 근로자가 사망 또는 퇴직한 경우에는 그 지급 사유가 발생한 때부터 14일 이내에 임금, 보상금, 그 밖에 일체의 금품을 지급하여야 한다. 다만, 특별한 사정이 있을 경우에는 당사자 사이의 합의에 의하여 기일을 연장할 수 있다.

19) 미지급 임금에 대한 지연이자

사용자는 지급하여야 하는 임금 및 급여(일시금만 해당된다)의 전부 또는 일부를 그 지급 사유가 발생한 날부터 14일 이내에 지급하지 아니한 경우 그 다음 날부터 지급하는 날까지의 지연 일수에 대하여 연 100분의 40 이내의 범위에서 금융기관이 적용하는 연체금리 등 경제 여건을 고려하여 지연이자(연 100분의 20)를 지급하여야 한다.

그러나 사용자가 천재·사변, 그 밖에 사유에 따라 임금 지급을 지연하는 경우 그 사유가 존속하는 기간에 대하여는 적용하지 아니한다.

※ 지연이자의 적용 제외 사유

1. 회생절차개시의 결정이 있는 경우, 파산선고의 결정이 있는 경우, 미지급 임금등을 지급할 능력이 없다고 인정하는 경우
2. 「채무자 회생 및 파산에 관한 법률」, 「국가재정법」, 「지방자치법」 등 법령상의 제약에 따라 임금 및 퇴직금을 지급할 자금을 확보하기 어려운 경우
3. 지급이 지연되고 있는 임금 및 퇴직금의 전부 또는 일부의 존부(存否)를 법원이나 노동위원회에서 다투는 것이 적절하다고 인정되는 경우
4. 그 밖에 제1호부터 제3호까지의 규정에 준하는 사유가 있는 경우

20) 임금채권의 우선변제

임금, 재해보상금, 그 밖에 근로관계로 인한 채권은 사용자의 총재산에 대하여 질권 또는 저당권에 따라 담보된 채권 외에는 조세·공과금 및 다른 채권에 우선하여 변제되어야 한다. 다만, 질권 또는 저당권에 우선하는 조세·공과금에 대하여는 그러하지 아니하다.

그러나 최종 3개월분의 임금과 재해보상금에 해당하는 채권은 사용자의 총재산에 대하여 질권 또는 저당권에 따라 담보된 채권, 조세·공과금 및 다른 채권에 우선하여 변제되어야 한다.

21) 사용증명서

사용자는 근로자가 퇴직한 후라도 사용 기간, 업무 종류, 지위와 임금, 그 밖에 필요한 사항에 관한 증명서를 청구하면 근로자가 요구한 사항만을 사실대로 적은 증명서를 즉시 내주어야 한다.

사용증명서를 청구할 수 있는 자는 계속하여 30일 이상 근무한 근로자로 하되, 청구할 수 있는 기한은 퇴직 후 3년 이내로 한다.

22) 취업 방해 금지

누구든지 근로자의 취업을 방해할 목적으로 비밀 기호 또는 명부를 작성·사용하거나 통신을 하여서는 아니 된다.

23) 근로자 명부

사용자는 각 사업장별로 근로자 명부를 작성하고 근로자의 성명, 성별, 생년월일, 주소, 이력, 종사하는 업무의 종류, 고용 또는 고용갱신 연월일, 계약기간을 정한 경우에는 그 기간, 그밖의 고용에 관한 사항, 해고, 퇴직 또는 사망한 경우에는 그 연월일과 사유, 그 밖에 필요한 사항을

적어야 하며, 근로자 명부에 적을 사항이 변경된 경우에는 지체 없이 정정하여야 한다. 단 사용기간이 30일 미만인 일용근로자에 대하여는 근로자 명부를 작성하지 아니할 수 있다.

24) 계약 서류 보존

사용자는 근로자 명부와 근로계약에 관한 중요한 서류를 3년간 보존하여야 한다.

(1) 근로계약에 관한 중요한 서류

가) 근로계약서

나) 임금대장

다) 임금의 결정·지급방법과 임금계산의 기초에 관한 서류

라) 고용·해고·퇴직에 관한 서류

마) 승급·감급에 관한 서류

바) 휴가에 관한 서류

사) 서면 합의 서류

아) 연소자의 증명에 관한 서류

(2) 중요한 서류의 보존기간은 다음 각 호에 해당하는 날부터 기산한다.

가) 근로자 명부는 근로자가 해고되거나 퇴직 또는 사망한 날

나) 근로계약서는 근로관계가 끝난 날

다) 임금대장은 마지막으로 써 넣은 날

라) 고용, 해고 또는 퇴직에 관한 서류는 근로자가 해고되거나 퇴직한 날

마) 승인이나 인가에 관한 서류는 승인이나 인가를 받은 날

바) 서면 합의 서류는 서면 합의한 날

사) 연소자의 증명에 관한 서류는 18세가 되는 날(18세가 되기 전에 해고되거나 퇴직 또는 사망한 경우에는 그 해고되거나 퇴직 또는 사망한 날)

아) 그 밖의 서류는 완결한 날

3. 취업규칙

상시 10명 이상의 근로자를 사용하는 사용자는 다음 각 호의 사항에 관한 취업규칙을 작성하여 고용노동부장관에게 신고하여야 한다. 이를 변경하는 경우에도 또한 같다.

1) 취업규칙의 내용

(1) 업무의 시작과 종료 시각, 휴게시간, 휴일, 휴가 및 교대 근로에 관한 사항
(2) 임금의 결정·계산·지급 방법, 임금의 산정기간·지급시기 및 승급에 관한 사항
(3) 가족수당의 계산·지급 방법에 관한 사항
(4) 퇴직에 관한 사항
(5) 퇴직금, 상여 및 최저임금에 관한 사항
(6) 근로자의 식비, 작업 용품 등의 부담에 관한 사항
(7) 근로자를 위한 교육시설에 관한 사항
(8) 출산전후휴가·육아휴직 등 근로자의 모성 보호 및 일·가정 양립 지원에 관한 사항
(9) 안전과 보건에 관한 사항
(9의2) 근로자의 성별·연령 또는 신체적 조건 등의 특성에 따른 사업장 환경의 개선에 관한 사항
(10) 업무상과 업무 외의 재해부조에 관한 사항
(11) 표창과 제재에 관한 사항
(12) 그 밖에 해당 사업 또는 사업장의 근로자 전체에 적용될 사항

2) 규칙의 작성, 변경 절차

사용자는 취업규칙의 작성 또는 변경에 관하여 해당 사업 또는 사업장에 근로자의 과반수로 조직된 노동조합이 있는 경우에는 그 노동조합, 근로자의 과반수로 조직된 노동조합이 없는 경우에는 근로자의 과반수의 의견을 들어야 한다. 다만, 취업규칙을 근로자에게 불리하게 변경하는 경우에는 그 동의를 받아야 한다. 취업규칙을 신고할 때에는 의견을 적은 서면을 첨부하여야 한다.

3) 제재 규정의 제한

취업규칙에서 근로자에 대하여 감급의 제재를 정할 경우에 그 감액은 1회의 금액이 평균임금의 1일분의 2분의 1을, 총액이 1임금지급기의 임금 총액의 10분의 1을 초과하지 못한다.

4) 단체협약의 준수

취업규칙은 법령이나 해당 사업 또는 사업장에 대하여 적용되는 단체협약과 어긋나서는 아니 된다. 고용노동부장관은 법령이나 단체협약에 어긋나는 취업규칙의 변경을 명할 수 있다.

5) 위반의 효력

취업규칙에서 정한 기준에 미달하는 근로조건을 정한 근로계약은 그 부분에 관하여는 무효로 한다. 이 경우 무효로 된 부분은 취업규칙에 정한 기준에 따른다.

4. 근로시간

1) 근로시간

1주간의 근로시간은 휴게시간을 제외하고 40시간을 초과할 수 없으며, 1일의 근로시간은 휴게시간을 제외하고 8시간을 초과할 수 없다. 근로시간을 산정하는 경우 작업을 위하여 근로자가 사용자의 지휘·감독 아래에 있는 대기시간 등은 근로시간으로 본다.

2) 근로시간 계산의 특례

근로자가 출장이나 그 밖의 사유로 근로시간의 전부 또는 일부를 사업장 밖에서 근로하여 근로시간을 산정하기 어려운 경우에는 소정근로시간을 근로한 것으로 본다. 다만, 그 업무를 수행하기 위하여 통상적으로 소정근로시간을 초과하여 근로할 필요가 있는 경우에는 그 업무의 수행에 통상 필요한 시간을 근로한 것으로 본다. 그러나 단서에도 불구하고 그 업무에 관하여 근로자대표와의 서면 합의를 한 경우에는 그 합의에서 정하는 시간을 그 업무의 수행에 통상 필요한 시간으로 본다.

업무의 성질에 비추어 업무 수행 방법을 근로자의 재량에 위임할 필요가 있는 업무로서 다음의 업무는 사용자가 근로자대표와 서면 합의로 정한 시간을 근로한 것으로 본다. 이 경우 그 서면 합의에는 대상 업무, 사용자가 업무의 수행 수단 및 시간 배분 등에 관하여 근로자에게 구체적인 지시를 하지 아니한다는 내용, 근로시간의 산정은 그 서면 합의로 정하는 바에 따른다는 내용을 명시하여야 한다.

3) 휴게 시간

사용자는 근로시간이 4시간인 경우에는 30분 이상, 8시간인 경우에는 1시간 이상의 휴게시간을 근로시간 도중에 주어야 한다. 휴게시간은 근로자가 자유롭게 이용할 수 있다.

운수업, 물품 판매 및 보관업, 금융보험업, 영화 제작 및 흥행업, 통신업, 교육연구 및 조사 사업, 광고업, 의료 및 위생 사업, 접객업, 소각 및 청소업, 이용업, 그 밖에 공중의 편의 또는 업무의 특성상 필요한 사회복지사업에 해당하는 사업에 대하여 사용자가 근로자대표와 서면 합의를 한 경우에는 주 12시간을 초과하여 연장근로를 하게 하거나 휴게시간을 변경할 수 있다. 이 경우 사용자는 근로일 종료 후 다음 근로일 개시 전까지 근로자에게 연속하여 11시간 이상의 휴식 시간을 주어야 한다.

4) 탄력적 근로시간제

(1) 3개월 이내의 탄력적 근로시간제

가. 사용자는 취업규칙(취업규칙에 준하는 것 포함)에서 정하는 바에 따라 2주 이내의 일정한 단위기간을 평균하여 1주간의 근로시간이 40시간을 초과하지 아니하는 범위에서 특정한 주에 40시간을, 특정한 날에 8시간을 초과하여 근로하게 할 수 있다. 다만, 특정한 주의 근로시간은 48시간을 초과할 수 없다.

나. 사용자는 근로자대표와의 서면 합의에 따라 다음 각 호의 사항을 정하면 3개월 이내의 단위기간을 평균하여 1주간의 근로시간이 40시간을 초과하지 아니하는 범위에서 특정한 주에 40시간을, 특정한 날에 8시간을 초과하여 근로하게 할 수 있다. 다만, 특정한 주의 근로시간은 52시간을, 특정한 날의 근로시간은 12시간을 초과할 수 없다.

가) 대상 근로자의 범위

나) 단위기간(3개월 이내의 일정한 기간으로 정하여야 한다)

다) 단위기간의 근로일과 그 근로일별 근로시간

라) 그 밖에 서면 합의의 유효기간

다. 가. 항과 나. 항은 15세 이상 18세 미만의 근로자와 임신 중인 여성 근로자에 대하여는 적용하지 아니한다.

라. 사용자는 가. 항 및 나. 항에 따라 근로자를 근로시킬 경우에는 기존의 임금 수준이 낮아지지 아니하도록 임금보전방안을 강구하여야 한다.

(2) 3개월을 초과하는 탄력적 근로시간제

가. 사용자는 근로자대표와의 서면 합의에 따라 다음 각 호의 사항을 정하면 3개월을 초과하고 6개월 이내의 단위기간을 평균하여 1주간의 근로시간이 40시간을 초과하지 아니하는 범위에서 특정한 주에 40시간을, 특정한 날에 8시간을 초과하여 근로하게 할 수 있다. 다만, 특정한 주의 근로시간은 52시간을, 특정한 날의 근로시간은 12시간을 초과할 수 없다.

가) 대상 근로자의 범위

나) 단위기간(3개월을 초과하고 6개월 이내의 일정한 기간으로 정하여야 한다.)

다) 단위기간의 주별 근로시간

라) 그 밖에 서면 합의의 유효기간

나. 사용자는 가. 항에 따라 근로자를 근로시킬 경우에는 근로일 종료 후 다음 근로일 개시 전까지 근로자에게 연속하여 11시간 이상의 휴식 시간을 주어야 한다. 다만, 천재지변 등과 재난 또는 이에 준하는 사고가 발생하여 이를 수습하거나 재난 등의 발생이 예상되어 이를 예방하기 위해 긴급한 조치가 필요한 경우, 사람의 생명을 보호하거나 안전을 확보하기 위해 긴급한 조치가 필요한 경우, 그 밖에 휴식 시간을 주는 것이 어렵다고 인정되는 경우 등 불가피한 경우에는 근로자 대표와의 서면 합의가 있으면 이에 따른다.

다. 사용자는 각 주의 근로일이 시작되기 2주 전까지 근로자에게 해당 주의 근로일별 근로시간을 통보하여야 한다.

라. 사용자는 근로자 대표와의 서면 합의 당시에는 예측하지 못한 천재지변, 기계 고장, 업무량 급증 등 불가피한 사유가 발생한 때에는 단위기간 내에서 평균하여 1주간의 근로시간이 유지되는 범위에서 근로자 대표와의 협의를 거쳐 단위기간의 주별 근로시간을 변경할 수 있다. 이 경우 해당 근로자에게 변경된 근로일이 개시되기 전에 변경된 근로일별 근로시간을 통보하여야 한다.

마. 사용자는 근로자를 근로시킬 경우에는 기존의 임금 수준이 낮아지지 아니하도록 임금항목을 조정 또는 신설하거나 가산임금 지급 등의 임금보전방안을 마련하여 고용노동부장관에게 신고하여야 한다. 다만, 근로자 대표와의 서면합의로 임금보전방안을 마련한 경우에는 그러하지 아니하다.

바. 15세 이상 18세 미만의 근로자와 임신 중인 여성 근로자에 대해서는 이 규정을 적용하지 아니한다.

5) 선택적 근로시간제

(1) 사용자는 취업규칙(취업규칙에 준하는 것을 포함한다)에 따라 업무의 시작 및 종료 시각을 근로자의 결정에 맡기기로 한 근로자에 대하여 근로자 대표와의 서면 합의에 따라 다음 각 호의 사항을 정하면 1개월(신상품 또는 신기술의 연구개발 업무의 경우에는 3개월로 한다) 이내의 정산기간을 평균하여 1주간의 근로시간이 40시간을 초과하지 아니하는 범위에서 1주 간에 40시간을, 1일에 8시간을 초과하여 근로하게 할 수 있다.

가. 대상 근로자의 범위(15세 이상 18세 미만의 근로자는 제외한다)

나. 정산기간

다. 정산기간의 총 근로시간

라. 반드시 근로하여야 할 시간대를 정하는 경우에는 그 시작 및 종료 시각

마. 근로자가 그의 결정에 따라 근로할 수 있는 시간대를 정하는 경우에는 그 시작 및 종료 시각

바. 그 밖에 표준근로시간(유급휴가 등의 계산 기준으로 사용자와 근로자대표가 합의하여 정한 1일의 근로시간을 말한다.)

(2) 사용자는 (1)항에 따라 1개월을 초과하는 정산기간을 정하는 경우에는 다음 각 호의 조치를 하여야 한다.

가. 근로일 종료 후 다음 근로일 시작 전까지 근로자에게 연속하여 11시간 이상의 휴식 시간을 줄 것. 다만, 천재지변 등과 재난 또는 이에 준하는 사고가 발생하여 이를 수습하거나 재난 등의 발생이 예상되어 이를 예방하기 위해 긴급한 조치가 필요한 경우, 사람의 생명을 보호하거나 안전을 확보하기 위해 긴급한 조치가 필요한 경우에는 근로자대표와의 서면 합의가 있으면 이에 따른다.

나. 매 1개월마다 평균하여 1주간의 근로시간이 40시간을 초과한 시간에 대해서는 통상임금의 100분의 50 이상을 가산하여 근로자에게 지급할 것.

6) 연장 근로의 제한

(1) 당사자 간에 합의하면 1주간에 12시간을 한도로 법정 근로시간(1주 40시간, 1일 8시간)을 연장할 수 있다.

(2) 당사자 간에 합의하면 1주간에 12시간을 한도로 1주 40시간, 1일 8시간의 근로시간을 연장할 수 있고, 정산기간을 평균하여 1주간에 12시간을 초과하지 아니하는 범위에서 근로시간을 연장할 수 있다.

(3) 상시 30명 미만의 근로자를 사용하는 사용자는 다음 각 호에 대하여 근로자대표와 서면으로 합의한 경우 제(1)항 또는 제(2)항에 따라 연장된 근로시간에 더하여 1주간에 8시간을 초과하지 아니하는 범위에서 근로시간을 연장할 수 있다.

가. 제(1)항 또는 제(2)항에 따라 연장된 근로시간을 초과할 필요가 있는 사유 및 그 기간

나. 대상 근로자의 범위

(4) 사용자는 특별한 사정이 있으면 고용노동부장관의 인가와 근로자의 동의를 받아 제(1)항 또는 제(2)항의 근로시간을 연장할 수 있다. 다만, 사태가 급박하여 고용노동부장관의 인가를 받을 시간이 없는 경우에는 사후에 지체 없이 승인을 받아야 한다.

(5) 고용노동부장관은 제(4)항에 따른 근로시간의 연장이 부적당하다고 인정하면 그 후 연장시간에 상당하는 휴게시간이나 휴일을 줄 것을 명할 수 있다.

(6) 제(3)항은 15세 이상 18세 미만의 근로자에 대하여는 적용하지 아니한다.

(7) 사용자는 제(4)항에 따라 연장 근로를 하는 근로자의 건강 보호를 위하여 건강검진 실시 또는 휴식시간 부여 등 고용노동부장관이 정하는 바에 따라 적절한 조치를 하여야 한다. [제(3)항 및 제(6)항은 2022년 12월 31일까지 유효함.]

7) 출퇴근 관리

인력 개인의 업무성과가 뛰어나다 하더라도 지각, 조퇴, 결근 등 출결 관리가 불성실한 사람은 현재의 직무에 불만족인 경우가 대부분이며, 직장 동료에게 좋지 못한 영향을 초래하게 되고, 결국은 이직할 가능성이 매우 높으므로 평가관리시스템을 철저히 하여 근태사항을 연봉 등에 반영함은 물론 반대로 출근율이 좋은 인력은 반대급부를 제공해야 한다.

5. 휴식

일정기간 동안의 근로로 인한 피로를 풀어 양질의 노동력을 확보하기 위하여 근로기준법에서 정하는 휴게, 휴일(유급휴일, 무급휴일), 휴가(근로 제공 의무를 면제한 날) 등을 의무적으로 제공하여야 한다.

1) 휴게

사용자는 근로시간이 4시간인 경우에는 30분 이상, 8시간인 경우에는 1시간 이상의 휴게시간을 근로시간 도중에 주어야 하며, 휴게시간은 근로자가 자유롭게 이용할 수 있다.

2) 휴일

사용자는 1주 동안의 소정 근로일을 개근한 근로자에게 1주일에 평균 1회 이상의 유급휴일을 주어야 한다.

3) 연장·야간 및 휴일 근로

사용자는 연장근로와 야간근로(오후 10시부터 오전 6시까지 사이의 근로) 또는 휴일근로에 대하여는 통상임금의 100분의 50이상을 가산하여 지급하여야 한다.

4) 보상 휴가제

사용자는 근로자대표와의 서면 합의에 따라 따른 연장근로·야간근로 및 휴일근로에 대하여 통상임금의 100분의 50이상 임금을 지급하는 것을 갈음하여 휴가를 줄 수 있다.

5) 연차 유급휴가

(1) 사용자는 1년간 8할 이상 출근한 근로자에게 15일의 유급휴가를 주어야 한다.

(2) 사용자는 계속하여 근로한 기간이 1년 미만인 근로자에게 1개월 개근 시 1일의 유급휴가를 주어야 한다.

(3) 사용자는 근로자의 최초 1년간의 근로에 대하여 유급휴가를 주는 경우에는 제2항에 따른 휴가를 포함하여 15일로 하고, 근로자가 제(2)항에 따른 휴가를 이미 사용한 경우에는 사용한 휴가 일수를 15일에서 뺀다.

(4) 사용자는 3년 이상 계속하여 근로한 근로자에게는 제1항에 따른 휴가에 최초 1년을 초과하는 계속 근로 연수 매 2년에 대하여 1일을 가산한 유급휴가를 주어야 한다. 이 경우 가산휴가를 포함한 총 휴가 일수는 25일을 한도로 한다.

(5) 사용자는 휴가를 근로자가 청구한 시기에 주어야 하고, 그 기간에 대하여는 취업규칙 등에서 정하는 통상임금 또는 평균임금을 지급하여야 한다. 휴가수당은 유급휴가를 주기 전이나 준 직후의 임금지급일에 지급하여야 하며, 근로자가 청구한 시기에 휴가를 주는 것이 사업 운영에 막대한 지장이 있는 경우에는 그 시기를 변경할 수 있다.

(6) 제(1)항부터 제(3)항까지의 규정을 적용하는 경우 다음 각 호의 어느 하나에 해당하는 기간은 출근한 것으로 본다.

가. 근로자가 업무상의 부상 또는 질병으로 휴업한 기간

나. 사용자는 임신 중의 여성에게 산전과 산후를 통하여 90일의 보호휴가를 주어야 한다. 이 경우 휴가 기간의 배정은 산후에 45일 이상이 되어야 한다. 사용자는 임신 중인 여성이 임신 16주 이후 유산 또는 사산한 경우로서 그 근로자가 청구하면 보호휴가를 주어야 한다. 다만, 인공 임신중절 수술에 따른 유산의 경우는 제외한다. (단, 본인 또는 배우자가 우생학적 또는 유전학적 정신장애나 신체질환이 있는 경우와 전염성질환이 있는 경우, 강간 또는 준강간에 의하여 임신된 경우, 법률상 혼인 할 수 없는 혈족 또는 인척간에 임신된 경우, 임신의 지속이 보건의학적 이유로 모체의 건간을 심히 해하고 있거나 해할 우려가 있는 경우의 임신중절 수술 시에는 보호휴가를 주어야 한다.)

(7) 휴가는 1년간 행사하지 아니하면 소멸된다. 다만, 사용자의 귀책사유로 사용하지 못한 경우에는 그러하지 아니하다.

6) 연차 유급휴가의 사용 촉진

사용자가 유급휴가의 사용을 촉진하기 위하여 다음 각 호의 조치를 하였음에도 불구하고 근로자가 휴가를 사용하지 아니하여 소멸된 경우에는 사용자는 그 사용하지 아니한 휴가에 대하여 보상할 의무가 없고, 사용자의 귀책사유에 해당하지 아니하는 것으로 본다.

(1) 휴가 소멸기간이 끝나기 3개월 전을 기준으로 10일 이내에 사용자가 근로자별로 사용하지 아니한 휴가 일수를 알려주고, 근로자가 그 사용 시기를 정하여 사용자에게 통보하도록 서면으로 촉구할 것

(2) 휴가 사용 촉구에도 불구하고 촉구를 받은 때부터 10일 이내에 사용하지 아니한 휴가의 전부 또는 일부의 사용 시기를 정하여 근로자가 사용자에게 통보하지 아니하면 휴가 소멸기간이 끝나기 2개월 전까지 사용자가 사용하지 아니한 휴가의 사용 시기를 정하여 근로자에게 서면으로 통보할 것

7) 유급휴가의 대체

사용자는 근로자대표와의 서면 합의에 따라 연차 유급휴가일을 갈음하여 특정한 근로일에 근로자를 휴무시킬 수 있다.

6. 여성과 소년

사업주는 여성이라는 이유로 남녀고용평등법과 남녀차별금지법에 따라 합당한 이유(사업의 목적, 직무의 특수성, 작업조건, 직급, 업무능력, 성별, 혼인, 가족상의 지위, 임신 등) 없이 근로조건(임금, 승진, 직무배치 등)을 다르게 하거나 불이익 조치 또는 차별적 대우를 하여서는 아니 된다.

7. 능력개발 및 평가

인력의 채용, 배치, 보직 이동 등의 효율적인 인력 운용에 필요한 인력수급계획 수립과, 조직 구성원들 간의 직무 적합성을 파악하기 위한 직무분석을 실시한 후, 직무별로 직무의 상대적 가치를 측정하여 직무평가를 실시하는 것은, 인력들의 능력개발과 유형 또는 무형의 금전적 보상을 차별화하기 위한 전제조건이 되므로 객관적이고 투명하게 진행되어 신뢰를 확보해야 한다.

치과기공소의 직무분석은 인력의 직무만족과 생산성 극대화라는 두가지 목표가 상호 조화를 이루어야 하며, 직무평가는 직무내용(숙련도, 권한, 책임)과 치과기공소의 목표에 대한 기여도 및 직무가치를 평가하는 것으로 한다. 인력에 대한 성과의 평가는 다른 인력과 비교하여 평가하는 상대평가와, 평가자의 주관으로 주어진 평가요소에 따르는 절대평가가 있으며, 이 두가지 평가방법을 혼용한 혼합평가가 있다.

평가체계는 업적(조직 구성원 또는 개인의 계량적 생산지표에 따라 치과기공물 제작 성공률, 실패율, 반품율 등을 수치화하고 이를 집계한다), 능력, 태도 등을 평가할 수 있게 구성되며, 이에 따른 평가 결과는 성과급의 보상과 승진, 이동에 중요한 영향을 미치므로 객관적이며 합리적인 절차를 따라야 신뢰를 잃지 않게 된다. 즉 과학적인 방법에 의한 객관적이고 공평한 평가절차를 무시하고 독단에 의한 비공개 절차에 따라 감정과 편견을 개입시키고 비과학적이고 비합리적인 방법으로 평가를 하게 되는 경우 신뢰의 상실과 더불어 유능한 인재의 상실도 동반하게 된다.

인력에 대한 평가방법은 업무성과 기록, 업무성과 보고, 성적순위 작성 등이 있으나, 치과기공소에서의 인력에 대한 평가는 평가기간 동안 전체적인 생산량을 기록하거나, 평가기간 중 일정기간 동안의 생산량을 기록하여 평가기간 전체의 생산량으로 간주하는 방법, 그리고 평가기간 동안 인력의 작업 태도나 작업 방법, 작업성과 등을 구체적으로 점수로 환산하기 위하여 생산량, 불량품 량, 원자재 사용량 등을 점수로 척도화 하고 가점 또는 감점하는 식으로 평가하는 방법이 가장 좋을 듯하다.

치과기공사의 자질은 업무 특성상 수작업 능력이 뛰어나야 한다. 그렇지만 건전하고 올바른 가치관과 반듯한 태도 등이 결여되어 있다면 조직내에서 성과를 달성하는데 필요한 인력으로서 결함이 있는 것이다. 치과기공소에서의 능력개발은 내외부의 환경을 분석하고 직무목표를 설정한 후 개인의 역량 개발과 동시에 회사의 경영이념을 실현시키는 것을 목적으로 해야 한다. 그러므로 치과기공소는 직무와 관련 있는 직무능력개발시스템에 따라 인력들에게 적극적인 참여를 홍보하고 프로그램을 진행해야 한다.

직무능력의 향상이 있는 인력은 업무능률과 생산성 향상을 목적으로, 치과기공업무가 한가한 시기를 선택한 후 적성과 직무요건을 감안하여 부서간의 불균형이 초래되지 않도록 적재적소에 배치전환하고, 동시에 성과급의 지급이나 승진 등의 보상으로 직무의욕의 상승과 스스로 능력을 개발할 수 있는 기회를 계속적으로 제공해야 한다.

치과기공소의 업무능률과 생산성 향상을 위한 능력개발은 개인별, 부서별 교육의 필요성을 파악한 후 대상자를 선정하고, 직장 선배나 외부강사 또는 자기 스스로 행할 수 있는 지속적인 교육과 훈련과정을 통해서 이루어져야 한다. 치과기공소 대표자는 능력개발을 빙자하여 양성공, 수습, 그 밖의 명칭을 불문하고 기능의 습득을 목적으로 하는 근로자를 혹사시키거나, 가사 및 그 외의 기능 습득과 관련 없는 업무에 종사시키지 못하며 기능 습득자를 보호해야 한다.

1) 사업주 직업능력 개발훈련

(출처: https://www.hrd4u.or.kr/hrd4u/contents.do?menuNo=020202)

(1) 정의

가. 사업주가 소속 근로자, 채용예정자, 구직자 등을 대상으로 직업능력개발훈련을 실시할 경우 직업능력개발훈련 실시에 따라 소요되는 훈련비 등 비용의 일부를 지원함으로써 사업주의 직업능력개발훈련 실시를 촉진한다.

직업능력개발훈련이란 근로자에게 직업에 필요한 직무수행능력을 습득·향상시키기 위하여 실시하는 훈련이다.

직무수행능력이라 함은 직무를 수행하기 위한 지식·기술·태도 등을 의미하며, 취미활동·오락·스포츠 등을 목적으로 하거나 단순한 정보교류활동인 세미나·심포지엄 등은 직업능력개발훈련 대상으로 보지 않는다.

나. 재원: 고용보험기금(고용안정·직업능력개발사업의 보험료로 조성)

(2) 관련 법령

고용보험법, 근로자직업능력개발법, 사업주 직업능력개발훈련 지원규정, 직업능력개발 훈련기

관 지도·감독에 관한 규정, 직업능력개발훈련 품질관리에 관한 규정, 고용보험 전자서비스 이용에 관한 고시

(3) 지원대상

근로자 등을 대상으로 고용노동부장관으로부터 인정받은 교육훈련을 직접 또는 훈련기관에 위탁하여 실시하고 있는 고용보험 가입 사업주

(4) 훈련대상

고용보험 피보험자, 고용보험 피보험자가 아닌 자로서 해당 사업주에게 고용된 자, 해당 사업이나 그 사업과 관련되는 사업에서 고용하려는 자 (채용예정자), 직업안정기관에 구직 등록한 자 (자체훈련만 가능)

(5) 훈련종류

가 훈련주체에 따른 구분

훈련주체에 따라		
	자체훈련	사업주가 자체적으로 훈련 계획을 수립하여 진행하는 과정
	위탁훈련	사업주가 훈련을 실시하지 않고 외부 훈련기관에 위탁하는 훈련

나. 훈련대상에 따른 구분

훈련대상에 따라		
	양성훈련	채용예정자, 구직자 등을 대상으로 기초 직무수행 능력을 습득시키기 위하여 실시하는 훈련
	위탁훈련	재직근로자로서 기초 직무수행능력을 가지고 있는 사람에게 더 높은 수준의 직무수행 능력을 습득시키기 위하여 실시하는 훈련
	전직훈련	근로자 등에게 종전의 직업과 유사하거나 새로운 직업에 필요한 직무수행 능력을 습득시키기 위하여 실시하는 훈련

다. 훈련방법에 따른 구분

훈련방법에 따라		
	집체훈련	훈련을 실시하기에 적합한 시설(산업체의 생산시설 및 근무 장소는 제외)에서 실시하는 훈련
	현장훈련	근로자가 사업장의 실제 근무장소(일상업무를 수행하는 장소)와 동일한 환경에서 상사 또는 선배로부터 직무와 관련되는 지식, 기술 등을 습측하는 훤련
	인터넷(스마트) 원격훈련	정보통신매체를 활용하여 훈련이 실시되고 훈련생 관리 등이 웹상으로 이루어지는 훈련
	우편원격훈련	인쇄매체로 된 훈련교재를 이용하여 훈련이 실시하고 훈련생 관리 등이 웹상으로 이루어지는 훈련
	혼합훈련	집체훈련, 현장훈련 및 원력훈련 중에서 두 종류 이상의 훈련을 병행하여 실시하는 훈련(단, 인터넷훈련과 우편원격훈련 혼합 불가)

(6) 기타 특화과정

가. 영세사업장 공동훈련: 동일·유사업종의 영세사업장(100인 미만 사업장)의 공동훈련 지원

나. 고숙련·신기술 훈련: 근로자 대상으로 숙련도 향상을 위해 고숙련 또는 신기술훈련(NCS5 수준 이상) 과정으로 심사를 통해 인정된 과정

다. 유급휴가 훈련: 사업주가 재직 근로자를 대상으로 일정기간 이상 유급휴가를 주고 훈련을 실시할 때 지원되는 임금의 일부를 지원하는 훈련

라. 감정근로자 훈련: 감정근로자의 스트레스 관리를 위한 훈련으로 해당요건을 충족한 과정

(7) 사업주훈련 참여하기

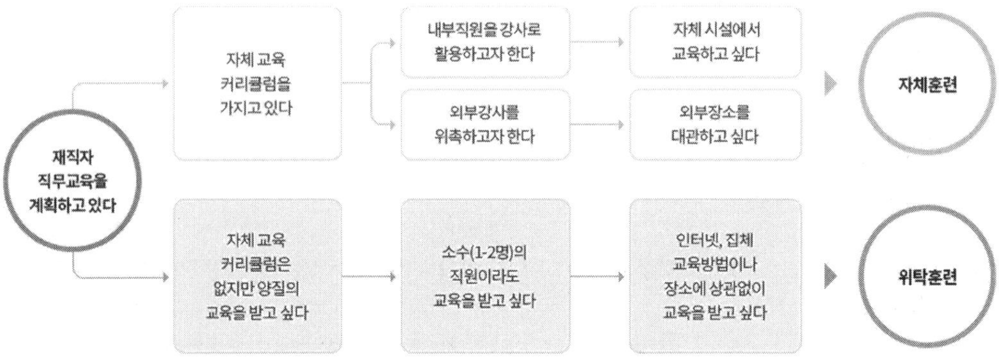

(8) 지원절차

가. 사업주지원훈련 인정신청 및 통보절차

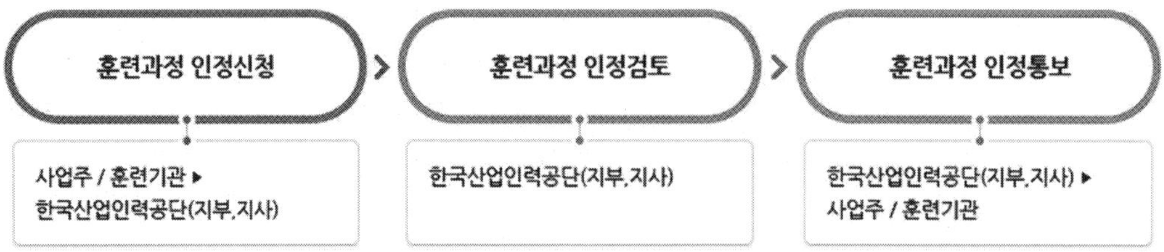

나. 사업주지원훈련 실시 및 지원절차

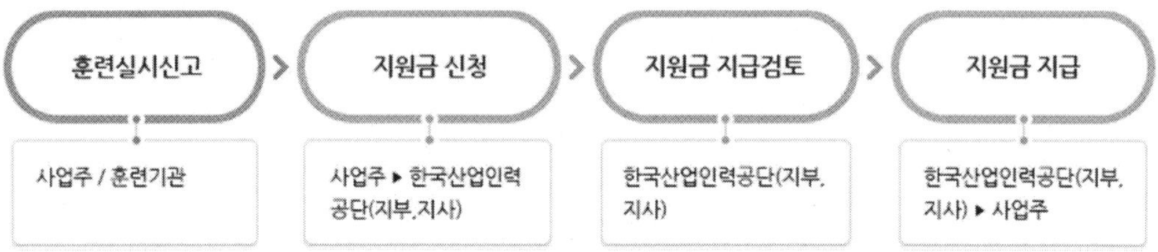

(9) 지원내용

연간 지원한도액은 사업주가 「보험료 징수법」에 따라 부담하는 해당 연도 고용안정·직업능력개발사업 보험료의 100분의 100이며(우선지원대상기업은 100분의 240), 연간 지원한도금액이 500만원 미만인 경우에는 500만원까지 지원한다.

2) 기업맞춤형 현장훈련(S-OJT)

(출처: https://www.hrd4u.or.kr/hrd4u/contents.do?menuNo=020202)

(1) 사업목적

인력이 부족한 중소기업이 사업장 내에서 체계적인 현장훈련 및 노하우 전수를 실시할 수 있도록 지원하여 중소기업의 훈련참여 촉진과 기업 경쟁력을 제고

(2) 지원대상 및 훈련대상

가. 지원대상: 고용보험법 시행령 제 12조에 해당하는 「우선지원 대상기업」으로서 현장훈련을 통한 재직자 숙련기술양성이 필요한 중소기업 중 공단의 심사결과 적합한 기업

나. 훈련대상: 해당 기업에 1년 이상 재직중인 근로자

(3) 훈련기간

가. 기본과정: 20~40시간

나. 단기집중과정: 4~8시간

다. 특화과정: 별도 계획에 따라 진행

(4) 지원내용

가. 훈련 프로그램 개발 지원

기업별·직무별 현장훈련을 체계화하여 현장에서 활용할 수 있는 맞춤형 프로그램 개발지원(현장직무 분석을 기초로 자율적 내용구성)

나. 사내 훈련교사 역량향상 지원

기업 내 고숙련 인력에게 코칭 노하우 등 훈련을 제공하여 사내 훈련교사의 훈련 역량 향상 지원(내·외부 전문가 선택 허용)

다. 훈련비 및 훈련교사수당 지급

라. 우수사례 경진대회를 통한 훈련 노하우 공유

(5) 사업 진행 절차

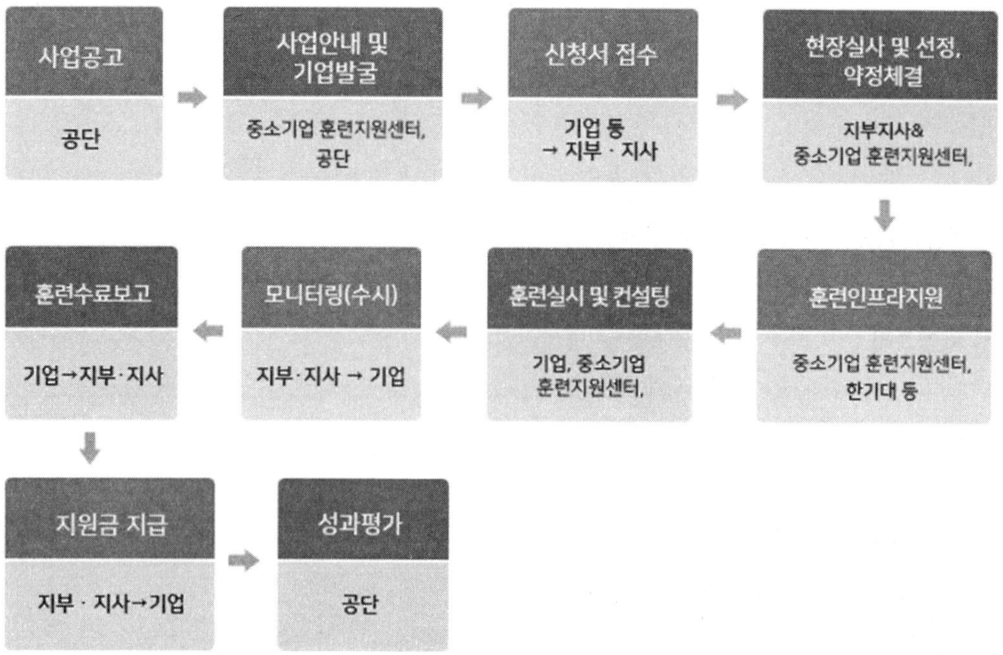

8. 보상

보상이란 근로의욕 및 근로능력, 팀워크 등의 향상과 조직의 일체감, 탄력적 직무행동, 정착성, 직무규율, 협조적 노사관계에 따라 노동 생산성과 품질의 향상으로 이익이 실현되고 사세가 성장할 경우 치과기공소 내의 개인이나 전 인력이 직무의 대가로 받는 금전적(유형) 또는 비금전적(무형) 혜택을 말한다.

급여(월급)나 성과에 따른 상여금 등은 직접적인 금전적 보상에 해당되며, 국민건강보험, 국민연금, 고용보험, 산재보험 및 의료비 보조, 학비 보조, 퇴직금, 실직수당, 주택자금 보조, 체력단련비 등의 보조수당과 하계휴가, 휴일, 병가 등의 유급휴가는 간접적인 금전적 보상에 해당된다. 그리고 직무에 대한 만족(흥미, 자신감, 책임감, 성취감, 승진기회 획득)과 직무환경에 대한 만족(쾌적한 작업환경, 근무시간 유동제, 주당근무일수 단축, 적절한 지위, 신분 보장)은 비금전적 보상에 해당된다.

보상은 다른 치과기공소에서 비슷한 직무를 담당하고 있는 치과기공사에 대한 임금조사로 동일한 수준(균등성)을 유지하는 것이 바람직하며, 치과기공소 내부에서는 직무평가 또는 업적평가 결과에 따라 개인이나 팀에 대한 직무의 상대적 가치(생산성 등)를 인정하는 수준(공정성 유지)이어야 한다. 그리고 보상은 인력에게 능력과 존재감을 나타내는 상징적인 의미와 동기를 부여하는 효과적인 수단이지만, 치과기공소는 생산원가의 일부로 작용하기 때문에 상호 공정하고 합리적인 방법에 의하여 적정수준(적정성)을 유지하도록 노력해야 한다.

최근 치과기공소의 보상관리는 임금과 성과 간의 관련성을 따지고 고용안정을 이루는 선에서 성과보상으로 바뀌고 있다. 성과보상은 직무수행능력에 따라 보상(직능급)을 차별화하는 것으로 개인의 임금 수준은 그 사람의 가치를 알 수 있는 척도가 되기도 한다.

성과보상(Incentive)은 적정 지급 총액을 매출과 수익의 연동에 의한 Simulation으로 정하고 이에 따라 지급기준을 결정하되, 반드시 성과급 지급을 위한 개인과 조직단위에 대한 상대성을 검토하고 균등성과 공정성 및 적정성을 유지함으로서, 인력 개인의 상대적 박탈감 등을 줄이고 치과기공소의 가치를 증가시킬 수 있어야 한다. 최근에는 치과기공소도 주식회사 형태로 전환하는 경우가 많은데 소유주(주주)들에게 돌아가는 주식 배당금도 보상에 해당된다.

주식 배당은 6개월이나 년 1회 지급하는 것으로 하되, 일반산업의 평균배당률을 참고하여 배당의 평준화와 안정화를 유지해야 하며, 동종 치과기공주식회사의 평균배당률 및 금리 등도 고려하는 것이 보상의 공정성을 유지하는 방법이다. 그러나 이윤의 발생이 없는 경우 출자주주에 대한 보상은 없도록 한다.

9. 임금

임금이란 사용자가 근로의 대가로 근로자에게 임금, 봉급, 그 밖에 어떠한 명칭으로든지 지급하는 일체의 금품을 말하며, 평균임금이란 이를 산정하여야 할 사유가 발생한 날 이전 3개월 동안에 그 근로자에게 지급된 임금의 총액을 그 기간의 총일수로 나눈 금액을 말하며 근로자가 취업한 후 3개월 미만인 경우도 이에 준한다.

소정근로시간이란 근로시간의 범위에서 근로자와 사용자 사이에 정한 근로시간을 말하며, 단시간근로자란 1주 동안의 소정근로시간이 그 사업장에서 같은 종류의 업무에 종사하는 통상 근로자의 1주 동안의 소정근로시간에 비하여 짧은 근로자를 말한다.

1) 통상임금

통상임금이란 근로자에게 정기적이고 일률적으로 소정 근로 또는 총 근로에 대하여 지급하기로 정한 시간급 금액, 일급 금액, 주급 금액, 월급 금액 또는 도급 금액을 말하며, 산출된 평균임금액이 그 근로자의 통상임금보다 적으면 그 통상임금액을 평균임금으로 한다.

(1) 통상임금을 시간급 금액으로 산정할 경우에는 다음 각 호의 방법에 따라 산정된 금액으로 한다.

가. 시간급 금액으로 정한 임금은 그 금액

나. 일급 금액으로 정한 임금은 그 금액을 1일의 소정근로시간 수로 나눈 금액

다. 주급 금액으로 정한 임금은 그 금액을 1주의 통상임금 산정 기준시간 수(1주의 소정근로시간과 소정근로시간 외에 유급으로 처리되는 시간을 합산한 시간)로 나눈 금액

라. 월급 금액으로 정한 임금은 그 금액을 월의 통상임금 산정 기준시간 수(1주의 통상임금 산정 기준시간 수에 1년 동안의 평균 주의 수를 곱한 시간을 12로 나눈 시간)로 나눈 금액

마. 일·주·월 외의 일정한 기간으로 정한 임금은 제2호부터 제4호까지의 규정에 준하여 산정된 금액

바. 도급 금액으로 정한 임금은 그 임금 산정 기간에서 도급제에 따라 계산된 임금의 총액을 해당 임금 산정 기간(임금 마감일이 있는 경우에는 임금 마감 기간을 말한다)의 총 근로 시간 수로 나눈 금액

사. 근로자가 받는 임금이 가. 호부터 바. 호까지의 규정에서 정한 둘 이상의 임금으로 되어 있는 경우에는 가. 호부터 바. 호까지의 규정에 따라 각각 산정된 금액을 합산한 금액

(2) 통상임금을 일급 금액으로 산정할 때에는 시간급 금액에 1일의 소정근로시간 수를 곱하여 계산한다.

2) 평균임금의 계산에서 제외되는 기간과 임금

(1) 평균임금 산정 기간 중에 다음 각 호의 어느 하나에 해당하는 기간이 있는 경우에는 그 기간과 그 기간 중에 지급된 임금은 평균임금 산정기준이 되는 기간과 임금의 총액에서 각각 뺀다.

가. 수습 사용 중인 기간

나. 사용자의 귀책사유로 휴업한 기간

다. 산전 후 휴가 기간

라. 업무상 부상 또는 질병으로 요양하기 위하여 휴업한 기간

마. 육아휴직 기간

바. 쟁의행위 기간

사. 「병역법」, 「향토예비군설치법」 또는 「민방위기본법」에 따른 의무를 이행하기 위하여 휴직하거나 근로하지 못한 기간. 다만, 그 기간 중 임금을 지급받은 경우에는 그러하지 아니하다.

아. 업무 외 부상이나 질병, 그 밖의 사유로 사용자의 승인을 받아 휴업한 기간

(2) 통상임금을 일급 금액으로 산정할 때에는 시간급 금액에 1일의 소정근로시간 수를 곱하여 계산한다.

3) 임금 지급

임금은 매월 1회 이상 일정한 날짜를 정하여 지급하여야 한다. 다만, 임시로 지급하는 임금, 수당, 그 밖에 이에 준하는 것 또는 1개월을 초과하는 기간의 출근 성적에 따라 지급하는 정근수당, 1개월을 초과하는 일정 기간을 계속하여 근무한 경우에 지급되는 근속수당, 1개월을 초과하는 기간에 걸친 사유에 따라 산정되는 장려금, 능률수당 또는 상여금, 그 밖에 부정기적으로 지급되는 모든 수당 등은 날짜를 정하여 지급하지 않아도 된다.

법령 또는 단체협약에 특별한 규정이 있는 경우(갑근세, 노동조합비, 사회보험료, 가불액)에는 임금의 일부를 공제하거나 통화 이외의 것으로 지급할 수 있으며, 판결이나 공증에 의하여 급여의 1/2까지 압류나 가압류가 가능하므로 이 경우에는 해당금액 만큼 급여의 지급을 보류한다.

재직 중인 인력의 고의 또는 불법행위로 인한 재산상 손해를 입은 경우라 하더라도, 일단 임금이나 퇴직금 전액을 지급한 후 손해액을 변제받거나 법원의 판결을 통해서 손해액을 변제 받아야 한다.

임금은 생활을 유지하는 소득의 원천이지만 근로의 대가로 지급되는 것이므로 근로계약 상태라 하더라도 인력의 귀책사유로 인한 파업, 휴직, 결근, 지각, 조퇴로 인하여 근로의 제공이 없는 경우에는 무노동 무임금의 원칙이 적용된다.

치과기공소 대표자가 근로자와의 합의로 탄력적근로시간제를 도입하지 않은 경우 연장근로와 야간근로(오후 10시부터 오전 6시까지 사이의 근로) 또는 휴일근로에 대하여는 통상임금의 100분의 50 이상을 가산하여 지급하거나 이를 보상휴가로 대신할 수 있다. 단, 근로자의 승낙에 따라 연장근로 등의 법정 제수당을 모두 포함한 형태의 포괄산정임금제를 실시하는 경우 별도로 제수당을 지급하지 않아도 되며, 관리, 감독 직위(부장, 공장장 등)에 있거나 경영자의 비서직 또한 연장 및 휴일근로수당을 지급하지 않아도 된다.

휴가수당은 유급휴가를 주기 전이나 준 직후의 임금지급일에 지급하여야 한다. 그러나 사용자의 귀책사유로 연,월차유급휴가를 사용하지 못한 경우에는 휴가청구권이 소멸된 해당월의 통상임금 또는 평균임금으로 계산하여 연,월차유급휴가수당을 지급하여야 한다.

임금은 매월 1회 이상 일정한 날짜를 정하여 지급하여야 한다. 다만, 임시로 지급하는 임금, 수당, 1개월을 초과하는 기간의 출근 성적에 따라 지급하는 정근수당, 1개월을 초과하는 일정 기간을 계속하여 근무한 경우에 지급되는 근속수당, 1개월을 초과하는 기간에 걸친 사유에 따라 산정되는 장려금, 능률수당 또는 상여금, 그 밖에 부정기적으로 지급되는 모든 수당 등은 예외로 한다.

※ 법정수당 계산 방법

- 연장수당=통상시급 연장시간 0.5 (1일 8시간 초과 근무 시)
- 휴일수당=통상시급 휴일근로시간 0.5 (휴일 근무 시)
- 야간수당=통상시급 야간근로시간 0.5 (22:00~06:00까지 근무 시)
- 연, 월차유급휴가수당=통상임금 8시간 미사용 휴가일수(사용자의 귀책사유로 휴가를 사용하지 못한 경우)

4) 비상시 임금 지급

사용자는 근로자가 출산, 질병, 재해, 혼인 또는 사망한 경우, 부득이한 사유로 1주일 이상 귀향하게 되는 경우의 비용에 충당하기 위하여 임금 지급을 청구하면 지급기일 전이라도 이미 제공한 근로에 대한 임금을 지급하여야 한다.

5) 휴업수당

사용자의 귀책사유로 휴업하는 경우에 사용자는 휴업기간 동안 그 근로자에게 평균임금의 100분의 70 이상의 수당을 지급하여야 한다. 다만, 평균임금의 100분의 70에 해당하는 금액이 통상임금을 초과하는 경우에는 통상임금을 휴업수당으로 지급할 수 있다.

부득이한 사유로 사업을 계속하는 것이 불가능하여 노동위원회의 승인을 받은 경우에는 이 기준에 못 미치는 휴업수당을 지급할 수 있다.

휴업수당 산출시 사용자의 귀책사유로 휴업한 기간 중에 근로자가 임금의 일부를 지급받은 경우에는 사용자는 그 근로자에게 평균임금에서 그 지급받은 임금을 뺀 금액을 계산하여 그 금액의 100분의 70 이상에 해당하는 수당을 지급하여야 한다. 다만, 통상임금을 휴업수당으로 지급하는 경우에는 통상임금에서 휴업한 기간 중에 지급받은 임금을 뺀 금액을 지급하여야 한다.

6) 임금대장의 기재사항

사용자는 각 사업장별로 임금대장을 작성하고 임금과 가족수당 계산의 기초가 되는 사항, 임금액, 외에 다음의 사항을 임금 지급할 때마다 적어야 한다.

(1) 사용자는 임금대장에 다음 각 호의 사항을 근로자 개인별로 적어야 한다.

가) 성명

나) 주민등록번호

다) 고용 연월일

라) 종사하는 업무

마) 임금 및 가족수당의 계산기초가 되는 사항

바) 근로일 수

사) 근로시간 수

아) 연장근로, 야간근로 또는 휴일근로를 시킨 경우에는 그 시간수

자) 기본급, 수당, 그 밖의 임금의 내역별 금액(통화 외의 것으로 지급된 임금이 있는 경우에는 그 품명 및 수량과 평가총액)

차) 임금의 일부를 공제한 경우에는 그 금액

(2) 사용기간이 30일 미만인 일용근로자에 대하여는 가~나호 및 마호의 사항을 적지 아니할 수 있다.

(3) 상시 4명 이하의 근로자를 사용하는 사업 또는 사업장의 근로자에 해당하는 근로자에 대하여는 사~아호의 사항을 적지 아니할 수 있다.

7) 임금의 시효

근로기준법에 따른 임금채권은 3년간 행사하지 아니하면 시효로 소멸한다.

8) 임금 인상

임금 인상은 우선 근로자가 가정생활을 영위하는데 필요한 최저생계비를 초과해야 하며, 회사의 부가가치를 기준으로 지불능력을 고려한 범위내에서 동종업계나 동일직종에 근무하는 동료와의 균등성과 공정성을 유지하며 합리적인 방법으로 인상되어야 한다.

부가가치=인건비 + 임차료+금융비용+제세공과금+감가상각비+법인세공제전순이익

부가가치율=부가가치 / 매출액

노동분배율=인건비 / 부가가치액

지불능력=노동분배율에 의한 연간 인건비총액−현재 인건비총액

9) 임금채권보장제도

300명 이하의 인력을 둔 치과기공소가 6개월 이상 사업을 행하며 산업재해보상보험료에 임금채권부담금을 포함하여 납부하다가 경영악화로 법원으로부터 파산선고를 받았거나 사실상의 도산을 한 경우, 파산 또는 도산한 회사의 인력이 퇴사한 날로부터 1년 이내에 관할 노동관서에 "체당금"의 지급을 신청하면 "임금채권보장기금"에서 퇴사일 전 최종 3개월분 임금 및 휴업수당과 상여금(분기별로 상여금을 지급 받아온 경우) 그리고 최종 3년간 퇴직금을 "체당금"으로 지급 받을 수 있다.

10) 연봉제

현행 우리나라의 근로기준법에서는 '1주간의 근로시간은 휴게시간을 제외하고 40시간을 초과할 수 없으며, 1일의 근로시간은 휴게시간을 제외하고 8시간을 초과할 수 없다.'로 규정한 것처럼 근로시간에 대한 임금을 계산하도록 규정되어 있으며, 근무성과와 관계없이 1일 8시간 초과 또는 1주일 40시간을 초과하여 근무하게 하는 경우 사용자는 시간외 근로수당을 별도로 지급해야 한다.

이러한 계산 방식은 직무의 성과와 관계없는 전통적인 연공서열형 임금 관리 방식으로, 때로는 높은 임금을 지급 받는 인력이 낮은 생산성을 나타낼 수 있는 문제점으로 지적되어 왔다.

따라서 숙련된 수작업에 의하여 제작되어지는 치과기공물의 생산성을 향상시키기 위한 방편의 하나로, 최근에는 많은 치과기공소들이 직무성과에 기초한 연봉제를 선호하고 있는 실정이다.

연봉제는 학력이나 연공서열을 배제하고 직무능력과 업무성과를 연봉의 결정요인으로 관리하기 때문에, 합리적인 측면이 있어 창의적이고 도전적인 우수한 인력을 확보할 수 있으나, 지나치게 개인 중심적이므로 집단의식이 결여될 수 있는 단점도 있다.

또한 연봉제의 실시로 임금이 삭감되는 경우에는 뜻하지 않은 부작용이 나타날 수 있으므로, 인력의 의사를 존중하고 직무특성을 고려하여 직무성과에 대한 합리적이고도 객관적인 평가결과를 연봉제의 기준으로 삼아야 하며, 연봉제의 유형에 따라 연월차수당이 법정기준액보다 증가하는 경우가 발생할 수 있으니 주의해야 한다.

연봉제는 기본연봉제와 업적연봉제로 나누는데 기본연봉은 연공급 형태와 같이 기초생활을 보장하는 임금수준을 뜻하고, 업적연봉은 연공급에서 상여금에 해당하는 임금을 일정기간 동안의 업무성과에 따라 비례해서 기본연봉에 추가로 지급하는 것과 같음을 뜻한다.

치과기공소는 수작업의 숙련도에 따라 생산량의 증가가 있게 되는 제조업에 속하므로 생산량을 기준으로 성과를 평가하는 계산식은 다음과 같다.

생산량 성과 = (생산량실적 − 목표생산량) 단가

그리고 원가를 절감하기 위한 성과 평가 계산식은 다음과 같다.

원가절감 성과={(매출액 표준원가율)－실제원가} 배분율

연봉은 개인적인 목표 달성의 차등에 따라 다르게 지급되므로 일정 단위기간의 직무성과를 공정하게 평가할 수 있는 평가기준이 필요하며, 개인의 능력과 업적에 따른 직무평가 결과에 따라 기본연봉 70%에 업적연봉 30%를 추가로 지급하거나 삭감하는 방법과, 기본연봉 30%에 업적연봉 70%를 적용하는 방법이 있는데 후자의 경우 목표를 초과 달성시킬 수 있는 강력한 직무동기 부여가 확실하게 작용하지만, 경쟁이 지나치게 과열되고 빈부의 격차가 발생하는 부작용도 나타나게 된다.

업적연봉=월 기본연봉 평가등급별 지급률(액)

연봉은 매월 1회 이상(명절 등의 상여금 지급 포함) 지급하는 것을 원칙으로 하며, 결근이나 휴직 시에는 성과급 위주의 급여형태이므로 직무성과에 따라 다음해의 연봉조정에서 아래와 같은 계산식을 적용하여 반영하도록 한다.

인상 예정 기본연봉액=조정 전 기본연봉액 인상률

(회사의 지불능력, 동종업계 임금수준, 생계비 등을 고려한 후 결정)

인상 예정 업적연봉액=인상 예정 기본연봉액 평가등급별 지급률

인상된 연봉액=인상 예정 기본연봉액+인상 예정 업적연봉액

현재 근로기준법에서 정해진 것은 단순하게 근로시간에 대한 임금의 결정이므로, 수작업에 의한 생산성의 결과에 따르는 치과기공소의 직무 특성상, 치과기공업무를 일정한 시간에 끝내지 못하는 경우가 종종 있으므로 직무성과를 전제로 연봉제를 실시하되, 직무성과에 대한 기본연봉에 시간외 수당과 퇴직금 등을 모두 포함한 상태로 일괄 합의된 포괄산정연봉제를 실시하는 것이 바람직하다. 포괄산정연봉제를 실시하는 경우 업무 성과에 따라 매년 연봉이 변하게 되므로 퇴직금액도 변하게 된다. 따라서 매년 근로계약 체결 시 인력의 동의를 구하고 퇴직금을 1년 단위로 정산하도록 연봉계약서에 명시하되 법에서 정한 퇴직금 수준을 지켜야 한다. 그리고 임금대장에 퇴직금 등의 지급 내용을 구체적으로 기장해야 한다.

10. 급여 관리

급여 관리는 신뢰성 있는 급여 체계의 확립으로, 인력별 4대보험(국민건강보험, 국민연금, 고용보험, 산재보험) 공제, 각종 수당(상여금 포함) 지급과 공제 시 원천징수(주민세 포함) 세액관련 업무에 대한 과세, 비과세 적용 등을 정확하게 하고, 연말정산이나 중도정산 등을 포함한 급여 내역, 간이세액조견표, 국민건강보험 및 국민연금 등급 조회 및 집계 등을 쉽게 관리 계산할 수 있도록, 개인별 급(상)여대장, 급(상)여총괄대장, 급(상)여명세서, 급여이체내역서, 원천세이행상황신고서, 주민세특별징수계산서, 소득세원천징수확인서, 퇴직소득원천징수영수증 및 연말정산 관련 정산대장, 종전근무지대장, 납세조합대장, 인정상여대장, 근로소득원천징수영수증, 근로소득원천징수부, 소득자료제출집계표 등을 아래의 그림과 같은 절차에 따라 작성하고 보관해야 한다.

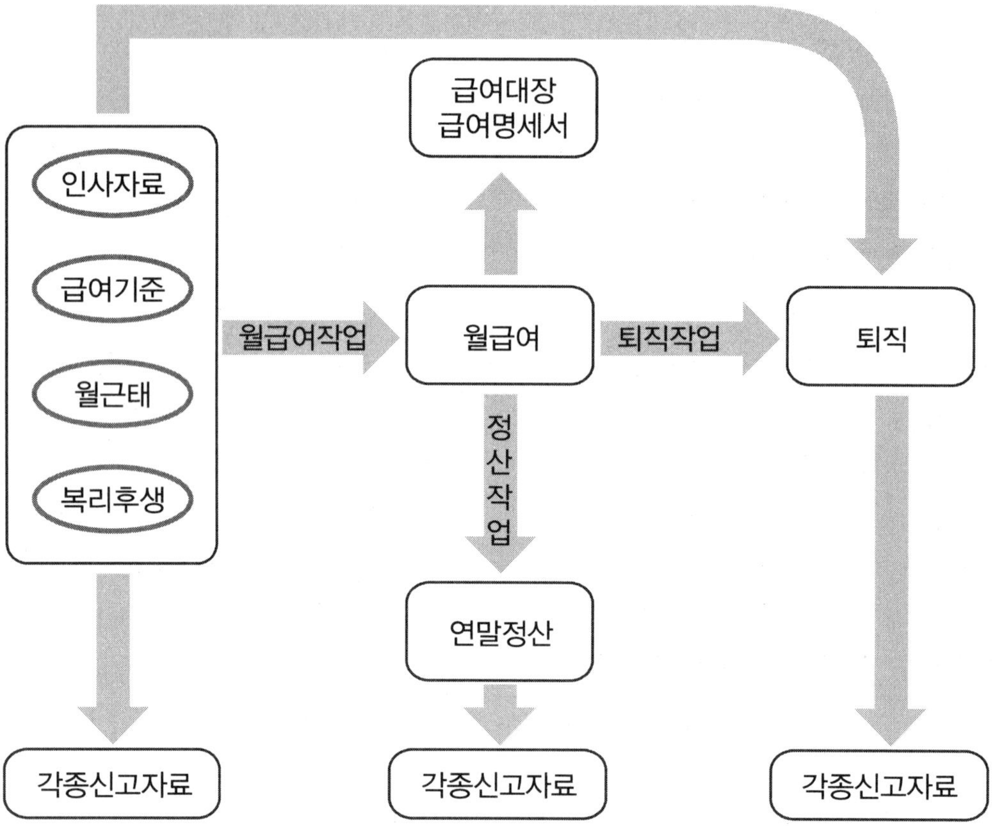

급여는 직위, 직종, 직무 및 세무자료에 근태자료와 연계된 계산식을 적용하여 고용유형별 급여 지급기준에 따라 고정 또는 한시적 지급이나 공제 방법 등으로 다양하게 지급할 수 있다.

급여의 계산은 급여기준정보(입사, 수습, 복리후생정보, 근태정보, 상여금, 수당에 대한 4대보험 적용, 비과세(고용보험만 적용), 완전비과세, 인센티브 적용, 휴직, 퇴직 등)와 연계하여 정확하게 이루어져야 한다.

연말정산은 종전 근무지 정보가 있는 경우 비과세소득, 종합소득공제, 소득공제, 세액 공제 또는 감면 등과 같이 정산 결과로 반영되어야 한다.

11. 재해보상

1) 요양보상

사용자는 근로자가 취업 중에 업무상 부상 또는 질병에 걸리거나 사망한 경우에는 지체 없이 의사의 진단을 받도록 하여야 하며, 사용자 비용으로 필요한 요양비를 부담하여야 한다.

2) 휴업보상

(1) 사용자는 요양 중에 있는 근로자에게 그 근로자의 요양 중 평균임금의 100분의 60의 휴업보상을 하여야 한다.

가. 평균임금의 조정

가) 보상금 등을 산정할 때 적용할 평균임금은 그 근로자가 소속한 사업 또는 사업장에서 같은 직종의 근로자에게 지급된 통상임금의 1명당 1개월 평균액이 그 부상 또는 질병이 발생한 달에 지급된 평균액보다 100분의 5이상 변동된 경우에는 그 변동비율에 따라 인상되거나 인하된 금액으로 하되, 그 변동 사유가 발생한 달의 다음 달부터 적용한다. 다만, 제2회 이후의 평균임금을 조정하는 때에는 직전 회의 변동 사유가 발생한 달의 평균액을 산정기준으로 한다.

나) 평균임금을 조정하는 경우 그 근로자가 소속한 사업 또는 사업장이 폐지된 때에는 그 근로자가 업무상 부상 또는 질병이 발생한 당시에 그 사업 또는 사업장과 같은 종류, 같은 규모의 사업 또는 사업장을 기준으로 한다.

다) 평균임금을 조정하는 경우 그 근로자의 직종과 같은 직종의 근로자가 없는 때에는 그 직종과 유사한 직종의 근로자를 기준으로 한다.

라) 업무상 부상을 당하거나 질병에 걸린 근로자에게 지급할 「근로자퇴직급여 보장법」에 따른 퇴직금을 산정할 때 적용할 평균임금은 조정된 평균임금으로 한다.

나. 재해보상 시의 평균임금 산정 사유 발생일

재해보상을 하는 경우에는 사망 또는 부상의 원인이 되는 사고가 발생한 날 또는 진단에 따라 질병이 발생되었다고 확정된 날을 평균임금의 산정 사유가 발생한 날로 한다.

(2) 휴업보상을 받을 기간에 그 보상을 받을 자가 임금의 일부를 지급받은 경우에는 사용자는 평균임금에서 그 지급받은 금액을 뺀 금액의 100분의 60의 휴업보상을 하여야 한다.

(3) 요양보상 및 휴업보상은 매월 1회 이상 하여야 한다.

3) 장해보상

(1) 근로자가 업무상 부상 또는 질병에 걸리고, 완치된 후 신체에 장해가 있으면 사용자는 그 장해 정도에 따라 평균임금에 법령에서 정한 일수를 곱한 금액의 장해보상을 하여야 한다.
보상시기는 장해보상은 근로자의 부상 또는 질병이 완치된 후 지체 없이 하여야 하고, 유족보상 및 장의비의 지급은 근로자가 사망한 후 지체 없이 하여야 한다.

(2) 이미 신체에 장해가 있는 자가 부상 또는 질병으로 인하여 같은 부위에 장해가 더 심해진 경우에 그 장해에 대한 장해보상 금액은 장해 정도가 더 심해진 장해등급에 해당하는 장해보상의 일수에서 기존의 장해등급에 해당하는 장해보상의 일수를 뺀 일수에 보상청구사유 발생 당시의 평균임금을 곱하여 산정한 금액으로 한다.

4) 휴업보상과 장해보상의 예외

근로자가 중대한 과실로 업무상 부상 또는 질병에 걸리고 또한 사용자가 그 과실에 대하여 노동위원회의 인정을 받으면 휴업보상이나 장해보상을 하지 아니하여도 된다.

5) 유족보상

근로자가 업무상 사망한 경우에는 사용자는 근로자가 사망한 후 지체 없이 그 유족에게 평균임금 1,000일분의 유족보상을 하여야 한다.

(1) 유족의 범위는 다음 각 호와 같다. 이 경우 유족보상의 순위는 다음 각 호의 순서에 따르되, 같은 호에 해당하는 경우에는 그 적힌 순서에 따른다.

가. 근로자가 사망할 때 그가 부양하고 있던 배우자(사실혼 관계에 있던 자를 포함한다), 자녀, 부모, 손 및 조부모

나. 근로자가 사망할 때 그가 부양하고 있지 아니한 배우자, 자녀, 부모, 손 및 조부모
다. 근로자가 사망할 때 그가 부양하고 있던 형제자매
라. 근로자가 사망할 때 그가 부양하고 있지 아니한 형제자매

(2) 유족의 순위를 정하는 경우에 부모는 양부모를 선순위로 친부모를 후순위로 하고, 조부모는 양부모의 부모를 선순위로 친부모의 부모를 후순위로 하되, 부모의 양부모를 선순위로 부모의 친부모를 후순위로 한다.

(3) 제1항 및 제2항에도 불구하고 근로자가 유언이나 사용자에 대한 예고에 따라 제1항의 유족 중의 특정한 자를 지정한 경우에는 그에 따른다.

6) 장의비

근로자가 업무상 사망한 경우에는 사용자는 근로자가 사망한 후 지체 없이 평균임금 90일분의 장의비를 지급하여야 한다.

7) 일시보상

보상을 받는 근로자가 요양을 시작한 지 2년이 지나도 부상 또는 질병이 완치되지 아니하는 경우에는 사용자는 그 근로자에게 평균임금 1,340일분의 일시보상을 하여 그 후의 이 법에 따른 모든 보상책임을 면할 수 있다.

8) 분할보상

사용자는 지급 능력이 있는 것을 증명하고 보상을 받는 자의 동의를 받으면 보상금을 1년에 걸쳐 분할보상 할 수 있다.

9) 보상 청구권

보상을 받을 권리는 퇴직으로 인하여 변경되지 아니하고, 양도나 압류하지 못한다.

10) 다른 손해배상과의 관계

보상을 받게 될 자가 동일한 사유에 대하여 「민법」이나 그 밖의 법령에 따라 이 법의 재해보상에 상당한 금품을 받으면 그 가액의 한도에서 사용자는 보상의 책임을 면한다.

11) 노동부장관의 심사와 중재

(1) 업무상의 부상, 질병 또는 사망의 인정, 요양의 방법, 보상금액의 결정, 그 밖에 보상의 실시에 관하여 이의가 있는 자는 노동부장관에게 심사나 사건의 중재를 청구할 수 있다.

(2) 심사나 사건 중재의 청구가 있으면 노동부장관은 1개월 이내에 심사나 중재를 하여야 한다.

(3) 노동부장관은 필요에 따라 직권으로 심사나 사건의 중재를 할 수 있다.

(4) 노동부장관은 심사나 중재를 위하여 필요하다고 인정하면 의사에게 진단이나 검안을 시킬 수 있다.

(5) 심사나 중재의 청구와 심사나 중재의 시작은 시효의 중단에 관하여는 재판상의 청구로 본다.

12) 서류의 보존

사용자는 재해보상에 관한 중요한 서류를 재해보상이 끝나지 아니하거나 재해보상 청구권이 시효로 소멸되기 전에 폐기하여서는 아니 된다.

13) 시효

재해보상 청구권은 3년간 행사하지 아니하면 시효로 소멸한다.

12. 해고

회사 또는 본인의 요청에 따른 퇴직(합의퇴직) 그리고 사망 또는 정년퇴직(당연퇴직) 등의 정상적인 절차에 따른 근로관계의 종료가 아닌, 회사의 경영상 이유(정리해고) 또는 개인의 귀책사유(징계해고)로 근로관계를 종료시키고자 하는 일방적인 퇴직 절차가 해고라고 한다.

1) 해고 등의 제한

사용자는 근로자에게 정당한 이유 없이 해고, 휴직, 정직, 전직, 감봉, 그 밖의 징벌(부당해고 등)을 하지 못한다. 그리고 근로자가 업무상 부상 또는 질병의 요양을 위하여 휴업한 기간과 그 후 30일 동안 또는 산전·산후의 여성이 이 법에 따라 휴업한 기간과 그 후 30일 동안은 해고하지 못한다. 다만, 사용자가 일시보상을 하였을 경우 또는 사업을 계속할 수 없게 된 경우에는 그러하지 아니하다.

2) 경영상 이유에 의한 해고의 제한

(1) 사용자가 경영상 이유에 의하여 근로자를 해고하려면 긴박한 경영상의 필요가 있어야 한다. 이 경우 경영 악화를 방지하기 위한 사업의 양도·인수·합병은 긴박한 경영상의 필요가 있는 것으로 본다.

(2) 긴박한 경영상의 필요가 있는 경우에 사용자는 해고를 피하기 위한 노력을 다하여야 하며, 합리적이고 공정한 해고의 기준을 정하고 이에 따라 그 대상자를 선정하여야 한다. 이 경우 남녀의 성을 이유로 차별하여서는 아니 된다.

(3) 사용자는 해고를 피하기 위한 방법과 해고의 기준 등에 관하여 그 사업 또는 사업장에 근로자의 과반수로 조직된 노동조합이 있는 경우에는 그 노동조합(근로자의 과반수로 조직된 노동조합이 없는 경우에는 근로자의 과반수를 대표하는 자를 말한다. 이하 "근로자대표"라 한다)에 해고를 하려는 날의 50일 전까지 통보하고 성실하게 협의하여야 한다.

(4) 사용자는 경영상의 이유에 의한 일정 규모 이상의 인원을 1개월 동안에 해고하려면 최초로 해고하려는 날의 30일 전까지 노동부장관에게 신고하여야 하며, 신고를 할 때에는 해고 사유, 해고 예정 인원, 근로자대표와 협의한 내용, 해고 일정 등의 사항을 포함하여야 한다.

가. 상시 근로자수가 99명 이하인 사업 또는 사업장 : 10명 이상

나. 상시 근로자수가 100명 이상 999명 이하인 사업 또는 사업장 : 상시 근로자수의 10퍼센트 이상

다. 상시 근로자수가 1,000명 이상 사업 또는 사업장 : 100명 이상

(5) 사용자가 제1항~제3항까지의 규정에 따른 요건을 갖추어 근로자를 해고한 경우에는 정당한 이유가 있는 해고를 한 것으로 본다.

3) 해고의 예고

사용자는 근로자를 해고(경영상 이유에 의한 해고를 포함)하려면 적어도 30일 전에 예고를 하여야 하고, 30일 전에 예고를 하지 아니하였을 때에는 30일분 이상의 통상임금을 지급하여야 한다. 다만, 천재·사변, 그 밖의 부득이한 사유로 사업을 계속하는 것이 불가능한 경우 또는 근로자가 고의로 사업에 막대한 지장을 초래하거나 재산상 손해를 끼친 경우로서 노동부령으로 정하는 사유에 해당하는 경우에는 그러하지 아니하다.

※ 해고 예고의 예외가 되는 근로자 귀책사유

1. 납품업체로부터 금품이나 향응을 제공받고 불량품을 납품받아 생산에 차질을 가져온 경우
2. 영업용 차량을 임의로 타인에게 대리운전하게 하여 교통사고를 일으킨 경우

3. 사업의 기밀이나 그 밖의 정보를 경쟁관계에 있는 다른 사업자 등에게 제공하여 사업에 지장을 가져온 경우
4. 허위 사실을 날조하여 유포하거나 불법 집단행동을 주도하여 사업에 막대한 지장을 가져온 경우
5. 영업용 차량 운송 수입금을 부당하게 착복하는 등 직책을 이용하여 공금을 착복, 장기유용, 횡령 또는 배임한 경우
6. 제품 또는 원료 등을 몰래 훔치거나 불법 반출한 경우
7. 인력·경리·회계담당 인력이 근로자의 근무상황 실적을 조작하거나 허위 서류 등을 작성하여 사업에 손해를 끼친 경우
8. 사업장의 기물을 고의로 파손하여 생산에 막대한 지장을 가져온 경우
9. 그 밖에 사회통념상 고의로 사업에 막대한 지장을 가져오거나 재산상 손해를 끼쳤다고 인정되는 경우

4) 해고사유 등의 서면통지

사용자는 근로자를 해고하려면 해고사유와 해고시기를 서면으로 통지하여야 한다.

5) 부당해고 등의 구제신청

사용자가 근로자에게 부당해고 등을 하면 근로자는 부당해고 등이 있었던 날부터 3개월 이내에 노동위원회에 구제를 신청할 수 있다.

6) 예고해고의 적용 예외

(1) 일용근로자로서 3개월을 계속 근무하지 아니한 자

(2) 2개월 이내의 기간을 정하여 사용된 자

(3) 월급근로자로서 6개월이 되지 못한 자

(4) 계절적 업무에 6개월 이내의 기간을 정하여 사용된 자

(5) 수습 사용한 날부터 3개월 이내인 자

13. 퇴직

퇴직은 본인 스스로 퇴직하는 것(자발적 퇴직)과 회사 또는 본인의 요청에 따른 퇴직(합의 퇴직) 그리고 근로관계의 종료나 사망 또는 정년에 따른 퇴직(당연 퇴직) 등이 있다. 이와 같이 정상적인 근로관계의 종료 절차에 따르지 않은 채 인력의 의사에 반하여 퇴직 처리를 강행하는 경우 법적 분쟁의 소지가 다분하므로 취업규칙을 작성할 때 퇴직에 관한 사유 및 처리 절차 등을 구체적으로 명시해야 한다. 인력은 회사를 상대로 언제든지 사직 의사를 표현할 수 있으며, 사직서 제출 후 30일이 경과하면 자동으로 퇴직처리가 된 것으로 간주한다. 그렇지만 제출된 사직서의 사표 처리가 되지 않은 기간 동안은 근로계약이 유효한 상태이므로 주의해야 한다.

치과기공소에서 인력이 일방적으로 퇴직하게 되는 경우 업무의 인수인계와 치과기공물의 생산에 차질을 빚어 손해가 발생할 수도 있으므로, 취업규칙에 "사직서는 퇴직을 원하는 날의 30일 전까지 제출해야하며, 인수인계를 충분히 해야 한다."라는 사항을 명시하고 인력 채용 시 동의를 구하는 것이 바람직하다.

사용자는 인력에게 정당한 이유 없이 해고, 휴직, 정직, 전직, 감봉, 그 밖의 징벌을 하지 못한다. 그리고 사용자가 일시보상을 하였을 경우와 사업을 계속할 수 없게 된 경우 외에는 근로자가 업무상 부상 또는 질병의 요양을 위하여 휴업한 기간과 그 후 30일 동안 또는 산전·산후의 여성이 이 법에 따라 휴업한 기간과 그 후 30일 동안은 해고하지 못한다. 그러나 회사가 경영상의 이유 등으로 부득이하게 일방적인 퇴직 절차(정리해고)를 진행하려면 적어도 30일 전에 예고를 하여야 하고, 30일 전에 예고를 하지 아니하였을 때에는 30일분 이상의 통상임금을 지급하여야 한다. 단, 천재·사변, 그 밖의 부득이한 사유로 사업을 계속하는 것이 불가능한 경우 또는 근로자가 고의로 사업에 막대한 지장을 초래하거나 재산상 손해를 끼친 경우에는 30일 전에 예고를 하지 않아도 된다. 퇴직 절차가 완료되면 당해 연도의 근로소득에 대한 연말정산 및 퇴직금의 퇴직소득 정산에 따른 원천징수를 해야 한다. 그리고 산재보험은 사업장 단위로 관리가 이루어지기 때문에 별도의 신고 절차가 필요 없지만, 국민건강보험과 고용보험의 피보험자 자격상실신고서는 14일 이내로 관할 건강보험관리공단과 직업안정기관에 제출해야 하고, 국민연금은 퇴직사유 발생 다음달 15일까지 자격상실신고서를 제출해야 한다.

퇴직일 이전 18개월간(기준기간) 고용보험료를 납부한 피보험 단위기간이 통산하여 6개월(180일) 이상인 근로자는 자발적 의사나 중대한 귀책사유로 퇴직한 경우가 아니라면, 관할 직업안정기관에서 이직사유와 피보험단위기간 동안의 평균임금 등을 기재한 실업급여청구서를 제출하고 일정기간 혜택을 받도록 한다. 실업급여는 구직급여와 조기재취업 수당, 직업능력개발 수당, 광역 구직활동비, 이주비 등으로 나누어진 취업촉진 수당으로 구분한다.

14. 근로자퇴직급여보장

1) 적용범위

근로자의 안정적인 노후생활 보장을 위한 근로자퇴직급여보장법은 근로자를 사용하는 모든 사업 또는 사업장에 적용한다. 다만, 동거의 친족만을 사용하는 사업 및 가사 사용인에 대하여는 적용하지 아니한다.

2) 퇴직급여제도의 설정

(1) 사용자는 퇴직하는 근로자에게 급여를 지급하기 위하여 퇴직급여제도 중 하나 이상의 제도를 설정하여야 한다. 다만, 계속근로기간이 1년 미만인 근로자, 4주간을 평균하여 1주간의 소정근로시간이 15시간 미만인 근로자에 대하여는 그러하지 아니하다.

(2) 퇴직급여제도를 설정함에 있어서 하나의 사업안에 차등을 두어서는 아니 된다.

(3) 사용자가 퇴직급여제도의 종류를 선택하거나 선택한 퇴직급여제도를 다른 종류의 퇴직급여제도로 변경하고자 하는 경우에는 당해 사업에 근로자의 과반수로 조직된 노동조합이 있는 경우에는 그 노동조합, 근로자의 과반수로 조직된 노동조합이 없는 경우에는 근로자의 과반수(근로자대표)의 동의를 얻어야 한다.

(4) 사용자가 제3항의 규정에 따라 선택되거나 변경된 퇴직급여제도의 내용을 변경하고자 하는 경우에는 근로자대표의 의견을 들어야 한다. 다만, 근로자에게 불이익하게 변경하고자 하는 경우에는 근로자대표의 동의를 얻어야 한다.

3) 퇴직급여제도의 미설정에 따른 처리

근로자퇴직급여보장법 규정에도 불구하고 사용자가 퇴직급여제도를 설정하지 아니한 경우에는 근로자퇴직급여보장법 제8조의 규정에 의한 퇴직금제도를 설정한 것으로 본다.

4) 수급권의 보호

퇴직연금의 급여를 받을 권리는 양도하거나 담보로 제공할 수 없다. 다만, 주택구입 등 대통령령이 정하는 사유와 요건을 갖춘 경우에는 담보로 제공할 수 있다.

※ 퇴직연금 수급권의 담보제공 사유

1. 무주택자인 가입자가 주택을 구입하는 경우 – 가입자별 적립금의 100분의 50 한도
2. 가입자 또는 그 부양가족이 6월 이상 요양을 하는 경우 – 가입자별 적립금의 100분의 50 한도

3. 그 밖에 천재·사변 등으로 인하여 가입자 또는 그 부양가족이 노동부장관이 정하여 고시하는 기준 이상의 피해를 입은 경우 – 노동부장관이 별도로 정하여 고시하는 한도

15. 퇴직금제도

1) 퇴직금제도의 설정

퇴직금제도를 설정하고자 하는 사용자는 계속근로기간 1년에 대하여 30일분 이상의 평균임금을 퇴직금으로 퇴직하는 근로자에게 지급할 수 있는 제도를 설정하여야 한다. 그리고 근로자의 요구가 있는 경우에는 근로자가 퇴직하기 전에 당해 근로자가 계속 근로한 기간에 대한 퇴직금을 미리 정산하여 지급할 수 있다. 이 경우 미리 정산하여 지급한 후의 퇴직금 산정을 위한 계속근로기간은 정산 시점부터 새로이 기산한다.

2) 퇴직금의 지급

사용자는 근로자가 퇴직한 경우에는 그 지급사유가 발생한 날부터 14일 이내에 퇴직금을 지급하여야 한다. 다만, 특별한 사정이 있는 경우에는 당사자 간의 합의에 의하여 지급기일을 연장할 수 있다.

3) 퇴직금의 시효

이 법에 의한 퇴직금을 받을 권리는 3년간 행사하지 아니하면 시효로 인하여 소멸한다.

4) 퇴직금의 우선변제

(1) 퇴직금은 사용자의 총재산에 대하여 질권 또는 저당권에 의하여 담보된 채권을 제외하고는 조세·공과금 및 다른 채권에 우선하여 변제되어야 한다. 다만, 질권 또는 저당권에 우선하는 조세·공과금에 대하여는 그러하지 아니하다.

(2) 최종 3년간의 퇴직금은 사용자의 총재산에 대하여 질권 또는 저당권에 의하여 담보된 채권, 조세·공과금 및 다른 채권에 우선하여 변제되어야 한다.

16. 퇴직연금제도

1) 확정급여형퇴직연금제도의 설정

확정급여형퇴직연금제도를 설정하고자 하는 사용자는 근로자대표의 동의를 얻어 다음의 사항을 기재한 확정급여형퇴직연금규약을 작성하여 노동부장관에게 신고하여야 한다.

(1) 퇴직연금사업자 선정에 관한 사항

(2) 가입자에 관한 사항

(3) 가입기간에 관한 사항은 퇴직연금의 설정 이후 당해 사업에서 근로를 제공한 기간으로 하되, 당해 퇴직연금의 설정 전에 제공한 근로기간에 대하여도 가입기간으로 할 수 있다. 당해 퇴직연금의 설정 전에 제공한 근로기간을 가입기간에 포함시키는 경우 당해 근로기간에 대한 적립금의 수준은 그 기간을 고려하여 각각 각 목별로 산정된 금액의 100분의 60이하의 범위 안에서 노동부장관이 정하여 고시한다.

(4) 급여수준에 관한 사항은 가입자의 퇴직일을 기준으로 산정한 일시금의 금액이 계속근로기간 1년에 대하여 30일분의 평균임금에 상당하는 금액 이상이어야 한다.

(5) 재정건전성 확보에 관한 사항은 다음 각호의 어느 하나에 해당하는 금액 중 더 큰 금액이 적립되도록 명시하여야 한다.

가. 매 사업연도 말일 현재 급여에 소요되는 비용예상액의 현재가치와 부담금 수입예상액의 현재가치를 추정하여 노동부령이 정하는 방식(급여에 소요되는 비용예상액의 현재가치에서 장래 근무기간분에 대하여 발생하는 급여지급을 위하여 산정되는 부담금 수입예상액의 현재가치와 과거 근무기간분에 대한 급여지급을 위하여 산정되는 부담금 수입예상액의 현재가치의 합을 공제하는 것)에 의하여 산정된 금액으로서 각 목별로 산정된 금액의 100분의 60

나. 가입자 및 가입자이었던 자의 당해 사업연도 말일까지의 가입기간에 대한 급여에 소요되는 비용예상액을 노동부령이 정하는 방식(가입자별 예상급여를 합하는 것을 말한다. 이 경우 가입자별 예상급여는 당해 가입자의 가입기간에 가입자의 퇴직일을 기준으로 산정한 일시금의 금액이 계속근로기간 1년에 대하여 30일분의 평균임금에 상당하는 금액 이상의 급여수준을 곱하여 산정)에 의하여 산정된 금액으로서 각 목별로 산정된 금액의 100분의 60

(6) 급여의 종류 및 수급요건 등에 관한 사항은 다음 각호의 내용이 명시되어야 한다.

가. 연금은 55세 이상으로서 가입기간이 10년 이상인 가입자에게 지급할 것. 이 경우 연금의 지급기간은 5년 이상이어야 한다.

나. 일시금은 연금수급 요건을 갖추지 못하거나 일시금 수급을 원하는 가입자에게 지급할 것

(7) 운용관리업무 및 자산관리업무의 수행을 내용으로 하는 계약의 체결 및 해지, 해지에 따른 계약이전에 관한 사항

(8) 확정급여형퇴직연금 운용현황의 통지에 관한 사항. 이 경우 매년 1회 이상 적립금액 및 운용수익률 등의 통지는 우편, 교부, 정보통신망에 의한 방법 그 밖에 운용관리업무의 위탁계약 체결 시 당사자가 합의한 방법에 의한다.

(9) 가입자의 퇴직 등 급여지급 사유발생과 급여의 지급절차에 관한 사항

(10) 퇴직연금의 폐지·중단에 관한 사항. 이 경우 폐지·중단사유 등이 명시되어야 한다.

(11) 그 밖에 확정급여형퇴직연금의 운영을 위한 부담금의 부담에 관한 사항과 가입자에 대한 교육방법에 관한 사항의 규정

2) 확정기여형퇴직연금제도의 설정

확정기여형퇴직연금제도를 설정하고자 하는 사용자는 근로자대표의 동의를 얻어 다음의 사항을 포함한 확정기여형퇴직연금규약을 작성하여 노동부장관에게 신고하여야 한다.

(1) 부담금의 부담에 관한 사항은 다음의 내용이 명시되어야 한다.

가. 사용자는 최소한 가입자의 연간 임금총액의 12분의 1에 해당하는 금액은 현금으로 부담하도록 할 것

나. 가입자는 가목에 의한 사용자의 부담금 외에 추가로 부담금을 부담할 수 있다는 것

(2) 부담금의 납부에 관한 사항은 다음의 내용이 명시되어야 한다.

가. 사용자는 매년 1회 이상 정기적으로 부담금을 납부할 것

나. 사용자는 가입자가 탈퇴한 때에 당해 가입자에 대한 부담금을 미납한 경우에는 탈퇴일부터 14일 이내에 그 부담금을 납부할 것

(3) 적립금의 운용에 관한 사항은 가입자가 적립금의 운용방법을 스스로 선정할 수 있고, 매반기 1회 이상 적립금 운용방법의 변경이 가능하여야 한다.

(4) 적립금 운용방법 및 정보의 제공 등에 관한 사항은 다음의 내용이 명시되어야 한다.

가. 매반기 1회 이상 위험과 수익구조가 서로 다른 세 가지 이상의 적립금 운용방법이 제시되어 있을 것

나. 운용방법별 이익 및 손실의 가능성에 관한 정보 등 가입자가 적립금의 운용방 법을 선정하는 데 필요한 정보가 제공될 것

(5) 중도인출에 관한 사항. 이 경우 주택구입 등 사유가 발생하는 때에는 중도인출이 허용되어야 한다.

※ 확정기여형퇴직연금의 중도인출 사유

1. 무주택자인 가입자가 주택을 구입하는 경우
2. 가입자 또는 그 부양가족이 6월 이상 요양을 하는 경우
3. 그 밖에 천재·사변 등 노동부령이 정하는 사유와 요건을 갖춘 경우

3) 사용자의 책무

⑴ 퇴직연금제도를 설정한 사용자는 매년 1회 이상 가입자에게 당해 사업의 퇴직연금제도 운영 상황 등 대통령령이 정하는 사항에 관한 교육을 실시하여야 한다. 이 경우 사용자는 퇴직연금사업자에게 그 교육의 실시를 위탁할 수 있다.

⑵ 퇴직연금제도를 설정한 사용자는 다음 각호의 어느 하나에 해당하는 행위를 하여서는 아니된다.

가. 자기 또는 제3자의 이익을 도모할 목적으로 운용관리업무 및 자산관리업무의 수행계약을 체결하는 행위

나. 그 밖에 퇴직연금의 적정한 운영을 저해하는 행위로서 대통령령이 정하는 행위

4) 10인 미만 사업에 대한 특례

⑴ 상시근로자 10인 미만을 사용하는 사업의 경우 사용자가 근로자 대표의 동의를 얻어 근로자 전원으로 하여금 개인퇴직계좌를 설정하게 한 경우에는 퇴직급여제도를 설정한 것으로 본다.

⑵ 개인퇴직계좌를 설정하는 경우에는 다음 각호의 사항이 준수되어야 한다.

가. 퇴직연금사업자 선정에 있어서 근로자대표의 동의를 얻을 것

나. 사용자는 최소한 가입자의 연간 임금총액의 12분의 1에 해당하는 금액은 현금으로 부담할 것

다. 가입자는 사용자의 부담금 외에 추가로 부담금을 부담할 수 있을 것

라. 사용자는 매년 1회 이상 정기적으로 부담금을 납부할 것

마. 사용자는 가입자의 탈퇴 시에 당해 가입자에 대한 부담금을 미납한 경우에는 탈퇴일부터 14일 이내에 그 부담금을 납부할 것

바. 그 밖에 근로자의 수급권의 안정적인 보호를 위하여 대통령령이 정하는 사항

5) 퇴직연금제도의 폐지·중단 시 처리

⑴ 퇴직연금제도가 폐지되거나 운영이 중단된 경우에는 폐지된 이후 또는 중단된 기간에 대하여는 일반적인 퇴직금 제도를 적용한다.

(2) 퇴직연금제도의 폐지 또는 운영의 중단으로 인하여 가입자가 급여를 지급받은 경우에는 중간 정산 되어 지급받은 것으로 본다. 이 경우 중간정산 대상기간의 산정 등에 관하여는 대통령령으로 정한다.

17. 재고용

근로자를 해고한 사용자는 근로자를 해고한 날부터 3년 이내에 해고된 근로자가 해고 당시 담당하였던 업무와 같은 업무를 할 근로자를 채용하려고 할 경우 해고된 근로자가 원하면 그 근로자를 우선적으로 고용하여야 하며, 정부는 해고된 근로자에 대하여 생계안정, 재취업, 직업훈련 등 필요한 조치를 우선적으로 취하여야 한다.

노동부장관은 사업주(해당 사업주와 합병하거나 그 사업을 넘겨받은 사업주 등 그 사업과 관련된 사업주로서 노동부령으로 정하는 사업주를 포함)가 고용조정으로 이직한 자를 이직 후 6개월부터 2년 이내에 피보험자(근로계약기간이 단기간인 근로자 등 노동부령으로 정하는 근로자는 제외)로 재고용하고, 그 재고용 전 3개월부터 재고용 후 6개월까지 고용조정으로 근로자를 이직시키지 아니하는 경우에는 재고용장려금을 지급한다.

재고용장려금은 노동부장관이 매년 사업규모별로 고시하는 금액에 재고용된 근로자수를 곱한 금액으로 하며, 6개월(재고용된 근로자의 고용기간이 6개월 미만이면 그 고용기간)동안 지급한다. 그러나 최근 2년의 기간 중에 해당 사업에서 재고용장려금의 지급 대상에 해당되었던 자를 재고용한 사업주에게는 재고용장려금을 지급하지 아니한다.

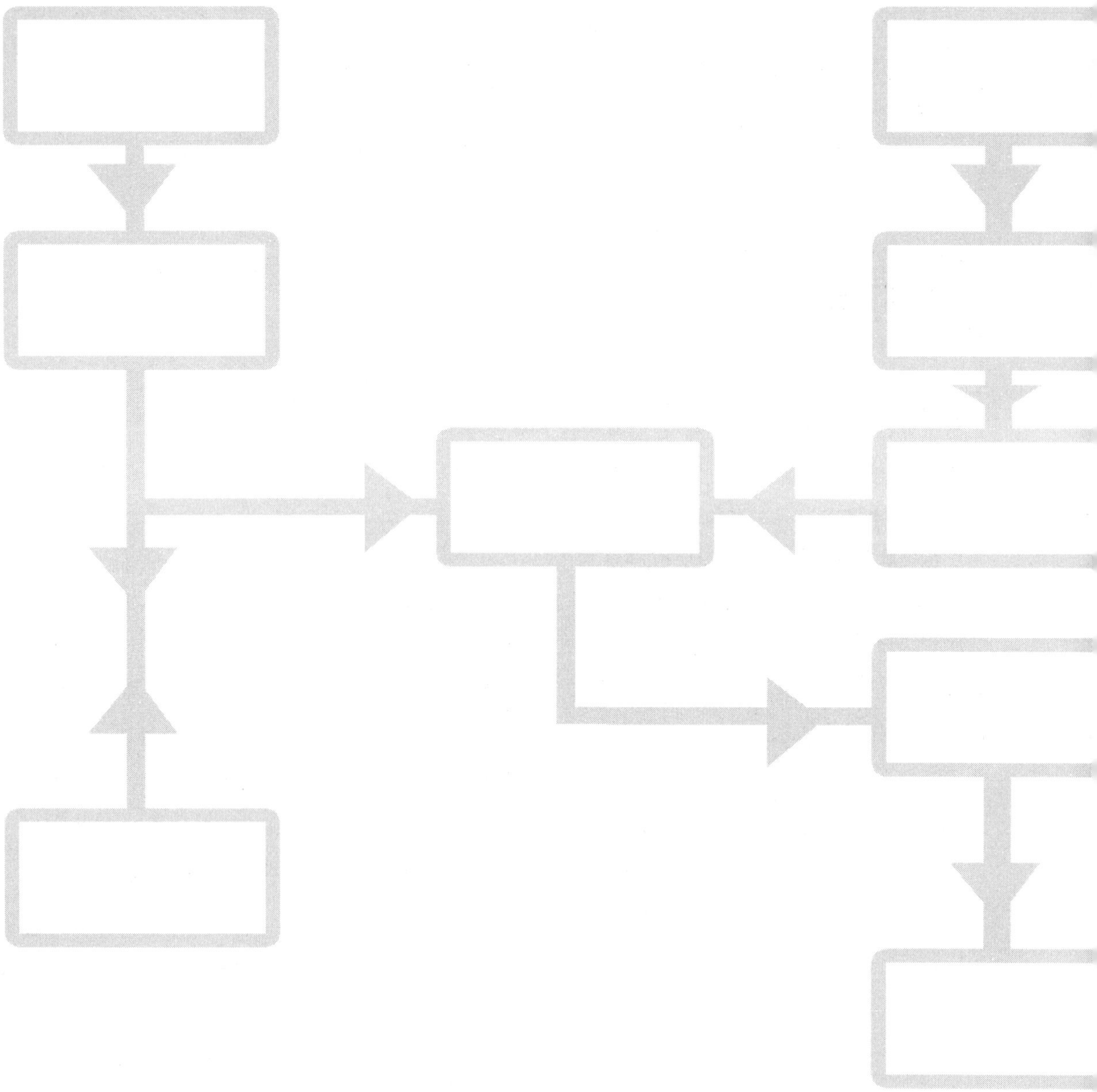

Ⅶ 치과기공소 세무관리

1. 소득세법
2. 법인세법

VII 치과기공소 세무관리

1. 소득세법 [시행 2022. 1. 1] (부분 발췌 출처: https://www.law.go.kr/)

제1조(목적) 이 법은 개인의 소득에 대하여 소득의 성격과 납세자의 부담능력 등에 따라 적정하게 과세함으로써 조세부담의 형평을 도모하고 재정수입의 원활한 조달에 이바지함을 목적으로 한다.

제1조의2(정의)

① 이 법에서 사용하는 용어의 뜻은 다음과 같다.

1. "거주자"란 국내에 주소를 두거나 183일 이상의 거소(居所)를 둔 개인을 말한다.
2. "비거주자"란 거주자가 아닌 개인을 말한다.
3. "내국법인"이란 「법인세법」 제2조제1호에 따른 내국법인을 말한다.
4. "외국법인"이란 「법인세법」 제2조제3호에 따른 외국법인을 말한다.
5. "사업자"란 사업소득이 있는 거주자를 말한다.

② 제1항에 따른 주소·거소와 거주자·비거주자의 구분은 대통령령으로 정한다.

제2조(납세의무)

① 다음 각 호의 어느 하나에 해당하는 개인은 이 법에 따라 각자의 소득에 대한 소득세를 납부할 의무를 진다.

1. 거주자
2. 비거주자로서 국내원천소득이 있는 개인

② 다음 각 호의 어느 하나에 해당하는 자는 이 법에 따라 원천징수한 소득세를 납부할 의무를 진다.

1. 거주자
2. 비거주자
3. 내국법인
4. 외국법인의 국내지점 또는 국내영업소(출장소, 그 밖에 이에 준하는 것을 포함한다. 이하 같다)
5. 그 밖에 이 법에서 정하는 원천징수의무자

③ 「국세기본법」 제13조제1항에 따른 법인 아닌 단체 중 같은 조 제4항에 따른 법인으로 보는 단체(이하 "법인으로 보는 단체"라 한다) 외의 법인 아닌 단체는 국내에 주사무소 또는 사업의 실질적 관리장소를 둔 경우에는 1거주자로, 그 밖의 경우에는 1비거주자로 보아 이 법을 적용한다. 다만, 다음 각 호의 어느 하나에 해당하는 경우에는 소득구분에 따라 해당 단체의 각 구성원별로 이 법 또는 「법인세법」에 따라 소득에 대한 소득세 또는 법인세[해당 구성원이 「법인세법」에 따른 법인(법인으로 보는 단체를 포함한다)인 경우로 한정한다. 이하 이 조에서 같다]를 납부할 의무를 진다.

1. 구성원 간 이익의 분배비율이 정하여져 있고 해당 구성원별로 이익의 분배비율이 확인되는 경우
2. 구성원 간 이익의 분배비율이 정하여져 있지 아니하나 사실상 구성원별로 이익이 분배되는 것으로 확인되는 경우

④ 제3항에도 불구하고 해당 단체의 전체 구성원 중 일부 구성원의 분배비율만 확인되거나 일부 구성원에게만 이익이 분배되는 것으로 확인되는 경우에는 다음 각 호의 구분에 따라 소득세 또는 법인세를 납부할 의무를 진다.

1. 확인되는 부분: 해당 구성원별로 소득세 또는 법인세에 대한 납세의무 부담
2. 확인되지 아니하는 부분: 해당 단체를 1거주자 또는 1비거주자로 보아 소득세에 대한 납세의무 부담

⑤ 제3항 및 제4항에도 불구하고 법인으로 보는 단체 외의 법인 아닌 단체에 해당하는 국외투자기구(투자권유를 하여 모은 금전 등을 가지고 재산적 가치가 있는 투자대상자산을 취득, 처분하거나 그 밖의 방법으로 운용하고 그 결과를 투자자에게 배분하여 귀속시키는 투자행위를 하는 기구로서 국외에서 설립된 기구를 말한다. 이하 같다)를 제119조의2제1항제2호에 따라 국내원천소득의 실질귀속자로 보는 경우 그 국외투자기구는 1비거주자로서 소득세를 납부할 의무를 진다.

제2조의2(납세의무의 범위)

① 제43조에 따라 공동사업에 관한 소득금액을 계산하는 경우에는 해당 공동사업자별로 납세의무를 진다. 다만, 제43조제3항에 따른 주된 공동사업자(이하 이 항에서 "주된 공동사업자"라 한다)에게 합산과세되는 경우 그 합산과세되는 소득금액에 대해서는 주된 공동사업자의 특수관계인은 같은 조 제2항에 따른 손익분배비율에 해당하는 그의 소득금액을 한도로 주된 공동사업자와 연대하여 납세의무를 진다.

② 제44조에 따라 피상속인의 소득금액에 대해서 과세하는 경우에는 그 상속인이 납세의무를 진다.

③ 제101조제2항에 따라 증여자가 자산을 직접 양도한 것으로 보는 경우 그 양도소득에 대해서는 증여자와 증여받은 자가 연대하여 납세의무를 진다.

④ 제127조에 따라 원천징수되는 소득으로서 제14조제3항 또는 다른 법률에 따라 제14조제2항에 따른 종합소득과세표준에 합산되지 아니하는 소득이 있는 자는 그 원천징수되는 소득세에 대해서 납세의무를 진다.

⑤ 공동으로 소유한 자산에 대한 양도소득금액을 계산하는 경우에는 해당 자산을 공동으로 소유하는 각 거주자가 납세의무를 진다.

제3조(과세소득의 범위)

① 거주자에게는 이 법에서 규정하는 모든 소득에 대해서 과세한다. 다만, 해당 과세기간 종료일 10년 전부터 국내에 주소나 거소를 둔 기간의 합계가 5년 이하인 외국인 거주자에게는 과세대상 소득 중 국외에서 발생한 소득의 경우 국내에서 지급되거나 국내로 송금된 소득에 대해서만 과세한다.

② 비거주자에게는 제119조에 따른 국내원천소득에 대해서만과세한다.

③ 제1항 및 제2항을 적용하는 경우 「조세특례제한법」 제100조의14제2호의 동업자에게는 같은 법 제100조의18제1항에 따라 배분받은 소득 및 같은 법 제100조의22제1항에 따라 분배받은 자산의 시가 중 분배일의 지분가액을 초과하여 발생하는 소득에 대하여 과세한다.

제4조(소득의 구분)

① 거주자의 소득은 다음 각 호와 같이 구분한다. 〈개정 2013. 1. 1., 2020. 12. 29.〉

1. 종합소득

이 법에 따라 과세되는 모든 소득에서 제2호, 제2호의2 및 제3호에 따른 소득을 제외한 소득으로서 다음 각 목의 소득을 합산한 것

가. 이자소득

나. 배당소득

다. 사업소득

라. 근로소득

마. 연금소득

바. 기타소득

2. 퇴직소득

2의2. 금융투자소득

3. 양도소득

② 제1항에 따른 소득을 구분할 때 다음 각 호의 신탁을 제외한 신탁의 이익은 「신탁법」 제2조에 따라 수탁자에게 이전되거나 그 밖에 처분된 재산권에서 발생하는 소득의 내용별로 구분한다.

1. 「법인세법」 제5조제2항에 따라 신탁재산에 귀속되는 소득에 대하여 그 신탁의 수탁자가 법인세를 납부하는 신탁
2. 「자본시장과 금융투자업에 관한 법률」 제9조제18항제1호에 따른 투자신탁. 다만, 2022년 12월 31일까지는 이 법 제17조제1항제5호에 따른 집합투자기구로 한정한다.
3. 「자본시장과 금융투자업에 관한 법률」 제251조제1항에 따른 집합투자업겸영보험회사의 특별계정

③ 비거주자의 소득은 제119조에 따라 구분한다.

제5조(과세기간)

① 소득세의 과세기간은 1월 1일부터 12월 31일까지 1년으로 한다.

② 거주자가 사망한 경우의 과세기간은 1월 1일부터 사망한 날까지로 한다.

③ 거주자가 주소 또는 거소를 국외로 이전(이하 "출국"이라 한다)하여 비거주자가 되는 경우의 과세기간은 1월 1일부터 출국한 날까지로 한다.

제6조(납세지)

① 거주자의 소득세 납세지는 그 주소지로 한다. 다만, 주소지가 없는 경우에는 그 거소지로 한다.

② 비거주자의 소득세 납세지는 제120조에 따른 국내사업장(이하 "국내사업장"이라 한다)의 소재지로 한다. 다만, 국내사업장이 둘 이상 있는 경우에는 주된 국내사업장의 소재지로 하고, 국내사업장이 없는 경우에는 국내원천소득이 발생하는 장소로 한다.

③ 납세지가 불분명한 경우에는 대통령령으로 정하는 바에 따라 납세지를 결정한다.

제7조(원천징수 등의 경우의 납세지)

① 원천징수하는 소득세의 납세지는 다음 각 호에 따른다.

1. 원천징수하는 자가 거주자인 경우: 그 거주자의 주된 사업장 소재지. 다만, 주된 사업장 외의 사업장에서 원천징수를 하는 경우에는 그 사업장의 소재지, 사업장이 없는 경우에는 그 거주자의 주소지 또는 거소지로 한다.
2. 원천징수하는 자가 비거주자인 경우: 그 비거주자의 주된 국내사업장 소재지. 다만, 주된 국내사업장 외의 국내사업장에서 원천징수를 하는 경우에는 그 국내사업장의 소재지, 국내사업장이 없는 경우에는 그 비거주자의 거류지(居留地) 또는 체류지로 한다.
3. 원천징수하는 자가 법인인 경우: 그 법인의 본점 또는 주사무소의 소재지
4. 원천징수하는 자가 법인인 경우로서 그 법인의 지점, 영업소, 그 밖의 사업장이 독립채산제(獨立採算制)에 따라 독자적으로 회계사무를 처리하는 경우: 제3호에도 불구하고 그 사

업장의 소재지(그 사업장의 소재지가 국외에 있는 경우는 제외한다). 다만, 대통령령으로 정하는 경우에는 그 법인의 본점 또는 주사무소의 소재지를 소득세 원천징수세액의 납세지로 할 수 있다.

5. 제156조 및 제156조의3부터 제156조의6까지의 규정에 따른 원천징수의무자가 제1호부터 제4호까지의 규정에서 정하는 납세지를 가지지 아니한 경우: 대통령령으로 정하는 장소

② 납세조합이 제150조에 따라 징수하는 소득세의 납세지는 그 납세조합의 소재지로 한다.

제9조(납세지의 지정)

① 국세청장 또는 관할 지방국세청장은 다음 각 호의 어느 하나에 해당하는 경우에는 제6조부터 제8조까지의 규정에도 불구하고 대통령령으로 정하는 바에 따라 납세지를 따로 지정할 수 있다.

1. 사업소득이 있는 거주자가 사업장 소재지를 납세지로 신청한 경우
2. 제1호 외의 거주자 또는 비거주자로서 제6조부터 제8조까지의 규정에 따른 납세지가 납세의무자의 소득 상황으로 보아 부적당하거나 납세의무를 이행하기에 불편하다고 인정되는 경우

② 제1항에 따라 납세지를 지정하거나 같은 항 제1호의 신청이 있는 경우로서 사업장 소재지를 납세지로 지정하는 것이 세무관리상 부적절하다고 인정되어 그 신청대로 납세지 지정을 하지 아니한 경우에는 국세청장 또는 관할 지방국세청장은 그 뜻을 납세의무자 또는 그 상속인, 납세관리인이나 납세조합에 서면으로 각각 통지하여야 한다.

③ 제1항에서 규정한 납세지의 지정 사유가 소멸한 경우 국세청장 또는 관할 지방국세청장은 납세지의 지정을 취소하여야 한다.

④ 제1항에 따른 납세지의 지정이 취소된 경우에도 그 취소 전에 한 소득세에 관한 신고, 신청, 청구, 납부, 그 밖의 행위의 효력에는 영향을 미치지 아니한다.

제10조(납세지의 변경신고) 거주자나 비거주자는 제6조부터 제9조까지의 규정에 따른 납세지가 변경된 경우 변경된 날부터 15일 이내에 대통령령으로 정하는 바에 따라 그 변경 후의 납세지 관할 세무서장에게 신고하여야 한다.

제11조(과세 관할) 소득세는 제6조부터 제10조까지의 규정에 따른 납세지를 관할하는 세무서장 또는 지방국세청장이 과세한다.

제12조(비과세소득) 다음 각 호의 소득에 대해서는 소득세를 과세하지 아니한다.

1. 「공익신탁법」에 따른 공익신탁의 이익
2. 사업소득 중 다음 각 목의 어느 하나에 해당하는 소득

가. 논·밭을 작물 생산에 이용하게 함으로써 발생하는 소득

나. 1개의 주택을 소유하는 자의 주택임대소득(제99조에 따른 기준시가가 9억원을 초과하는 주택 및 국외에 소재하는 주택의 임대소득은 제외한다) 또는 해당 과세기간에 대통령령으로 정하는 총수입금액의 합계액이 2천만원 이하인 자의 주택임대소득(2018년 12월 31일 이전에 끝나는 과세기간까지 발생하는 소득으로 한정한다). 이 경우 주택 수의 계산 및 주택임대소득의 산정 등 필요한 사항은 대통령령으로 정한다.

다. 대통령령으로 정하는 농어가부업소득

라. 대통령령으로 정하는 전통주의 제조에서 발생하는 소득

마. 조림기간 5년 이상인 임지(林地)의 임목(林木)의 벌채 또는 양도로 발생하는 소득으로서 연 600만원 이하의 금액. 이 경우 조림기간 및 세액의 계산 등 필요한 사항은 대통령령으로 정한다.

바. 대통령령으로 정하는 작물재배업에서 발생하는 소득

사. 대통령령으로 정하는 어로어업에서 발생하는 소득

3. 근로소득과 퇴직소득 중 다음 각 목의 어느 하나에 해당하는 소득

가. 대통령령으로 정하는 복무 중인 병(兵)이 받는 급여

나. 법률에 따라 동원된 사람이 그 동원 직장에서 받는 급여

다. 「산업재해보상보험법」에 따라 수급권자가 받는 요양급여, 휴업급여, 장해급여, 간병급여, 유족급여, 유족특별급여, 장해특별급여, 장의비 또는 근로의 제공으로 인한 부상·질병·사망과 관련하여 근로자나 그 유족이 받는 배상·보상 또는 위자(慰藉)의 성질이 있는 급여

라. 「근로기준법」 또는 「선원법」에 따라 근로자·선원 및 그 유족이 받는 요양보상금, 휴업보상금, 상병보상금(傷病補償金), 일시보상금, 장해보상금, 유족보상금, 행방불명보상금, 소지품 유실보상금, 장의비 및 장제비

마. 「고용보험법」에 따라 받는 실업급여, 육아휴직 급여, 육아기 근로시간 단축 급여, 출산전후휴가 급여등, 「제대군인 지원에 관한 법률」에 따라 받는 전직지원금, 「국가공무원법」·「지방공무원법」에 따른 공무원 또는 「사립학교교직원 연금법」·「별정우체국법」을 적용받는 사람이 관련 법령에 따라 받는 육아휴직수당

바. 「국민연금법」에 따라 받는 반환일시금(사망으로 받는 것만 해당한다) 및 사망일시금

사. 「공무원연금법」, 「공무원 재해보상법」, 「군인연금법」, 「군인 재해보상법」, 「사립학교교직원 연금법」 또는 「별정우체국법」에 따라 받는 공무상요양비·요양급여·장해일시금·비공무상 장해일시금·비직무상 장해일시금·장애보상금·사망조위금·사망보상금·유족일시금·퇴직유족일시금·유족연금일시금·퇴직유족연금일시금·퇴역유족연금일시금·순직유족연금일시금·유족연금부가금·퇴직유족연금부가금·퇴역유족연금부가금·유족연금특별

부가금 · 퇴직유족연금특별부가금 · 퇴역유족연금특별부가금 · 순직유족보상금 · 직무상유족보상금 · 위험직무순직유족보상금 · 재해부조금 · 재난부조금 또는 신체 · 정신상의 장해 · 질병으로 인한 휴직기간에 받는 급여

아. 대통령령으로 정하는 학자금

자. 대통령령으로 정하는 실비변상적(實費辨償的) 성질의 급여

차. 외국정부(외국의 지방자치단체와 연방국가인 외국의 지방정부를 포함한다. 이하 같다) 또는 대통령령으로 정하는 국제기관에서 근무하는 사람으로서 대통령령으로 정하는 사람이 받는 급여. 다만, 그 외국정부가 그 나라에서 근무하는 우리나라 공무원의 급여에 대하여 소득세를 과세하지 아니하는 경우만 해당한다.

카. 「국가유공자 등 예우 및 지원에 관한 법률」 또는 「보훈보상대상자 지원에 관한 법률」에 따라 받는 보훈급여금 · 학습보조비

타. 「전직대통령 예우에 관한 법률」에 따라 받는 연금

파. 작전임무를 수행하기 위하여 외국에 주둔 중인 군인 · 군무원이 받는 급여

하. 종군한 군인 · 군무원이 전사(전상으로 인한 사망을 포함한다. 이하 같다)한 경우 그 전사한 날이 속하는 과세기간의 급여

거. 국외 또는 「남북교류협력에 관한 법률」에 따른 북한지역에서 근로를 제공하고 받는 대통령령으로 정하는 급여

너. 「국민건강보험법」, 「고용보험법」 또는 「노인장기요양보험법」에 따라 국가, 지방자치단체 또는 사용자가 부담하는 보험료

더. 생산직 및 그 관련 직에 종사하는 근로자로서 급여 수준 및 직종 등을 고려하여 대통령령으로 정하는 근로자가 대통령령으로 정하는 연장근로 · 야간근로 또는 휴일근로를 하여 받는 급여

러. 대통령령으로 정하는 식사 또는 식사대

머. 근로자 또는 그 배우자의 출산이나 6세 이하(해당 과세기간 개시일을 기준으로 판단한다) 자녀의 보육과 관련하여 사용자로부터 받는 급여로서 월 10만원 이내의 금액

버. 「국군포로의 송환 및 대우 등에 관한 법률」에 따른 국군포로가 받는 보수 및 퇴직일시금

서. 「교육기본법」 제28조제1항에 따라 받는 장학금 중 대학생이 근로를 대가로 지급받는 장학금(「고등교육법」 제2조제1호부터 제4호까지의 규정에 따른 대학에 재학하는 대학생에 한정한다)

어. 「발명진흥법」 제2조제2호에 따른 직무발명으로 받는 다음의 보상금(이하 "직무발명보상금"이라 한다)으로서 대통령령으로 정하는 금액

1) 「발명진흥법」 제2조제2호에 따른 종업원등(이하 이 조, 제20조 및 제21조에서 "종업원등"

이라 한다)이 같은 호에 따른 사용자등으로부터 받는 보상금

2) 대학의 교직원 또는 대학과 고용관계가 있는 학생이 소속 대학에 설치된 「산업교육진흥 및 산학연협력촉진에 관한 법률」 제25조에 따른 산학협력단(이하 이 조에서 "산학협력단"이라 한다)으로부터 같은 법 제32조제1항제4호에 따라 받는 보상금

저. 대통령령으로 정하는 복리후생적 성질의 급여

4. 연금소득 중 다음 각 목의 어느 하나에 해당하는 소득

가. 「국민연금법」, 「공무원연금법」 또는 「공무원 재해보상법」, 「군인연금법」 또는 「군인 재해보상법」, 「사립학교교직원 연금법」, 「별정우체국법」 또는 「국민연금과 직역연금의 연계에 관한 법률」(이하 "공적연금 관련법"이라 한다)에 따라 받는 유족연금·퇴직유족연금·퇴역유족연금·장해유족연금·상이유족연금·순직유족연금·직무상유족연금·위험직무순직유족연금, 장애연금, 장해연금·비공무상 장해연금·비직무상 장해연금, 상이연금(傷痍年金), 연계노령유족연금 또는 연계퇴직유족연금

나. 삭제 〈2013. 1. 1.〉

다. 「산업재해보상보험법」에 따라 받는 각종 연금

라. 「국군포로의 송환 및 대우 등에 관한 법률」에 따른 국군포로가 받는 연금

5. 기타소득 중 다음 각 목의 어느 하나에 해당하는 소득

가. 「국가유공자 등 예우 및 지원에 관한 법률」 또는 「보훈보상대상자 지원에 관한 법률」에 따라 받는 보훈급여금·학습보조비 및 「북한이탈주민의 보호 및 정착지원에 관한 법률」에 따라 받는 정착금·보로금(報勞金)과 그 밖의 금품

나. 「국가보안법」에 따라 받는 상금과 보로금

다. 「상훈법」에 따른 훈장과 관련하여 받는 부상(副賞)이나 그 밖에 대통령령으로 정하는 상금과 부상

라. 종업원등 또는 대학의 교직원이 퇴직한 후에 지급받거나 대학의 학생이 소속 대학에 설치된 산학협력단으로부터 받는 직무발명보상금으로서 대통령령으로 정하는 금액

마. 「국군포로의 송환 및 대우 등에 관한 법률」에 따라 국군포로가 받는 위로지원금과 그 밖의 금품

바. 「문화재보호법」에 따라 국가지정문화재로 지정된 서화·골동품의 양도로 발생하는 소득

사. 서화·골동품을 박물관 또는 미술관에 양도함으로써 발생하는 소득

아. 제21조제1항제26호에 따른 종교인소득 중 다음의 어느 하나에 해당하는 소득

1) 「통계법」 제22조에 따라 통계청장이 고시하는 한국표준직업분류에 따른 종교관련종사자(이하 "종교관련종사자"라 한다)가 받는 대통령령으로 정하는 학자금

2) 종교관련종사자가 받는 대통령령으로 정하는 식사 또는 식사대

3) 종교관련종사자가 받는 대통령령으로 정하는 실비변상적 성질의 지급액

4) 종교관련종사자 또는 그 배우자의 출산이나 6세 이하(해당 과세기간 개시일을 기준으로 판단한다) 자녀의 보육과 관련하여 종교단체로부터 받는 금액으로서 월 10만원 이내의 금액

5) 종교관련종사자가 기획재정부령으로 정하는 사택을 제공받아 얻는 이익

자. 법령·조례에 따른 위원회 등의 보수를 받지 아니하는 위원(학술원 및 예술원의 회원을 포함한다) 등이 받는 수당

제16조(이자소득)

① 이자소득은 해당 과세기간에 발생한 다음 각 호의 소득으로 한다.

1. 국가나 지방자치단체가 발행한 채권 또는 증권의 이자와 할인액
2. 내국법인이 발행한 채권 또는 증권의 이자와 할인액
3. 국내에서 받는 예금(적금·부금·예탁금 및 우편대체를 포함한다. 이하 같다)의 이자
4. 「상호저축은행법」에 따른 신용계(信用契) 또는 신용부금으로 인한 이익
5. 외국법인의 국내지점 또는 국내영업소에서 발행한 채권 또는 증권의 이자와 할인액
6. 외국법인이 발행한 채권 또는 증권의 이자와 할인액
7. 국외에서 받는 예금의 이자
8. 대통령령으로 정하는 채권 또는 증권의 환매조건부 매매차익
9. 대통령령으로 정하는 저축성보험의 보험차익. 다만, 다음 각 목의 어느 하나에 해당하는 보험의 보험차익은 제외한다.

가. 최초로 보험료를 납입한 날부터 만기일 또는 중도해지일까지의 기간이 10년 이상으로서 대통령령으로 정하는 요건을 갖춘 보험

나. 대통령령으로 정하는 요건을 갖춘 종신형 연금보험

10. 대통령령으로 정하는 직장공제회 초과반환금
11. 비영업대금(非營業貸金)의 이익
12. 제1호부터 제11호까지의 소득과 유사한 소득으로서 금전 사용에 따른 대가로서의 성격이 있는 것
13. 제1호부터 제12호까지의 규정 중 어느 하나에 해당하는 소득을 발생시키는 거래 또는 행위와 「자본시장과 금융투자업에 관한 법률」 제5조에 따른 파생상품(이하 "파생상품"이라 한다)이 대통령령으로 정하는 바에 따라 결합된 경우 해당 파생상품의 거래 또는 행위로부터의 이익

② 이자소득금액은 해당 과세기간의 총수입금액으로 한다.

③ 제1항 각 호에 따른 이자소득 및 제2항에 따른 이자소득금액의 범위에 관하여 필요한 사항은 대통령령으로 정한다.

제17조(배당소득)

① 배당소득은 해당 과세기간에 발생한 다음 각 호의 소득으로 한다.

1. 내국법인으로부터 받는 이익이나 잉여금의 배당 또는 분배금
2. 법인으로 보는 단체로부터 받는 배당금 또는 분배금

2의2. 「법인세법」 제5조제2항에 따라 내국법인으로 보는 신탁재산(이하 "법인과세 신탁재산"이라 한다)으로부터 받는 배당금 또는 분배금

3. 의제배당(擬制配當)
4. 「법인세법」에 따라 배당으로 처분된 금액
5. 국내 또는 국외에서 받는 대통령령으로 정하는 집합투자기구로부터의 이익

5의2. 국내 또는 국외에서 받는 대통령령으로 정하는 파생결합증권 또는 파생결합사채로부터의 이익

6. 외국법인으로부터 받는 이익이나 잉여금의 배당 또는 분배금
7. 「국제조세조정에 관한 법률」 제27조에 따라 배당받은 것으로 간주된 금액
8. 제43조에 따른 공동사업에서 발생한 소득금액 중 같은 조 제1항에 따른 출자공동사업자의 손익분배비율에 해당하는 금액
9. 제1호부터 제5호까지, 제5호의2, 제6호 및 제7호에 따른 소득과 유사한 소득으로서 수익분배의 성격이 있는 것
10. 제1호부터 제5호까지, 제5호의2 및 제6호부터 제9호까지의 규정 중 어느 하나에 해당하는 소득을 발생시키는 거래 또는 행위와 파생상품이 대통령령으로 정하는 바에 따라 결합된 경우 해당 파생상품의 거래 또는 행위로부터의 이익

② 제1항제3호에 따른 의제배당이란 다음 각 호의 금액을 말하며, 이를 해당 주주, 사원, 그 밖의 출자자에게 배당한 것으로 본다.

1. 주식의 소각이나 자본의 감소로 인하여 주주가 취득하는 금전, 그 밖의 재산의 가액(價額) 또는 퇴사·탈퇴나 출자의 감소로 인하여 사원이나 출자자가 취득하는 금전, 그 밖의 재산의 가액이 주주·사원이나 출자자가 그 주식 또는 출자를 취득하기 위하여 사용한 금액을 초과하는 금액
2. 법인의 잉여금의 전부 또는 일부를 자본 또는 출자의 금액에 전입함으로써 취득하는 주식 또는 출자의 가액. 다만, 다음 각 목의 어느 하나에 해당하는 금액을 자본에 전입하는 경우는 제외한다.

가. 「상법」 제459조제1항에 따른 자본준비금으로서 대통령령으로 정하는 것

나. 「자산재평가법」에 따른 재평가적립금(같은 법 제13조제1항제1호에 따른 토지의 재평가차액에 상당하는 금액은 제외한다)

3. 해산한 법인(법인으로 보는 단체를 포함한다)의 주주·사원·출자자 또는 구성원이 그 법인의 해산으로 인한 잔여재산의 분배로 취득하는 금전이나 그 밖의 재산의 가액이 해당 주식·출자 또는 자본을 취득하기 위하여 사용된 금액을 초과하는 금액. 다만, 내국법인이 조직변경하는 경우로서 다음 각 목의 어느 하나에 해당하는 경우는 제외한다.

   가. 「상법」에 따라 조직변경하는 경우

   나. 특별법에 따라 설립된 법인이 해당 특별법의 개정 또는 폐지에 따라 「상법」에 따른 회사로 조직변경하는 경우

   다. 그 밖의 법률에 따라 내국법인이 조직변경하는 경우로서 대통령령으로 정하는 경우

4. 합병으로 소멸한 법인의 주주·사원 또는 출자자가 합병 후 존속하는 법인 또는 합병으로 설립된 법인으로부터 그 합병으로 취득하는 주식 또는 출자의 가액과 금전의 합계액이 그 합병으로 소멸한 법인의 주식 또는 출자를 취득하기 위하여 사용한 금액을 초과하는 금액

5. 법인이 자기주식 또는 자기출자지분을 보유한 상태에서 제2호 각 목에 따른 자본전입을 함에 따라 그 법인 외의 주주 등의 지분비율이 증가한 경우 증가한 지분비율에 상당하는 주식 등의 가액

6. 법인이 분할하는 경우 분할되는 법인(이하 "분할법인"이라 한다) 또는 소멸한 분할합병의 상대방 법인의 주주가 분할로 설립되는 법인 또는 분할합병의 상대방 법인으로부터 분할로 취득하는 주식의 가액과 금전, 그 밖의 재산가액의 합계액(이하 "분할대가"라 한다)이 그 분할법인 또는 소멸한 분할합병의 상대방 법인의 주식(분할법인이 존속하는 경우에는 소각 등으로 감소된 주식에 한정한다)을 취득하기 위하여 사용한 금액을 초과하는 금액

③ 배당소득금액은 해당 과세기간의 총수입금액으로 한다. 다만, 제1항제1호, 제2호, 제3호 및 제4호에 따른 배당소득 중 다음 각 호의 어느 하나에 해당하는 배당을 제외한 분(分)과 제1항제5호에 따른 배당소득 중 대통령령으로 정하는 배당소득에 대해서는 해당 과세기간의 총수입금액에 그 배당소득의 100분의 11(2009년 1월 1일부터 2010년 12월 31일까지의 배당소득분은 100분의 12)에 해당하는 금액을 더한 금액으로 한다.

1. 제2항제2호가목에 따른 자기주식 또는 자기출자지분의 소각이익의 자본전입으로 인한 의제배당
2. 제2항제2호나목에 따른 토지의 재평가차액의 자본전입으로 인한 의제배당
3. 제2항제5호에 따른 의제배당
4. 「조세특례제한법」 제132조에 따른 최저한세액(最低限稅額)이 적용되지 아니하는 법인세

의 비과세·면제·감면 또는 소득공제(「조세특례제한법」 외의 법률에 따른 비과세·면제·감면 또는 소득공제를 포함한다)를 받은 법인 중 대통령령으로 정하는 법인으로부터 받은 배당소득이 있는 경우에는 그 배당소득의 금액에 대통령령으로 정하는 율을 곱하여 산출한 금액

④ 제2항제1호·제3호·제4호 및 제6호를 적용할 때 주식 또는 출자를 취득하기 위하여 사용한 금액이 불분명한 경우에는 그 주식 또는 출자의 액면가액(무액면주식의 경우에는 해당 주식의 취득일 당시 해당 주식을 발행하는 법인의 자본금을 발행주식총수로 나누어 계산한 금액을 말한다. 이하 같다) 또는 출자금액을 그 주식 또는 출자의 취득에 사용한 금액으로 본다. 〈개정 2012. 1. 1.〉

⑤ 제2항을 적용할 때 주식 및 출자지분의 가액 평가 등에 필요한 사항은 대통령령으로 정한다.

⑥ 제1항 각 호에 따른 배당소득 및 제3항에 따른 배당소득금액의 범위에 관하여 필요한 사항은 대통령령으로 정한다.

제19조(사업소득)

① 사업소득은 해당 과세기간에 발생한 다음 각 호의 소득으로 한다. 다만, 제21조제1항제8호의2에 따른 기타소득으로 원천징수하거나 과세표준확정신고를 한 경우에는 그러하지 아니하다.

1. 농업(작물재배업 중 곡물 및 기타 식량작물 재배업은 제외한다. 이하 같다)·임업 및 어업에서 발생하는 소득
2. 광업에서 발생하는 소득
3. 제조업에서 발생하는 소득
4. 전기, 가스, 증기 및 공기조절공급업에서 발생하는 소득
5. 수도, 하수 및 폐기물 처리, 원료 재생업에서 발생하는 소득
6. 건설업에서 발생하는 소득
7. 도매 및 소매업에서 발생하는 소득
8. 운수 및 창고업에서 발생하는 소득
9. 숙박 및 음식점업에서 발생하는 소득
10. 정보통신업에서 발생하는 소득
11. 금융 및 보험업에서 발생하는 소득
12. 부동산업에서 발생하는 소득. 다만, 「공익사업을 위한 토지 등의 취득 및 보상에 관한 법률」 제4조에 따른 공익사업과 관련하여 지역권·지상권(지하 또는 공중에 설정된 권리를 포함한다)을 설정하거나 대여함으로써 발생하는 소득은 제외한다.
13. 전문, 과학 및 기술서비스업(대통령령으로 정하는 연구개발업은 제외한다)에서 발생하는 소득

14. 사업시설관리, 사업 지원 및 임대 서비스업에서 발생하는 소득
15. 교육서비스업(대통령령으로 정하는 교육기관은 제외한다)에서 발생하는 소득
16. 보건업 및 사회복지서비스업(대통령령으로 정하는 사회복지사업은 제외한다)에서 발생하는 소득
17. 예술, 스포츠 및 여가 관련 서비스업에서 발생하는 소득
18. 협회 및 단체(대통령령으로 정하는 협회 및 단체는 제외한다), 수리 및 기타 개인서비스업에서 발생하는 소득
19. 가구내 고용활동에서 발생하는 소득
20. 제160조제3항에 따른 복식부기의무자가 차량 및 운반구 등 대통령령으로 정하는 사업용 유형자산을 양도함으로써 발생하는 소득. 다만, 제94조제1항제1호에 따른 양도소득에 해당하는 경우는 제외한다.
21. 제1호부터 제20호까지의 규정에 따른 소득과 유사한 소득으로서 영리를 목적으로 자기의 계산과 책임 하에 계속적·반복적으로 행하는 활동을 통하여 얻는 소득

② 사업소득금액은 해당 과세기간의 총수입금액에서 이에 사용된 필요경비를 공제한 금액으로 하며, 필요경비가 총수입금액을 초과하는 경우 그 초과하는 금액을 "결손금"이라 한다.

③ 제1항 각 호에 따른 사업의 범위에 관하여는 이 법에 특별한 규정이 있는 경우 외에는 「통계법」 제22조에 따라 통계청장이 고시하는 한국표준산업분류에 따르고, 그 밖의 사업소득의 범위에 관하여 필요한 사항은 대통령령으로 정한다.

제20조(근로소득)

① 근로소득은 해당 과세기간에 발생한 다음 각 호의 소득으로 한다.

1. 근로를 제공함으로써 받는 봉급·급료·보수·세비·임금·상여·수당과 이와 유사한 성질의 급여
2. 법인의 주주총회·사원총회 또는 이에 준하는 의결기관의 결의에 따라 상여로 받는 소득
3. 「법인세법」에 따라 상여로 처분된 금액
4. 퇴직함으로써 받는 소득으로서 퇴직소득에 속하지 아니하는 소득
5. 종업원등 또는 대학의 교직원이 지급받는 직무발명보상금(제21조제1항제22호의2에 따른 직무발명보상금은 제외한다)

② 근로소득금액은 제1항 각 호의 소득의 금액의 합계액(비과세소득의 금액은 제외하며, 이하 "총급여액"이라 한다)에서 제47조에 따른 근로소득공제를 적용한 금액으로 한다.

③ 근로소득의 범위에 관하여 필요한 사항은 대통령령으로 정한다.

제20조의3(연금소득)

① 연금소득은 해당 과세기간에 발생한 다음 각 호의 소득으로 한다.

1. 공적연금 관련법에 따라 받는 각종 연금(이하 "공적연금소득"이라 한다)
2. 다음 각 목에 해당하는 금액을 그 소득의 성격에도 불구하고 연금계좌["연금저축"의 명칭으로 설정하는 대통령령으로 정하는 계좌(이하 "연금저축계좌"라 한다) 또는 퇴직연금을 지급받기 위하여 설정하는 대통령령으로 정하는 계좌(이하 "퇴직연금계좌"라 한다)를 말한다. 이하 같다]에서 대통령령으로 정하는 연금형태 등으로 인출(이하 "연금수령"이라 하며, 연금수령 외의 인출은 "연금외수령"이라 한다)하는 경우의 그 연금
   가. 제146조제2항에 따라 원천징수되지 아니한 퇴직소득
   나. 제59조의3제1항에 따라 세액공제를 받은 연금계좌 납입액
   다. 연금계좌의 운용실적에 따라 증가된 금액
   라. 그 밖에 연금계좌에 이체 또는 입금되어 해당 금액에 대한 소득세가 이연(移延)된 소득으로서 대통령령으로 정하는 소득
3. 제2호에 따른 소득과 유사하고 연금 형태로 받는 것으로서 대통령령으로 정하는 소득

② 공적연금소득은 2002년 1월 1일 이후에 납입된 연금 기여금 및 사용자 부담금(국가 또는 지방자치단체의 부담금을 포함한다. 이하 같다)을 기초로 하거나 2002년 1월 1일 이후 근로의 제공을 기초로 하여 받는 연금소득으로 한다.

③ 연금소득금액은 제1항 각 호에 따른 소득의 금액의 합계액(제2항에 따라 연금소득에서 제외되는 소득과 비과세소득의 금액은 제외하며, 이하 "총연금액"이라 한다)에서 제47조의2에 따른 연금소득공제를 적용한 금액으로 한다.

④ 연금소득의 범위 및 계산방법과 그 밖에 필요한 사항은 대통령령으로 정한다.

제21조(기타소득)

① 기타소득은 이자소득·배당소득·사업소득·근로소득·연금소득·퇴직소득 및 양도소득 외의 소득으로서 다음 각 호에서 규정하는 것으로 한다.

1. 상금, 현상금, 포상금, 보로금 또는 이에 준하는 금품
2. 복권, 경품권, 그 밖의 추첨권에 당첨되어 받는 금품
3. 「사행행위 등 규제 및 처벌특례법」에서 규정하는 행위(적법 또는 불법 여부는 고려하지 아니한다)에 참가하여 얻은 재산상의 이익
4. 「한국마사회법」에 따른 승마투표권, 「경륜·경정법」에 따른 승자투표권, 「전통소싸움경기에 관한 법률」에 따른 소싸움경기투표권 및 「국민체육진흥법」에 따른 체육진흥투표권의 구매자가 받는 환급금(발생 원인이 되는 행위의 적법 또는 불법 여부는 고려하지 아니한다.)

5. 저작자 또는 실연자(實演者)·음반제작자·방송사업자 외의 자가 저작권 또는 저작인접권의 양도 또는 사용의 대가로 받는 금품
6. 다음 각 목의 자산 또는 권리의 양도·대여 또는 사용의 대가로 받는 금품
가. 영화필름
나. 라디오·텔레비전방송용 테이프 또는 필름
다. 그 밖에 가목 및 나목과 유사한 것으로서 대통령령으로 정하는 것
7. 광업권·어업권·양식업권·산업재산권·산업정보, 산업상 비밀, 상표권·영업권(대통령령으로 정하는 점포 임차권을 포함한다), 토사석(土砂石)의 채취허가에 따른 권리, 지하수의 개발·이용권, 그 밖에 이와 유사한 자산이나 권리를 양도하거나 대여하고 그 대가로 받는 금품
8. 물품(유가증권을 포함한다) 또는 장소를 일시적으로 대여하고 사용료로서 받는 금품
8의2. 「전자상거래 등에서의 소비자보호에 관한 법률」에 따라 통신판매중개를 하는 자를 통하여 물품 또는 장소를 대여하고 대통령령으로 정하는 규모 이하의 사용료로서 받은 금품
9. 「공익사업을 위한 토지 등의 취득 및 보상에 관한 법률」 제4조에 따른 공익사업과 관련하여 지역권·지상권(지하 또는 공중에 설정된 권리를 포함한다)을 설정하거나 대여함으로써 발생하는 소득
10. 계약의 위약 또는 해약으로 인하여 받는 소득으로서 다음 각 목의 어느 하나에 해당하는 것
가. 위약금
나. 배상금
다. 부당이득 반환 시 지급받는 이자
11. 유실물의 습득 또는 매장물의 발견으로 인하여 보상금을 받거나 새로 소유권을 취득하는 경우 그 보상금 또는 자산
12. 소유자가 없는 물건의 점유로 소유권을 취득하는 자산
13. 거주자·비거주자 또는 법인의 대통령령으로 정하는 특수관계인이 그 특수관계로 인하여 그 거주자·비거주자 또는 법인으로부터 받는 경제적 이익으로서 급여·배당 또는 증여로 보지 아니하는 금품
14. 슬롯머신(비디오게임을 포함한다) 및 투전기(投錢機), 그 밖에 이와 유사한 기구(이하 "슬롯머신등"이라 한다)를 이용하는 행위에 참가하여 받는 당첨금품·배당금품 또는 이에 준하는 금품(이하 "당첨금품등"이라 한다)
15. 문예·학술·미술·음악 또는 사진에 속하는 창작품(「신문 등의 진흥에 관한 법률」에 따른 신문 및 「잡지 등 정기간행물의 진흥에 관한 법률」에 따른 정기간행물에 게재하는 삽화 및 만화와 우리나라의 창작품 또는 고전을 외국어로 번역하거나 국역하는 것을 포함한다)에 대한 원작자로서 받는 소득으로서 다음 각 목의 어느 하나에 해당하는 것

가. 원고료

나. 저작권사용료인 인세(印稅)

다. 미술·음악 또는 사진에 속하는 창작품에 대하여 받는 대가

16. 재산권에 관한 알선 수수료

17. 사례금

18. 대통령령으로 정하는 소기업·소상공인 공제부금의 해지일시금

19. 다음 각 목의 어느 하나에 해당하는 인적용역(제15호부터 제17호까지의 규정을 적용받는 용역은 제외한다)을 일시적으로 제공하고 받는 대가

가. 고용관계 없이 다수인에게 강연을 하고 강연료 등 대가를 받는 용역

나. 라디오·텔레비전방송 등을 통하여 해설·계몽 또는 연기의 심사 등을 하고 보수 또는 이와 유사한 성질의 대가를 받는 용역

다. 변호사, 공인회계사, 세무사, 건축사, 측량사, 변리사, 그 밖에 전문적 지식 또는 특별한 기능을 가진 자가 그 지식 또는 기능을 활용하여 보수 또는 그 밖의 대가를 받고 제공하는 용역

라. 그 밖에 고용관계 없이 수당 또는 이와 유사한 성질의 대가를 받고 제공하는 용역

20. 「법인세법」 제67조에 따라 기타소득으로 처분된 소득

21. 제20조의3제1항제2호나목 및 다목의 금액을 그 소득의 성격에도 불구하고 연금외수령한 소득

22. 퇴직 전에 부여받은 주식매수선택권을 퇴직 후에 행사하거나 고용관계 없이 주식매수선택권을 부여받아 이를 행사함으로써 얻는 이익

22의2. 종업원등 또는 대학의 교직원이 퇴직한 후에 지급받는 직무발명보상금

23. 뇌물

24. 알선수재 및 배임수재에 의하여 받는 금품

25. 삭제 〈2020. 12. 29.〉

26. 종교관련종사자가 종교의식을 집행하는 등 종교관련종사자로서의 활동과 관련하여 대통령령으로 정하는 종교단체로부터 받은 소득(이하 "종교인소득"이라 한다)

27. 「특정 금융거래정보의 보고 및 이용 등에 관한 법률」 제2조제3호에 따른 가상자산(이하 "가상자산"이라 한다)을 양도하거나 대여함으로써 발생하는 소득(이하 "가상자산소득"이라 한다)

② 제1항 및 제19조제1항제21호에도 불구하고 대통령령으로 정하는 서화(書畵)·골동품의 양도로 발생하는 소득(사업장을 갖추는 등 대통령령으로 정하는 경우에 발생하는 소득은 제외한다)은 기타소득으로 한다.

③ 기타소득금액은 해당 과세기간의 총수입금액에서 이에 사용된 필요경비를 공제한 금액으로 한다.

④ 제1항제26호에 따른 종교인소득에 대하여 제20조제1항에 따른 근로소득으로 원천징수하거나 과세표준확정신고를 한 경우에는 해당 소득을 근로소득으로 본다.

⑤ 기타소득의 구체적 범위 및 계산방법과 그 밖에 필요한 사항은 대통령령으로 정한다.

제22조(퇴직소득)

① 퇴직소득은 해당 과세기간에 발생한 다음 각 호의 소득으로 한다.

1. 공적연금 관련법에 따라 받는 일시금
2. 사용자 부담금을 기초로 하여 현실적인 퇴직을 원인으로 지급받는 소득
3. 그 밖에 제1호 및 제2호와 유사한 소득으로서 대통령령으로 정하는 소득

② 제1항제1호에 따른 퇴직소득은 2002년 1월 1일 이후에 납입된 연금 기여금 및 사용자 부담금을 기초로 하거나 2002년 1월 1일 이후 근로의 제공을 기초로 하여 받은 일시금으로 한다.

③ 퇴직소득금액은 제1항 각 호에 따른 소득의 금액의 합계액(비과세소득의 금액은 제외한다)으로 한다. 다만, 대통령령으로 정하는 임원의 퇴직소득금액(제1항제1호의 금액은 제외하며, 2011년 12월 31일에 퇴직하였다고 가정할 때 지급받을 대통령령으로 정하는 퇴직소득금액이 있는 경우에는 그 금액을 뺀 금액을 말한다)이 다음 계산식에 따라 계산한 금액을 초과하는 경우에는 제1항에도 불구하고 그 초과하는 금액은 근로소득으로 본다.

$$\text{2019년 12월 31일부터 소급하여 3년(2012년 1월 1일부터 2019년 12월 31일까지의 근무기간이 3년 미만인 경우에는 해당 근무기간으로 한다) 동안 지급받은 총급여의 연평균환산액} \times \frac{1}{10} \times \frac{\text{2012년 1월 1일부터 2019년 12월 31일까지의 근무기간}}{12} \times 3 + \text{퇴직한 날부터 소급하여 3년(2020년 1월 1일부터 퇴직한 날까지의 근무기간이 3년 미만인 경우에는 해당 근무기간으로 한다) 동안 지급받은 총급여의 연평균환산액} \times \frac{1}{10} \times \frac{\text{2020년 1월 1일 이후의 근무기간}}{12} \times 2$$

④ 제3항 단서와 그 계산식을 적용할 때 근무기간과 총급여는 다음 각 호의 방법으로 산정한다.
   1. 근무기간: 개월 수로 계산한다. 이 경우 1개월 미만의 기간이 있는 경우에는 이를 1개월로 본다.
   2. 총급여: 봉급·상여 등 제20조제1항제1호 및 제2호에 따른 근로소득(제12조에 따른 비과세소득은 제외한다)을 합산한다.

⑤ 삭제 〈2013. 1. 1.〉

⑥ 퇴직소득의 범위 및 계산방법과 그 밖에 필요한 사항은 대통령령으로 정한다.

제24조(총수입금액의 계산)

① 거주자의 각 소득에 대한 총수입금액(총급여액과 총연금액을 포함한다. 이하 같다)은 해당 과세기간에 수입하였거나 수입할 금액의 합계액으로 한다.

② 제1항의 경우 금전 외의 것을 수입할 때에는 그 수입금액을 그 거래 당시의 가액에 의하여 계산한다.

③ 총수입금액을 계산할 때 수입하였거나 수입할 금액의 범위와 계산에 관하여 필요한 사항은 대통령령으로 정한다.

제25조(총수입금액 계산의 특례)

① 거주자가 부동산 또는 그 부동산상의 권리 등을 대여하고 보증금·전세금 또는 이와 유사한 성질의 금액(이하 이 항에서 "보증금등"이라 한다)을 받은 경우에는 대통령령으로 정하는 바에 따라 계산한 금액을 사업소득금액을 계산할 때에 총수입금액에 산입(算入)한다. 다만, 주택을 대여하고 보증금등을 받은 경우에는 3주택[주거의 용도로만 쓰이는 면적이 1호(戶) 또는 1세대당 40제곱미터 이하인 주택으로서 해당 과세기간의 기준시가가 2억원 이하인 주택은 2021년 12월 31일까지는 주택 수에 포함하지 아니한다] 이상을 소유하고 해당 주택의 보증금등의 합계액이 3억원을 초과하는 경우를 말하며, 주택 수의 계산 그밖에 필요한 사항은 대통령령으로 정한다.

② 거주자가 재고자산(在庫資産) 또는 임목을 가사용으로 소비하거나 종업원 또는 타인에게 지급한 경우에도 이를 소비하거나 지급하였을 때의 가액에 해당하는 금액은 그 소비하거나 지급한 날이 속하는 과세기간의 사업소득금액 또는 기타소득금액을 계산할 때 총수입금액에 산입한다.

제26조(총수입금액 불산입)

① 거주자가 소득세 또는 개인지방소득세를 환급받았거나 환급받을 금액 중 다른 세액에 충당한 금액은 해당 과세기간의 소득금액을 계산할 때 총수입금액에 산입하지 아니한다.

② 거주자가 무상(無償)으로 받은 자산의 가액(제160조에 따른 복식부기의무자가 제32조에 따

른 국고보조금 등 국가, 지방자치단체 또는 공공기관으로부터 무상으로 지급받은 대통령령으로 정하는 금액은 제외한다)과 채무의 면제 또는 소멸로 인한 부채의 감소액 중 제45조제3항에 따른 이월결손금의 보전(補塡)에 충당된 금액은 해당 과세기간의 소득금액을 계산할 때 총수입금액에 산입하지 아니한다.

③ 거주자의 사업소득금액을 계산할 때 이전 과세기간으로부터 이월된 소득금액은 해당 과세기간의 소득금액을 계산할 때 총수입금액에 산입하지 아니한다.

④ 농업, 임업, 어업, 광업 또는 제조업을 경영하는 거주자가 자기가 채굴, 포획, 양식, 수확 또는 채취한 농산물, 포획물, 축산물, 임산물, 수산물, 광산물, 토사석이나 자기가 생산한 제품을 자기가 생산하는 다른 제품의 원재료 또는 제조용 연료로 사용한 경우 그 사용된 부분에 상당하는 금액은 해당 과세기간의 소득금액을 계산할 때 총수입금액에 산입하지 아니한다.

⑤ 건설업을 경영하는 거주자가 자기가 생산한 물품을 자기가 도급받은 건설공사의 자재로 사용한 경우 그 사용된 부분에 상당하는 금액은 해당 과세기간의 소득금액을 계산할 때 총수입금액에 산입하지 아니한다.

⑥ 전기·가스·증기 및 수도사업을 경영하는 거주자가 자기가 생산한 전력·가스·증기 또는 수돗물을 자기가 경영하는 다른 사업의 동력·연료 또는 용수로 사용한 경우 그 사용한 부분에 상당하는 금액은 해당 과세기간의 소득금액을 계산할 때 총수입금액에 산입하지 아니한다.

⑦ 개별소비세 및 주세의 납세의무자인 거주자가 자기의 총수입금액으로 수입하였거나 수입할 금액에 따라 납부하였거나 납부할 개별소비세 및 주세는 해당 과세기간의 소득금액을 계산할 때 총수입금액에 산입하지 아니한다. 다만, 원재료, 연료, 그 밖의 물품을 매입·수입 또는 사용함에 따라 부담하는 세액은 그러하지 아니하다.

⑧ 「국세기본법」 제52조에 따른 국세환급가산금, 「지방세기본법」 제62조에 따른 지방세환급가산금, 그 밖의 과오납금(過誤納金)의 환급금에 대한 이자는 해당 과세기간의 소득금액을 계산할 때 총수입금액에 산입하지 아니한다.

⑨ 부가가치세의 매출세액은 해당 과세기간의 소득금액을 계산할 때 총수입금액에 산입하지 아니한다.

⑩ 「조세특례제한법」 제106조의2제2항에 따라 석유판매업자가 환급받은 세액은 해당 과세기간의 소득금액을 계산할 때 총수입금액에 산입하지 아니한다.

제27조(사업소득의 필요경비의 계산)

① 사업소득금액을 계산할 때 필요경비에 산입할 금액은 해당 과세기간의 총수입금액에 대응하는 비용으로서 일반적으로 용인되는 통상적인 것의 합계액으로 한다.

② 해당 과세기간 전의 총수입금액에 대응하는 비용으로서 그 과세기간에 확정된 것에 대해서는 그 과세기간 전에 필요경비로 계상하지 아니한 것만 그 과세기간의 필요경비로 본다.

③ 필요경비의 계산에 필요한 사항은 대통령령으로 정한다.

제28조(대손충당금의 필요경비 계산)

① 사업자가 외상매출금, 미수금, 그 밖에 이에 준하는 채권에 대한 대손충당금을 필요경비로 계상한 경우에는 대통령령으로 정하는 범위에서 이를 해당 과세기간의 소득금액을 계산할 때 필요경비에 산입한다.

② 제1항에 따라 필요경비에 산입한 대손충당금의 잔액은 다음 과세기간의 소득금액을 계산할 때 총수입금액에 산입한다.

③ 대손충당금의 처리에 필요한 사항은 대통령령으로 정한다.

제29조(퇴직급여충당금의 필요경비 계산)

① 사업자가 종업원의 퇴직급여에 충당하기 위하여 퇴직급여충당금을 필요경비로 계상한 경우에는 대통령령으로 정하는 범위에서 이를 해당 과세기간의 소득금액을 계산할 때 필요경비에 산입한다.

② 퇴직급여충당금의 처리에 필요한 사항은 대통령령으로 정한다.

제31조(보험차익으로 취득한 자산가액의 필요경비 계산)

① 사업자가 유형자산의 멸실 또는 파손으로 인하여 보험금을 지급받아 그 멸실한 유형자산을 대체하여 같은 종류의 자산을 취득하거나 대체 취득한 자산 또는 그 파손된 유형자산을 개량한 경우에는 해당 자산의 가액 중 그 자산의 취득 또는 개량에 사용된 보험차익 상당액을 대통령령으로 정하는 바에 따라 보험금을 받은 날이 속하는 과세기간의 소득금액을 계산할 때 필요경비에 산입할 수 있다.

② 보험금을 받은 날이 속하는 과세기간에 제1항에 따라 해당 자산을 취득하거나 개량할 수 없는 경우에는 그 과세기간의 다음 과세기간 개시일부터 2년 이내에 그 자산을 취득 또는 개량하는 것에만 제1항을 준용한다.

③ 제2항에 따라 보험차익 상당액을 필요경비에 산입하려는 자는 그 받은 보험금의 사용계획서를 대통령령으로 정하는 바에 따라 납세지 관할 세무서장에게 제출하여야 한다.

④ 제2항에 따라 보험차익 상당액을 필요경비에 산입한 자가 다음 각 호의 어느 하나에 해당하면 그 보험차익 상당액을 해당 사유가 발생한 과세기간의 총수입금액에 산입한다.

1. 보험차익 상당액을 제1항의 자산의 취득 또는 개량을 위하여 그 기한까지 사용하지 아니한 경우
2. 제2항의 기간에 해당 사업을 폐업한 경우

제32조(국고보조금으로 취득한 사업용 자산가액의 필요경비 계산)

① 사업자가 사업용 자산을 취득하거나 개량할 목적으로 「보조금 관리에 관한 법률」에 따른 보조금(이하 "국고보조금"이라 한다)을 받아 그 목적에 지출한 경우 또는 사업용 자산을 취득하거나 개량하고 이에 대한 국고보조금을 사후에 지급받은 경우에는 해당 사업용 자산의 취득 또는 개량에 사용된 국고보조금에 상당하는 금액은 대통령령으로 정하는 바에 따라 그 국고보조금을 받은 날이 속하는 과세기간의 소득금액을 계산할 때 필요경비에 산입할 수 있다.

② 국고보조금을 받은 날이 속하는 과세기간에 제1항의 사업용 자산을 취득하거나 개량할 수 없는 경우에는 그 과세기간의 다음 과세기간 종료일까지 이를 취득하거나 개량하는 것만 제1항을 준용한다. 이 경우 공사의 허가나 인가의 지연 등 대통령령으로 정하는 부득이한 사유로 국고보조금을 기한까지 사용하지 못한 경우에는 해당 사유가 없어진 날이 속하는 과세기간의 종료일을 그 기한으로 한다.

③ 제2항에 따라 국고보조금을 필요경비에 산입하려는 자는 그 국고보조금의 사용계획서를 대통령령으로 정하는 바에 따라 납세지 관할 세무서장에게 제출하여야 한다.

④ 제1항이나 제2항에 따라 국고보조금을 필요경비에 산입한 자가 다음 각 호의 어느 하나에 해당하면 그 국고보조금 상당액을 해당 사유가 발생한 과세기간의 총수입금액에 산입한다.

1. 국고보조금을 제1항의 사업용 자산의 취득 또는 개량을 위하여 그 기한까지 사용하지 아니한 경우
2. 제2항의 기한까지 해당 사업을 폐업한 경우

제33조(필요경비 불산입)

① 거주자가 해당 과세기간에 지급하였거나 지급할 금액 중 다음 각 호에 해당하는 것은 사업소득금액을 계산할 때 필요경비에 산입하지 아니한다.

1. 소득세(제57조에 따라 세액공제를 적용하는 경우의 외국소득세액을 포함한다)와 개인지방소득세
2. 벌금·과료(통고처분에 따른 벌금 또는 과료에 해당하는 금액을 포함한다)와 과태료
3. 「국세징수법」이나 그 밖에 조세에 관한 법률에 따른 가산금과 강제징수비
4. 조세에 관한 법률에 따른 징수의무의 불이행으로 인하여 납부하였거나 납부할 세액(가산세액을 포함한다)
5. 대통령령으로 정하는 가사(家事)의 경비와 이에 관련되는 경비
6. 각 과세기간에 계상한 감가상각자산의 감가상각비로서 대통령령으로 정하는 바에 따라 계산한 금액을 초과하는 금액
7. 제39조제3항 단서 및 같은 조 제4항 각 호에 따른 자산을 제외한 자산의 평가차손

8. 반출하였으나 판매하지 아니한 제품에 대한 개별소비세 또는 주세의 미납액. 다만, 제품가액에 그 세액 상당액을 더한 경우는 제외한다.
9. 부가가치세의 매입세액. 다만, 부가가치세가 면제되거나 그 밖에 대통령령으로 정하는 경우의 세액과 부가가치세 간이과세자가 납부한 부가가치세액은 제외한다.
10. 차입금 중 대통령령으로 정하는 건설자금에 충당한 금액의 이자
11. 대통령령으로 정하는 채권자가 불분명한 차입금의 이자
12. 법령에 따라 의무적으로 납부하는 것이 아닌 공과금이나 법령에 따른 의무의 불이행 또는 금지·제한 등의 위반에 대한 제재로서 부과되는 공과금
13. 각 과세기간에 지출한 경비 중 대통령령으로 정하는 바에 따라 직접 그 업무와 관련이 없다고 인정되는 금액
14. 선급비용(先給費用)
15. 업무와 관련하여 고의 또는 중대한 과실로 타인의 권리를 침해한 경우에 지급되는 손해배상금

② 제1항제5호·제10호·제11호 및 제13호가 동시에 적용되는 경우에는 대통령령으로 정하는 순서에 따라 적용한다.

③ 제1항에 따른 필요경비 불산입에 관하여 필요한 사항은 대통령령으로 정한다.

제33조의2(업무용승용차 관련 비용 등의 필요경비 불산입 특례)

① 제160조제3항에 따른 복식부기의무자가 해당 과세기간에 업무에 사용한 「개별소비세법」 제1조제2항제3호에 해당하는 승용자동차(운수업, 자동차판매업 등에서 사업에 직접 사용하는 승용자동차로서 대통령령으로 정하는 것은 제외하며, 이하 이 조에서 "업무용승용차"라 한다)를 취득하거나 임차하여 해당 과세기간에 필요경비로 계상하거나 지출한 감가상각비, 임차료, 유류비 등 대통령령으로 정하는 비용(이하 이 조에서 "업무용승용차 관련 비용"이라 한다) 중 대통령령으로 정하는 업무용 사용금액(이하 이 조에서 "업무사용금액"이라 한다)에 해당하지 아니하는 금액은 해당 과세기간의 사업소득금액을 계산할 때 필요경비에 산입하지 아니한다.

② 제1항을 적용할 때 업무사용금액 중 다음 각 호의 구분에 해당하는 비용이 해당 과세기간에 각각 800만원(해당 과세기간이 1년 미만이거나 과세기간 중 일부 기간 동안 보유하거나 임차한 경우에는 800만원에 해당 보유기간 또는 임차기간 월수를 곱하고 이를 12로 나누어 산출한 금액을 말한다)을 초과하는 경우 그 초과하는 금액(이하 이 조에서 "감가상각비 한도초과액"이라 한다)은 해당 과세기간의 필요경비에 산입하지 아니하고 대통령령으로 정하는 방법에 따라 이월하여 필요경비에 산입한다.

1. 업무용승용차별 연간 감가상각비

2. 업무용승용차별 연간 임차료 중 대통령령으로 정하는 감가상각비 상당액

③ 제160조제3항에 따른 복식부기의무자가 업무용승용차를 처분하여 발생하는 손실로서 업무용승용차별로 8백만원을 초과하는 금액은 대통령령으로 정하는 이월 등의 방법에 따라 필요경비에 산입한다.

④ 제1항부터 제3항까지에 따라 업무용승용차 관련 비용 등을 필요경비에 산입한 제160조제3항에 따른 복식부기의무자는 대통령령으로 정하는 바에 따라 업무용승용차 관련 비용 등에 관한 명세서를 납세지 관할세무서장에게 제출하여야 한다.

⑤ 업무사용금액의 계산방법, 감가상각비 한도초과액 이월방법과 그 밖에 필요한 사항은 대통령령으로 정한다.

제34조(기부금의 필요경비 불산입)

① 이 조에서 "기부금"이란 사업자가 사업과 직접적인 관계없이 무상으로 지출하는 금액(대통령령으로 정하는 거래를 통하여 실질적으로 증여한 것으로 인정되는 금액을 포함한다)을 말한다.

② 사업자가 해당 과세기간에 지출한 기부금 및 제5항에 따라 이월된 기부금(제3항제1호에 따른 기부금은 제외한다) 중 제1호에 따른 기부금은 제2호에 따라 산출한 필요경비 산입한도액 내에서 해당 과세기간의 사업소득금액을 계산할 때 필요경비에 산입하고, 필요경비 산입한도액을 초과하는 금액은 필요경비에 산입하지 아니한다.

1. 다음 각 목의 어느 하나에 해당하는 기부금

가. 「법인세법」 제24조제2항제1호에 따른 기부금

나. 「재난 및 안전관리 기본법」에 따른 특별재난지역을 복구하기 위하여 자원봉사를 한 경우 그 용역의 가액. 이 경우 용역의 가액산정방법 등에 관하여 필요한 사항은 대통령령으로 정한다.

2. 필요경비 산입한도액: 다음 계산식에 따라 계산한 금액

필요경비 산입한도액=A−B A: 기부금을 필요경비에 산입하기 전의 해당 과세기간의 소득금액(이하 이 조에서 "기준 소득 금액"이라 한다.) B: 제45조에 따라 이월결손금(이하 이 조에서 "이월결손금"이라 한다.)

③ 사업자가 해당 과세기간에 지출한 기부금 및 제5항에 따라 이월된 기부금(제2항제1호에 따른 기부금은 제외한다) 중 제1호에 따른 기부금은 제2호에 따라 산출한 필요경비 산입한도액 내에서 해당 과세기간의 사업소득금액을 계산할 때 필요경비에 산입하고, 필요경비 산입한도액을 초과하는 금액은 필요경비에 산입하지 아니한다.

1. 사회복지·문화·예술·교육·종교·자선·학술 등 공익성을 고려하여 대통령령으로 정하는 기부금(제2항제1호에 따른 기부금은 제외한다)
2. 필요경비 산입한도액: 다음 각 목의 구분에 따라 계산한 금액
가. 종교단체에 기부한 금액이 있는 경우

> 필요경비 산입한도액 = [{A − (B + C) × 100분의 10] + [{A − (B + C) × 100분의 20과 종교단체 외에 기부한 금액 중 적은 금액]
>
> A: 기준소득금액
> B: 제2항에 따라 필요경비에 산입하는 기부금
> C: 이월결손금

나. 종교단체에 기부한 금액이 없는 경우

> 필요경비 산입한도액 = {A − (B + C) × 100분의 30
>
> A: 기준소득금액
> B: 제2항에 따라 필요경비에 산입하는 기부금
> C: 이월결손금

④ 제2항제1호 및 제3항제1호 외의 기부금은 해당 과세기간의 사업소득금액을 계산할 때 필요경비에 산입하지 아니한다.

⑤ 사업자가 해당 과세기간에 지출하는 기부금 중 제2항제2호 및 제3항제2호에 따른 기부금의 필요경비 산입한도액을 초과하여 필요경비에 산입하지 아니한 기부금의 금액(제59조의4제4항에 따라 종합소득세 신고 시 세액공제를 적용받은 기부금의 금액은 제외한다)은 대통령령으로 정하는 바에 따라 해당 과세기간의 다음 과세기간 개시일부터 10년 이내에 끝나는 각 과세기간에 이월하여 필요경비에 산입할 수 있다.

⑥ 제2항 및 제3항을 적용할 때 제50조제1항제2호 및 제3호에 해당하는 사람(나이의 제한을 받지 아니하며, 다른 거주자의 기본공제를 적용받은 사람은 제외한다)이 지급한 기부금은 해당 사업자의 기부금에 포함한다.

⑦ 제1항부터 제6항까지에서 규정한 사항 외에 기부금의 계산, 제출서류, 기부금을 받는 단체의 관리 등 기부금의 필요경비 불산입에 관하여 필요한 사항은 대통령령으로 정한다.

제35조(접대비의 필요경비 불산입)

① 이 조에서 "접대비"란 접대, 교제, 사례 또는 그 밖에 어떠한 명목이든 상관없이 이와 유사한 목적으로 지출한 비용으로서 사업자가 직접적 또는 간접적으로 업무와 관련이 있는 자와 업무를 원활하게 진행하기 위하여 지출한 금액(사업자가 종업원이 조직한 조합 또는 단체에 지출한 복지시설비 중 대통령령으로 정하는 것을 포함한다)을 말한다.

② 사업자가 한 차례의 접대에 지출한 접대비 중 대통령령으로 정하는 금액을 초과하는 접대비로서 다음 각 호의 어느 하나에 해당하지 아니하는 것은 각 과세기간의 소득금액을 계산할 때 필요경비에 산입하지 아니한다. 다만, 지출사실이 객관적으로 명백한 경우로서 다음 각 호의 어느 하나에 해당하는 접대비라는 증거자료를 구비하기 어려운 국외지역에서의 지출 및 농어민에 대한 지출로서 대통령령으로 정하는 지출은 그러하지 아니하다.

1. 다음 각 목의 어느 하나에 해당하는 것(이하 이 조에서 "신용카드등"이라 한다)을 사용하여 지출하는 접대비
   가. 「여신전문금융업법」에 따른 신용카드(신용카드와 유사한 것으로서 대통령령으로 정하는 것을 포함한다. 이하 같다)
   나. 제160조의2제2항제4호에 따른 현금영수증
2. 제163조 및 「법인세법」 제121조에 따른 계산서 또는 「부가가치세법」 제32조 및 제35조에 따른 세금계산서를 발급받아 지출하는 접대비
3. 「부가가치세법」 제34조의2제2항에 따른 매입자발행세금계산서를 발행하여 지출하는 접대비
4. 대통령령으로 정하는 원천징수영수증을 발행하여 지출하는 접대비

③ 사업자가 해당 과세기간에 지출한 접대비(제2항에 따라 필요경비에 산입하지 아니하는 금액은 제외한다)로서 다음 각 호의 금액의 합계액을 초과하는 금액은 그 과세기간의 소득금액을 계산할 때 필요경비에 산입하지 아니한다.

1. 기본한도: 다음 계산식에 따라 계산한 금액

$$기본한도금액 = A \times B \times \frac{1}{2}$$

A: 1천200만원(「조세특례제한법」 제5조제1항에 따른 중소기업의 경우에는 3천600만원)
B: 해당 과세기간의 개월 수[개월 수는 역(曆)에 따라 계산하되, 1개월 미만의 일수는 1개월로 한다.]

2. 수입금액별 한도: 해당 사업에 대한 해당 과세기간의 수입금액(대통령령으로 정하는 수입금액만 해당한다) 합계액에 다음 표에 규정된 적용률을 적용하여 산출한 금액. 다만, 대통령령으로 정하는 특수관계인과의 거래에서 발생한 수입금액에 대해서는 다음 표에 규정된 적용률을 적용하여 산출한 금액의 100분의 10에 해당하는 금액으로 한다.

수입금액	적용률
가. 100억원 이하	1만분의 30
나. 100억원 초과 500억원 이하	3천만원+[{수입금액-100억원)×1만분의 20]
다. 500억원 초과	1억1천만원+[{수입금액-500억원)×1만분의 3]

④ 제2항제1호를 적용할 때 재화 또는 용역을 공급하는 신용카드등의 가맹점이 아닌 다른 가맹점의 명의로 작성된 매출전표 등을 발급받은 경우에는 그 지출금액은 제2항제1호에 따른 접대비로 보지 아니한다.

⑤ 접대비의 범위 및 계산, 지출증명 보관 등에 필요한 사항은 대통령령으로 정한다.

제37조(기타소득의 필요경비 계산)

① 기타소득금액을 계산할 때 필요경비에 산입할 금액은 다음 각 호에 따른다.

1. 제21조제1항제4호에 따른 승마투표권, 승자투표권, 소싸움경기투표권, 체육진흥투표권의 구매자가 받는 환급금에 대하여는 그 구매자가 구입한 적중된 투표권의 단위투표금액을 필요경비로 한다.
2. 제21조제1항제14호의 당첨금품등에 대하여는 그 당첨금품등의 당첨 당시에 슬롯머신등에 투입한 금액을 필요경비로 한다.
3. 제21조제1항제27호의 가상자산소득에 대해서는 그 양도되는 가상자산의 실제 취득가액과 부대비용을 필요경비로 한다.

② 다음 각 호의 경우 외에는 해당 과세기간의 총수입금액에 대응하는 비용으로서 일반적으로 용인되는 통상적인 것의 합계액을 필요경비에 산입한다.

1. 제1항이 적용되는 경우
2. 광업권의 양도대가로 받는 금품의 필요경비 계산 등 대통령령으로 정하는 경우

③ 해당 과세기간 전의 총수입금액에 대응하는 비용으로서 그 과세기간에 확정된 것에 대하여는 그 과세기간 전에 필요경비로 계상하지 아니한 것만 그 과세기간의 필요경비로 본다.

④ 기타소득금액을 계산할 때 필요경비에 산입하지 아니하는 금액에 관하여는 제33조를 준용한다.

⑤ 제1항제3호의 필요경비를 계산할 때 2022년 1월 1일 전에 이미 보유하고 있던 가상자산의 취득가액은 2021년 12월 31일 당시의 시가와 그 가상자산의 취득가액 중에서 큰 금액으로 한다.

⑥ 제5항에서 규정한 사항 외에 가상자산의 필요경비 계산에 필요한 사항은 대통령령으로 정한다.

제39조(총수입금액 및 필요경비의 귀속연도 등)

① 거주자의 각 과세기간 총수입금액 및 필요경비의 귀속연도는 총수입금액과 필요경비가 확정된 날이 속하는 과세기간으로 한다.

② 거주자가 매입·제작 등으로 취득한 자산의 취득가액은 그 자산의 매입가액이나 제작원가에 부대비용을 더한 금액으로 한다.

③ 거주자가 보유하는 자산 및 부채의 장부가액을 증액 또는 감액(감가상각은 제외한다. 이하 이 조에서 "평가"라 한다)한 경우 그 평가일이 속하는 과세기간 및 그 후의 과세기간의 소득금액을 계산할 때 해당 자산 및 부채의 장부가액은 평가하기 전의 가액으로 한다. 다만, 재고자산

과 대통령령으로 정하는 유가증권은 각 자산별로 대통령령으로 정하는 방법에 따라 평가한 가액을 장부가액으로 한다.

④ 제3항에도 불구하고 다음 각 호의 어느 하나에 해당하는 자산은 대통령령으로 정하는 방법에 따라 그 장부가액을 감액할 수 있다.

1. 파손·부패 등으로 정상가격에 판매할 수 없는 재고자산
2. 천재지변이나 그 밖에 대통령령으로 정하는 사유로 파손 또는 멸실된 유형자산

⑤ 거주자가 각 과세기간의 소득금액을 계산할 때 총수입금액 및 필요경비의 귀속연도와 자산·부채의 취득 및 평가에 대하여 일반적으로 공정·타당하다고 인정되는 기업회계의 기준을 적용하거나 관행을 계속 적용하여 온 경우에는 이 법 및 「조세특례제한법」에서 달리 규정하고 있는 경우 외에는 그 기업회계의 기준 또는 관행에 따른다.

⑥ 제1항의 총수입금액과 필요경비의 귀속연도, 제2항에 따른 취득가액의 계산, 제3항 및 제4항에 따른 자산·부채의 평가에 관하여 필요한 사항은 대통령령으로 정한다.

제41조(부당행위계산)

① 납세지 관할 세무서장 또는 지방국세청장은 배당소득(제17조제1항제8호에 따른 배당소득만 해당한다), 사업소득 또는 기타소득이 있는 거주자의 행위 또는 계산이 그 거주자와 특수관계인과의 거래로 인하여 그 소득에 대한 조세 부담을 부당하게 감소시킨 것으로 인정되는 경우에는 그 거주자의 행위 또는 계산과 관계없이 해당 과세기간의 소득금액을 계산할 수 있다.

② 제1항에 따른 특수관계인의 범위와 그 밖에 부당행위계산에 관하여 필요한 사항은 대통령령으로 정한다.

제42조(비거주자 등과의 거래에 대한 소득금액 계산의 특례)

① 우리나라가 조세의 이중과세 방지를 위하여 체결한 조약(이하 "조세조약"이라 한다)의 상대국과 그 조세조약의 상호 합의 규정에 따라 거주자가 국외에 있는 비거주자 또는 외국법인과 거래한 그 금액에 대하여 권한 있는 당국 간에 합의를 하는 경우에는 그 합의에 따라 납세지 관할 세무서장 또는 지방국세청장은 그 거주자의 각 과세기간의 소득금액을 조정하여 계산할 수 있다.

② 제1항에 따른 거주자의 소득금액 조정의 신청에 관한 사항과 그 밖에 조정에 필요한 사항은 대통령령으로 정한다.

제43조(공동사업에 대한 소득금액 계산의 특례)

① 사업소득이 발생하는 사업을 공동으로 경영하고 그 손익을 분배하는 공동사업[경영에 참여하지 아니하고 출자만 하는 대통령령으로 정하는 출자공동사업자(이하 "출자공동사업자"라 한다)가 있는 공동사업을 포함한다]의 경우에는 해당 사업을 경영하는 장소(이하 "공동사업장"이라 한다)를 1거주자로 보아 공동사업장별로 그 소득금액을 계산한다.

② 제1항에 따라 공동사업에서 발생한 소득금액은 해당 공동사업을 경영하는 각 거주자(출자공동사업자를 포함한다. 이하 "공동사업자"라 한다) 간에 약정된 손익분배비율(약정된 손익분배비율이 없는 경우에는 지분비율을 말한다. 이하 "손익분배비율"이라 한다)에 의하여 분배되었거나 분배될 소득금액에 따라 각 공동사업자별로 분배한다.

③ 거주자 1인과 그의 대통령령으로 정하는 특수관계인이 공동사업자에 포함되어 있는 경우로서 손익분배비율을 거짓으로 정하는 등 대통령령으로 정하는 사유가 있는 경우에는 제2항에도 불구하고 그 특수관계인의 소득금액은 그 손익분배비율이 큰 공동사업자(손익분배비율이 같은 경우에는 대통령령으로 정하는 자로 한다. 이하 "주된 공동사업자"라 한다)의 소득금액으로 본다.

제45조(결손금 및 이월결손금의 공제)

① 사업자가 비치·기록한 장부에 의하여 해당 과세기간의 사업소득금액을 계산할 때 발생한 결손금은 그 과세기간의 종합소득과세표준을 계산할 때 근로소득금액·연금소득금액·기타소득금액·이자소득금액·배당소득금액에서 순서대로 공제한다.

② 제1항에도 불구하고 다음 각 호의 어느 하나에 해당하는 사업(이하 "부동산임대업"이라 한다)에서 발생한 결손금은 종합소득 과세표준을 계산할 때 공제하지 아니한다. 다만, 주거용 건물 임대업의 경우에는 그러하지 아니하다.

1. 부동산 또는 부동산상의 권리를 대여하는 사업
2. 공장재단 또는 광업재단을 대여하는 사업
3. 채굴에 관한 권리를 대여하는 사업으로서 대통령령으로 정하는 사업

③ 부동산임대업에서 발생한 결손금과 제1항 및 제2항 단서에 따라 공제하고 남은 결손금(이하 "이월결손금"이라 한다)은 해당 이월결손금이 발생한 과세기간의 종료일부터 15년 이내에 끝나는 과세기간의 소득금액을 계산할 때 먼저 발생한 과세기간의 이월결손금부터 순서대로 다음 각 호의 구분에 따라 공제한다. 다만, 「국세기본법」 제26조의2에 따른 국세부과의 제척기간이 지난 후에 그 제척기간 이전 과세기간의 이월결손금이 확인된 경우 그 이월결손금은 공제하지 아니한다.

1. 제1항 및 제2항 단서에 따라 공제하고 남은 이월결손금은 사업소득금액, 근로소득금액, 연금소득금액, 기타소득금액, 이자소득금액 및 배당소득금액에서 순서대로 공제한다.
2. 부동산임대업에서 발생한 이월결손금은 부동산임대업의 소득금액에서 공제한다.

④ 제3항은 해당 과세기간의 소득금액에 대해서 추계신고(제160조 및 제161조에 따라 비치·기록한 장부와 증명서류에 의하지 아니한 신고를 말한다. 이하 같다)를 하거나 제80조제3항 단서에 따라 추계조사결정하는 경우에는 적용하지 아니한다. 다만, 천재지변이나 그 밖의 불가항력으로 장부나 그 밖의 증명서류가 멸실되어 추계신고를 하거나 추계조사결정을 하는 경우에는 그러하지 아니하다.

⑤ 제1항과 제3항에 따라 결손금 및 이월결손금을 공제할 때 제62조에 따라 세액 계산을 하는 경우 제14조에 따라 종합과세되는 배당소득 또는 이자소득이 있으면 그 배당소득 또는 이자소득 중 원천징수세율을 적용받는 부분은 결손금 또는 이월결손금의 공제대상에서 제외하며, 그 배당소득 또는 이자소득 중 기본세율을 적용받는 부분에 대해서는 사업자가 그 소득금액의 범위에서 공제 여부 및 공제금액을 결정할 수 있다.

⑥ 제1항과 제2항에 따라 결손금 및 이월결손금을 공제할 때 해당 과세기간에 결손금이 발생하고 이월결손금이 있는 경우에는 그 과세기간의 결손금을 먼저 소득금액에서 공제한다.

제46조(채권 등에 대한 소득금액의 계산 특례)

① 거주자가 제16조제1항제1호·제2호·제5호 및 제6호에 해당하는 채권 또는 증권과 타인에게 양도가 가능한 증권으로서 대통령령으로 정하는 것(이하 이 조, 제133조의2 및 제156조의3에서 "채권등"이라 한다)의 발행법인으로부터 해당 채권등에서 발생하는 이자 또는 할인액(이하 이 조, 제133조의2 및 제156조의3에서 "이자등"이라 한다)을 지급[전환사채의 주식전환, 교환사채의 주식교환 및 신주인수권부사채의 신주인수권행사(신주 발행대금을 해당 신주인수권부사채로 납입하는 경우만 해당한다) 및 「자본시장과 금융투자업에 관한 법률」 제4조제7항제3호·제3호의2 및 제3호의3에 해당하는 채권등이 주식으로 전환·상환되는 경우를 포함한다. 이하 같다]받거나 해당 채권등을 매도(증여·변제 및 출자 등으로 채권등의 소유권 또는 이자소득의 수급권의 변동이 있는 경우와 매도를 위탁하거나 중개 또는 알선시키는 경우를 포함하되, 환매조건부채권매매거래 등 대통령령으로 정하는 경우는 제외한다. 이하 제133조의2에서 같다)하는 경우에는 거주자에게 그 보유기간별로 귀속되는 이자등 상당액을 해당 거주자의 제16조에 따른 이자소득으로 보아 소득금액을 계산한다.

② 제1항을 적용할 때 해당 거주자가 해당 채권등을 보유한 기간을 대통령령으로 정하는 바에 따라 입증하지 못하는 경우에는 제133조의2제1항에 따른 원천징수기간의 이자등 상당액이 해당 거주자에게 귀속되는 것으로 보아 소득금액을 계산한다.

③ 제1항 및 제2항에 따른 이자등 상당액의 계산방법과 그 밖에 필요한 사항은 대통령령으로 정한다.

제46조의2(중도 해지로 인한 이자소득금액 계산의 특례)

종합소득과세표준 확정신고 후 예금 또는 신탁계약의 중도 해지로 이미 지난 과세기간에 속하는 이자소득금액이 감액된 경우 그 중도 해지일이 속하는 과세기간의 종합소득금액에 포함된 이자소득금액에서 그 감액된 이자소득금액을 뺄 수 있다. 다만, 「국세기본법」 제45조의2에 따라 과세표준 및 세액의 경정(更正)을 청구한 경우에는 그러하지 아니하다.

제47조(근로소득공제)

① 근로소득이 있는 거주자에 대해서는 해당 과세기간에 받는 총급여액에서 다음의 금액을 공제한다. 다만, 공제액이 2천만원을 초과하는 경우에는 2천만원을 공제한다.

총급여액	공제액
500만원 이하	총 급여액의 100만분의 70
500만원 초과 1천 500만원 이하	350만원+(500만원을 초과하는 금액의 100분의 40)
1천 500만원 초과 4천 500만원 이하	750만원+(1천 500만원을 초과하는 금액의 100분의 15)
4천 500만원 초과 1억원 이하	1천 200만원+(4천 500만원을 초과하는 금액의 100분의 5)
1억원 초과	1천 475만원+(1억원을 초과하는 금액의 100분의 2)

② 일용근로자에 대한 공제액은 제1항에도 불구하고 1일 15만원으로 한다.

③ 근로소득이 있는 거주자의 해당 과세기간의 총급여액이 제1항 또는 제2항의 공제액에 미달하는 경우에는 그 총급여액을 공제액으로 한다.

④ 제1항부터 제3항까지의 규정에 따른 공제를 "근로소득공제"라 한다.

⑤ 제1항의 경우에 2인 이상으로부터 근로소득을 받는 사람(일용근로자는 제외한다)에 대하여는 그 근로소득의 합계액을 총급여액으로 하여 제1항에 따라 계산한 근로소득공제액을 총급여액에서 공제한다.

제47조의2(연금소득공제)

① 연금소득이 있는 거주자에 대해서는 해당 과세기간에 받은 총연금액(분리과세연금소득은 제외하며, 이하 이 항에서 같다)에서 다음 표에 규정된 금액을 공제한다. 다만, 공제액이 900만원을 초과하는 경우에는 900만원을 공제한다.

총급여액	공제액
350만원 이하	총 급여액의 100만분의 70
350만원 초과 700만원 이하	350만원+(350만원을 초과하는 금액의 100분의 40)
700만원 초과 1400만원 이하	490만원+(700만원을 초과하는 금액의 100분의 20)
1400만원 초과	630만원+(1400만원을 초과하는 금액의 100분의 10)

② 제1항에 따른 공제를 "연금소득공제"라 한다.

제48조(퇴직소득공제)

① 퇴직소득이 있는 거주자에 대해서는 해당 과세기간의 퇴직소득금액에서 제1호의 구분에 따른 금액을 공제하고, 그 금액을 근속연수(1년 미만의 기간이 있는 경우에는 이를 1년으로 보며, 제22조제1항제1호의 경우에는 대통령령으로 정하는 방법에 따라 계산한 연수를 말한다.

이하 같다)로 나누고 12를 곱한 후의 금액(이하 이 항에서 "환산급여"라 한다)에서 제2호의 구분에 따른 금액을 공제한다.

1. 근속연수에 따라 정한 다음의 금액

근속연수	공제액
5년 이하	30만원×근속 연수
5년 초과 10년 이하	150만원+50만원×(근속연수−5년)
10년 초과 20년 이하	400만원+80만원×(근속연수−10년)
20년 초과	1천 200만원+120만원×(근속연수−20년)

2. 환산급여에 따라 정한 다음의 금액

환산급여	공제액
8백만원 이하	환산급여의 100퍼센트
8백만원 초과 7천만원 이하	8백만원+(8백만원 초과분의 60퍼센트)
7천만원 초과 1억원 이하	4천 520만원+(7천만원 초과분의 55퍼센트)
1억원 초과 3억원 이하	6천170만원+(1억원 초과분의 45퍼센트)
3억원 초과	1억5천170만원+(3억원 초과분의 35퍼센트)

② 해당 과세기간의 퇴직소득금액이 제1항제1호에 따른 공제금액에 미달하는 경우에는 그 퇴직소득금액을 공제액으로 한다.

③ 제1항과 제2항에 따른 공제를 "퇴직소득공제"라 한다.

④ 퇴직소득공제의 계산 방법에 관하여 필요한 사항은 대통령령으로 정한다.

제50조(기본공제)

① 종합소득이 있는 거주자(자연인만 해당한다)에 대해서는 다음 각 호의 어느 하나에 해당하는 사람의 수에 1명당 연 150만원을 곱하여 계산한 금액을 그 거주자의 해당 과세기간의 종합소득금액에서 공제한다.

1. 해당 거주자
2. 거주자의 배우자로서 해당 과세기간의 소득금액이 없거나 해당 과세기간의 소득금액 합계액이 100만원 이하인 사람(총급여액 500만원 이하의 근로소득만 있는 배우자를 포함한다)
3. 거주자(그 배우자를 포함한다. 이하 이 호에서 같다)와 생계를 같이 하는 다음 각 목의 어느 하나에 해당하는 부양가족(제51조제1항제2호의 장애인에 해당되는 경우에는 나이의 제한을 받지 아니한다)으로서 해당 과세기간의 소득금액 합계액이 100만원 이하인 사람(총급여액 500만원 이하의 근로소득만 있는 부양가족을 포함한다)

가. 거주자의 직계존속(직계존속이 재혼한 경우에는 그 배우자로서 대통령령으로 정하는 사람을 포함한다)으로서 60세 이상인 사람

나. 거주자의 직계비속으로서 대통령령으로 정하는 사람과 대통령령으로 정하는 동거 입양자(이하 "입양자"라 한다)로서 20세 이하인 사람. 이 경우 해당 직계비속 또는 입양자와 그 배우자가 모두 제51조제1항제2호에 따른 장애인에 해당하는 경우에는 그 배우자를 포함한다.

다. 거주자의 형제자매로서 20세 이하 또는 60세 이상인 사람

라. 「국민기초생활 보장법」에 따른 수급권자 중 대통령령으로 정하는 사람

마. 「아동복지법」에 따른 가정위탁을 받아 양육하는 아동으로서 대통령령으로 정하는 사람(이하 "위탁아동"이라 한다)

② 제1항에 따른 공제를 "기본공제"라 한다.

③ 거주자의 배우자 또는 부양가족이 다른 거주자의 부양가족에 해당되는 경우에는 대통령령으로 정하는 바에 따라 이를 어느 한 거주자의 종합소득금액에서 공제한다.

제51조(추가공제)

① 제50조에 따른 기본공제대상이 되는 사람(이하 "기본공제대상자"라 한다)이 다음 각 호의 어느 하나에 해당하는 경우에는 거주자의 해당 과세기간 종합소득금액에서 기본공제 외에 각 호별로 정해진 금액을 추가로 공제한다. 다만, 제3호와 제6호에 모두 해당되는 경우에는 제6호를 적용한다.

1. 70세 이상인 사람(이하 "경로우대자"라 한다)의 경우 1명당 연 100만원
2. 대통령령으로 정하는 장애인(이하 "장애인"이라 한다)인 경우 1명당 연 200만원
3. 해당 거주자(해당 과세기간에 종합소득과세표준을 계산할 때 합산하는 종합소득금액이 3천만원 이하인 거주자로 한정한다)가 배우자가 없는 여성으로서 제50조제1항제3호에 따른 부양가족이 있는 세대주이거나 배우자가 있는 여성인 경우 연 50만원
4. 삭제 〈2014. 1. 1.〉
5. 삭제 〈2014. 1. 1.〉
6. 해당 거주자가 배우자가 없는 사람으로서 기본공제대상자인 직계비속 또는 입양자가 있는 경우 연 100만원

② 제1항에 따른 공제를 "추가공제"라 한다.

③ 기본공제와 추가공제를 "인적공제"라 한다.

④ 인적공제의 합계액이 종합소득금액을 초과하는 경우 그 초과하는 공제액은 없는 것으로 한다.

제51조의3(연금보험료공제)

① 종합소득이 있는 거주자가 공적연금 관련법에 따른 기여금 또는 개인부담금(이하 "연금보험료"라 한다)을 납입한 경우에는 해당 과세기간의 종합소득금액에서 그 과세기간에 납입한 연금보험료를 공제한다.

② 제1항에 따른 공제를 “연금보험료공제”라 한다.

③ 다음 각 호에 해당하는 공제를 모두 합한 금액이 종합소득금액을 초과하는 경우 그 초과하는 금액을 한도로 연금보험료공제를 받지 아니한 것으로 본다.

1. 제51조제3항에 따른 인적공제
2. 이 조에 따른 연금보험료공제
3. 제51조의4에 따른 주택담보노후연금 이자비용공제
4. 제52조에 따른 특별소득공제
5. 「조세특례제한법」에 따른 소득공제

제51조의4(주택담보노후연금 이자비용공제)

① 연금소득이 있는 거주자가 대통령령으로 정하는 요건에 해당하는 주택담보노후연금을 받은 경우에는 그 받은 연금에 대해서 해당 과세기간에 발생한 이자비용 상당액을 해당 과세기간 연금소득금액에서 공제(이하 “주택담보노후연금 이자비용공제”라 한다)한다. 이 경우 공제할 이자 상당액이 200만원을 초과하는 경우에는 200만원을 공제하고, 연금소득금액을 초과하는 경우 그 초과금액은 없는 것으로 한다.

② 주택담보노후연금 이자비용공제는 해당 거주자가 신청한 경우에 적용한다.

③ 주택담보노후연금 이자비용공제의 신청, 이자 상당액의 확인방법, 그 밖에 필요한 사항은 대통령령으로 정한다.

제52조(특별소득공제)

① 근로소득이 있는 거주자(일용근로자는 제외한다. 이하 이 조에서 같다)가 해당 과세기간에 「국민건강보험법」, 「고용보험법」 또는 「노인장기요양보험법」에 따라 근로자가 부담하는 보험료를 지급한 경우 그 금액을 해당 과세기간의 근로소득금액에서 공제한다.

② 삭제 〈2014. 1. 1.〉

③ 삭제 〈2014. 1. 1.〉

④ 과세기간 종료일 현재 주택을 소유하지 아니한 대통령령으로 정하는 세대(이하 제5항에서 “세대”라 한다)의 세대주(세대주가 이 항, 제5항 및 「조세특례제한법」 제87조제2항에 따른 공제를 받지 아니하는 경우에는 세대의 구성원을 말하며, 대통령령으로 정하는 외국인을 포함한다)로서 근로소득이 있는 거주자가 대통령령으로 정하는 일정 규모 이하의 주택(주거에 사용하는 오피스텔과 주택 및 오피스텔에 딸린 토지를 포함하며, 그 딸린 토지가 건물이 정착된 면적에 지역별로 대통령령으로 정하는 배율을 곱하여 산정한 면적을 초과하는 경우 해당 주택 및 오피스텔은 제외한다)을 임차하기 위하여 대통령령으로 정하는 주택임차자금 차입금의 원리금 상환액을 지급하는 경우에는 그 금액의 100분의 40에 해당하는 금액을 해당 과세기

간의 근로소득금액에서 공제한다. 다만, 그 공제하는 금액과 「조세특례제한법」 제87조제2항에 따른 금액의 합계액이 연 300만원을 초과하는 경우 그 초과하는 금액(이하 이 항에서 "한도초과금액"이라 한다)은 없는 것으로 한다.

⑤ 근로소득이 있는 거주자로서 주택을 소유하지 아니하거나 1주택을 보유한 세대의 세대주(세대주가 이 항, 제4항 및 「조세특례제한법」 제87조제2항에 따른 공제를 받지 아니하는 경우에는 세대의 구성원 중 근로소득이 있는 자를 말하며, 대통령령으로 정하는 외국인을 포함한다)가 취득 당시 제99조제1항에 따른 주택의 기준시가가 5억원 이하인 주택을 취득하기 위하여 그 주택에 저당권을 설정하고 금융회사등 또는 「주택도시기금법」에 따른 주택도시기금으로부터 차입한 대통령령으로 정하는 장기주택저당차입금(주택을 취득함으로써 승계받은 장기주택저당차입금을 포함하며, 이하 이 항 및 제6항에서 "장기주택저당차입금"이라 한다)의 이자를 지급하였을 때에는 해당 과세기간에 지급한 이자 상환액을 다음 각 호의 기준에 따라 그 과세기간의 근로소득금액에서 공제한다. 다만, 그 공제하는 금액과 제4항 및 「조세특례제한법」 제87조제2항에 따른 주택청약종합저축 등에 대한 소득공제 금액의 합계액이 연 500만원(차입금의 상환기간이 15년 이상인 장기주택저당차입금에 대하여 적용하며, 이하 이 항 및 제6항에서 "공제한도"라 한다)을 초과하는 경우 그 초과하는 금액은 없는 것으로 한다.

1. 세대주 여부의 판정은 과세기간 종료일 현재의 상황에 따른다.
2. 세대 구성원이 보유한 주택을 포함하여 과세기간 종료일 현재 2주택 이상을 보유한 경우에는 적용하지 아니한다.
3. 세대주에 대해서는 실제 거주 여부와 관계없이 적용하고, 세대주가 아닌 거주자에 대해서는 실제 거주하는 경우만 적용한다.
4. 무주택자인 세대주가 「주택법」에 따른 사업계획의 승인을 받아 건설되는 주택(「주택법」에 따른 주택조합 및 「도시 및 주거환경정비법」에 따른 정비사업조합의 조합원이 취득하는 주택 또는 그 조합을 통하여 취득하는 주택을 포함한다. 이하 이 호에서 같다)을 취득할 수 있는 권리(이하 이 호에서 "주택분양권"이라 한다)로서 대통령령으로 정하는 가격이 5억원 이하인 권리를 취득하고 그 주택을 취득하기 위하여 그 주택의 완공 시 장기주택저당차입금으로 전환할 것을 조건으로 금융회사 등 또는 「주택도시기금법」에 따른 주택도시기금으로부터 차입(그 주택의 완공 전에 해당 차입금의 차입조건을 그 주택 완공 시 장기주택저당차입금으로 전환할 것을 조건으로 변경하는 경우를 포함한다)한 경우에는 그 차입일(차입조건을 새로 변경한 경우에는 그 변경일을 말한다)부터 그 주택의 소유권보존등기일까지 그 차입금을 장기주택저당차입금으로 본다. 다만, 거주자가 주택분양권을 둘 이상 보유하게 된 경우에는 그 보유기간이 속하는 과세기간에는 적용하지 아니한다.
5. 주택에 대한 「부동산 가격공시에 관한 법률」에 따른 개별주택가격 및 공동주택가격이 공시

되기 전에 차입한 경우에는 차입일 이후 같은 법에 따라 최초로 공시된 가격을 해당 주택의 기준시가로 본다.

⑥ 제5항 단서에도 불구하고 장기주택저당차입금이 다음 각 호의 어느 하나에 해당하는 경우에는 연 500만원 대신 그 해당 각 호의 금액을 공제한도로 하여 제5항 본문을 적용한다.

1. 차입금의 상환기간이 15년 이상인 장기주택저당차입금의 이자를 대통령령으로 정하는 고정금리 방식(이하 이 항에서 "고정금리"라 한다)으로 지급하고, 그 차입금을 대통령령으로 정하는 비거치식 분할상환 방식(이하 이 항에서 "비거치식 분할상환"이라 한다)으로 상환하는 경우: 1천800만원
2. 차입금의 상환기간이 15년 이상인 장기주택저당차입금의 이자를 고정금리로 지급하거나 그 차입금을 비거치식 분할상환으로 상환하는 경우: 1천500만원
3. 차입금의 상환기간이 10년 이상인 장기주택저당차입금의 이자를 고정금리로 지급하거나 그 차입금을 비거치식 분할상환으로 상환하는 경우: 300만원

⑦ 삭제 〈2014. 1. 1.〉

⑧ 제1항·제4항 및 제5항에 따른 공제는 해당 거주자가 대통령령으로 정하는 바에 따라 신청한 경우에 적용하며, 공제액이 그 거주자의 해당 과세기간의 합산과세되는 종합소득금액을 초과하는 경우 그 초과하는 금액은 없는 것으로 한다.

⑨ 삭제 〈2014. 1. 1.〉

⑩ 제1항·제4항·제5항 및 제8항에 따른 공제를 "특별소득공제"라 한다.

⑪ 특별소득공제에 관하여 그 밖에 필요한 사항은 대통령령으로 정한다.

제53조(생계를 같이 하는 부양가족의 범위와 그 판정시기)

① 제50조에 규정된 생계를 같이 하는 부양가족은 주민등록표의 동거가족으로서 해당 거주자의 주소 또는 거소에서 현실적으로 생계를 같이 하는 사람으로 한다. 다만, 직계비속·입양자의 경우에는 그러하지 아니하다.

② 거주자 또는 동거가족(직계비속·입양자는 제외한다)이 취학·질병의 요양, 근무상 또는 사업상의 형편 등으로 본래의 주소 또는 거소에서 일시 퇴거한 경우에도 대통령령으로 정하는 사유에 해당할 때에는 제1항의 생계를 같이 하는 사람으로 본다.

③ 거주자의 부양가족 중 거주자(그 배우자를 포함한다)의 직계존속이 주거 형편에 따라 별거하고 있는 경우에는 제1항에도 불구하고 제50조에서 규정하는 생계를 같이 하는 사람으로 본다.

④ 제50조, 제51조 및 제59조의2에 따른 공제대상 배우자, 공제대상 부양가족, 공제대상 장애인 또는 공제대상 경로우대자에 해당하는지 여부의 판정은 해당 과세기간의 과세기간 종료일 현재의 상황에 따른다. 다만, 과세기간 종료일 전에 사망한 사람 또는 장애가 치유된 사람에 대해서는 사망일 전날 또는 치유일 전날의 상황에 따른다.

⑤ 제50조제1항제3호 및 제59조의2에 따라 적용대상 나이가 정해진 경우에는 제4항 본문에도 불구하고 해당 과세기간의 과세기간 중에 해당 나이에 해당되는 날이 있는 경우에 공제대상자로 본다.

제54조(종합소득공제 등의 배제)

① 분리과세이자소득, 분리과세배당소득, 분리과세연금소득과 분리과세기타소득만이 있는 자에 대해서는 종합소득공제를 적용하지 아니한다.

② 제70조제1항, 제70조의2제2항 또는 제74조에 따라 과세표준확정신고를 하여야 할 자가 제70조제4항제1호에 따른 서류를 제출하지 아니한 경우에는 기본공제 중 거주자 본인에 대한 분(分)과 제59조의4제9항에 따른 표준세액공제만을 공제한다. 다만, 과세표준확정신고 여부와 관계없이 그 서류를 나중에 제출한 경우에는 그러하지 아니하다.

③ 제82조에 따른 수시부과 결정의 경우에는 기본공제 중 거주자 본인에 대한 분(分)만을 공제한다.

제54조의2(공동사업에 대한 소득공제 등 특례)

제51조의3 또는 「조세특례제한법」에 따른 소득공제를 적용하거나 제59조의3에 따른 세액공제를 적용하는 경우 제43조제3항에 따라 소득금액이 주된 공동사업자의 소득금액에 합산과세되는 특수관계인이 지출·납입·투자·출자 등을 한 금액이 있으면 주된 공동사업자의 소득에 합산과세되는 소득금액의 한도에서 주된 공동사업자가 지출·납입·투자·출자 등을 한 금액으로 보아 주된 공동사업자의 합산과세되는 종합소득금액 또는 종합소득산출세액을 계산할 때에 소득공제 또는 세액공제를 받을 수 있다.

제55조(세율)

① 거주자의 종합소득에 대한 소득세는 해당 연도의 종합소득과세표준에 다음의 세율을 적용하여 계산한 금액(이하 "종합소득산출세액"이라 한다)을 그 세액으로 한다.

종합소득 과세표준	세율
1,200만원 이하	과세표준의 6퍼센트
1,200만원 초과 4,600만원 이하	72만원+(1,200만원을 초과하는 금액의 15퍼센트)
4,600만원 초과 8,800만원 이하	582만원+(4,600만원을 초과하는 금액의 24퍼센트)
8,800만원 초과 1억5천만원 이하	1,590만원+(8,800만원을 초과하는 금액의 35퍼센트)
1억5천만원 초과 3억원 이하	3,760만원+(1억5천만원을 초과하는 금액의 38퍼센트)
3억원 초과 5억원 이하	9,460만원+(3억원을 초과하는 금액의 40퍼센트)
5억원 초과 10억원 이하	1억 7,460만원+(5억원을 초과하는 금액의 42퍼센트)
10억원 초과	3억8,460만원+(10억원을 초과하는 금액의 45퍼센트)

② 거주자의 퇴직소득에 대한 소득세는 다음 각 호의 순서에 따라 계산한 금액(이하 "퇴직소득 산출세액"이라 한다)으로 한다.

1. 해당 과세기간의 퇴직소득과세표준에 제1항의 세율을 적용하여 계산한 금액
2. 제1호의 금액을 12로 나눈 금액에 근속연수를 곱한 금액

제56조(배당세액공제)

① 거주자의 종합소득금액에 제17조제3항 각 호 외의 부분 단서가 적용되는 배당소득금액이 합산되어 있는 경우에는 같은 항 각 호 외의 부분 단서에 따라 해당 과세기간의 총수입금액에 더한 금액에 해당하는 금액을 종합소득 산출세액에서 공제한다.

② 제1항에 따른 공제를 "배당세액공제"라 한다.

③ 삭제

④ 제1항을 적용할 때 배당세액공제의 대상이 되는 배당소득금액은 제14조제2항의 종합소득과세표준에 포함된 배당소득금액으로서 이자소득등의 종합과세기준금액을 초과하는 것으로 한다.

⑤ 삭제

⑥ 배당세액공제액의 계산 등에 필요한 사항은 대통령령으로 정한다.

제56조의2(기장세액공제)

① 제160조제3항에 따른 간편장부대상자가 제70조 또는 제74조에 따른 과세표준확정신고를 할 때 복식부기에 따라 기장(記帳)하여 소득금액을 계산하고 제70조제4항제3호에 따른 서류를 제출하는 경우에는 해당 장부에 의하여 계산한 사업소득금액이 종합소득금액에서 차지하는 비율을 종합소득 산출세액에 곱하여 계산한 금액의 100분의 20에 해당하는 금액을 종합소득 산출세액에서 공제한다. 다만, 공제세액이 100만원을 초과하는 경우에는 100만원을 공제한다.

② 다음 각 호의 어느 하나에 해당하는 경우에는 제1항에 따른 공제[이하 "기장세액공제"(記帳稅額控除)라 한다]를 적용하지 아니한다.

1. 비치·기록한 장부에 의하여 신고하여야 할 소득금액의 100분의 20 이상을 누락하여 신고한 경우
2. 기장세액공제와 관련된 장부 및 증명서류를 해당 과세표준확정신고기간 종료일부터 5년간 보관하지 아니한 경우. 다만, 천재지변 등 대통령령으로 정하는 부득이한 사유에 해당하는 경우에는 그러하지 아니하다.

③ 기장세액공제에 관하여 필요한 사항은 대통령령으로 정한다.

제56조의3(전자계산서 발급 전송에 대한 세액공제)

① 사업자가 제163조제1항 후단에 따른 전자계산서를 2018년 12월 31일까지 발급(제163조제8항에 따라 전자계산서 발급명세를 국세청장에게 전송하는 경우로 한정한다)하는 경우에는

전자계산서 발급 건수에 따라 대통령령으로 정하는 금액을 해당 과세기간의 사업소득에 대한 종합소득산출세액에서 공제할 수 있다. 이 경우 공제한도는 대통령령으로 정한다.

② 제1항에 따른 세액공제를 적용받으려는 사업자는 제70조 또는 제74조에 따른 과세표준확정신고를 할 때 기획재정부령으로 정하는 전자계산서 발급 세액공제신고서를 납세지 관할 세무서장에게 제출하여야 한다.

제58조(재해손실세액공제)

① 사업자가 해당 과세기간에 천재지변이나 그 밖의 재해(이하 "재해"라 한다)로 대통령령으로 정하는 자산총액(이하 이 항에서 "자산총액"이라 한다)의 100분의 20 이상에 해당하는 자산을 상실하여 납세가 곤란하다고 인정되는 경우에는 다음 각 호의 소득세액(사업소득에 대한 소득세액을 말한다. 이하 이 조에서 같다)에 그 상실된 가액이 상실 전의 자산총액에서 차지하는 비율(이하 이 조에서 "자산상실비율"이라 한다)을 곱하여 계산한 금액(상실된 자산의 가액을 한도로 한다)을 그 세액에서 공제한다. 이 경우 자산의 가액에는 토지의 가액을 포함하지 아니한다.

1. 재해 발생일 현재 부과되지 아니한 소득세와 부과된 소득세로서 미납된 소득세액
2. 재해 발생일이 속하는 과세기간의 소득에 대한 소득세액

② 제1항의 경우에 제56조·제56조의2 및 제57조에 따라 공제할 세액이 있을 때에는 이를 공제한 후의 세액을 소득세액으로 하여 제1항을 적용한다.

③ 제1항에 따른 공제를 "재해손실세액공제"라 한다.

④ 재해손실세액공제를 적용받으려는 자는 대통령령으로 정하는 바에 따라 관할 세무서장에게 신청할 수 있다.

⑤ 관할 세무서장이 제4항의 신청을 받았을 때에는 그 공제할 세액을 결정하여 신청인에게 알려야 한다.

⑥ 제4항의 신청이 없는 경우에도 제1항을 적용한다.

⑦ 집단적으로 재해가 발생한 경우에는 대통령령으로 정하는 바에 따라 관할 세무서장이 조사결정한 자산상실비율에 따라 제1항을 적용한다.

⑧ 재해손실세액공제에 관하여 필요한 사항은 대통령령으로 정한다.

제59조(근로소득세액공제)

① 근로소득이 있는 거주자에 대해서는 그 근로소득에 대한 종합소득산출세액에서 다음의 금액을 공제한다.

근로소득에 대한 종합소득 산출세액	공제액
130만원 이하	산출세액의 100분의 55
130만원 초과	71만원5천원+(130만원을 초과하는 금액의 100분의 30)

② 제1항에도 불구하고 공제세액이 다음 각 호의 구분에 따른 금액을 초과하는 경우에 그 초과하는 금액은 없는 것으로 한다.

1. 총급여액이 3천 300만원 이하인 경우: 74만원
2. 총급여액이 3천 300만원 초과 7천만원 이하인 경우: 74만원 - [(총급여액 - 3천 300만원) × 8/1000]. 다만, 위 금액이 66만원보다 적은 경우에는 66만원으로 한다.
3. 총급여액이 7천만원을 초과하는 경우: 66만원 - [(총급여액 - 7천만원) × 1/2]. 다만, 위 금액이 50만원보다 적은 경우에는 50만원으로 한다.

③ 일용근로자의 근로소득에 대해서 제134조제3항에 따른 원천징수를 하는 경우에는 해당 근로소득에 대한 산출세액의 100분의 55에 해당하는 금액을 그 산출세액에서 공제한다.

제59조의2(자녀세액공제)

① 종합소득이 있는 거주자의 기본공제대상자에 해당하는 자녀(입양자 및 위탁아동을 포함하며, 이하 이 조에서 "공제대상자녀"라 한다)로서 7세 이상의 사람에 대해서는 다음 각 호의 구분에 따른 금액을 종합소득산출세액에서 공제한다.

1. 1명인 경우: 연 15만원
2. 2명인 경우: 연 30만원
3. 3명 이상인 경우: 연 30만원과 2명을 초과하는 1명당 연 30만원을 합한 금액

② 삭제 〈2017. 12. 19.〉

③ 해당 과세기간에 출산하거나 입양 신고한 공제대상자녀가 있는 경우 다음 각 호의 구분에 따른 금액을 종합소득산출세액에서 공제한다.

1. 출산하거나 입양 신고한 공제대상자녀가 첫째인 경우: 연 30만원
2. 출산하거나 입양 신고한 공제대상자녀가 둘째인 경우: 연 50만원
3. 출산하거나 입양 신고한 공제대상자녀가 셋째 이상인 경우: 연 70만원

④ 제1항 및 제3항에 따른 공제를 "자녀세액공제"라 한다.

제59조의3(연금계좌세액공제)

① 종합소득이 있는 거주자가 연금계좌에 납입한 금액 중 다음 각 호에 해당하는 금액을 제외한 금액(이하 "연금계좌 납입액"이라 한다)의 100분의 12[해당 과세기간에 종합소득과세표준을 계산할 때 합산하는 종합소득금액이 4천만원 이하(근로소득만 있는 경우에는 총급여액 5천 500만원 이하)인 거주자에 대해서는 100분의 15]에 해당하는 금액을 해당 과세기간의 종합소득산출세액에서 공제한다. 다만, 연금계좌 중 연금저축계좌에 납입한 금액이 연 400만원을 초과하는 경우에는 그 초과하는 금액은 없는 것으로 하고, 연금저축계좌에 납입한 금액 중 400만원 이내의 금액과 퇴직연금계좌에 납입한 금액을 합한 금액이 연 700만원을 초과하는 경우에는 그 초과하는 금액은 없는 것으로 하되, 해당 과세기간에 종합소득과세표준을 계산

할 때 합산하는 종합소득금액이 1억원 초과(근로소득만 있는 경우에는 총급여액 1억2천만원 초과)인 거주자에 대해서는 연금계좌 중 연금저축계좌에 납입한 금액이 연 300만원을 초과하는 경우에는 그 초과하는 금액은 없는 것으로 하고, 연금저축계좌에 납입한 금액 중 300만원 이내의 금액과 퇴직연금계좌에 납입한 금액을 합한 금액이 연 700만원을 초과하는 경우에는 그 초과하는 금액은 없는 것으로 한다.

1. 제146조제2항에 따라 소득세가 원천징수되지 아니한 퇴직소득 등 과세가 이연된 소득
2. 연금계좌에서 다른 연금계좌로 계약을 이전함으로써 납입되는 금액

② 제1항에 따른 공제를 "연금계좌세액공제"라 한다.

③ 「조세특례제한법」 제91조의18에 따른 개인종합자산관리계좌의 계약기간이 만료되고 해당 계좌 잔액의 전부 또는 일부를 대통령령으로 정하는 방법으로 연금계좌로 납입한 경우 그 납입한 금액(이하 이 조에서 "전환금액"이라 한다)을 납입한 날이 속하는 과세기간의 연금계좌 납입액에 포함한다.

④ 전환금액이 있는 경우에는 제1항 각 호 외의 부분 단서에도 불구하고 같은 항을 적용할 때 전환금액의 100분의 10 또는 300만원(직전 과세기간과 해당 과세기간에 걸쳐 납입한 경우에는 300만원에서 직전 과세기간에 적용된 금액을 차감한 금액으로 한다) 중 적은 금액과 제1항 각 호 외의 부분 단서에 따라 연금계좌에 납입한 금액으로 하는 금액을 합한 금액을 초과하는 금액은 없는 것으로 한다.

⑤ 제1항부터 제4항까지의 규정에 따른 연금계좌세액공제의 계산방법, 신청 절차 등에 관하여 필요한 사항은 대통령령으로 정한다.

제59조의4(특별세액공제)

① 근로소득이 있는 거주자(일용근로자는 제외한다. 이하 이 조에서 같다)가 해당 과세기간에 만기에 환급되는 금액이 납입보험료를 초과하지 아니하는 보험의 보험계약에 따라 지급하는 다음 각 호의 보험료를 지급한 경우 그 금액의 100분의 12(제1호의 경우에는 100분의 15)에 해당하는 금액을 해당 과세기간의 종합소득산출세액에서 공제한다. 다만, 다음 각 호의 보험료별로 그 합계액이 각각 연 100만원을 초과하는 경우 그 초과하는 금액은 각각 없는 것으로 한다.

1. 기본공제대상자 중 장애인을 피보험자 또는 수익자로 하는 장애인전용보험으로서 대통령령으로 정하는 장애인전용보장성보험료
2. 기본공제대상자를 피보험자로 하는 대통령령으로 정하는 보험료(제1호에 따른 장애인전용보장성보험료는 제외한다)

② 근로소득이 있는 거주자가 기본공제대상자(나이 및 소득의 제한을 받지 아니한다)를 위하여 해당 과세기간에 대통령령으로 정하는 의료비를 지급한 경우 다음 각 호의 금액의 100분의 15(제3호의 경우에는 100분의 20)에 해당하는 금액을 해당 과세기간의 종합소득산출세액에서 공제한다.

1. 기본공제대상자를 위하여 지급한 의료비(제2호 및 제3호의 의료비는 제외한다)로서 총급여액에 100분의 3을 곱하여 계산한 금액을 초과하는 금액. 다만, 그 금액이 연 700만원을 초과하는 경우에는 연 700만원으로 한다.
2. 다음 각 목의 어느 하나에 해당하는 사람을 위하여 지급한 의료비. 다만, 제1호의 의료비가 총급여액에 100분의 3을 곱하여 계산한 금액에 미달하는 경우에는 그 미달하는 금액을 뺀다.
   가. 해당 거주자
   나. 과세기간 종료일 현재 65세 이상인 사람
   다. 장애인
   라. 대통령령으로 정하는 중증질환자, 희귀난치성질환자 또는 결핵환자
3. 대통령령으로 정하는 난임시술비. 다만, 제1호 및 제2호의 의료비 합계액이 총급여액에 100분의 3을 곱하여 계산한 금액에 미달하는 경우에는 그 미달하는 금액을 뺀다.

③ 근로소득이 있는 거주자가 그 거주자와 기본공제대상자(나이의 제한을 받지 아니하되, 제3호 나목의 기관에 대해서는 과세기간 종료일 현재 18세 미만인 사람만 해당한다)를 위하여 해당 과세기간에 대통령령으로 정하는 교육비를 지급한 경우 다음 각 호의 금액의 100분의 15에 해당하는 금액을 해당 과세기간의 종합소득 산출세액에서 공제한다. 다만, 소득세 또는 증여세가 비과세되는 대통령령으로 정하는 교육비는 공제하지 아니한다.

1. 기본공제대상자인 배우자·직계비속·형제자매·입양자 및 위탁아동(이하 이 호에서 "직계비속등"이라 한다)을 위하여 지급한 다음 각 목의 교육비를 합산한 금액. 다만, 대학원에 지급하거나 직계비속등이 제2호라목에 따른 학자금 대출을 받아 지급하는 교육비는 제외하며, 대학생인 경우에는 1명당 연 900만원, 초등학교 취학 전 아동과 초·중·고등학생인 경우에는 1명당 연 300만원을 한도로 한다.
   가. 「유아교육법」, 「초·중등교육법」, 「고등교육법」 및 특별법에 따른 학교에 지급한 교육비
   나. 다음의 평생교육시설 또는 과정을 위하여 지급한 교육비
      1) 「평생교육법」 제31조제2항에 따라 고등학교졸업 이하의 학력이 인정되는 학교형태의 평생교육시설, 같은 조 제4항에 따라 전공대학의 명칭을 사용할 수 있는 평생교육시설(이하 "전공대학"이라 한다)과 같은 법 제33조에 따른 원격대학 형태의 평생교육시설(이하 "원격대학"이라 한다)
      2) 「학점인정 등에 관한 법률」 제3조 및 「독학에 의한 학위취득에 관한 법률」 제5조제1항에 따른 과정 중 대통령령으로 정하는 교육과정(이하 각각의 교육과정을 이 항에서 "학위취득과정"이라 한다)
   다. 대통령령으로 정하는 국외교육기관(국외교육기관의 학생을 위하여 교육비를 지급하는

거주자가 국내에서 근무하는 경우에는 대통령령으로 정하는 학생만 해당한다)에 지급한 교육비

라. 초등학교 취학 전 아동을 위하여 「영유아보육법」에 따른 어린이집, 「학원의 설립·운영 및 과외교습에 관한 법률」에 따른 학원 또는 대통령령으로 정하는 체육시설에 지급한 교육비(학원 및 체육시설에 지급하는 비용의 경우에는 대통령령으로 정하는 금액만 해당한다)

2. 해당 거주자를 위하여 지급한 다음 각 목의 교육비를 합산한 금액

가. 제1호가목부터 다목까지의 규정에 해당하는 교육비

나. 대학(전공대학, 원격대학 및 학위취득과정을 포함한다) 또는 대학원의 1학기 이상에 해당하는 교육과정과 「고등교육법」 제36조에 따른 시간제 과정에 지급하는 교육비

다. 「국민 평생 직업능력 개발법」 제2조에 따른 직업능력개발훈련시설에서 실시하는 직업능력개발훈련을 위하여 지급한 수강료. 다만, 대통령령으로 정하는 지원금 등을 받는 경우에는 이를 뺀 금액으로 한다.

라. 대통령령으로 정하는 학자금 대출의 원리금 상환에 지출한 교육비. 다만, 대출금의 상환 연체로 인하여 추가로 지급하는 금액 등 대통령령으로 정하는 지급액은 제외한다.

3. 기본공제대상자인 장애인(소득의 제한을 받지 아니한다)을 위하여 다음 각 목의 어느 하나에 해당하는 자에게 지급하는 대통령령으로 정하는 특수교육비

가. 대통령령으로 정하는 사회복지시설 및 비영리법인

나. 장애인의 기능향상과 행동발달을 위한 발달재활서비스를 제공하는 대통령령으로 정하는 기관

다. 가목의 시설 또는 법인과 유사한 것으로서 외국에 있는 시설 또는 법인

④ 거주자(사업소득만 있는 자는 제외하되, 제73조제1항제4호에 따른 자 등 대통령령으로 정하는 자는 포함한다)가 해당 과세기간에 지급한 기부금[제50조제1항제2호 및 제3호에 해당하는 사람(나이의 제한을 받지 아니하며, 다른 거주자의 기본공제를 적용받은 사람은 제외한다)이 지급한 기부금을 포함한다]이 있는 경우 다음 각 호의 기부금을 합한 금액에서 사업소득금액을 계산할 때 필요경비에 산입한 기부금을 뺀 금액의 100분의 15(해당 금액이 1천만원을 초과하는 경우 그 초과분에 대해서는 100분의 30)에 해당하는 금액(이하 제61조제2항에서 "기부금 세액공제액"이라 한다)을 해당 과세기간의 합산과세되는 종합소득산출세액(필요경비에 산입한 기부금이 있는 경우 사업소득에 대한 산출세액은 제외한다)에서 공제한다. 이 경우 제1호의 기부금과 제2호의 기부금이 함께 있으면 제1호의 기부금을 먼저 공제하되, 2013년 12월 31일 이전에 지급한 기부금을 2014년 1월 1일 이후에 개시하는 과세기간에 이월하여 소득공제하는 경우에는 해당 과세기간에 지급한 기부금보다 먼저 공제한다.

1. 제34조제2항제1호의 기부금

2.제34조제3항제1호의 기부금. 이 경우 한도액은 다음 각 목의 구분에 따른다.

가. 종교단체에 기부한 금액이 있는 경우

한도액=[종합소득금액(제62조에 따른 원천징수세율을 적용받는 이자소득 및 배당소득은 제외한다)에서 제1호에 따른 기부금을 뺀 금액을 말하며, 이하 이 항에서 "소득금액"이라 한다]×100분의 10×[소득금액의 100분의 20과 종교단체 외에 기부한 금액 중 적은 금액]

나. 가목 외의 경우

한도액 = 소득금액의 100분의 30

⑤ 제1항부터 제3항까지의 규정을 적용할 때 과세기간 종료일 이전에 혼인·이혼·별거·취업 등의 사유로 기본공제대상자에 해당되지 아니하게 되는 종전의 배우자·부양가족·장애인 또는 과세기간 종료일 현재 65세 이상인 사람을 위하여 이미 지급한 금액이 있는 경우에는 그 사유가 발생한 날까지 지급한 금액에 제1항부터 제3항까지의 규정에 따른 율을 적용한 금액을 해당 과세기간의 종합소득산출세액에서 공제한다.

⑥ 제1항부터 제4항까지의 규정에 따른 공제는 해당 거주자가 대통령령으로 정하는 바에 따라 신청한 경우에 적용한다.

⑦ 국세청장은 제3항제2호라목에 따른 교육비가 세액공제 대상에 해당하는지 여부를 확인하기 위하여 「한국장학재단 설립 등에 관한 법률」 제6조에 따른 한국장학재단 등 학자금 대출·상환업무를 수행하는 대통령령으로 정하는 기관(이하 이 항에서 "한국장학재단등"이라 한다)에 학자금대출 및 원리금 상환내역 등 대통령령으로 정하는 자료의 제공을 요청할 수 있다. 이 경우 요청을 받은 한국장학재단등은 특별한 사유가 없으면 그 요청에 따라야 한다.

⑧ 삭제 〈2014. 12. 23.〉

⑨ 거주자가 다음 각 호의 어느 하나에 해당하는 경우 다음 각 호의 구분에 따른 금액을 종합소득산출세액에서 공제(이하 "표준세액공제"라 한다)한다.

1. 근로소득이 있는 거주자로서 제6항, 제52조제8항 및 「조세특례제한법」 제95조의2제2항에 따른 소득공제나 세액공제 신청을 하지 아니한 경우: 연 13만원

2. 종합소득이 있는 거주자(근로소득이 있는 자는 제외한다)로서 「조세특례제한법」 제122조의3에 따른 세액공제 신청을 하지 아니한 경우: 다음 각 목의 구분에 따른 금액

가. 제160조의5제3항에 따른 사업용계좌의 신고 등 대통령령으로 정하는 요건에 해당하는 사업자(이하 "성실사업자"라 한다)의 경우: 연 12만원

나. 가목 외의 경우: 연 7만원

⑩ 제1항부터 제9항까지의 규정에 따른 공제를 "특별세액공제"라 한다.

⑪ 특별세액공제에 관하여 그밖에 필요한 사항은 대통령령으로 정한다.

제59조의5(세액의 감면)

① 종합소득금액 중 다음 각 호의 어느 하나의 소득이 있을 때에는 종합소득 산출세액에서 그 세액에 해당 근로소득금액 또는 사업소득금액이 종합소득금액에서 차지하는 비율을 곱하여 계산한 금액 상당액을 감면한다.

1. 정부 간의 협약에 따라 우리나라에 파견된 외국인이 그 양쪽 또는 한쪽 당사국의 정부로부터 받는 급여
2. 거주자 중 대한민국의 국적을 가지지 아니한 자가 대통령령으로 정하는 선박과 항공기의 외국항행사업으로부터 얻는 소득. 다만, 그 거주자의 국적지국(國籍地國)에서 대한민국 국민이 운용하는 선박과 항공기에 대해서도 동일한 면제를 하는 경우만 해당한다.

② 이 법 외의 법률에 따라 소득세가 감면되는 경우에도 그 법률에 특별한 규정이 있는 경우 외에는 제1항을 준용하여 계산한 소득세를 감면한다.

제60조(세액감면 및 세액공제 시 적용순위 등)

① 조세에 관한 법률을 적용할 때 소득세의 감면에 관한 규정과 세액공제에 관한 규정이 동시에 적용되는 경우 그 적용순위는 다음 각 호의 순서로 한다.

1. 해당 과세기간의 소득에 대한 소득세의 감면
2. 이월공제가 인정되지 아니하는 세액공제
3. 이월공제가 인정되는 세액공제. 이 경우 해당 과세기간 중에 발생한 세액공제액과 이전 과세기간에서 이월된 미공제액이 함께 있을 때에는 이월된 미공제액을 먼저 공제한다.

제61조(세액감면액 및 세액공제액의 산출세액 초과 시의 적용방법 등)

① 제59조의4제1항부터 제3항까지 및 「조세특례제한법」 제95조의2의 규정에 따른 세액공제액의 합계액이 그 거주자의 해당 과세기간의 대통령령으로 정하는 근로소득에 대한 종합소득산출세액을 초과하는 경우 그 초과하는 금액은 없는 것으로 한다.

② 제59조의2에 따른 자녀세액공제액, 제59조의3에 따른 연금계좌세액공제액, 제59조의4에 따른 특별세액공제액, 「조세특례제한법」 제76조 및 같은 법 제88조의4제13항에 따른 세액공제액의 합계액이 그 거주자의 해당 과세기간의 합산과세되는 종합소득산출세액(제62조에 따라 원천징수세율을 적용받는 이자소득 및 배당소득에 대한 대통령령으로 정하는 산출세액은 제외하며, 이하 이 조에서 "공제기준산출세액"이라 한다)을 초과하는 경우 그 초과하는 금액은 없는 것으로 한다. 다만, 그 초과한 금액에 기부금 세액공제액이 포함되어 있는 경우 해당 기부금과 제59조의4제4항제2호에 따라 한도액을 초과하여 공제받지 못한 기부금은 해당 과세기간의 다음 과세기간의 개시일부터 10년 이내에 끝나는 각 과세기간에 이월하여 제59조의4제4항에 따른 율을 적용한 기부금 세액공제액을 계산하여 그 금액을 공제기준산출세액에서 공제한다.

③ 이 법 또는 「조세특례제한법」에 따른 감면액 및 세액공제액의 합계액이 해당 과세기간의 합산과세되는 종합소득산출세액을 초과하는 경우 그 초과하는 금액은 없는 것으로 보고, 그 초과하는 금액을 한도로 연금계좌세액공제를 받지 아니한 것으로 본다. 다만, 제58조에 따른 재해손실세액공제액이 종합소득산출세액에서 다른 세액감면액 및 세액공제액을 뺀 후 가산세를 더한 금액을 초과하는 경우 그 초과하는 금액은 없는 것으로 본다.

제62조(이자소득 등에 대한 종합과세 시 세액 계산의 특례)

거주자의 종합소득과세표준에 포함된 이자소득과 배당소득(이하 이 조에서 "이자소득등"이라 한다)이 이자소득등의 종합과세기준금액(이하 이 조에서 "종합과세기준금액"이라 한다)을 초과하는 경우에는 그 거주자의 종합소득 산출세액은 다음 각 호의 금액 중 큰 금액으로 하고, 종합과세기준금액을 초과하지 아니하는 경우에는 제2호의 금액으로 한다. 이 경우 제17조제1항제8호에 따른 배당소득이 있을 때에는 그 배당소득금액은 이자소득등으로 보지 아니한다.

1. 다음 각 목의 세액을 더한 금액
   가. 이자소득등의 금액 중 종합과세기준금액을 초과하는 금액과 이자소득등을 제외한 다른 종합소득금액을 더한 금액에 대한 산출세액
   나. 종합과세기준금액에 제129조제1항제1호라목의 세율을 적용하여 계산한 세액
2. 다음 각 목의 세액을 더한 금액
   가. 이자소득등에 대하여 제129조제1항제1호 및 제2호의 세율을 적용하여 계산한 세액. 다만, 다음의 어느 하나에 해당하는 소득에 대해서는 그 구분에 따른 세율을 적용한다.
      1) 삭제 〈2018. 12. 31.〉
      2) 제127조에 따라 원천징수되지 아니하는 이자소득등 중 제16조제1항제11호의 소득: 제129조제1항제1호나목의 세율
      3) 제127조에 따라 원천징수되지 아니하는 이자소득등 중 제16조제1항제11호의 소득을 제외한 이자소득등: 제129조제1항제1호라목의 세율
   나. 이자소득등을 제외한 다른 종합소득금액에 대한 산출세액. 다만, 그 세액이 제17조제1항제8호에 따른 배당소득에 대하여 제129조제1항제1호라목의 세율을 적용하여 계산한 세액과 이자소득등 및 제17조제1항제8호에 따른 배당소득을 제외한 다른 종합소득금액에 대한 산출세액을 합산한 금액(이하 이 목에서 "종합소득 비교세액"이라 한다)에 미달하는 경우 종합소득 비교세액으로 한다.

제63조(직장공제회 초과반환금에 대한 세액 계산의 특례)

① 제16조제1항제10호에 따른 직장공제회 초과반환금(이하 이 조에서 "직장공제회 초과반환금"이라 한다)에 대해서는 그 금액에서 다음 각 호의 금액을 순서대로 공제한 금액을 납입연

수(1년 미만인 경우에는 1년으로 한다. 이하 같다)로 나눈 금액에 기본세율을 적용하여 계산한 세액에 납입연수를 곱한 금액을 그 산출세액으로 한다.

1. 직장공제회 초과반환금의 100분의 40에 해당하는 금액
2. 납입연수에 따라 정한 다음의 금액

납입연수	공제액
5년 이하	30만원 × 납입연수
5년 초과 10년 이하	150만원+50만원 × (납입연수-5년)
10년 초과 20년 이하	400만원+80만원 × (납입연수-10년)
20년 초과	1천200만원+120만원 × (납입연수-20년)

② 직장공제회 초과반환금을 분할하여 지급받는 경우 세액의 계산 방법 등 필요한 사항은 대통령령으로 정한다.

제64조의3(분리과세기타소득에 대한 세액 계산의 특례)

① 제14조에 따라 종합소득과세표준을 계산할 때 제127조제1항제6호나목의 소득을 합산하지 아니하는 경우 그 합산하지 아니하는 기타소득에 대한 결정세액은 해당 기타소득금액에 제129조제1항제6호라목의 세율을 적용하여 계산한 금액으로 한다.

② 제21조제1항제27호의 소득에 대한 결정세액은 해당 기타소득금액(이하 "가상자산소득금액"이라 한다)에서 250만원을 뺀 금액에 100분의 20을 곱하여 계산한 금액으로 한다.

제70조(종합소득과세표준 확정신고)

① 해당 과세기간의 종합소득금액이 있는 거주자(종합소득과세표준이 없거나 결손금이 있는 거주자를 포함한다)는 그 종합소득 과세표준을 그 과세기간의 다음 연도 5월 1일부터 5월 31일까지 대통령령으로 정하는 바에 따라 납세지 관할 세무서장에게 신고하여야 한다.

② 해당 과세기간에 분리과세 주택임대소득, 제21조제1항제27호 및 제127조제1항제6호나목의 소득이 있는 경우에도 제1항을 적용한다.

③ 제1항에 따른 신고를 "종합소득 과세표준확정신고"라 한다.

④ 종합소득 과세표준확정신고를 할 때에는 그 신고서에 다음 각 호의 서류를 첨부하여 납세지 관할 세무서장에게 제출하여야 한다. 이 경우 제160조제3항에 따른 복식부기의무자가 제3호에 따른 서류를 제출하지 아니한 경우에는 종합소득 과세표준확정신고를 하지 아니한 것으로 본다.

1. 인적공제, 연금보험료공제, 주택담보노후연금 이자비용공제, 특별소득공제, 자녀세액공제, 연금계좌세액공제 및 특별세액공제 대상임을 증명하는 서류로서 대통령령으로 정하는 것
2. 종합소득금액 계산의 기초가 된 총수입금액과 필요경비의 계산에 필요한 서류로서 대통령령으로 정하는 것

3. 사업소득금액을 제160조 및 제161조에 따라 비치·기록된 장부와 증명서류에 의하여 계산한 경우에는 기업회계기준을 준용하여 작성한 재무상태표·손익계산서와 그 부속서류, 합계잔액시산표(合計殘額試算表) 및 대통령령으로 정하는 바에 따라 작성한 조정계산서. 다만, 제160조제2항에 따라 기장(記帳)을 한 사업자의 경우에는 기획재정부령으로 정하는 간편장부소득금액 계산서

4. 제28조부터 제32조까지의 규정에 따라 필요경비를 산입한 경우에는 그 명세서

5. 사업자(대통령령으로 정하는 소규모사업자는 제외한다)가 사업과 관련하여 다른 사업자(법인을 포함한다)로부터 재화 또는 용역을 공급받고 제160조의2제2항 각 호의 어느 하나에 해당하는 증명서류 외의 것으로 증명을 받은 경우에는 대통령령으로 정하는 영수증 수취명세서(이하 "영수증 수취명세서"라 한다)

6. 사업소득금액을 제160조 및 제161조에 따라 비치·기록한 장부와 증명서류에 의하여 계산하지 아니한 경우에는 기획재정부령으로 정하는 추계소득금액 계산서

⑤ 납세지 관할 세무서장은 제4항에 따라 제출된 신고서나 그 밖의 서류에 미비한 사항 또는 오류가 있을 때에는 그 보정을 요구할 수 있다.

⑥ 소득금액의 계산을 위한 세무조정을 정확히 하기 위하여 필요하다고 인정하여 제160조제3항에 따른 복식부기의무자로서 대통령령으로 정하는 사업자의 경우 제4항제3호에 따른 조정계산서는 다음 각 호의 어느 하나에 해당하는 자로서 대통령령으로 정하는 조정반에 소속된 자가 작성하여야 한다.

1. 「세무사법」에 따른 세무사등록부에 등록한 세무사
2. 「세무사법」에 따른 세무사등록부 또는 세무대리업무등록부에 등록한 공인회계사
3. 「세무사법」에 따른 세무사등록부에 등록한 변호사

[헌법불합치, 2016헌마116 , 2018. 4. 26., 소득세법(2015. 12. 15. 법률 제13558호로 개정된 것) 제70조 제6항 제3호는 헌법에 합치되지 아니한다. 위 각 법률조항은 2019. 12. 31.을 시한으로 개정될 때까지 계속 적용된다.]

제70조의2(성실신고확인서 제출)

① 성실한 납세를 위하여 필요하다고 인정되어 수입금액이 업종별로 대통령령으로 정하는 일정 규모 이상의 사업자(이하 "성실신고확인대상사업자"라 한다)는 제70조에 따른 종합소득과세표준 확정신고를 할 때에 같은 조 제4항 각 호의 서류에 더하여 제160조 및 제161조에 따라 비치·기록된 장부와 증명서류에 의하여 계산한 사업소득금액의 적정성을 세무사 등 대통령령으로 정하는 자가 대통령령으로 정하는 바에 따라 확인하고 작성한 확인서(이하 "성실신고확인서"라 한다)를 납세지 관할 세무서장에게 제출하여야 한다.

② 제1항에 따라 성실신고확인대상사업자가 성실신고확인서를 제출하는 경우에는 제70조제1항에도 불구하고 종합소득과세표준 확정신고를 그 과세기간의 다음 연도 5월 1일부터 6월 30일까지 하여야 한다.

③ 납세지 관할 세무서장은 제1항에 따라 제출된 성실신고확인서에 미비한 사항 또는 오류가 있을 때에는 그 보정을 요구할 수 있다.

제71조(퇴직소득과세표준 확정신고)

① 해당 과세기간의 퇴직소득금액이 있는 거주자는 그 퇴직소득과세표준을 그 과세기간의 다음 연도 5월 1일부터 5월 31일까지 대통령령으로 정하는 바에 따라 납세지 관할 세무서장에게 신고하여야 한다.

② 제1항은 해당 과세기간의 퇴직소득 과세표준이 없을 때에도 적용한다. 다만, 제146조부터 제148조까지의 규정에 따라 소득세를 납부한 자에 대해서는 그러하지 아니하다.

③ 제1항에 따른 신고를 "퇴직소득 과세표준확정신고"라 한다.

제73조(과세표준확정신고의 예외)

① 다음 각 호의 어느 하나에 해당하는 거주자는 제70조 및 제71조에도 불구하고 해당 소득에 대하여 과세표준확정신고를 하지 아니할 수 있다.

1. 근로소득만 있는 자
2. 퇴직소득만 있는 자
3. 공적연금소득만 있는 자
4. 제127조에 따라 원천징수되는 사업소득으로서 대통령령으로 정하는 사업소득만 있는 자

4의2. 제127조제1항제6호에 따라 원천징수되는 기타소득으로서 종교인소득만 있는 자

5. 제1호 및 제2호의 소득만 있는 자
6. 제2호 및 제3호의 소득만 있는 자
7. 제2호 및 제4호의 소득만 있는 자

7의2. 제2호 및 제4호의2의 소득만 있는 자

8. 분리과세이자소득, 분리과세배당소득, 분리과세연금소득 및 분리과세기타소득(제127조에 따라 원천징수되지 아니하는 소득은 제외한다. 이하 이 항에서 같다)만 있는 자
9. 제1호부터 제4호까지, 제4호의2, 제5호부터 제7호까지 및 제7호의2에 해당하는 사람으로서 분리과세이자소득, 분리과세배당소득, 분리과세연금소득 및 분리과세기타소득이 있는 자

② 2명 이상으로부터 받는 다음 각 호의 어느 하나에 해당하는 소득이 있는 자(일용근로자는 제외한다)에 대해서는 제1항을 적용하지 아니한다. 다만, 제137조의2, 제138조, 제144조의2제5항 또는 제145조의3에 따른 연말정산 및 제148조제1항에 따라 소득세를 납부함으로써 제76조제2항에 따른 확정신고납부를 할 세액이 없는 자에 대하여는 그러하지 아니하다.

1. 근로소득
2. 공적연금소득
3. 퇴직소득
4. 종교인소득
5. 제1항제4호에 따른 소득

③ 제127조제1항제4호 각 목의 근로소득 또는 같은 항 제7호 단서에 해당하는 퇴직소득이 있는 자에게는 제1항을 적용하지 아니한다. 다만, 제152조제2항에 따라 제137조, 제137조의2 및 제138조의 예에 따른 원천징수에 의하여 소득세를 납부한 자에 대해서는 그러하지 아니하다.

④ 제2항 각 호에 해당하는 소득(근로소득 중 일용근로소득은 제외한다)이 있는 자에 대하여 제127조에 따른 원천징수의무를 부담하는 자가 제137조, 제137조의2, 제138조, 제143조의4, 제144조의2, 제145조의3 또는 제146조에 따라 소득세를 원천징수하지 아니한 때에는 제1항을 적용하지 아니한다.

⑤ 제82조에 따른 수시부과 후 추가로 발생한 소득이 없을 경우에는 과세표준확정신고를 하지 아니할 수 있다.

제74조(과세표준확정신고의 특례)

① 거주자가 사망한 경우 그 상속인은 그 상속 개시일이 속하는 달의 말일부터 6개월이 되는 날(이 기간 중 상속인이 출국하는 경우에는 출국일 전날)까지 사망일이 속하는 과세기간에 대한 그 거주자의 과세표준을 대통령령으로 정하는 바에 따라 신고하여야 한다. 다만, 제44조제2항에 따라 상속인이 승계한 연금계좌의 소득금액에 대해서는 그러하지 아니하다.

② 1월 1일과 5월 31일 사이에 사망한 거주자가 사망일이 속하는 과세기간의 직전 과세기간에 대한 과세표준확정신고를 하지 아니한 경우에는 제1항을 준용한다.

③ 제1항과 제2항은 해당 상속인이 과세표준확정신고를 정해진 기간에 하지 아니하고 사망한 경우에 준용한다.

④ 과세표준확정신고를 하여야 할 거주자가 출국하는 경우에는 출국일이 속하는 과세기간의 과세표준을 출국일 전날까지 신고하여야 한다.

⑤ 거주자가 1월 1일과 5월 31일 사이에 출국하는 경우 출국일이 속하는 과세기간의 직전 과세기간에 대한 과세표준확정신고에 관하여는 제4항을 준용한다.

⑥ 제1항부터 제5항까지의 규정에 따른 과세표준확정신고의 특례에 관하여는 제70조제4항 및 제5항을 준용한다.

제75조(세액감면 신청)

① 제59조의5제1항에 따라 소득세를 감면받으려는 거주자는 제69조, 제70조, 제70조의2 또는 제74조에 따른 신고와 함께 대통령령으로 정하는 바에 따라 납세지 관할 세무서장에게 신청하여야 한다.

② 제59조의5제1항제1호에 따라 근로소득에 대한 감면을 받으려는 자는 대통령령으로 정하는 바에 따라 관할 세무서장에게 신청하여야 한다.

제76조(확정신고납부)

① 거주자는 해당 과세기간의 과세표준에 대한 종합소득 산출세액 또는 퇴직소득 산출세액에서 감면세액과 세액공제액을 공제한 금액을 제70조, 제70조의2, 제71조 및 제74조에 따른 과세표준확정신고기한까지 대통령령으로 정하는 바에 따라 납세지 관할 세무서, 한국은행 또는 체신관서에 납부하여야 한다.

② 제1항에 따른 납부를 이 장에서 "확정신고납부"라 한다.

③ 확정신고납부를 할 때에는 다음 각 호의 세액을 공제하여 납부한다.

1. 제65조에 따른 중간예납세액
2. 제69조에 따른 토지등 매매차익예정신고 산출세액 또는 그 결정·경정한 세액
3. 제82조에 따른 수시부과세액
4. 제127조에 따른 원천징수세액(제133조의2제1항에 따른 채권등의 이자등 상당액에 대한 원천징수세액은 제46조제1항에 따른 해당 거주자의 보유기간의 이자등 상당액에 대한 세액으로 한정한다)
5. 제150조에 따른 납세조합의 징수세액과 그 공제액

제77조(분할납부)

거주자로서 제65조·제69조 또는 제76조에 따라 납부할 세액이 각각 1천만원을 초과하는 자는 대통령령으로 정하는 바에 따라 그 납부할 세액의 일부를 납부기한이 지난 후 2개월 이내에 분할납부할 수 있다.

제78조(사업장 현황신고)

① 사업자(해당 과세기간 중 사업을 폐업 또는 휴업한 사업자를 포함한다)는 대통령령으로 정하는 바에 따라 해당 사업장의 현황을 해당 과세기간의 다음 연도 2월 10일까지 사업장 소재지 관할 세무서장에게 신고(이하 "사업장 현황신고"라 한다)하여야 한다. 다만, 다음 각 호의 어느 하나에 해당하는 경우에는 사업장 현황신고를 한 것으로 본다.

1. 사업자가 사망하거나 출국함에 따라 제74조가 적용되는 경우
2. 「부가가치세법」 제2조제3호에 따른 사업자가 같은 법 제48조·제49조·제66조 또는 제67조

에 따라 신고한 경우. 다만, 사업자가 「부가가치세법」상 과세사업과 면세사업등을 겸영(兼營)하여 면세사업 수입금액 등을 신고하는 경우에는 그 면세사업등에 대하여 사업장 현황신고를 한 것으로 본다.

② 제1항에 따라 사업장 현황신고를 하여야 하는 사업자는 다음 각 호의 사항이 포함된 신고서를 제출하여야 한다.

1. 사업자 인적 사항
2. 업종별 수입금액 명세
3. 삭제 〈2018. 12. 31.〉
4. 그 밖에 대통령령으로 정하는 사항

③ 제1항에도 불구하고 납세조합에 가입하여 수입금액을 신고하는 자 등 대통령령으로 정하는 사업자는 사업장 현황신고를 하지 아니할 수 있다.

제79조(사업장 현황의 조사·확인)

제78조에 따른 사업장 현황신고를 받은 사업장 소재지 관할 세무서장 또는 지방국세청장은 대통령령으로 정하는 바에 따라 그 사업장의 현황을 조사·확인하거나 이에 관한 장부·서류·물건 등의 제출 또는 그 밖에 필요한 사항을 명할 수 있다.

제87조(공동사업장에 대한 특례)

① 공동사업장에서 발생한 소득금액에 대하여 원천징수된 세액은 각 공동사업자의 손익분배비율에 따라 배분한다.

② 제81조, 제81조의3, 제81조의4, 제81조의6 및 제81조의8부터 제81조의11까지의 규정과 「국세기본법」 제47조의5에 따른 가산세로서 공동사업장에 관련되는 세액은 각 공동사업자의 손익분배비율에 따라 배분한다.

③ 공동사업장에 대해서는 그 공동사업장을 1사업자로 보아 제160조제1항 및 제168조를 적용한다.

④ 공동사업자가 그 공동사업장에 관한 제168조제1항 및 제2항에 따른 사업자등록을 할 때에는 대통령령으로 정하는 바에 따라 공동사업자(출자공동사업자 해당 여부에 관한 사항을 포함한다), 약정한 손익분배비율, 대표공동사업자, 지분·출자명세, 그 밖에 필요한 사항을 사업장 소재지 관할 세무서장에게 신고하여야 한다.

⑤ 제4항에 따라 신고한 내용에 변동사항이 발생한 경우 대표공동사업자는 대통령령으로 정하는 바에 따라 그 변동 내용을 해당 사업장 소재지 관할 세무서장에게 신고하여야 한다.

⑥ 공동사업장에 대한 소득금액의 신고, 결정, 경정 또는 조사 등에 필요한 사항은 대통령령으로 정한다.

제127조(원천징수의무)

① 국내에서 거주자나 비거주자에게 다음 각 호의 어느 하나에 해당하는 소득을 지급하는 자(제3호의 소득을 지급하는 자의 경우에는 사업자 등 대통령령으로 정하는 자로 한정한다)는 이 절의 규정에 따라 그 거주자나 비거주자에 대한 소득세를 원천징수하여야 한다.

1. 이자소득
2. 배당소득
3. 대통령령으로 정하는 사업소득(이하 "원천징수대상 사업소득"이라 한다)
4. 근로소득. 다만, 다음 각 목의 어느 하나에 해당하는 소득은 제외한다.
   가. 외국기관 또는 우리나라에 주둔하는 국제연합군(미군은 제외한다)으로부터 받는 근로소득
   나. 국외에 있는 비거주자 또는 외국법인(국내지점 또는 국내영업소는 제외한다)으로부터 받는 근로소득. 다만, 다음의 어느 하나에 해당하는 소득은 제외한다.
   1) 제120조제1항 및 제2항에 따른 비거주자의 국내사업장과 「법인세법」 제94조제1항 및 제2항에 따른 외국법인의 국내사업장의 국내원천소득금액을 계산할 때 필요경비 또는 손금으로 계상되는 소득
   2) 국외에 있는 외국법인(국내지점 또는 국내영업소는 제외한다)으로부터 받는 근로소득 중 제156조의7에 따라 소득세가 원천징수되는 파견근로자의 소득
5. 연금소득
6. 기타소득. 다만, 다음 각 목의 어느 하나에 해당하는 소득은 제외한다.
   가. 제8호에 따른 소득
   나. 제21조제1항제10호에 따른 위약금·배상금(계약금이 위약금·배상금으로 대체되는 경우만 해당한다)
   다. 제21조제1항제23호, 제24호 또는 제27호에 따른 소득
7. 퇴직소득. 다만, 제4호 각 목의 어느 하나에 해당하는 근로소득이 있는 사람이 퇴직함으로써 받는 소득은 제외한다.
8. 대통령령으로 정하는 봉사료

② 제1항에 따른 원천징수를 하여야 할 자(제1항제3호에 따른 소득의 경우에는 사업자 등 대통령령으로 정하는 자로 한정한다)를 대리하거나 그 위임을 받은 자의 행위는 수권(授權) 또는 위임의 범위에서 본인 또는 위임인의 행위로 보아 제1항을 적용한다.

③ 금융회사등이 내국인이 발행한 어음, 채무증서, 주식 또는 집합투자증권(이하 이 조에서 "어음등"이라 한다)을 인수·매매·중개 또는 대리하는 경우에는 그 금융회사등과 해당 어음등을 발행한 자 간에 대리 또는 위임의 관계가 있는 것으로 보아 제2항을 적용한다.

④ 「자본시장과 금융투자업에 관한 법률」에 따른 신탁업자가 신탁재산을 운용하거나 보관·관리하는 경우에는 해당 신탁업자와 해당 신탁재산에 귀속되는 소득을 지급하는 자 간에 원천징수의무의 대리 또는 위임의 관계가 있는 것으로 보아 제2항을 적용한다.

⑤ 외국법인이 발행한 채권 또는 증권에서 발생하는 제1항제1호 및 제2호의 소득을 거주자에게 지급하는 경우에는 국내에서 그 지급을 대리하거나 그 지급 권한을 위임 또는 위탁받은 자가 그 소득에 대한 소득세를 원천징수하여야 한다.

⑥ 사업자(법인을 포함한다. 이하 이 항에서 같다)가 음식·숙박용역이나 서비스용역을 공급하고 그 대가를 받을 때 제1항제8호에 따른 봉사료를 함께 받아 해당 소득자에게 지급하는 경우에는 그 사업자가 그 봉사료에 대한 소득세를 원천징수하여야 한다.

⑦ 제1항부터 제6항까지의 규정에 따라 원천징수를 하여야 할 자를 "원천징수의무자"라 한다.

⑧ 원천징수의무자의 범위 등 그 밖에 필요한 사항은 대통령령으로 정한다.

제128조(원천징수세액의 납부)

① 원천징수의무자는 원천징수한 소득세를 그 징수일이 속하는 달의 다음 달 10일까지 대통령령으로 정하는 바에 따라 원천징수 관할 세무서, 한국은행 또는 체신관서에 납부하여야 한다.

② 상시고용인원 수 및 업종 등을 고려하여 대통령령으로 정하는 원천징수의무자는 제1항에도 불구하고 다음 각 호의 원천징수세액 외의 원천징수세액을 그 징수일이 속하는 반기(半期)의 마지막 달의 다음 달 10일까지 납부할 수 있다.

1. 「법인세법」 제67조에 따라 처분된 상여·배당 및 기타소득에 대한 원천징수세액
2. 「국제조세조정에 관한 법률」 제13조 또는 제22조에 따라 처분된 배당소득에 대한 원천징수세액
3. 제156의5제1항 및 제2항에 따른 원천징수세액

제128조의2(원천징수 납부지연가산세 특례)

원천징수의무자 또는 제156조 및 제156조의3부터 제156조의6까지의 규정에 따라 원천징수하여야 할 자가 국가·지방자치단체 또는 지방자치단체조합(이하 이 조에서 "국가등"이라 한다)인 경우로서 국가등으로부터 근로소득을 받는 사람이 제140조제1항에 따른 근로소득자 소득·세액 공제신고서를 사실과 다르게 기재하여 부당하게 소득공제 또는 세액공제를 받아 국가등이 원천징수하여야 할 세액을 정해진 기간에 납부하지 아니하거나 미달하게 납부한 경우에는 국가등은 징수하여야 할 세액에 「국세기본법」 제47조의5제1항에 따른 가산세액을 더한 금액을 그 근로소득자로부터 징수하여 납부하여야 한다.

제129조(원천징수세율)

① 원천징수의무자가 제127조제1항 각 호에 따른 소득을 지급하여 소득세를 원천징수할 때 적용하는 세율(이하 "원천징수세율"이라 한다)은 다음 각 호의 구분에 따른다.

1. 이자소득에 대해서는 다음에 규정하는 세율
  가. 삭제 〈2017. 12. 19.〉
  나. 비영업대금의 이익에 대해서는 100분의 25. 다만, 「온라인투자연계금융업 및 이용자 보호에 관한 법률」에 따라 금융위원회에 등록한 온라인투자연계금융업자를 통하여 지급받는 이자소득에 대해서는 100분의 14로 한다.
  다. 제16조제1항제10호에 따른 직장공제회 초과반환금에 대해서는 기본세율
  라. 그 밖의 이자소득에 대해서는 100분의 14
2. 배당소득에 대해서는 다음에 규정하는 세율
  가. 제17조제1항제8호에 따른 출자공동사업자의 배당소득에 대해서는 100분의 25
  나. 그 밖의 배당소득에 대해서는 100분의 14
3. 원천징수대상 사업소득에 대해서는 100분의 3. 다만, 외국인 직업운동가가 한국표준산업분류에 따른 스포츠 클럽 운영업 중 프로스포츠구단과의 계약(계약기간이 3년 이하인 경우로 한정한다)에 따라 용역을 제공하고 받는 소득에 대해서는 100분의 20으로 한다.
4. 근로소득에 대해서는 기본세율. 다만, 일용근로자의 근로소득에 대해서는 100분의 6으로 한다.
5. 공적연금소득에 대해서는 기본세율

5의2. 제20조의3제1항제2호나목 및 다목에 따른 연금계좌 납입액이나 운용실적에 따라 증가된 금액을 연금수령한 연금소득에 대해서는 다음 각 목의 구분에 따른 세율. 이 경우 각 목의 요건을 동시에 충족하는 때에는 낮은 세율을 적용한다.
  가. 연금소득자의 나이에 따른 다음의 세율

나이(연금수령일 현재)		세율
	70세 미만	100분의 5
70세 이상	80세 미만	100분의 4
80세 이상		100분의 3

  나. 삭제 〈2014. 12. 23.〉
  다. 사망할 때까지 연금수령하는 대통령령으로 정하는 종신계약에 따라 받는 연금소득에 대해서는 100분의 4

5의3. 제20조의3제1항제2호가목에 따라 퇴직소득을 연금수령하는 연금소득에 대해서는 다음 각 목의 구분에 따른 세율. 이 경우 연금 실제 수령연차 및 연금외수령 원천징수세율의 구체적인 내용은 대통령령으로 정한다.
  가. 연금 실제 수령연차가 10년 이하인 경우: 연금외수령 원천징수세율의 100분의 70
  나. 연금 실제 수령연차가 10년을 초과하는 경우: 연금외수령 원천징수세율의 100분의 60

6. 기타소득에 대해서는 다음에 규정하는 세율. 다만, 제8호를 적용받는 경우는 제외한다.
   가. 제14조제3항제8호라목 및 마목에 해당하는 소득금액이 3억원을 초과하는 경우 그 초과하는 분에 대해서는 100분의 30
   나. 제21조제1항제18호 및 제21호에 따른 기타소득에 대해서는 100분의 15
   다. 삭제 〈2014. 12. 23.〉
   라. 그 밖의 기타소득에 대해서는 100분의 20
7. 퇴직소득에 대해서는 기본세율
8. 대통령령으로 정하는 봉사료에 대해서는 100분의 5

② 제1항에도 불구하고 다음 각 호의 이자소득 및 배당소득에 대해서는 다음 각 호에서 정하는 세율을 원천징수세율로 한다.
1. 「민사집행법」 제113조 및 같은 법 제142조에 따라 법원에 납부한 보증금 및 경락대금에서 발생하는 이자소득에 대해서는 100분의 14
2. 대통령령으로 정하는 실지명의가 확인되지 아니하는 소득에 대해서는 100분의 42. 다만, 「금융실명거래 및 비밀보장에 관한 법률」 제5조가 적용되는 경우에는 같은 조에서 정한 세율로 한다.

③ 매월분의 근로소득과 공적연금소득에 대한 원천징수세율을 적용할 때에는 제1항제4호 및 제5호에도 불구하고 대통령령으로 정하는 근로소득 간이세액표(이하 "근로소득 간이세액표"라 한다) 및 연금소득 간이세액표(이하 "연금소득 간이세액표"라 한다)를 적용한다.

④ 제1항에 따라 원천징수세액을 계산할 때 제127조제1항제1호 및 제2호의 소득에 대해서 외국에서 대통령령으로 정하는 외국소득세액을 납부한 경우에는 제1항에 따라 계산한 원천징수세액에서 그 외국소득세액을 뺀 금액을 원천징수세액으로 한다. 이 경우 외국소득세액이 제1항에 따라 계산한 원천징수세액을 초과할 때에는 그 초과하는 금액은 없는 것으로 한다.

제134조(근로소득에 대한 원천징수시기 및 방법)

① 원천징수의무자가 매월분의 근로소득을 지급할 때에는 근로소득 간이세액표에 따라 소득세를 원천징수한다.

② 원천징수의무자는 다음 각 호의 어느 하나에 해당할 때에는 제137조, 제137조의2 또는 제138조에 따라 소득세를 원천징수하며, 제1호의 경우 다음 연도 2월분의 근로소득에 대해서는 제1항에서 규정하는 바에 따라 소득세를 원천징수한다.
1. 해당 과세기간의 다음 연도 2월분 근로소득을 지급할 때(2월분의 근로소득을 2월 말일까지 지급하지 아니하거나 2월분의 근로소득이 없는 경우에는 2월 말일로 한다. 이하 같다)
2. 퇴직자가 퇴직하는 달의 근로소득을 지급할 때

③ 원천징수의무자가 일용근로자의 근로소득을 지급할 때에는 그 근로소득에 근로소득공제를

적용한 금액에 원천징수세율을 적용하여 계산한 산출세액에서 근로소득세액공제를 적용한 소득세를 원천징수한다.

④ 삭제 〈2010. 12. 27.〉

⑤ 근로소득자의 근무지가 변경됨에 따라 월급여액(月給與額)이 같은 고용주에 의하여 분할지급되는 경우의 소득세는 변경된 근무지에서 그 월급여액 전액에 대하여 제1항부터 제3항까지의 규정을 적용하여 원천징수하여야 한다.

제135조(근로소득 원천징수시기에 대한 특례)

① 근로소득을 지급하여야 할 원천징수의무자가 1월부터 11월까지의 근로소득을 해당 과세기간의 12월 31일까지 지급하지 아니한 경우에는 그 근로소득을 12월 31일에 지급한 것으로 보아 소득세를 원천징수한다.

② 원천징수의무자가 12월분의 근로소득을 다음 연도 2월 말일까지 지급하지 아니한 경우에는 그 근로소득을 다음 연도 2월 말일에 지급한 것으로 보아 소득세를 원천징수한다.

③ 법인이 이익 또는 잉여금의 처분에 따라 지급하여야 할 상여를 그 처분을 결정한 날부터 3개월이 되는 날까지 지급하지 아니한 경우에는 그 3개월이 되는 날에 그 상여를 지급한 것으로 보아 소득세를 원천징수한다. 다만, 그 처분이 11월 1일부터 12월 31일까지의 사이에 결정된 경우에 다음 연도 2월 말일까지 그 상여를 지급하지 아니한 경우에는 그 상여를 다음 연도 2월 말일에 지급한 것으로 보아 소득세를 원천징수한다.

④ 「법인세법」 제67조에 따라 처분되는 상여에 대한 소득세의 원천징수시기에 관하여는 제131조제2항을 준용한다.

제136조(상여 등에 대한 징수세액)

① 원천징수의무자가 근로소득에 해당하는 상여 또는 상여의 성질이 있는 급여(이하 "상여등"이라 한다)를 지급할 때에 원천징수하는 소득세는 다음 각 호의 구분에 따라 계산한다. 종합소득공제를 적용함으로써 근로소득에 대한 소득세가 과세되지 아니한 사람이 받는 상여등에 대해서도 또한 같다.

1. 지급대상기간이 있는 상여등

   그 상여등의 금액을 지급대상기간의 월수로 나누어 계산한 금액과 그 지급대상기간의 상여등 외의 월평균 급여액을 합산한 금액에 대하여 간이세액표에 따라 계산한 금액을 지급대상기간의 월수로 곱하여 계산한 금액에서 그 지급대상기간의 근로소득에 대해서 이미 원천징수하여 납부한 세액(가산세액은 제외한다)을 공제한 것을 그 세액으로 한다.

2. 지급대상기간이 없는 상여등

   그 상여등을 받은 과세기간의 1월 1일부터 그 상여등의 지급일이 속하는 달까지를 지급대상기간으로 하여 제1호에 따라 계산한 것을 그 세액으로 한다. 이 경우 그 과세기간에

2회 이상의 상여등을 받았을 때에는 직전에 상여등을 받은 날이 속하는 달의 다음 달부터 그 후에 상여등을 받은 날이 속하는 달까지를 지급대상기간으로 하여 세액을 계산한다.

3. 제1호와 제2호를 계산할 때 지급대상기간이 1년을 초과하는 경우에는 1년으로 보고 1개월 미만의 끝수가 있는 경우에는 1개월로 본다.

② 원천징수의무자가 잉여금 처분에 따른 상여등을 지급할 때에 원천징수하는 소득세는 대통령령으로 정하는 바에 따라 계산한다.

③ 상여등에 대한 징수세액을 계산할 때 지급대상기간의 적용방법과 그 밖에 필요한 사항은 대통령령으로 정한다.

제137조(근로소득세액의 연말정산)

① 원천징수의무자는 해당 과세기간의 다음 연도 2월분의 근로소득 또는 퇴직자의 퇴직하는 달의 근로소득을 지급할 때에는 다음 각 호의 순서에 따라 계산한 소득세(이하 이 조에서 "추가 납부세액"이라 한다)를 원천징수한다.

1. 근로소득자의 해당 과세기간(퇴직자의 경우 퇴직하는 날까지의 기간을 말한다. 이하 이 조에서 같다)의 근로소득금액에 그 근로소득자가 제140조에 따라 신고한 내용에 따라 종합소득공제를 적용하여 종합소득과세표준을 계산
2. 제1호의 종합소득과세표준에 기본세율을 적용하여 종합소득산출세액을 계산
3. 제2호의 종합소득산출세액에서 해당 과세기간에 제134조제1항에 따라 원천징수한 세액, 외국납부세액공제, 근로소득세액공제, 자녀세액공제, 연금계좌세액공제 및 특별세액공제에 따른 공제세액을 공제하여 소득세를 계산

② 제1항제3호에서 해당 과세기간에 제134조제1항에 따라 원천징수한 세액, 외국납부세액공제, 근로소득세액공제, 자녀세액공제, 연금계좌세액공제 및 특별세액공제에 따른 공제세액의 합계액이 종합소득산출세액을 초과하는 경우에는 그 초과액을 그 근로소득자에게 대통령령으로 정하는 바에 따라 환급하여야 한다.

③ 원천징수의무자가 제140조에 따른 신고를 하지 아니한 근로소득자에 대하여 제1항을 적용하여 추가 납부세액을 원천징수할 때에는 기본공제 중 그 근로소득자 본인에 대한 분과 표준세액공제만을 적용한다.

④ 제1항에도 불구하고 추가 납부세액이 10만원을 초과하는 경우 원천징수의무자는 해당 과세기간의 다음 연도 2월분부터 4월분의 근로소득을 지급할 때까지 추가 납부세액을 나누어 원천징수할 수 있다.

제137조의2(2인 이상으로부터 근로소득을 받는 사람에 대한 근로소득세액의 연말정산)

① 2인 이상으로부터 근로소득을 받는 사람(일용근로자는 제외한다)이 대통령령으로 정하는 바

에 따라 주된 근무지와 종된 근무지를 정하고 종된 근무지의 원천징수의무자로부터 제143조제2항에 따른 근로소득 원천징수영수증을 발급받아 해당 과세기간의 다음 연도 2월분의 근로소득을 받기 전에 주된 근무지의 원천징수의무자에게 제출하는 경우 주된 근무지의 원천징수의무자는 주된 근무지의 근로소득과 종된 근무지의 근로소득을 더한 금액에 대하여 제137조에 따라 소득세를 원천징수한다.

② 제1항에 따라 근로소득 원천징수영수증을 발급하는 종된 근무지의 원천징수의무자는 해당 근무지에서 지급하는 해당 과세기간의 근로소득금액에 기본세율을 적용하여 계산한 종합소득산출세액에서 제134조제1항에 따라 원천징수한 세액을 공제한 금액을 원천징수한다.

③ 제150조제3항에 따라 납세조합에 의하여 소득세가 징수된 제127조제1항제4호 각 목에 따른 근로소득과 다른 근로소득이 함께 있는 사람(일용근로자는 제외한다)에 대한 근로소득세액의 연말정산에 관하여는 제1항 및 제2항을 준용한다.

제138조(재취직자에 대한 근로소득세액의 연말정산)

① 해당 과세기간 중도에 퇴직하고 새로운 근무지에 취직한 근로소득자가 종전 근무지에서 해당 과세기간의 1월부터 퇴직한 날이 속하는 달까지 받은 근로소득을 포함하여 제140조제1항에 따라 근로소득자 소득·세액 공제신고서를 제출하는 경우 원천징수의무자는 그 근로소득자가 종전 근무지에서 받은 근로소득과 새로운 근무지에서 받은 근로소득을 더한 금액에 대하여 제137조에 따라 소득세를 원천징수한다.

② 해당 과세기간 중도에 퇴직한 근로소득자로서 제137조에 따라 소득세를 납부한 후 다시 취직하고 그 과세기간의 중도에 또다시 퇴직한 자에 대한 소득세의 원천징수에 관하여는 제1항을 준용한다.

제139조(징수 부족액의 이월징수)

제137조, 제137조의2 또는 제138조에 따른 원천징수를 하는 경우 징수하여야 할 소득세가 지급할 근로소득의 금액을 초과할 경우(그 다음 달에 지급할 근로소득이 없는 경우는 제외한다)에는 그 초과하는 세액은 그 다음 달의 근로소득을 지급할 때에 징수한다.

제140조(근로소득자의 소득공제 등 신고)

① 제137조에 따라 연말정산을 할 때 해당 근로소득자가 종합소득공제 및 세액공제를 적용받으려는 경우에는 해당 과세기간의 다음 연도 2월분의 근로소득을 받기 전(퇴직한 경우에는 퇴직한 날이 속하는 달의 근로소득을 받기 전)에 원천징수의무자에게 해당 공제 사유를 표시하는 신고서(이하 "근로소득자 소득·세액 공제신고서"라 한다)를 대통령령으로 정하는 바에 따라 제출하여야 한다.

② 근로소득자 소득·세액 공제신고서를 받은 주된 근무지의 원천징수의무자는 그 신고 사항을

대통령령으로 정하는 바에 따라 원천징수 관할 세무서장에게 신고하고 종된 근무지의 원천징수의무자에게 통보하여야 한다.

③ 일용근로자에 대해서는 제1항과 제2항을 적용하지 아니한다.

제143조(근로소득에 대한 원천징수영수증의 발급)

① 근로소득을 지급하는 원천징수의무자는 해당 과세기간의 다음 연도 2월 말일까지 그 근로소득의 금액과 그 밖에 필요한 사항을 적은 기획재정부령으로 정하는 원천징수영수증을 근로소득자에게 발급하여야 한다. 다만, 해당 과세기간 중도에 퇴직한 사람에게는 퇴직한 날이 속하는 달의 근로소득의 지급일이 속하는 달의 다음 달 말일까지 발급하여야 하며, 일용근로자에 대하여는 근로소득의 지급일이 속하는 분기의 마지막 달의 다음 달 말일(4분기에 지급한 근로소득의 경우에는 다음 연도 2월 말일을 말한다)까지 발급하여야 한다.

② 제1항에도 불구하고 2인 이상으로부터 근로소득을 받는 사람(일용근로자는 제외한다)이 제137조의2에 따른 연말정산을 적용받기 위하여 제1항에 따른 원천징수영수증의 발급을 종된 근무지의 원천징수의무자에게 요청한 경우 그 종된 근무지의 원천징수의무자는 이를 지체 없이 발급하여야 한다.

제145조(기타소득에 대한 원천징수시기와 방법 및 원천징수영수증의 발급)

① 원천징수의무자가 기타소득을 지급할 때에는 그 기타소득금액에 원천징수세율을 적용하여 계산한 소득세를 원천징수한다.

② 기타소득을 지급하는 원천징수의무자는 이를 지급할 때에 그 기타소득의 금액과 그 밖에 필요한 사항을 적은 기획재정부령으로 정하는 원천징수영수증을 그 소득을 받는 사람에게 발급하여야 한다. 다만, 제21조제1항제15호가목 및 제19호가목·나목에 해당하는 기타소득으로서 대통령령으로 정하는 금액 이하를 지급할 때에는 지급받는 자가 원천징수영수증의 발급을 요구하는 경우 외에는 발급하지 아니할 수 있다.

제145조의2(기타소득 원천징수시기에 대한 특례)

「법인세법」 제67조에 따라 처분되는 기타소득에 대한 소득세의 원천징수시기에 관하여는 제131조제2항을 준용한다.

제146조(퇴직소득에 대한 원천징수시기와 방법 및 원천징수영수증의 발급 등)

① 원천징수의무자가 퇴직소득을 지급할 때에는 그 퇴직소득과세표준에 원천징수세율을 적용하여 계산한 소득세를 징수한다.

② 거주자의 퇴직소득이 다음 각 호의 어느 하나에 해당하는 경우에는 제1항에도 불구하고 해당 퇴직소득에 대한 소득세를 연금외수령하기 전까지 원천징수하지 아니한다. 이 경우 제1항에 따라 소득세가 이미 원천징수된 경우 해당 거주자는 원천징수세액에 대한 환급을 신청할 수 있다.

1. 퇴직일 현재 연금계좌에 있거나 연금계좌로 지급되는 경우

2. 퇴직하여 지급받은 날부터 60일 이내에 연금계좌에 입금되는 경우

③ 퇴직소득을 지급하는 자는 그 지급일이 속하는 달의 다음 달 말일까지 그 퇴직소득의 금액과 그 밖에 필요한 사항을 적은 기획재정부령으로 정하는 원천징수영수증을 퇴직소득을 지급받는 사람에게 발급하여야 한다. 다만, 제2항에 따라 퇴직소득에 대한 소득세를 원천징수하지 아니한 때에는 그 사유를 함께 적어 발급하여야 한다.

④ 퇴직소득의 원천징수 방법과 환급절차 등에 관하여 필요한 사항은 대통령령으로 정한다.

제146조의2(소득이연퇴직소득의 소득발생과 소득세의 징수이연 특례)

① 2012년 12월 31일 이전에 퇴직하여 지급받은 퇴직소득을 퇴직연금계좌에 이체 또는 입금함에 따라 그 퇴직연금계좌에서 가입자가 실제로 지급받을 때까지 소득이 발생하지 아니한 것으로 보는 금액(운용실적에 따라 추가로 지급받는 금액이 있는 경우 그 금액을 포함하며, 이하 "소득이연퇴직소득"이라 한다)이 2014년 12월 31일에 퇴직연금계좌에 있는 경우 2014년 12월 31일에 해당 소득이연퇴직소득 전액을 퇴직소득으로 지급받아 즉시 해당 퇴직연금계좌에 다시 납입한 것으로 본다.

② 제1항에 따라 지급받아 다시 납입한 것으로 보는 퇴직소득에 대한 소득세는 제146조제2항 전단에 따라 원천징수되지 아니한 것으로 본다.

제147조(퇴직소득 원천징수시기에 대한 특례)

① 퇴직소득을 지급하여야 할 원천징수의무자가 1월부터 11월까지의 사이에 퇴직한 사람의 퇴직소득을 해당 과세기간의 12월 31일까지 지급하지 아니한 경우에는 그 퇴직소득을 12월 31일에 지급한 것으로 보아 소득세를 원천징수한다.

② 원천징수의무자가 12월에 퇴직한 사람의 퇴직소득을 다음 연도 2월 말일까지 지급하지 아니한 경우에는 그 퇴직소득을 다음 연도 2월 말일에 지급한 것으로 보아 소득세를 원천징수한다.

③ 삭제 〈2013. 1. 1.〉

④ 제22조제1항제1호에 따른 퇴직소득에 대해서는 제1항 및 제2항을 적용하지 아니한다.

제148조(퇴직소득에 대한 세액정산 등)

① 퇴직자가 퇴직소득을 지급받을 때 이미 지급받은 다음 각 호의 퇴직소득에 대한 원천징수영수증을 원천징수의무자에게 제출하는 경우 원천징수의무자는 퇴직자에게 이미 지급된 퇴직소득과 자기가 지급할 퇴직소득을 합계한 금액에 대하여 정산한 소득세를 원천징수하여야 한다.

1. 해당 과세기간에 이미 지급받은 퇴직소득

2. 대통령령으로 정하는 근로계약에서 이미 지급받은 퇴직소득

② 2012년 12월 31일 이전에 퇴직하여 지급받은 퇴직소득을 퇴직연금계좌에 이체 또는 입금하

여 퇴직일에 퇴직소득이 발생하지 아니한 경우 제146조의2에도 불구하고 해당 퇴직일에 해당 퇴직소득이 발생하였다고 보아 해당 퇴직소득을 제1항제2호의 이미 지급받은 퇴직소득으로 보고 제1항을 적용할 수 있다.

③ 퇴직소득세액의 정산 방법 및 절차 등에 관하여 필요한 사항은 대통령령으로 정한다.

제154조(원천징수의 면제) 원천징수의무자가 제127조제1항 각 호의 소득으로서 소득세가 과세되지 아니하거나 면제되는 소득을 지급할 때에는 소득세를 원천징수하지 아니한다.

제155조(원천징수의 배제) 제127조제1항 각 호의 소득으로서 발생 후 지급되지 아니함으로써 소득세가 원천징수되지 아니한 소득이 종합소득에 합산되어 종합소득에 대한 소득세가 과세된 경우에 그 소득을 지급할 때에는 소득세를 원천징수하지 아니한다.

제160조(장부의 비치·기록)

① 사업자(국내사업장이 있거나 제119조제3호에 따른 소득이 있는 비거주자를 포함한다. 이하 같다)는 소득금액을 계산할 수 있도록 증명서류 등을 갖춰 놓고 그 사업에 관한 모든 거래 사실이 객관적으로 파악될 수 있도록 복식부기에 따라 장부에 기록·관리하여야 한다.

② 업종·규모 등을 고려하여 대통령령으로 정하는 업종별 일정 규모 미만의 사업자가 대통령령으로 정하는 간편장부(이하 "간편장부"라 한다)를 갖춰 놓고 그 사업에 관한 거래 사실을 성실히 기재한 경우에는 제1항에 따른 장부를 비치·기록한 것으로 본다.

③ 제2항에 따른 대통령령으로 정하는 업종별 일정 규모 미만의 사업자는 "간편장부대상자"라 하고, 간편장부대상자 외의 사업자는 "복식부기의무자"라 한다.

④ 제1항이나 제2항의 경우에 사업소득에 부동산임대업에서 발생한 소득이 포함되어 있는 사업자는 그 소득별로 구분하여 회계처리하여야 한다. 이 경우에 소득별로 구분할 수 없는 공통수입금액과 그 공통수입금액에 대응하는 공통경비는 각 총수입금액에 비례하여 그 금액을 나누어 장부에 기록한다.

⑤ 둘 이상의 사업장을 가진 사업자가 이 법 또는 「조세특례제한법」에 따라 사업장별로 감면을 달리 적용받는 경우에는 사업장별 거래 내용이 구분될 수 있도록 장부에 기록하여야 한다.

⑥ 삭제 〈2010. 12. 27.〉

⑦ 제1항부터 제5항까지의 규정에 따른 장부·증명서류의 기록·비치에 필요한 사항은 대통령령으로 정한다.

제160조의2(경비 등의 지출증명 수취 및 보관)

① 거주자 또는 제121조제2항 및 제5항에 따른 비거주자가 사업소득금액 또는 기타소득금액을 계산할 때 제27조 또는 제37조에 따라 필요경비를 계산하려는 경우에는 그 비용의 지출에 대한 증명서류를 받아 이를 확정신고기간 종료일부터 5년간 보관하여야 한다. 다만, 각 과

세기간의 개시일 5년 전에 발생한 결손금을 공제받은 자는 해당 결손금이 발생한 과세기간의 증명서류를 공제받은 과세기간의 다음다음 연도 5월 31일까지 보관하여야 한다.

② 제1항의 경우 사업소득이 있는 자가 사업과 관련하여 사업자(법인을 포함한다)로부터 재화 또는 용역을 공급받고 그 대가를 지출하는 경우에는 다음 각 호의 어느 하나에 해당하는 증명서류를 받아야 한다. 다만, 대통령령으로 정하는 경우에는 그러하지 아니하다.

1. 제163조 및 「법인세법」 제121조에 따른 계산서
2. 「부가가치세법」 제32조에 따른 세금계산서
3. 「여신전문금융업법」에 따른 신용카드매출전표(신용카드와 유사한 것으로서 대통령령으로 정하는 것을 사용하여 거래하는 경우 그 증명서류를 포함한다)
4. 제162조의3제1항에 따라 현금영수증가맹점으로 가입한 사업자가 재화나 용역을 공급하고 그 대금을 현금으로 받은 경우 그 재화나 용역을 공급받는 자에게 현금영수증 발급장치에 의하여 발급하는 것으로서 거래일시·금액 등 결제내역이 기재된 영수증(이하 "현금영수증"이라 한다)

③ 제2항을 적용할 때 사업자가 같은 항 제2호의 세금계산서를 받지 못한 경우 「부가가치세법」 제34조의2제2항에 따른 매입자발행세금계산서를 발행하여 보관하였을 때에는 제2항의 수취·보관의무를 이행한 것으로 본다.

④ 제1항부터 제3항까지의 규정을 적용할 때 비용 지출에 대한 증명서류의 수취·보관에 관한 사항과 그 밖에 필요한 사항은 대통령령으로 정한다.

제160조의3(기부금영수증 발급명세의 작성·보관의무 등)

① 기부금영수증을 발급하는 거주자 또는 비거주자(이하 이 조에서 "기부금 영수증을 발급하는 자"로 한다)는 대통령령으로 정하는 기부자별 발급명세를 작성하여 발급한 날부터 5년간 보관하여야 한다. 다만, 전자기부금영수증을 발급한 경우에는 그러하지 아니하다.

② 기부금영수증을 발급하는 자는 제1항에 따라 보관하고 있는 기부자별 발급명세를 국세청장, 지방국세청장 또는 관할 세무서장이 요청하는 경우 제출하여야 한다. 다만, 전자기부금영수증을 발급한 경우에는 그러하지 아니하다.

③ 기부금영수증을 발급하는 자는 해당 과세기간의 기부금영수증 총 발급 건수 및 금액 등을 기재한 기부금영수증 발급명세서를 해당 과세기간의 다음 연도 6월 30일까지 제168조제5항에 따른 관할 세무서장에게 제출하여야 한다. 다만, 전자기부금영수증을 발급한 경우에는 그러하지 아니하다.

제160조의4(금융회사 등의 증명서 발급명세의 작성·보관의무 등)

① 금융회사등은 이 법 또는 「조세특례제한법」에 따른 소득공제에 필요한 증명서를 발급하는 경우 대통령령으로 정하는 개인별 발급명세를 작성하여 발급한 날부터 5년간 보관하여야 한다.

② 금융회사등은 제1항에 따라 보관하고 있는 개인별 발급명세를 국세청장이 요청하는 경우 제출하여야 한다.

제160조의5(사업용 계좌의 신고·사용의무 등)

① 복식부기의무자는 사업과 관련하여 재화 또는 용역을 공급받거나 공급하는 거래의 경우로서 다음 각 호의 어느 하나에 해당하는 때에는 대통령령으로 정하는 사업용계좌(이하 "사업용계좌"라 한다)를 사용하여야 한다.

1. 거래의 대금을 금융회사등을 통하여 결제하거나 결제받는 경우
2. 인건비 및 임차료를 지급하거나 지급받는 경우. 다만, 인건비를 지급하거나 지급받는 거래 중에서 거래 상대방의 사정으로 사업용계좌를 사용하기 어려운 것으로서 대통령령으로 정하는 거래는 제외한다.

③ 복식부기의무자는 복식부기의무자에 해당하는 과세기간의 개시일(사업 개시와 동시에 복식부기의무자에 해당되는 경우에는 다음 과세기간 개시일)부터 6개월 이내에 사업용계좌를 해당 사업자의 사업장 관할 세무서장 또는 납세지 관할 세무서장에게 신고하여야 한다. 다만, 사업용계좌가 이미 신고되어 있는 경우에는 그러하지 아니하다.

④ 복식부기의무자는 사업용계좌를 변경하거나 추가하는 경우 제70조 및 제70조의2에 따른 확정신고기한까지 이를 신고하여야 한다.

⑤ 사업용계좌의 신고·변경·추가와 그 신고방법, 사업용계좌를 사용하여야 하는 거래의 범위 및 명세서 작성 등에 필요한 사항은 대통령령으로 정한다.

제161조(구분 기장) 제59조의5제1항제2호에 따라 소득세를 감면받으려는 자는 그 감면소득과 그 밖의 소득을 구분하여 장부에 기록하여야 한다.

제163조(계산서의 작성·발급 등)

① 제168조에 따라 사업자등록을 한 사업자가 재화 또는 용역을 공급하는 경우에는 대통령령으로 정하는 바에 따라 계산서 또는 영수증(이하 "계산서등"이라 한다)을 작성하여 재화 또는 용역을 공급받는 자에게 발급하여야 한다. 이 경우 다음 각 호의 어느 하나에 해당하는 사업자가 계산서를 발급할 때에는 대통령령으로 정하는 전자적 방법으로 작성한 계산서(이 법에서 "전자계산서"라 한다)를 발급하여야 한다.

1. 「부가가치세법」제32조제2항에 따른 전자세금계산서를 발급하여야 하는 사업자
2. 제1호 외의 사업자로서 총수입금액등을 고려하여 대통령령으로 정하는 사업자

② 「부가가치세법」 제26조제1항제1호에 따라 부가가치세가 면제되는 농산물·축산물·수산물·임산물의 위탁판매의 경우나 대리인에 의한 판매의 경우에는 수탁자 또는 대리인이 재화를 공급한 것으로 보아 계산서 등을 작성하여 해당 재화를 공급받는 자에게 발급하여야 한다. 다

만, 제1항에 따라 대통령령으로 정하는 바에 따라 계산서 등을 발급하는 경우에는 그러하지 아니하다.

③ 수입하는 재화에 대해서는 세관장이 대통령령으로 정하는 바에 따라 계산서를 수입자에게 발급하여야 한다.

④ 부동산을 매각하는 경우 등 계산서 등을 발급하는 것이 적합하지 아니하다고 인정되어 대통령령으로 정하는 경우에는 제1항부터 제3항까지의 규정을 적용하지 아니한다.

⑤ 사업자는 제1항부터 제3항까지의 규정에 따라 발급하였거나 발급받은 계산서의 매출·매입처별 합계표(이하 "매출·매입처별 계산서합계표"라 한다)를 대통령령으로 정하는 기한까지 사업장 소재지 관할 세무서장에게 제출하여야 한다. 다만, 다음 각 호의 어느 하나에 해당하는 계산서의 합계표는 제출하지 아니할 수 있다.

1. 제3항에 따라 계산서를 발급받은 수입자는 그 계산서의 매입처별 합계표
2. 전자계산서를 발급하거나 발급받고 전자계산서 발급명세를 제8항 및 제9항에 따라 국세청장에게 전송한 경우에는 매출·매입처별 계산서합계표

⑥ 「부가가치세법」에 따라 세금계산서 또는 영수증을 작성·발급하였거나 매출·매입처별 세금계산서합계표를 제출한 분에 대해서는 제1항부터 제3항까지 및 제5항에 따라 계산서등을 작성·발급하였거나 매출·매입처별 계산서합계표를 제출한 것으로 본다.

⑦ 계산서 등의 작성·발급 및 매출·매입처별 계산서합계표의 제출에 필요한 사항은 대통령령으로 정한다.

⑧ 제1항 후단에 따라 전자계산서를 발급하였을 때에는 대통령령으로 정하는 기한까지 대통령령으로 정하는 전자계산서 발급명세를 국세청장에게 전송하여야 한다.

⑨ 전자계산서를 발급하여야 하는 사업자가 아닌 사업자도 제1항 후단에 따라 전자계산서를 발급하고, 제8항에 따라 전자계산서 발급명세를 국세청장에게 전송할 수 있다.

제163조의2(매입처별 세금계산서합계표의 제출)

① 제78조제1항에 따라 사업장 현황신고를 하여야 하는 사업자 또는 제78조제1항제1호에 따라 제74조가 적용되는 경우의 그 상속인이나 출국하는 거주자 또는 제121조제2항 및 제5항에 따른 비거주자는 제78조제1항에 따라 사업장 현황신고를 하여야 하는 사업자 또는 제78조제1항제1호에 따른 사업자가 재화 또는 용역을 공급받고 「부가가치세법」 제32조제1항·제7항 및 제35조제1항에 따라 세금계산서를 발급받은 경우에는 제78조에 따른 사업장 현황신고기한(제78조제1항제1호에 따라 제74조가 적용되는 경우에는 같은 조에 따른 과세표준확정신고기한을 말한다)까지 매입처별 세금계산서합계표를 사업장 소재지 관할 세무서장에게 제출하여야 한다. 다만, 「부가가치세법」 제54조제5항에 따라 제출한 경우에는 그러하지 아니하다.

② 매입처별 세금계산서합계표의 제출 등에 필요한 사항은 대통령령으로 정한다.

제164조(지급명세서의 제출)

① 제2조에 따라 소득세 납세의무가 있는 개인에게 다음 각 호의 어느 하나에 해당하는 소득을 국내에서 지급하는 자(법인, 제127조제5항에 따라 소득의 지급을 대리하거나 그 지급 권한을 위임 또는 위탁받은 자 및 제150조에 따른 납세조합, 제7조 또는 「법인세법」 제9조에 따라 원천징수세액의 납세지를 본점 또는 주사무소의 소재지로 하는 자와 「부가가치세법」 제8조제3항 후단에 따른 사업자 단위 과세 사업자를 포함한다)는 대통령령으로 정하는 바에 따라 지급명세서를 그 지급일(제131조, 제135조, 제144조의5 또는 제147조를 적용받는 소득에 대해서는 해당 소득에 대한 과세기간 종료일을 말한다. 이하 이 항에서 같다)이 속하는 과세기간의 다음 연도 2월 말일(제3호에 따른 사업소득과 제4호에 따른 근로소득 또는 퇴직소득, 제6호에 따른 기타소득 중 종교인소득 및 제7호에 따른 봉사료의 경우에는 다음 연도 3월 10일, 휴업, 폐업 또는 해산한 경우에는 휴업일, 폐업일 또는 해산일이 속하는 달의 다음다음 달 말일)까지 원천징수 관할 세무서장, 지방국세청장 또는 국세청장에게 제출하여야 한다. 다만, 제4호의 근로소득 중 대통령령으로 정하는 일용근로자의 근로소득의 경우에는 그 지급일이 속하는 달의 다음 달 말일(휴업, 폐업 또는 해산한 경우에는 휴업일, 폐업일 또는 해산일이 속하는 달의 다음 달 말일)까지 지급명세서를 제출하여야 한다.

1. 이자소득
2. 배당소득
3. 원천징수대상 사업소득
4. 근로소득 또는 퇴직소득
5. 연금소득
6. 기타소득(제7호에 따른 봉사료는 제외한다)
7. 대통령령으로 정하는 봉사료
8. 대통령령으로 정하는 장기저축성보험의 보험차익

② 제1항 각 호의 소득 중 대통령령으로 정하는 소득에 대해서는 제1항을 적용하지 아니할 수 있다.

③ 제1항에 따라 지급명세서를 제출하여야 하는 자는 지급명세서의 기재 사항을 「국세기본법」 제2조제18호에 따른 정보통신망에 의하여 제출하거나 디스켓 등 전자적 정보저장매체로 제출하여야 한다. 이 경우 제1항 각 호의 소득 중 대통령령으로 정하는 소득을 지급하는 자는 「조세특례제한법」 제126조의3에 따른 현금영수증 발급장치 등 대통령령으로 정하는 방법을 통하여 제출할 수 있다.

④ 국세청장은 제3항에도 불구하고 대통령령으로 정하는 바에 따라 일정 업종 또는 일정 규모

이하에 해당되는 자에게는 지급명세서를 문서로 제출하게 할 수 있다.

⑤ 원천징수의무자가 원천징수를 하여 대통령령으로 정하는 바에 따라 제출한 원천징수 관련 서류 중 지급명세서에 해당하는 것이 있으면 그 제출한 부분에 대하여 지급명세서를 제출한 것으로 본다.

⑥ 제163조제5항에 따라 사업장 소재지 관할 세무서장에게 제출한 매출·매입처별 계산서합계표(제163조제8항 또는 제9항에 따라 전자계산서 발급명세를 국세청장에게 전송한 경우를 포함한다)와 「부가가치세법」에 따라 사업장 소재지 관할 세무서장에게 제출한 매출·매입처별 세금계산서합계표(「부가가치세법」 제32조제3항 또는 제5항에 따라 전자세금계산서 발급명세를 국세청장에게 전송한 경우를 포함한다) 중 지급명세서에 해당하는 것이 있으면 그 제출한 부분에 대하여 지급명세서를 제출한 것으로 본다.

⑦ 원천징수 관할 세무서장, 지방국세청장 또는 국세청장은 필요하다고 인정할 때에는 지급명세서의 제출을 요구할 수 있다.

⑧ 제1항에 따른 지급자를 대리하거나 그 위임을 받은 자의 행위는 수권 또는 위임의 범위에서 본인 또는 위임인의 행위로 보고 제1항을 적용한다.

⑨ 국세청장은 제1항제6호에 따른 기타소득 중 대통령령으로 정하는 기타소득에 대한 지급명세서를 받은 경우에는 대통령령으로 정하는 바에 따라 「국세기본법」 제2조제19호에 따른 국세정보통신망을 이용하여 그 명세서를 해당 기타소득의 납세의무자에게 제공하여야 한다.

⑩ 제1항부터 제9항까지의 규정에 따른 지급명세서의 제출에 필요한 사항은 대통령령으로 정한다.

제164조의3(간이지급명세서의 제출)

① 제2조에 따라 소득세 납세의무가 있는 개인에게 다음 각 호의 어느 하나에 해당하는 소득을 국내에서 지급하는 자(법인, 제127조제5항에 따라 소득의 지급을 대리하거나 그 지급 권한을 위임 또는 위탁받은 자 및 제150조에 따른 납세조합, 제7조 또는 「법인세법」 제9조에 따라 원천징수세액의 납세지를 본점 또는 주사무소의 소재지로 하는 자와 「부가가치세법」 제8조제3항 후단에 따른 사업자 단위 과세 사업자를 포함하고, 휴업, 폐업 또는 해산을 이유로 간이지급명세서 제출기한까지 지급명세서를 제출한 자로서 대통령령으로 정하는 자는 제외한다)는 대통령령으로 정하는 바에 따라 간이지급명세서를 다음 각 호에서 정하는 기한까지 원천징수 관할 세무서장, 지방국세청장 또는 국세청장에게 제출하여야 한다.

1. 일용근로자가 아닌 근로자에게 지급하는 근로소득: 그 소득 지급일(제135조를 적용받는 소득에 대해서는 해당 소득에 대한 과세기간 종료일을 말한다)이 속하는 반기의 마지막 달의 다음 달 말일(휴업, 폐업 또는 해산한 경우에는 휴업일, 폐업일 또는 해산일이 속하는 반기의 마지막 달의 다음 달 말일)
2. 원천징수대상 사업소득: 그 소득 지급일(제144조의5를 적용받는 소득에 대해서는 해당

소득에 대한 과세기간 종료일을 말한다)이 속하는 달의 다음 달 말일(휴업, 폐업 또는 해산한 경우에는 휴업일, 폐업일 또는 해산일이 속하는 달의 다음 달 말일)

② 제1항에 따라 간이지급명세서를 제출하여야 하는 자는 간이지급명세서의 기재 사항을 「국세기본법」 제2조제18호에 따른 정보통신망을 통하여 제출하거나 디스켓 등 전자적 정보저장매체로 제출하여야 한다. 이 경우 제1항 각 호의 소득 중 대통령령으로 정하는 소득을 지급하는 자는 「조세특례제한법」 제126조의3에 따른 현금영수증 발급장치 등 대통령령으로 정하는 방법을 통하여 제출할 수 있다.

③ 국세청장은 제2항에도 불구하고 대통령령으로 정하는 바에 따라 일정 업종 또는 일정 규모 이하에 해당되는 자에게는 간이지급명세서를 문서로 제출하게 할 수 있다.

④ 원천징수 관할 세무서장, 지방국세청장 또는 국세청장은 필요하다고 인정할 때에는 간이지급명세서의 제출을 요구할 수 있다.

⑤ 제1항부터 제4항까지의 규정에 따른 간이지급명세서의 제출에 필요한 사항은 대통령령으로 정한다.

제165조(소득공제 및 세액공제 증명서류의 제출 및 행정지도)

① 이 법 또는 「조세특례제한법」에 따른 소득공제 및 세액공제 중 대통령령으로 정하는 소득공제 및 세액공제를 받기 위하여 필요한 증명서류(이하 "소득공제 및 세액공제 증명서류"라 한다)를 발급하는 자(보험·공제 계약에 따라 실제 부담한 의료비를 실손의료보험금으로 지급한 경우에는 그 실손의료보험금을 지급한 보험회사 등 대통령령으로 정하는 자를 포함한다)는 정보통신망의 활용 등 대통령령으로 정하는 바에 따라 국세청장에게 소득공제 및 세액공제 증명서류를 제출하여야 한다. 다만, 소득공제 및 세액공제 증명서류를 발급받는 자가 서류 제출을 거부하는 등 대통령령으로 정하는 경우에는 그러하지 아니하다.

② 제1항에 따라 소득공제 및 세액공제 증명서류를 받은 자는 이를 타인에게 제공하거나, 과세 목적 외의 용도로 사용하거나, 그 내용을 누설해서는 아니 된다.

③ 제1항에 따라 소득공제 및 세액공제 증명서류를 받아 그 내용을 알게 된 자 중 공무원이 아닌 자는 「형법」이나 그 밖의 법률에 따른 벌칙을 적용할 때 공무원으로 본다.

④ 국세청장은 소득공제 및 세액공제 증명서류를 발급하는 자에 대해서 그 서류를 국세청장에게 제출하도록 지도할 수 있다.

⑤ 제4항에 따른 지도에 필요한 사항은 대통령령으로 정한다.

⑥ 국세청장은 기본공제대상자로부터 소득공제 및 세액공제 증명서류의 정보 제공에 대해서 서면 등 대통령령으로 정하는 방법으로 동의를 받은 경우 제50조제1항에 따른 종합소득이 있는 거주자에게 그 부양가족에 대한 해당 정보를 제공할 수 있다.

제167조(주민등록표 등본 등의 제출)

① 납세지 관할 세무서장은 거주자가 과세표준확정신고를 한 경우에는 주민등록표 등본(주민등록표 등본에 의하여 가족관계가 확인되지 아니하는 경우에는 가족관계 기록 사항에 관한 증명서를 말하며, 이하 "주민등록표 등본등"이라 한다)에 의하여 배우자, 공제대상 부양가족, 공제대상 장애인 또는 공제대상 경로우대자에 해당하는지를 전산으로 확인하여야 한다. 다만, 납세지 관할 세무서장의 전산 확인에 동의하지 아니하는 거주자는 과세표준확정신고서에 주민등록표 등본등을 첨부하여 제출하되, 이전에 주민등록표 등본등을 제출한 경우로서 공제대상 배우자, 공제대상 부양가족, 공제대상 장애인 또는 공제대상 경로우대자가 변동되지 아니한 경우에는 주민등록표 등본등을 제출하지 아니한다.

② 비거주자가 과세표준확정신고를 할 때에는 대통령령으로 정하는 바에 따라 그 외국인등록표 등본 또는 이에 준하는 서류를 납세지 관할 세무서장에게 제출하여야 한다.

제168조(사업자등록 및 고유번호의 부여)

① 새로 사업을 시작하는 사업자는 대통령령으로 정하는 바에 따라 사업장 소재지 관할 세무서장에게 등록하여야 한다.

②「부가가치세법」에 따라 사업자등록을 한 사업자는 해당 사업에 관하여 제1항에 따른 등록을 한 것으로 본다.

③ 이 법에 따라 사업자등록을 하는 사업자에 대해서는「부가가치세법」제8조를 준용한다.

⑤ 사업장 소재지나 법인으로 보는 단체 외의 사단·재단 또는 그 밖의 단체의 소재지 관할 세무서장은 다음 각 호의 어느 하나에 해당하는 자에게 대통령령으로 정하는 바에 따라 고유번호를 매길 수 있다.

1. 종합소득이 있는 자로서 사업자가 아닌 자
2. 「비영리민간단체 지원법」에 따라 등록된 단체 등 과세자료의 효율적 처리 및 소득공제 사후 검증 등을 위하여 필요하다고 인정되는 자

제173조(용역제공자에 관한 과세자료의 제출)

① 제2조에 따라 소득세 납세의무가 있는 개인으로서 한국표준산업분류에 따른 대리운전, 소포배달 등 대통령령으로 정하는 용역을 제공하는 자(이하 이 항에서 "용역제공자"라 한다)에게 용역 제공과 관련된 사업장을 제공하는 자 등 대통령령으로 정하는 자는 용역제공자에 관한 과세자료를 수입금액 또는 소득금액이 발생하는 달의 다음 달 말일까지 사업장 소재지 관할 세무서장, 지방국세청장 또는 국세청장에게 제출하여야 한다.

② 국세청장은 제1항에 따라 과세자료를 제출하여야 할 자가 과세자료를 제출하지 아니하거나 사실과 다르게 제출한 경우 그 시정에 필요한 사항을 명할 수 있다.

③ 국가 및 지방자치단체는 제1항에 따라 과세자료를 제출하여야 할 자가 과세자료를 성실하게 제출하는 경우 필요한 행정적·재정적 지원을 할 수 있다.

④ 제1항에 따른 과세자료의 작성방법 및 제3항에 따른 행정적·재정적 지원 등에 관하여 필요한 사항은 대통령령으로 정한다.

2. 법인세법 [시행 2021. 7. 1] (부분 발췌 출처: https://www.law.go.kr/)

제1조(목적) 이 법은 법인세의 과세 요건과 절차를 규정함으로써 법인세를 공정하게 과세하고, 납세의무의 적절한 이행을 확보하며, 재정수입의 원활한 조달에 이바지함을 목적으로 한다.

제2조(정의) 이 법에서 사용하는 용어의 뜻은 다음과 같다.

1. "내국법인"이란 본점, 주사무소 또는 사업의 실질적 관리장소가 국내에 있는 법인을 말한다.
2. "비영리내국법인"이란 내국법인 중 다음 각 목의 어느 하나에 해당하는 법인을 말한다.
   가. 「민법」 제32조에 따라 설립된 법인
   나. 「사립학교법」이나 그 밖의 특별법에 따라 설립된 법인으로서 「민법」 제32조에 규정된 목적과 유사한 목적을 가진 법인(대통령령으로 정하는 조합법인 등이 아닌 법인으로서 그 주주(株主)·사원 또는 출자자(出資者)에게 이익을 배당할 수 있는 법인은 제외한다)
   다. 「국세기본법」 제13조제4항에 따른 법인으로 보는 단체(이하 "법인으로 보는 단체"라 한다)
3. "외국법인"이란 본점 또는 주사무소가 외국에 있는 단체(사업의 실질적 관리장소가 국내에 있지 아니하는 경우만 해당한다)로서 대통령령으로 정하는 기준에 해당하는 법인을 말한다.
4. "비영리외국법인"이란 외국법인 중 외국의 정부·지방자치단체 및 영리를 목적으로 하지 아니하는 법인(법인으로 보는 단체를 포함한다)을 말한다.
5. "사업연도"란 법인의 소득을 계산하는 1회계기간을 말한다.
6. "연결납세방식"이란 둘 이상의 내국법인을 하나의 과세표준과 세액을 계산하는 단위로 하여 제2장의3에 따라 법인세를 신고·납부하는 방식을 말한다.
7. "연결법인"이란 연결납세방식을 적용받는 내국법인을 말한다.
8. "연결집단"이란 연결법인 전체를 말한다.
9. "연결모법인"(連結母法人)이란 연결집단 중 다른 연결법인을 완전 지배하는 연결법인을 말한다.
10. "연결자법인"(連結子法人)이란 연결모법인의 완전 지배를 받는 연결법인을 말한다.
11. "연결사업연도"란 연결집단의 소득을 계산하는 1회계기간을 말한다.

12. "특수관계인"이란 법인과 경제적 연관관계 또는 경영지배관계 등 대통령령으로 정하는 관계에 있는 자를 말한다. 이 경우 본인도 그 특수관계인의 특수관계인으로 본다.
13. "합병법인"이란 합병에 따라 설립되거나 합병 후 존속하는 법인을 말한다.
14. "피합병법인"이란 합병에 따라 소멸하는 법인을 말한다.
15. "분할법인"이란 분할(분할합병을 포함한다. 이하 같다)에 따라 분할되는 법인을 말한다.
16. "분할신설법인"이란 분할에 따라 설립되는 법인을 말한다.

제3조(납세의무자)

① 다음 각 호의 법인은 이 법에 따라 그 소득에 대한 법인세를 납부할 의무가 있다.

1. 내국법인
2. 국내원천소득(國內源泉所得)이 있는 외국법인

② 내국법인 중 국가와 지방자치단체(지방자치단체조합을 포함한다. 이하 같다)는 그 소득에 대한 법인세를 납부할 의무가 없다.

③ 연결법인은 제76조의14제1항에 따른 각 연결사업연도의 소득에 대한 법인세(각 연결법인의 제55조의2에 따른 토지등 양도소득에 대한 법인세 및 「조세특례제한법」 제100조의32에 따른 투자·상생협력 촉진을 위한 과세특례를 적용하여 계산한 법인세를 포함한다)를 연대하여 납부할 의무가 있다.

④ 이 법에 따라 법인세를 원천징수하는 자는 해당 법인세를 납부할 의무가 있다.

제4조(과세소득의 범위)

① 내국법인에 법인세가 과세되는 소득은 다음 각 호의 소득으로 한다. 다만, 비영리내국법인의 경우에는 제1호와 제3호의 소득으로 한정한다.

1. 각 사업연도의 소득
2. 청산소득(淸算所得)
3. 제55조의2에 따른 토지등 양도소득

② 제1항제1호를 적용할 때 연결법인의 각 사업연도의 소득은 제76조의14제1항의 각 연결사업연도의 소득으로 한다.

③ 제1항제1호를 적용할 때 비영리내국법인의 각 사업연도의 소득은 다음 각 호의 사업 또는 수입(이하 "수익사업"이라 한다)에서 생기는 소득으로 한정한다.

1. 제조업, 건설업, 도매 및 소매업 등 「통계법」 제22조에 따라 통계청장이 작성·고시하는 한국표준산업분류에 따른 사업으로서 대통령령으로 정하는 것
2. 「소득세법」 제16조제1항에 따른 이자소득
3. 「소득세법」 제17조제1항에 따른 배당소득

4. 주식·신주인수권 또는 출자지분의 양도로 인한 수입

5. 유형자산 및 무형자산의 처분으로 인한 수입. 다만, 고유목적사업에 직접 사용하는 자산의 처분으로 인한 대통령령으로 정하는 수입은 제외한다.

6. 「소득세법」 제94조제1항제2호 및 제4호에 따른 자산의 양도로 인한 수입

7. 그 밖에 대가(對價)를 얻는 계속적 행위로 인한 수입으로서 대통령령으로 정하는 것

④ 외국법인에 법인세가 과세되는 소득은 다음 각 호의 소득으로 한다.

1. 각 사업연도의 국내원천소득

2. 제95조의2에 따른 토지등 양도소득

⑤ 제4항제1호를 적용할 때 비영리외국법인의 각 사업연도의 국내원천소득은 수익사업에서 생기는 소득으로 한정한다.

제6조(사업연도)

① 사업연도는 법령이나 법인의 정관(定款) 등에서 정하는 1회계기간으로 한다. 다만, 그 기간은 1년을 초과하지 못한다.

② 법령이나 정관 등에 사업연도에 관한 규정이 없는 내국법인은 따로 사업연도를 정하여 제109조제1항에 따른 법인 설립신고 또는 제111조에 따른 사업자등록과 함께 납세지 관할 세무서장(제12조에 따른 세무서장을 말한다. 이하 같다)에게 사업연도를 신고하여야 한다.

③ 제94조에 따른 국내사업장(이하 "국내사업장"이라 한다)이 있는 외국법인으로서 법령이나 정관 등에 사업연도에 관한 규정이 없는 법인은 따로 사업연도를 정하여 제109조제2항에 따른 국내사업장 설치신고 또는 제111조에 따른 사업자등록과 함께 납세지 관할 세무서장에게 사업연도를 신고하여야 한다.

④ 국내사업장이 없는 외국법인으로서 제93조제3호 또는 제7호에 따른 소득이 있는 법인은 따로 사업연도를 정하여 그 소득이 최초로 발생하게 된 날부터 1개월 이내에 납세지 관할 세무서장에게 사업연도를 신고하여야 한다.

⑤ 제2항부터 제4항까지의 규정에 따른 신고를 하여야 할 법인이 그 신고를 하지 아니하는 경우에는 매년 1월 1일부터 12월 31일까지를 그 법인의 사업연도로 한다.

⑥ 제1항부터 제5항까지의 규정을 적용할 때 법인의 최초 사업연도의 개시일 등에 관하여 필요한 사항은 대통령령으로 정한다.

제7조(사업연도의 변경)

① 사업연도를 변경하려는 법인은 그 법인의 직전 사업연도 종료일부터 3개월 이내에 대통령령으로 정하는 바에 따라 납세지 관할 세무서장에게 이를 신고하여야 한다.

② 법인이 제1항에 따른 신고를 기한까지 하지 아니한 경우에는 그 법인의 사업연도는 변경되지 아니한 것으로 본다. 다만, 법령에 따라 사업연도가 정하여지는 법인의 경우 관련 법령의 개

정에 따라 사업연도가 변경된 경우에는 제1항에 따른 신고를 하지 아니한 경우에도 그 법령의 개정 내용과 같이 사업연도가 변경된 것으로 본다.

③ 제1항 및 제2항 단서에 따라 사업연도가 변경된 경우에는 종전의 사업연도 개시일부터 변경된 사업연도 개시일 전날까지의 기간을 1사업연도로 한다. 다만, 그 기간이 1개월 미만인 경우에는 변경된 사업연도에 그 기간을 포함한다.

제8조(사업연도의 의제)

① 내국법인이 사업연도 중에 해산(합병 또는 분할에 따른 해산과 제78조 각 호에 따른 조직변경은 제외한다)한 경우에는 다음 각 호의 기간을 각각 1사업연도로 본다.

1. 그 사업연도 개시일부터 해산등기일(파산으로 인하여 해산한 경우에는 파산등기일을 말하며, 법인으로 보는 단체의 경우에는 해산일을 말한다. 이하 같다)까지의 기간
2. 해산등기일 다음 날부터 그 사업연도 종료일까지의 기간

② 내국법인이 사업연도 중에 합병 또는 분할에 따라 해산한 경우에는 그 사업연도 개시일부터 합병등기일 또는 분할등기일까지의 기간을 그 해산한 법인의 1사업연도로 본다.

③ 내국법인이 사업연도 중에 제78조 각 호에 따른 조직변경을 한 경우에는 조직변경 전의 사업연도가 계속되는 것으로 본다.

④ 청산 중인 내국법인의 사업연도는 다음 각 호의 구분에 따른 기간을 각각 1사업연도로 본다.

1. 잔여재산가액이 사업연도 중에 확정된 경우: 그 사업연도 개시일부터 잔여재산가액 확정일까지의 기간
2. 「상법」 제229조, 제285조, 제287조의40, 제519조 또는 제610조에 따라 사업을 계속하는 경우: 다음 각 목의 기간
   가. 그 사업연도 개시일부터 계속등기일(계속등기를 하지 아니한 경우에는 사실상의 사업계속일을 말한다. 이하 같다)까지의 기간
   나. 계속등기일 다음 날부터 그 사업연도 종료일까지의 기간

⑤ 내국법인이 사업연도 중에 연결납세방식을 적용받는 경우에는 그 사업연도 개시일부터 연결사업연도 개시일 전날까지의 기간을 1사업연도로 본다.

⑥ 국내사업장이 있는 외국법인이 사업연도 중에 그 국내사업장을 가지지 아니하게 된 경우에는 그 사업연도 개시일부터 그 사업장을 가지지 아니하게 된 날까지의 기간을 1사업연도로 본다. 다만, 국내에 다른 사업장을 계속하여 가지고 있는 경우에는 그러하지 아니하다.

⑦ 국내사업장이 없는 외국법인이 사업연도 중에 제93조제3호에 따른 국내원천 부동산소득 또는 같은 조 제7호에 따른 국내원천 부동산등양도소득이 발생하지 아니하게 되어 납세지 관할 세무서장에게 그 사실을 신고한 경우에는 그 사업연도 개시일부터 신고일까지의 기간을 1사업연도로 본다.

제9조(납세지)

① 내국법인의 법인세 납세지는 그 법인의 등기부에 따른 본점이나 주사무소의 소재지(국내에 본점 또는 주사무소가 있지 아니하는 경우에는 사업을 실질적으로 관리하는 장소의 소재지)로 한다. 다만, 법인으로 보는 단체의 경우에는 대통령령으로 정하는 장소로 한다.

② 외국법인의 법인세 납세지는 국내사업장의 소재지로 한다. 다만, 국내사업장이 없는 외국법인으로서 제93조제3호 또는 제7호에 따른 소득이 있는 외국법인의 경우에는 각각 그 자산의 소재지로 한다.

③ 제2항의 경우 둘 이상의 국내사업장이 있는 외국법인에 대하여는 대통령령으로 정하는 주된 사업장의 소재지를 납세지로 하고, 둘 이상의 자산이 있는 법인에 대하여는 대통령령으로 정하는 장소를 납세지로 한다.

④ 제73조, 제73조의2, 제98조, 제98조의3, 제98조의5 또는 제98조의6에 따라 원천징수한 법인세의 납세지는 대통령령으로 정하는 해당 원천징수의무자의 소재지로 한다. 다만, 제98조 및 제98조의3에 따른 원천징수의무자가 국내에 그 소재지를 가지지 아니하는 경우에는 대통령령으로 정하는 장소로 한다.

제10조(납세지의 지정)

① 관할지방국세청장(제12조에 따른 지방국세청장을 말한다. 이하 같다)이나 국세청장은 제9조에 따른 납세지가 그 법인의 납세지로 적당하지 아니하다고 인정되는 경우로서 대통령령으로 정하는 경우에는 같은 조에도 불구하고 그 납세지를 지정할 수 있다.

② 관할지방국세청장이나 국세청장은 제1항에 따라 납세지를 지정한 경우에는 대통령령으로 정하는 바에 따라 해당 법인에 이를 알려야 한다.

제11조(납세지의 변경)

① 법인은 납세지가 변경된 경우에는 그 변경된 날부터 15일 이내에 대통령령으로 정하는 바에 따라 변경 후의 납세지 관할 세무서장에게 이를 신고하여야 한다. 이 경우 납세지가 변경된 법인이 「부가가치세법」 제8조에 따라 그 변경된 사실을 신고한 경우에는 납세지 변경신고를 한 것으로 본다.

② 제1항에 따른 신고를 하지 아니한 경우에는 종전의 납세지를 그 법인의 납세지로 한다.

③ 외국법인이 제9조제2항에 해당하는 납세지를 국내에 가지지 아니하게 된 경우에는 그 사실을 납세지 관할 세무서장에게 신고하여야 한다.

제12조(과세 관할) 법인세는 제9조부터 제11조까지의 규정에 따른 납세지를 관할하는 세무서장 또는 지방국세청장이 과세한다.

제13조(과세표준)

① 내국법인의 각 사업연도의 소득에 대한 법인세의 과세표준은 각 사업연도의 소득의 범위에서 다음 각 호의 금액과 소득을 차례로 공제한 금액으로 한다. 다만, 제1호의 금액에 대한 공제는 각 사업연도 소득의 100분의 60[「조세특례제한법」 제6조제1항에 따른 중소기업(이하 "중소기업"이라 한다)과 회생계획을 이행 중인 기업 등 대통령령으로 정하는 법인의 경우는 100분의 100]을 한도로 한다.

1. 제14조제3항의 이월결손금 중 다음 각 목의 요건을 모두 갖춘 금액
   가. 각 사업연도의 개시일 전 15년 이내에 개시한 사업연도에서 발생한 결손금일 것
   나. 제60조에 따라 신고하거나 제66조에 따라 결정·경정되거나 「국세기본법」 제45조에 따라 수정신고한 과세표준에 포함된 결손금일 것
2. 이 법과 다른 법률에 따른 비과세소득
3. 이 법과 다른 법률에 따른 소득공제액

② 제1항의 과세표준을 계산할 때 다음 각 호의 금액은 해당 사업연도의 다음 사업연도 이후로 이월하여 공제할 수 없다.

1. 해당 사업연도의 과세표준을 계산할 때 공제되지 아니한 비과세소득 및 소득공제액
2. 「조세특례제한법」 제132조에 따른 최저한세의 적용으로 인하여 공제되지 아니한 소득공제액

제14조(각 사업연도의 소득)

① 내국법인의 각 사업연도의 소득은 그 사업연도에 속하는 익금(益金)의 총액에서 그 사업연도에 속하는 손금(損金)의 총액을 뺀 금액으로 한다.

② 내국법인의 각 사업연도의 결손금은 그 사업연도에 속하는 손금의 총액이 그 사업연도에 속하는 익금의 총액을 초과하는 경우에 그 초과하는 금액으로 한다.

③ 내국법인의 이월결손금은 각 사업연도의 개시일 전 발생한 각 사업연도의 결손금으로서 그 후의 각 사업연도의 과세표준을 계산할 때 공제되지 아니한 금액으로 한다.

제15조(익금의 범위)

① 익금은 자본 또는 출자의 납입 및 이 법에서 규정하는 것은 제외하고 해당 법인의 순자산(純資産)을 증가시키는 거래로 인하여 발생하는 이익 또는 수입[이하 "수익"(收益)이라 한다]의 금액으로 한다.

② 다음 각 호의 금액은 익금으로 본다.

1. 특수관계인인 개인으로부터 유가증권을 제52조제2항에 따른 시가보다 낮은 가액으로 매입하는 경우 시가와 그 매입가액의 차액에 상당하는 금액

2. 제57조제4항에 따른 외국법인세액으로서 대통령령으로 정하는 바에 따라 계산하여 같은 조 제1항에 따른 세액공제의 대상이 되는 금액

3. 「조세특례제한법」 제100조의18제1항에 따라 배분받은 소득금액

③ 수익의 범위 및 구분 등에 필요한 사항은 대통령령으로 정한다.

제16조(배당금 또는 분배금의 의제)

① 다음 각 호의 금액은 다른 법인의 주주 또는 출자자(이하 "주주등"이라 한다)인 내국법인의 각 사업연도의 소득금액을 계산할 때 그 다른 법인으로부터 이익을 배당받았거나 잉여금을 분배받은 금액으로 본다.

1. 주식의 소각, 자본의 감소, 사원의 퇴사·탈퇴 또는 출자의 감소로 인하여 주주등인 내국법인이 취득하는 금전과 그 밖의 재산가액의 합계액이 해당 주식 또는 출자지분(이하 "주식등"이라 한다)을 취득하기 위하여 사용한 금액을 초과하는 금액

2. 법인의 잉여금의 전부 또는 일부를 자본이나 출자에 전입(轉入)함으로써 주주등인 내국법인이 취득하는 주식등의 가액. 다만, 다음 각 목의 어느 하나에 해당하는 금액을 자본에 전입하는 경우는 제외한다.

가. 「상법」 제459조제1항에 따른 자본준비금으로서 대통령령으로 정하는 것

나. 「자산재평가법」에 따른 재평가적립금(같은 법 제13조제1항제1호에 따른 토지의 재평가차액에 상당하는 금액은 제외한다)

3. 법인이 자기주식 또는 자기출자지분을 보유한 상태에서 제2호 각 목에 따른 자본전입을 함에 따라 그 법인 외의 주주등인 내국법인의 지분 비율이 증가한 경우 증가한 지분 비율에 상당하는 주식등의 가액

4. 해산한 법인의 주주등(법인으로 보는 단체의 구성원을 포함한다)인 내국법인이 법인의 해산으로 인한 잔여재산의 분배로서 취득하는 금전과 그 밖의 재산의 가액이 그 주식등을 취득하기 위하여 사용한 금액을 초과하는 금액

5. 피합병법인의 주주등인 내국법인이 취득하는 합병대가가 그 피합병법인의 주식등을 취득하기 위하여 사용한 금액을 초과하는 금액

6. 분할법인 또는 소멸한 분할합병의 상대방 법인의 주주인 내국법인이 취득하는 분할대가가 그 분할법인 또는 소멸한 분할합병의 상대방 법인의 주식(분할법인이 존속하는 경우에는 소각 등에 의하여 감소된 주식만 해당한다)을 취득하기 위하여 사용한 금액을 초과하는 금액

② 제1항제5호 및 제6호, 제44조 및 제46조에서 합병대가와 분할대가는 다음 각 호의 금액을 말한다.

1. 합병대가: 합병법인으로부터 합병으로 인하여 취득하는 합병법인(합병등기일 현재 합병법

인의 발행주식총수 또는 출자총액을 소유하고 있는 내국법인을 포함한다)의 주식등의 가액과 금전 또는 그 밖의 재산가액의 합계액

2. 분할대가: 분할신설법인 또는 분할합병의 상대방 법인으로부터 분할로 인하여 취득하는 분할신설법인 또는 분할합병의 상대방 법인(분할등기일 현재 분할합병의 상대방 법인의 발행주식총수 또는 출자총액을 소유하고 있는 내국법인을 포함한다)의 주식의 가액과 금전 또는 그 밖의 재산가액의 합계액

③ 제1항을 적용할 때 이익의 배당 또는 잉여금의 분배 시기, 주식등 재산가액의 평가 등에 필요한 사항은 대통령령으로 정한다.

제17조(자본거래로 인한 수익의 익금불산입)

① 다음 각 호의 금액은 내국법인의 각 사업연도의 소득금액을 계산할 때 익금에 산입(算入)하지 아니한다.

1. 주식발행액면초과액: 액면금액 이상으로 주식을 발행한 경우 그 액면금액을 초과한 금액(무액면주식의 경우에는 발행가액 중 자본금으로 계상한 금액을 초과하는 금액을 말한다). 다만, 채무의 출자전환으로 주식등을 발행하는 경우에는 그 주식등의 제52조제2항에 따른 시가를 초과하여 발행된 금액은 제외한다.
2. 주식의 포괄적 교환차익: 「상법」 제360조의2에 따른 주식의 포괄적 교환을 한 경우로서 같은 법 제360조의7에 따른 자본금 증가의 한도액이 완전모회사의 증가한 자본금을 초과한 경우의 그 초과액
3. 주식의 포괄적 이전차익(移轉差益): 「상법」 제360조의15에 따른 주식의 포괄적 이전을 한 경우로서 같은 법 제360조의18에 따른 자본금의 한도액이 설립된 완전모회사의 자본금을 초과한 경우의 그 초과액
4. 감자차익(減資差益): 자본감소의 경우로서 그 감소액이 주식의 소각, 주금(株金)의 반환에 든 금액과 결손의 보전(補塡)에 충당한 금액을 초과한 경우의 그 초과금액
5. 합병차익: 「상법」 제174조에 따른 합병의 경우로서 소멸된 회사로부터 승계한 재산의 가액이 그 회사로부터 승계한 채무액, 그 회사의 주주에게 지급한 금액과 합병 후 존속하는 회사의 자본금증가액 또는 합병에 따라 설립된 회사의 자본금을 초과한 경우의 그 초과금액. 다만, 소멸된 회사로부터 승계한 재산가액이 그 회사로부터 승계한 채무액, 그 회사의 주주에게 지급한 금액과 주식가액을 초과하는 경우로서 이 법에서 익금으로 규정한 금액은 제외한다.
6. 분할차익: 「상법」 제530조의2에 따른 분할 또는 분할합병으로 설립된 회사 또는 존속하는 회사에 출자된 재산의 가액이 출자한 회사로부터 승계한 채무액, 출자한 회사의 주주에게 지급한 금액과 설립된 회사의 자본금 또는 존속하는 회사의 자본금증가액을 초과한 경우

의 그 초과금액. 다만, 분할 또는 분할합병으로 설립된 회사 또는 존속하는 회사에 출자된 재산의 가액이 출자한 회사로부터 승계한 채무액, 출자한 회사의 주주에게 지급한 금액과 주식가액을 초과하는 경우로서 이 법에서 익금으로 규정한 금액은 제외한다.

② 제1항제1호 단서에 따른 초과금액 중 제18조제6호를 적용받지 아니한 대통령령으로 정하는 금액은 해당 사업연도의 익금에 산입하지 아니하고 그 이후의 각 사업연도에 발생한 결손금의 보전(補塡)에 충당할 수 있다.

제18조(평가이익 등의 익금불산입) 다음 각 호의 금액은 내국법인의 각 사업연도의 소득금액을 계산할 때 익금에 산입하지 아니한다.

1. 자산의 평가이익. 다만, 제42조제1항 각 호에 따른 평가로 인하여 발생하는 평가이익은 제외한다.
2. 각 사업연도의 소득으로 이미 과세된 소득(이 법과 다른 법률에 따라 비과세되거나 면제되는 소득을 포함한다)
3. 제21조제1호에 따라 손금에 산입하지 아니한 법인세 또는 법인지방소득세를 환급받았거나 환급받을 금액을 다른 세액에 충당한 금액
4. 국세 또는 지방세의 과오납금(過誤納金)의 환급금에 대한 이자
5. 부가가치세의 매출세액
6. 무상(無償)으로 받은 자산의 가액(제36조에 따른 국고보조금등은 제외한다)과 채무의 면제 또는 소멸로 인한 부채(負債)의 감소액 중 대통령령으로 정하는 이월결손금을 보전하는 데에 충당한 금액
7. 연결자법인으로부터 제76조의19제2항에 따라 지급받았거나 지급받을 금액
8. 「상법」 제461조의2에 따라 자본준비금을 감액하여 받는 배당. 다만, 제16조제1항제2호 각 목에 해당하지 아니하는 자본준비금의 배당은 제외한다.

제18조의2(내국법인 수입배당금액의 익금불산입)

① 내국법인(제29조에 따라 고유목적사업준비금을 손금에 산입하는 비영리내국법인은 제외한다. 이하 이 조에서 같다)이 해당 법인이 출자한 다른 내국법인(이하 이 조에서 "피출자법인"이라 한다)으로부터 받은 이익의 배당금 또는 잉여금의 분배금과 제16조에 따라 배당금 또는 분배금으로 보는 금액(이하 이 조, 제18조의3 및 제76조의14에서 "수입배당금액"이라 한다) 중 제1호의 금액에서 제2호의 금액을 뺀 금액은 각 사업연도의 소득금액을 계산할 때 익금에 산입하지 아니한다. 이 경우 그 금액이 0보다 작은 경우에는 없는 것으로 본다.

1. 피출자법인별로 수입배당금액에 다음 표의 구분에 따른 익금불산입률을 곱한 금액의 합계액

피출자법인의 구분	피출자법인에 대한 출자비율	익금불산입률
가. 주권상장법인(「자본시장과 금융투자법에 관한 법률」에 따른 주권상장법인을 말한다. 이하 같다.)	100퍼센트	100퍼센트
	30퍼센트 이상 100퍼센트 미만	50퍼센트
	30퍼센트 미만	30퍼센트
나. 주권상장법인 외의 법인	100퍼센트	100퍼센트
	50퍼센트 이상 100퍼센트 미만	50퍼센트
	50퍼센트 미만	30퍼센트

2. 내국법인이 각 사업연도에 지급한 차입금의 이자가 있는 경우에는 차입금의 이자 중 제1호에 따른 익금불산입률 및 피출자법인에 출자한 금액이 내국법인의 자산총액에서 차지하는 비율 등을 고려하여 대통령령으로 정하는 바에 따라 계산한 금액

② 제1항은 다음 각 호의 어느 하나에 해당하는 수입배당금액에 대해서는 적용하지 아니한다.

1. 배당기준일 전 3개월 이내에 취득한 주식등을 보유함으로써 발생하는 수입배당금액
2. 제18조의3을 적용받는 수입배당금액
3. 제51조의2 또는 「조세특례제한법」 제104조의31에 따라 지급한 배당에 대하여 소득공제를 적용받는 법인으로부터 받은 수입배당금액
4. 이 법과 「조세특례제한법」에 따라 법인세를 비과세·면제·감면받는 법인(대통령령으로 정하는 법인으로 한정한다)으로부터 받은 수입배당금액
5. 제75조의14에 따라 지급한 배당에 대하여 소득공제를 적용받는 법인과세 신탁재산으로부터 받은 수입배당금액

③ 제1항과 제2항을 적용할 때 내국법인의 피출자법인에 대한 출자비율의 계산방법, 익금불산입액의 계산, 차입금 및 차입금 이자의 범위, 수입배당금액 명세서의 제출 등에 필요한 사항은 대통령령으로 정한다.

제19조(손금의 범위)

① 손금은 자본 또는 출자의 환급, 잉여금의 처분 및 이 법에서 규정하는 것은 제외하고 해당 법인의 순자산을 감소시키는 거래로 인하여 발생하는 손실 또는 비용[이하 "손비"(損費)라 한다]의 금액으로 한다.

② 손비는 이 법 및 다른 법률에서 달리 정하고 있는 것을 제외하고는 그 법인의 사업과 관련하여 발생하거나 지출된 손실 또는 비용으로서 일반적으로 인정되는 통상적인 것이거나 수익과 직접 관련된 것으로 한다.

③ 「조세특례제한법」 제100조의18제1항에 따라 배분받은 결손금은 손금으로 본다.

④ 손비의 범위 및 구분 등에 필요한 사항은 대통령령으로 정한다.

제19조의2(대손금의 손금불산입)

① 내국법인이 보유하고 있는 채권 중 채무자의 파산 등 대통령령으로 정하는 사유로 회수할 수 없는 채권의 금액[이하 "대손금"(貸損金)이라 한다]은 대통령령으로 정하는 사업연도의 소득금액을 계산할 때 손금에 산입한다.

② 제1항은 다음 각 호의 어느 하나에 해당하는 채권에는 적용하지 아니한다.

1. 채무보증(「독점규제 및 공정거래에 관한 법률」 제24조 각 호의 어느 하나에 해당하는 채무보증 등 대통령령으로 정하는 채무보증은 제외한다)으로 인하여 발생한 구상채권(求償債權)
2. 제28조제1항제4호나목에 해당하는 가지급금(假支給金) 등. 이 경우 특수관계인에 대한 판단은 대여시점을 기준으로 한다.

③ 제1항에 따라 손금에 산입한 대손금 중 회수한 금액은 그 회수한 날이 속하는 사업연도의 소득금액을 계산할 때 익금에 산입한다.

④ 제1항을 적용하려는 내국법인은 대통령령으로 정하는 바에 따라 대손금 명세서를 납세지 관할 세무서장에게 제출하여야 한다.

⑤ 대손금의 범위와 처리 등에 필요한 사항은 대통령령으로 정한다.

제20조(자본거래 등으로 인한 손비의 손금불산입) 다음 각 호의 금액은 내국법인의 각 사업연도의 소득금액을 계산할 때 손금에 산입하지 아니한다.

1. 결산을 확정할 때 잉여금의 처분을 손비로 계상한 금액
2. 주식할인발행차금: 「상법」 제417조에 따라 액면미달의 가액으로 신주를 발행하는 경우 그 미달하는 금액과 신주발행비의 합계액

제21조(세금과 공과금의 손금불산입) 다음 각 호의 세금과 공과금은 내국법인의 각 사업연도의 소득금액을 계산할 때 손금에 산입하지 아니한다.

1. 각 사업연도에 납부하였거나 납부할 법인세(제57조에 따라 세액공제를 적용하는 경우의 외국법인세액을 포함한다) 또는 법인지방소득세와 각 세법에 규정된 의무 불이행으로 인하여 납부하였거나 납부할 세액(가산세를 포함한다) 및 부가가치세의 매입세액(부가가치세가 면제되거나 그 밖에 대통령령으로 정하는 경우의 세액은 제외한다)
2. 반출하였으나 판매하지 아니한 제품에 대한 개별소비세 또는 주세(酒稅)의 미납액. 다만, 제품가격에 그 세액에 상당하는 금액을 가산한 경우에는 예외로 한다.
3. 벌금, 과료(통고처분에 따른 벌금 또는 과료에 상당하는 금액을 포함한다), 과태료(과료와 과태금을 포함한다), 가산금 및 강제징수비
4. 법령에 따라 의무적으로 납부하는 것이 아닌 공과금
5. 법령에 따른 의무의 불이행 또는 금지·제한 등의 위반에 대한 제재(制裁)로서 부과되는 공과금
6. 연결모법인에 제76조의19제2항에 따라 지급하였거나 지급할 금액

제21조의2(징벌적 목적의 손해배상금 등에 대한 손금불산입) 내국법인이 지급한 손해배상금 중 실제 발생한 손해를 초과하여 지급하는 금액으로서 대통령령으로 정하는 금액은 내국법인의 각 사업연도의 소득금액을 계산할 때 손금에 산입하지 아니한다.

제22조(자산의 평가손실의 손금불산입) 내국법인이 보유하는 자산의 평가손실은 각 사업연도의 소득금액을 계산할 때 손금에 산입하지 아니한다. 다만, 제42조제2항 및 제3항에 따른 평가로 인하여 발생하는 평가손실은 손금에 산입한다.

제23조(감가상각비의 손금불산입)

① 내국법인이 각 사업연도의 결산을 확정할 때 토지를 제외한 건물, 기계 및 장치, 특허권 등 대통령령으로 정하는 유형자산 및 무형자산(이하 이 조에서 "감가상각자산"이라 한다)에 대한 감가상각비를 손비로 계상한 경우에는 대통령령으로 정하는 바에 따라 계산한 금액(이하 이 조에서 "상각범위액"이라 한다)의 범위에서 그 계상한 감가상각비를 해당 사업연도의 소득금액을 계산할 때 손금에 산입하고, 그 계상한 금액 중 상각범위액을 초과하는 금액은 손금에 산입하지 아니한다.

② 제1항에도 불구하고 「주식회사 등의 외부감사에 관한 법률」 제5조제1항제1호에 따른 회계처리기준(이하 "한국채택국제회계기준"이라 한다)을 적용하는 내국법인이 보유한 감가상각자산 중 유형자산과 대통령령으로 정하는 무형자산의 감가상각비는 개별 자산별로 다음 각 호의 구분에 따른 금액이 제1항에 따라 손금에 산입한 금액보다 큰 경우 그 차액의 범위에서 추가로 손금에 산입할 수 있다.

1. 2013년 12월 31일 이전 취득분: 한국채택국제회계기준을 적용하지 아니하고 종전의 방식에 따라 감가상각비를 손비로 계상한 경우 제1항에 따라 손금에 산입할 감가상각비 상당액(이하 이 조에서 "종전감가상각비"라 한다)
2. 2014년 1월 1일 이후 취득분: 기획재정부령으로 정하는 기준내용연수를 적용하여 계산한 감가상각비 상당액(이하 이 조에서 "기준감가상각비"라 한다)

③ 제1항에도 불구하고 내국법인이 이 법과 다른 법률에 따라 법인세를 면제받거나 감면받은 경우에는 해당 사업연도의 소득금액을 계산할 때 대통령령으로 정하는 바에 따라 감가상각비를 손금에 산입하여야 한다.

④ 제1항을 적용할 때 내국법인이 다음 각 호의 어느 하나에 해당하는 금액을 손비로 계상한 경우에는 해당 사업연도의 소득금액을 계산할 때 감가상각비로 계상한 것으로 보아 상각범위액을 계산한다.

1. 감가상각자산을 취득하기 위하여 지출한 금액
2. 감가상각자산에 대한 대통령령으로 정하는 자본적 지출에 해당하는 금액

⑤ 제1항에 따라 상각범위액을 초과하여 손금에 산입하지 아니한 금액은 그 후의 사업연도에 대통령령으로 정하는 방법에 따라 손금에 산입한다.

⑥ 제1항부터 제5항까지의 규정에 따라 감가상각비를 손금에 산입한 내국법인은 대통령령으로 정하는 바에 따라 감가상각비에 관한 명세서를 납세지 관할 세무서장에게 제출하여야 한다.

⑦ 제1항부터 제5항까지의 규정을 적용할 때 감가상각비의 손금산입방법, 한국채택국제회계기준 적용 시기의 결정, 종전감가상각비 및 기준감가상각비의 계산, 감가상각방법의 변경, 내용연수의 특례 및 변경, 중고자산 등의 상각범위액 계산특례, 즉시 상각할 수 있는 자산의 범위 등에 필요한 사항은 대통령령으로 정한다.

제24조(기부금의 손금불산입)

① 이 조에서 "기부금"이란 내국법인이 사업과 직접적인 관계없이 무상으로 지출하는 금액(대통령령으로 정하는 거래를 통하여 실질적으로 증여한 것으로 인정되는 금액을 포함한다)을 말한다.

② 내국법인이 각 사업연도에 지출한 기부금 및 제5항에 따라 이월된 기부금(제3항제1호에 따른 기부금은 제외한다) 중 제1호에 따른 기부금은 제2호에 따라 산출한 손금산입한도액 내에서 해당 사업연도의 소득금액을 계산할 때 손금에 산입하되, 손금산입한도액을 초과하는 금액은 손금에 산입하지 아니한다.

1. 다음 각 목의 어느 하나에 해당하는 기부금

가. 국가나 지방자치단체에 무상으로 기증하는 금품의 가액. 다만, 「기부금품의 모집 및 사용에 관한 법률」의 적용을 받는 기부금품은 같은 법 제5조제2항에 따라 접수하는 것만 해당한다.

나. 국방헌금과 국군장병 위문금품의 가액

다. 천재지변으로 생기는 이재민을 위한 구호금품의 가액

라. 다음의 기관(병원은 제외한다)에 시설비·교육비·장학금 또는 연구비로 지출하는 기부금

1) 「사립학교법」에 따른 사립학교

2) 비영리 교육재단(국립·공립·사립학교의 시설비, 교육비, 장학금 또는 연구비 지급을 목적으로 설립된 비영리 재단법인으로 한정한다)

3) 「국민 평생 직업능력 개발법」에 따른 기능대학

4) 「평생교육법」에 따른 전공대학의 명칭을 사용할 수 있는 평생교육시설 및 원격대학 형태의 평생교육시설

5) 「경제자유구역 및 제주국제자유도시의 외국교육기관 설립·운영에 관한 특별법」에 따라 설립된 외국교육기관 및 「제주특별자치도 설치 및 국제자유도시 조성을 위한 특별법」에 따라 설립된 비영리법인이 운영하는 국제학교

6) 「산업교육진흥 및 산학연협력촉진에 관한 법률」에 따른 산학협력단

7) 「한국과학기술원법」에 따른 한국과학기술원, 「광주과학기술원법」에 따른 광주과학기술원, 「대구경북과학기술원법」에 따른 대구경북과학기술원 및 「울산과학기술원법」에 따른 울산과학기술원

8) 「국립대학법인 서울대학교 설립·운영에 관한 법률」에 따른 국립대학법인 서울대학교, 「국립대학법인 인천대학교 설립·운영에 관한 법률」에 따른 국립대학법인 인천대학교 및 이와 유사한 학교로서 대통령령으로 정하는 학교

9) 「재외국민의 교육지원 등에 관한 법률」에 따른 한국학교(대통령령으로 정하는 요건을 충족하는 학교만 해당한다)로서 대통령령으로 정하는 바에 따라 기획재정부장관이 지정·고시하는 학교

마. 다음의 병원에 시설비·교육비 또는 연구비로 지출하는 기부금

1) 「국립대학병원 설치법」에 따른 국립대학병원

2) 「국립대학치과병원 설치법」에 따른 국립대학치과병원

3) 「서울대학교병원 설치법」에 따른 서울대학교병원

4) 「서울대학교치과병원 설치법」에 따른 서울대학교치과병원

5) 「사립학교법」에 따른 사립학교가 운영하는 병원

6) 「암관리법」에 따른 국립암센터

7) 「지방의료원의 설립 및 운영에 관한 법률」에 따른 지방의료원

8) 「국립중앙의료원의 설립 및 운영에 관한 법률」에 따른 국립중앙의료원

9) 「대한적십자사 조직법」에 따른 대한적십자사가 운영하는 병원

10) 「한국보훈복지의료공단법」에 따른 한국보훈복지의료공단이 운영하는 병원

11) 「방사선 및 방사성동위원소 이용진흥법」에 따른 한국원자력의학원

12) 「국민건강보험법」에 따른 국민건강보험공단이 운영하는 병원

13) 「산업재해보상보험법」 제43조제1항제1호에 따른 의료기관

바. 사회복지사업, 그 밖의 사회복지활동의 지원에 필요한 재원을 모집·배분하는 것을 주된 목적으로 하는 비영리법인(대통령령으로 정하는 요건을 충족하는 법인만 해당한다)으로서 대통령령으로 정하는 바에 따라 기획재정부장관이 지정·고시하는 법인에 지출하는 기부금

2. 손금산입한도액: 다음 계산식에 따라 산출한 금액

> [기준소득금액(제44조, 제46조 및 제46조의5에 따른 양도손익은 제외하고 제1호에 따른 기부금과 제3항제1호에 따른 기부금을 손금에 산입하기 전의 해당 사업연도의 소득금액을 말한다. 이하 이 조에서 같다) − 제13조제1항제1호에 따른 결손금(제13조제1항 각 호 외의 부분 단서에 따라 각 사업연도 소득의 60퍼센트를 한도로 이월결손금 공제를 적용받는 법인은 기준소득금액의 60퍼센트를 한도로 한다.)]×50퍼센트

③ 내국법인이 각 사업연도에 지출한 기부금 및 제5항에 따라 이월된 기부금(제2항제1호에 따른 기부금은 제외한다) 중 제1호에 따른 기부금은 제2호에 따라 산출한 손금산입한도액 내에서 해당 사업연도의 소득금액을 계산할 때 손금에 산입하되, 손금산입한도액을 초과하는 금액은 손금에 산입하지 아니한다.

1. 사회복지·문화·예술·교육·종교·자선·학술 등 공익성을 고려하여 대통령령으로 정하는 기부금(제2항제1호에 따른 기부금은 제외한다. 이하 이 조에서 같다)
2. 손금산입한도액: 다음 계산식에 따라 산출한 금액

[기준소득금액 – 제13조제1항제1호에 따른 결손금(제13조제1항 각 호 외의 부분 단서에 따라 각 사업연도 소득의 60퍼센트를 한도로 이월결손금 공제를 적용받는 법인은 기준소득금액의 60퍼센트를 한도로 한다.) – 제2항에 따른 손금산입액(제5항에 따라 이월하여 손금에 산입한 금액을 포함한다.)] × 10퍼센트(사업연도 종료일 때 「사회적기업 육성법」 제2조제1호에 따른 사회적기업은 20퍼센트로 한다.)

④ 제2항제1호 및 제3항제1호 외의 기부금은 해당 사업연도의 소득금액을 계산할 때 손금에 산입하지 아니한다.

⑤ 내국법인이 각 사업연도에 지출하는 기부금 중 제2항 및 제3항에 따라 기부금의 손금산입한도액을 초과하여 손금에 산입하지 아니한 금액은 해당 사업연도의 다음 사업연도 개시일부터 10년 이내에 끝나는 각 사업연도로 이월하여 그 이월된 사업연도의 소득금액을 계산할 때 제2항제2호 및 제3항제2호에 따른 기부금 각각의 손금산입한도액의 범위에서 손금에 산입한다.

⑥ 제2항 및 제3항에 따라 손금에 산입하는 경우에는 제5항에 따라 이월된 금액을 해당 사업연도에 지출한 기부금보다 먼저 손금에 산입한다. 이 경우 이월된 금액은 먼저 발생한 이월금액부터 손금에 산입한다.

제25조(접대비의 손금불산입)

① 이 조에서 "접대비"란 접대, 교제, 사례 또는 그 밖에 어떠한 명목이든 상관없이 이와 유사한 목적으로 지출한 비용으로서 내국법인이 직접 또는 간접적으로 업무와 관련이 있는 자와 업무를 원활하게 진행하기 위하여 지출한 금액을 말한다.

② 내국법인이 한 차례의 접대에 지출한 접대비 중 대통령령으로 정하는 금액을 초과하는 접대비로서 다음 각 호의 어느 하나에 해당하지 아니하는 것은 각 사업연도의 소득금액을 계산할 때 손금에 산입하지 아니한다. 다만, 지출사실이 객관적으로 명백한 경우로서 다음 각 호의 어느 하나에 해당하는 접대비라는 증거자료를 구비하기 어려운 국외지역에서의 지출 및 농어민에 대한 지출 등 대통령령으로 정하는 지출은 그러하지 아니하다.

1. 다음 각 목의 어느 하나에 해당하는 것(이하 "신용카드등"이라 한다)을 사용하여 지출하는 접대비

가. 「여신전문금융업법」에 따른 신용카드(신용카드와 유사한 것으로서 대통령령으로 정하는 것을 포함한다. 이하 제117조에서 같다)

나. 「조세특례제한법」 제126조의2제1항제2호에 따른 현금영수증(이하 "현금영수증"이라 한다)

2. 제121조 및 「소득세법」 제163조에 따른 계산서 또는 「부가가치세법」 제32조 및 제35조에 따른 세금계산서를 발급받아 지출하는 접대비
3. 「부가가치세법」 제34조의2제2항에 따른 매입자발행세금계산서를 발행하여 지출하는 접대비
4. 대통령령으로 정하는 원천징수영수증을 발행하여 지출하는 접대비

③ 제2항제1호를 적용할 때 재화 또는 용역을 공급하는 신용카드등의 가맹점이 아닌 다른 가맹점의 명의로 작성된 매출전표 등을 발급받은 경우 해당 지출금액은 같은 항 같은 호에 따른 접대비로 보지 아니한다.

④ 내국법인이 각 사업연도에 지출한 접대비(제2항에 따라 손금에 산입하지 아니하는 금액은 제외한다)로서 다음 각 호의 금액의 합계액을 초과하는 금액은 해당 사업연도의 소득금액을 계산할 때 손금에 산입하지 아니한다.

1. 기본한도: 다음 계산식에 따라 계산한 금액

$$기본한도금액 = A \times B \times \frac{1}{12}$$

A: 1천200만원(중소기업의 경우에는 3천600만원)

B: 해당 사업연도의 개월 수[이 경우 개월 수는 역(曆)에 따라 계산하되, 1개월 미만의 일수는 1개월로 한다.]

2. 수입금액별 한도: 해당 사업연도의 수입금액(대통령령으로 정하는 수입금액만 해당한다)에 다음 표에 규정된 비율을 적용하여 산출한 금액. 다만, 특수관계인과의 거래에서 발생한 수입금액에 대해서는 그 수입금액에 다음 표에 규정된 비율을 적용하여 산출한 금액의 100분의 10에 상당하는 금액으로 한다.

수입금액	비율
가. 100억원 이하	0.3퍼센트
나. 100억원 초과 500억원 이하	3천만원+(수입금액-100억원)×0.2퍼센트
다. 500억원 초과	1억3천만원+(수입금액-500억원)×0.03퍼센트

⑤ 제4항을 적용할 때 부동산임대업을 주된 사업으로 하는 등 대통령령으로 정하는 요건에 해당하는 내국법인의 경우에는 같은 항 각 호의 금액의 합계액의 100분의 50을 초과하는 금액은 해당 사업연도의 소득금액을 계산할 때 손금에 산입하지 아니한다.

⑥ 접대비의 범위 및 가액의 계산, 지출증명 보관 등에 필요한 사항은 대통령령으로 정한다.

제26조(과다경비 등의 손금불산입)

다음 각 호의 손비 중 대통령령으로 정하는 바에 따라 과다하거나 부당하다고 인정하는 금액은 내국법인의 각 사업연도의 소득금액을 계산할 때 손금에 산입하지 아니한다.

1. 인건비
2. 복리후생비
3. 여비(旅費) 및 교육·훈련비
4. 법인이 그 법인 외의 자와 동일한 조직 또는 사업 등을 공동으로 운영하거나 경영함에 따라 발생되거나 지출된 손비
5. 제1호부터 제4호까지에 규정된 것 외에 법인의 업무와 직접 관련이 적다고 인정되는 경비로서 대통령령으로 정하는 것

제27조(업무와 관련 없는 비용의 손금불산입)

내국법인이 지출한 비용 중 다음 각 호의 금액은 각 사업연도의 소득금액을 계산할 때 손금에 산입하지 아니한다.

1. 해당 법인의 업무와 직접 관련이 없다고 인정되는 자산으로서 대통령령으로 정하는 자산을 취득·관리함으로써 생기는 비용 등 대통령령으로 정하는 금액
2. 제1호 외에 해당 법인의 업무와 직접 관련이 없다고 인정되는 지출금액으로서 대통령령으로 정하는 금액

제27조의2(업무용승용차 관련비용의 손금불산입 등 특례)

① 「개별소비세법」 제1조제2항제3호에 해당하는 승용자동차(운수업, 자동차판매업 등에서 사업에 직접 사용하는 승용자동차로서 대통령령으로 정하는 것과 연구개발을 목적으로 사용하는 승용자동차로서 대통령령으로 정하는 것은 제외하며, 이하 이 조에서 "업무용승용차"라 한다)에 대한 감가상각비는 각 사업연도의 소득금액을 계산할 때 대통령령으로 정하는 바에 따라 손금에 산입하여야 한다.

② 내국법인이 업무용승용차를 취득하거나 임차함에 따라 해당 사업연도에 발생하는 감가상각비, 임차료, 유류비 등 대통령령으로 정하는 비용(이하 이 조에서 "업무용승용차 관련비용"이라 한다) 중 대통령령으로 정하는 업무용 사용금액(이하 이 조에서 "업무사용금액"이라 한다)에 해당하지 아니하는 금액은 해당 사업연도의 소득금액을 계산할 때 손금에 산입하지 아니한다.

③ 제2항을 적용할 때 업무사용금액 중 다음 각 호의 구분에 해당하는 비용이 해당 사업연도에 각각 800만원(해당 사업연도가 1년 미만인 경우 800만원에 해당 사업연도의 월수를 곱하고 이를 12로 나누어 산출한 금액을 말하고, 사업연도 중 일부 기간 동안 보유하거나 임차한 경

우에는 800만원에 해당 보유기간 또는 임차기간 월수를 곱하고 이를 사업연도 월수로 나누어 산출한 금액을 말한다)을 초과하는 경우 그 초과하는 금액(이하 이 조에서 "감가상각비 한도초과액"이라 한다)은 해당 사업연도의 손금에 산입하지 아니하고 대통령령으로 정하는 방법에 따라 이월하여 손금에 산입한다.

1. 업무용승용차별 감가상각비
2. 업무용승용차별 임차료 중 대통령령으로 정하는 감가상각비 상당액

④ 업무용승용차를 처분하여 발생하는 손실로서 업무용승용차별로 800만원(해당 사업연도가 1년 미만인 경우 800만원에 해당 사업연도의 월수를 곱하고 이를 12로 나누어 산출한 금액을 말한다)을 초과하는 금액은 대통령령으로 정하는 방법에 따라 이월하여 손금에 산입한다.

⑤ 제3항과 제4항을 적용할 때 부동산임대업을 주된 사업으로 하는 등 대통령령으로 정하는 요건에 해당하는 내국법인의 경우에는 "800만원"을 각각 "400만원"으로 한다.

⑥ 제1항부터 제5항까지에 따라 업무용승용차 관련비용 등을 손금에 산입한 법인은 대통령령으로 정하는 바에 따라 업무용승용차 관련비용 등에 관한 명세서를 납세지 관할 세무서장에게 제출하여야 한다.

⑦ 업무사용금액의 계산방법, 감가상각비 한도초과액의 계산 및 이월방법과 그 밖에 필요한 사항은 대통령령으로 정한다.

제28조(지급이자의 손금불산입)

① 다음 각 호의 차입금의 이자는 내국법인의 각 사업연도의 소득금액을 계산할 때 손금에 산입하지 아니한다.

1. 대통령령으로 정하는 채권자가 불분명한 사채의 이자
2. 「소득세법」 제16조제1항제1호 · 제2호 · 제5호 및 제8호에 따른 채권 · 증권의 이자 · 할인액 또는 차익 중 그 지급받은 자가 불분명한 것으로서 대통령령으로 정하는 것
3. 대통령령으로 정하는 건설자금에 충당한 차입금의 이자
4. 다음 각 목의 어느 하나에 해당하는 자산을 취득하거나 보유하고 있는 내국법인이 각 사업연도에 지급한 차입금의 이자 중 대통령령으로 정하는 바에 따라 계산한 금액(차입금 중 해당 자산가액에 상당하는 금액의 이자를 한도로 한다)
   가. 제27조제1호에 해당하는 자산
   나. 특수관계인에게 해당 법인의 업무와 관련 없이 지급한 가지급금 등으로서 대통령령으로 정하는 것

② 건설자금에 충당한 차입금의 이자에서 제1항제3호에 따른 이자를 뺀 금액으로서 대통령령으로 정하는 금액은 내국법인의 각 사업연도의 소득금액을 계산할 때 손금에 산입하지 아니할 수 있다.

③ 제1항 각 호에 따른 차입금의 이자의 손금불산입에 관한 규정이 동시에 적용되는 경우에는 대통령령으로 정하는 순위에 따라 적용한다.

④ 제1항에 따른 차입금 및 차입금의 이자의 범위와 계산 등에 필요한 사항은 대통령령으로 정한다.

제29조(비영리내국법인의 고유목적사업준비금의 손금산입)

① 비영리내국법인(법인으로 보는 단체의 경우에는 대통령령으로 정하는 단체만 해당한다. 이하 이 조에서 같다)이 각 사업연도의 결산을 확정할 때 그 법인의 고유목적사업이나 제24조제3항제1호에 따른 기부금(이하 이 조에서 "고유목적사업등"이라 한다)에 지출하기 위하여 고유목적사업준비금을 손비로 계상한 경우에는 다음 각 호의 구분에 따른 금액의 합계액(제2호에 따른 수익사업에서 결손금이 발생한 경우에는 제1호 각 목의 금액의 합계액에서 그 결손금 상당액을 차감한 금액을 말한다)의 범위에서 그 계상한 고유목적사업준비금을 해당 사업연도의 소득금액을 계산할 때 손금에 산입한다.

1. 다음 각 목의 금액
   가. 「소득세법」 제16조제1항 각 호(같은 항 제11호에 따른 비영업대금의 이익은 제외한다)에 따른 이자소득의 금액
   나. 「소득세법」 제17조제1항 각 호에 따른 배당소득의 금액. 다만, 「상속세 및 증여세법」 제16조 또는 제48조에 따라 상속세 과세가액 또는 증여세 과세가액에 산입되거나 증여세가 부과되는 주식등으로부터 발생한 배당소득의 금액은 제외한다.
   다. 특별법에 따라 설립된 비영리내국법인이 해당 법률에 따른 복지사업으로서 그 회원이나 조합원에게 대출한 융자금에서 발생한 이자금액
2. 그 밖의 수익사업에서 발생한 소득에 100분의 50(「공익법인의 설립·운영에 관한 법률」에 따라 설립된 법인으로서 고유목적사업등에 대한 지출액 중 100분의 50 이상의 금액을 장학금으로 지출하는 법인의 경우에는 100분의 80)을 곱하여 산출한 금액

② 제1항을 적용할 때 「주식회사 등의 외부감사에 관한 법률」 제2조제7호 및 제9조에 따른 감사인의 회계감사를 받는 비영리내국법인이 고유목적사업준비금을 제60조제2항제2호에 따른 세무조정계산서에 계상하고 그 금액 상당액을 해당 사업연도의 이익처분을 할 때 고유목적사업준비금으로 적립한 경우에는 그 금액을 결산을 확정할 때 손비로 계상한 것으로 본다.

③ 제1항에 따라 고유목적사업준비금을 손금에 산입한 비영리내국법인이 고유목적사업등에 지출한 금액이 있는 경우에는 그 금액을 먼저 계상한 사업연도의 고유목적사업준비금부터 차례로 상계(相計)하여야 한다. 이 경우 고유목적사업등에 지출한 금액이 직전 사업연도 종료일 현재의 고유목적사업준비금의 잔액을 초과한 경우 초과하는 금액은 그 사업연도에 계상할 고유목적사업준비금에서 지출한 것으로 본다.

④ 제1항에 따라 고유목적사업준비금을 손금에 산입한 비영리내국법인이 사업에 관한 모든 권리와 의무를 다른 비영리내국법인에 포괄적으로 양도하고 해산하는 경우에는 해산등기일 현재의 고유목적사업준비금 잔액은 그 다른 비영리내국법인이 승계할 수 있다.

⑤ 제1항에 따라 손금에 산입한 고유목적사업준비금의 잔액이 있는 비영리내국법인이 다음 각 호의 어느 하나에 해당하게 된 경우 그 잔액은 해당 사유가 발생한 날이 속하는 사업연도의 소득금액을 계산할 때 익금에 산입한다.

1. 해산한 경우(제4항에 따라 고유목적사업준비금을 승계한 경우는 제외한다)
2. 고유목적사업을 전부 폐지한 경우
3. 법인으로 보는 단체가 「국세기본법」 제13조제3항에 따라 승인이 취소되거나 거주자로 변경된 경우
4. 고유목적사업준비금을 손금에 산입한 사업연도의 종료일 이후 5년이 되는 날까지 고유목적사업등에 사용하지 아니한 경우(5년 내에 사용하지 아니한 잔액으로 한정한다)

⑥ 제1항에 따라 손금에 산입한 고유목적사업준비금의 잔액이 있는 비영리내국법인은 고유목적사업준비금을 손금에 산입한 사업연도의 종료일 이후 5년 이내에 그 잔액 중 일부를 감소시켜 익금에 산입할 수 있다. 이 경우 먼저 손금에 산입한 사업연도의 잔액부터 차례로 감소시킨 것으로 본다.

⑦ 제5항제4호 및 제6항에 따라 고유목적사업준비금의 잔액을 익금에 산입하는 경우에는 대통령령으로 정하는 바에 따라 계산한 이자상당액을 해당 사업연도의 법인세에 더하여 납부하여야 한다.

⑧ 제1항은 이 법이나 다른 법률에 따라 감면 등을 적용받는 경우 등 대통령령으로 정하는 경우에는 적용하지 아니한다.

⑨ 제1항을 적용하려는 비영리내국법인은 대통령령으로 정하는 바에 따라 해당 준비금의 계상 및 지출에 관한 명세서를 비치·보관하고 이를 납세지 관할 세무서장에게 제출하여야 한다.

⑩ 제1항부터 제5항까지의 규정에 따른 고유목적사업의 범위 및 승계, 수익사업에서 발생한 소득의 계산 등에 필요한 사항은 대통령령으로 정한다.

제33조(퇴직급여충당금의 손금산입)

① 내국법인이 각 사업연도의 결산을 확정할 때 임원이나 직원의 퇴직급여에 충당하기 위하여 퇴직급여충당금을 손비로 계상한 경우에는 대통령령으로 정하는 바에 따라 계산한 금액의 범위에서 그 계상한 퇴직급여충당금을 해당 사업연도의 소득금액을 계산할 때 손금에 산입한다.

② 제1항에 따라 퇴직급여충당금을 손금에 산입한 내국법인이 임원이나 직원에게 퇴직금을 지급하는 경우에는 그 퇴직급여충당금에서 먼저 지급한 것으로 본다.

③ 제1항에 따라 퇴직급여충당금을 손금에 산입한 내국법인이 합병하거나 분할하는 경우 그 법인의 합병등기일 또는 분할등기일 현재의 해당 퇴직급여충당금 중 합병법인·분할신설법인 또는 분할합병의 상대방 법인(이하 "합병법인등"이라 한다)이 승계받은 금액은 그 합병법인등이 합병등기일 또는 분할등기일에 가지고 있는 퇴직급여충당금으로 본다.

④ 사업자가 그 사업을 내국법인에게 포괄적으로 양도하는 경우에 관하여는 제3항을 준용한다.

⑤ 제1항을 적용하려는 내국법인은 대통령령으로 정하는 바에 따라 퇴직급여충당금에 관한 명세서를 납세지 관할 세무서장에게 제출하여야 한다.

⑥ 제1항부터 제4항까지의 규정에 따른 퇴직급여충당금의 처리에 필요한 사항은 대통령령으로 정한다.

제34조(대손충당금의 손금산입)

① 내국법인이 각 사업연도의 결산을 확정할 때 외상매출금, 대여금 및 그 밖에 이에 준하는 채권의 대손(貸損)에 충당하기 위하여 대손충당금을 손비로 계상한 경우에는 대통령령으로 정하는 바에 따라 계산한 금액의 범위에서 그 계상한 대손충당금을 해당 사업연도의 소득금액을 계산할 때 손금에 산입한다.

② 제1항은 제19조의2제2항 각 호의 어느 하나에 해당하는 채권에는 적용하지 아니한다.

③ 제1항에 따라 대손충당금을 손금에 산입한 내국법인은 대손금이 발생한 경우 그 대손금을 대손충당금과 먼저 상계하여야 하고, 상계하고 남은 대손충당금의 금액은 다음 사업연도의 소득금액을 계산할 때 익금에 산입한다.

④ 제1항에 따라 대손충당금을 손금에 산입한 내국법인이 합병하거나 분할하는 경우 그 법인의 합병등기일 또는 분할등기일 현재의 해당 대손충당금 중 합병법인등이 승계(해당 대손충당금에 대응하는 채권이 함께 승계되는 경우만 해당한다)받은 금액은 그 합병법인등이 합병등기일 또는 분할등기일에 가지고 있는 대손충당금으로 본다.

⑤ 제1항을 적용하려는 내국법인은 대통령령으로 정하는 바에 따라 대손충당금 명세서를 납세지 관할 세무서장에게 제출하여야 한다.

⑥ 제1항에 따른 외상매출금, 대여금 및 그 밖에 이에 준하는 채권의 범위와 대손충당금 처리에 필요한 사항은 대통령령으로 정한다.

제35조(구상채권상각충당금의 손금산입)

① 법률에 따라 신용보증사업을 하는 내국법인 중 대통령령으로 정하는 법인이 각 사업연도의 결산을 확정할 때 구상채권상각충당금(求償債權償却充當金)을 손비로 계상한 경우에는 대통령령으로 정하는 바에 따라 계산한 금액의 범위에서 그 계상한 구상채권상각충당금을 해당 사업연도의 소득금액을 계산할 때 손금에 산입한다.

② 제1항을 적용할 때 한국채택국제회계기준을 적용하는 법인 중 대통령령으로 정하는 법인이 구상채권상각충당금을 제60조제2항제2호에 따른 세무조정계산서에 계상하고 그 금액 상당액을 해당 사업연도의 이익처분을 할 때 구상채권상각충당금으로 적립한 경우에는 대통령령으로 정하는 바에 따라 계산한 금액의 범위에서 그 금액을 결산을 확정할 때 손비로 계상한 것으로 본다.

③ 제1항에 따라 구상채권상각충당금을 손금에 산입한 내국법인은 신용보증사업으로 인하여 발생한 구상채권 중 대통령령으로 정하는 대손금이 발생한 경우 그 대손금을 구상채권상각충당금과 먼저 상계하고, 상계하고 남은 구상채권상각충당금의 금액은 다음 사업연도의 소득금액을 계산할 때 익금에 산입한다.

④ 제1항을 적용하려는 내국법인은 대통령령으로 정하는 바에 따라 구상채권상각충당금에 관한 명세서를 납세지 관할 세무서장에게 제출하여야 한다.

⑤ 제1항에 따른 구상채권상각충당금의 처리에 필요한 사항은 대통령령으로 정한다.

제36조(국고보조금등으로 취득한 사업용자산가액의 손금산입)

① 내국법인이 「보조금 관리에 관한 법률」, 「지방재정법」, 그 밖에 대통령령으로 정하는 법률에 따라 보조금 등(이하 이 조에서 "국고보조금등"이라 한다)을 지급받아 그 지급받은 날이 속하는 사업연도의 종료일까지 대통령령으로 정하는 사업용자산(이하 이 조에서 "사업용자산"이라 한다)을 취득하거나 개량하는 데에 사용한 경우 또는 사업용자산을 취득하거나 개량하고 이에 대한 국고보조금등을 사후에 지급받은 경우에는 해당 사업용자산의 가액 중 그 사업용자산의 취득 또는 개량에 사용된 국고보조금등 상당액을 대통령령으로 정하는 바에 따라 그 사업연도의 소득금액을 계산할 때 손금에 산입할 수 있다.

② 국고보조금등을 지급받은 날이 속하는 사업연도의 종료일까지 사업용자산을 취득하거나 개량하지 아니한 내국법인이 그 사업연도의 다음 사업연도 개시일부터 1년 이내에 사업용자산을 취득하거나 개량하려는 경우에는 취득 또는 개량에 사용하려는 국고보조금등의 금액을 제1항을 준용하여 손금에 산입할 수 있다. 이 경우 허가 또는 인가의 지연 등 대통령령으로 정하는 사유로 국고보조금등을 기한 내에 사용하지 못한 경우에는 해당 사유가 끝나는 날이 속하는 사업연도의 종료일을 그 기한으로 본다.

③ 제2항에 따라 국고보조금등 상당액을 손금에 산입한 내국법인이 손금에 산입한 금액을 기한 내에 사업용자산의 취득 또는 개량에 사용하지 아니하거나 사용하기 전에 폐업 또는 해산하는 경우 그 사용하지 아니한 금액은 해당 사유가 발생한 날이 속하는 사업연도의 소득금액을 계산할 때 익금에 산입한다. 다만, 합병하거나 분할하는 경우로서 합병법인등이 그 금액을 승계한 경우는 제외하며, 이 경우 그 금액은 합병법인등이 제2항에 따라 손금에 산입한 것으로 본다.

④ 제1항을 적용할 때 내국법인이 국고보조금등을 금전 외의 자산으로 받아 사업에 사용한 경우에는 사업용자산의 취득 또는 개량에 사용된 것으로 본다.

⑤ 제1항과 제2항을 적용하려는 내국법인은 대통령령으로 정하는 바에 따라 국고보조금등과 국고보조금등으로 취득한 사업용자산의 명세서(제2항의 경우에는 국고보조금등의 사용계획서)를 납세지 관할 세무서장에게 제출하여야 한다.

⑥ 제1항부터 제3항까지의 규정을 적용할 때 손금산입액 및 익금산입액의 계산과 그 산입방법 등에 관하여 필요한 사항은 대통령령으로 정한다.

제37조(공사부담금으로 취득한 사업용자산가액의 손금산입)

① 다음 각 호의 어느 하나에 해당하는 사업을 하는 내국법인이 그 사업에 필요한 시설을 하기 위하여 해당 시설의 수요자 또는 편익을 받는 자로부터 그 시설을 구성하는 토지 등 유형자산 및 무형자산(이하 이 조에서 "사업용자산"이라 한다)을 제공받은 경우 또는 금전 등(이하 이 조에서 "공사부담금"이라 한다)을 제공받아 그 제공받은 날이 속하는 사업연도의 종료일까지 사업용자산의 취득에 사용하거나 사업용자산을 취득하고 이에 대한 공사부담금을 사후에 제공받은 경우에는 해당 사업용자산의 가액(공사부담금을 제공받은 경우에는 그 사업용자산의 취득에 사용된 공사부담금 상당액)을 대통령령으로 정하는 바에 따라 그 사업연도의 소득금액을 계산할 때 손금에 산입할 수 있다.

1. 「전기사업법」에 따른 전기사업
2. 「도시가스사업법」에 따른 도시가스사업
3. 「액화석유가스의 안전관리 및 사업법」에 따른 액화석유가스 충전사업, 액화석유가스 집단공급사업 및 액화석유가스 판매사업
4. 「집단에너지사업법」 제2조제2호에 따른 집단에너지공급사업
5. 제1호부터 제4호까지의 사업과 유사한 사업으로서 대통령령으로 정하는 것

② 공사부담금으로 사업용자산을 취득하는 경우의 손금산입 등에 관하여는 제36조제2항 및 제3항을 준용한다.

③ 제1항과 제2항을 적용하려는 내국법인은 대통령령으로 정하는 바에 따라 그 제공받은 사업용자산 및 공사부담금과 공사부담금으로 취득한 사업용자산의 명세서(제2항의 경우에는 공사부담금의 사용계획서)를 납세지 관할 세무서장에게 제출하여야 한다.

④ 제1항과 제2항을 적용할 때 손금산입액 및 익금산입액의 계산과 그 산입방법 등에 관하여 필요한 사항은 대통령령으로 정한다.

제38조(보험차익으로 취득한 자산가액의 손금산입)

① 내국법인이 유형자산(이하 이 조에서 "보험대상자산"이라 한다)의 멸실(滅失)이나 손괴(損壞)로 인하여 보험금을 지급받아 그 지급받은 날이 속하는 사업연도의 종료일까지 멸실한 보험

대상자산과 같은 종류의 자산을 대체 취득하거나 손괴된 보험대상자산을 개량(그 취득한 자산의 개량을 포함한다)하는 경우에는 해당 자산의 가액 중 그 자산의 취득 또는 개량에 사용된 보험차익 상당액을 대통령령으로 정하는 바에 따라 그 사업연도의 소득금액을 계산할 때 손금에 산입할 수 있다.

② 보험차익으로 자산을 취득하거나 개량하는 경우의 손금산입 등에 관하여는 제36조제2항 및 제3항을 준용한다. 이 경우 제36조제2항 중 "1년"은 "2년"으로 본다.

③ 제1항과 제2항을 적용하려는 내국법인은 대통령령으로 정하는 바에 따라 그 지급받은 보험금과 보험금으로 취득하거나 개량한 자산의 명세서(제2항의 경우에는 보험차익의 사용계획서)를 납세지 관할 세무서장에게 제출하여야 한다.

④ 제1항과 제2항을 적용할 때 손금산입액 및 익금산입액의 계산과 그 산입방법 등에 관하여 필요한 사항은 대통령령으로 정한다.

제40조(손익의 귀속사업연도)

① 내국법인의 각 사업연도의 익금과 손금의 귀속사업연도는 그 익금과 손금이 확정된 날이 속하는 사업연도로 한다.

② 제1항에 따른 익금과 손금의 귀속사업연도의 범위 등에 관하여 필요한 사항은 대통령령으로 정한다.

제41조(자산의 취득가액)

① 내국법인이 매입·제작·교환 및 증여 등에 의하여 취득한 자산의 취득가액은 다음 각 호의 구분에 따른 금액으로 한다.

1. 타인으로부터 매입한 자산(대통령령으로 정하는 금융자산은 제외한다): 매입가액에 부대비용을 더한 금액
2. 자기가 제조·생산 또는 건설하거나 그 밖에 이에 준하는 방법으로 취득한 자산: 제작원가(制作原價)에 부대비용을 더한 금액
3. 그 밖의 자산: 취득 당시의 대통령령으로 정하는 금액

② 제1항에 따른 매입가액 및 부대비용의 범위 등 자산의 취득가액의 계산에 필요한 사항은 대통령령으로 정한다.

제42조(자산·부채의 평가)

① 내국법인이 보유하는 자산과 부채의 장부가액을 증액 또는 감액(감가상각은 제외하며, 이하 이 조에서 "평가"라 한다)한 경우에는 그 평가일이 속하는 사업연도와 그 후의 각 사업연도의 소득금액을 계산할 때 그 자산과 부채의 장부가액은 평가 전의 가액으로 한다. 다만, 다음 각 호의 어느 하나에 해당하는 경우에는 그러하지 아니하다.

1. 「보험업법」이나 그 밖의 법률에 따른 유형자산 및 무형자산 등의 평가(장부가액을 증액한 경우만 해당한다)

2. 재고자산(在庫資産) 등 대통령령으로 정하는 자산과 부채의 평가

② 제1항제2호에 따른 자산과 부채는 그 자산 및 부채별로 대통령령으로 정하는 방법에 따라 평가하여야 한다.

③ 제1항과 제2항에도 불구하고 다음 각 호의 어느 하나에 해당하는 자산은 대통령령으로 정하는 방법에 따라 그 장부가액을 감액할 수 있다.

1. 재고자산으로서 파손·부패 등의 사유로 정상가격으로 판매할 수 없는 것

2. 유형자산으로서 천재지변·화재 등 대통령령으로 정하는 사유로 파손되거나 멸실된 것

3. 대통령령으로 정하는 주식등으로서 해당 주식등의 발행법인이 다음 각 목의 어느 하나에 해당하는 것

가. 부도가 발생한 경우

나. 「채무자 회생 및 파산에 관한 법률」에 따른 회생계획인가의 결정을 받은 경우

다. 「기업구조조정 촉진법」에 따른 부실징후기업이 된 경우

라. 파산한 경우

④ 제2항과 제3항에 따라 자산과 부채를 평가한 내국법인은 대통령령으로 정하는 바에 따라 그 자산과 부채의 평가에 관한 명세서를 납세지 관할 세무서장에게 제출하여야 한다.

⑤ 제2항과 제3항에 따라 자산과 부채를 평가함에 따라 발생하는 평가이익이나 평가손실의 처리 등에 필요한 사항은 대통령령으로 정한다.

제43조(기업회계기준과 관행의 적용)

내국법인의 각 사업연도의 소득금액을 계산할 때 그 법인이 익금과 손금의 귀속사업연도와 자산·부채의 취득 및 평가에 관하여 일반적으로 공정·타당하다고 인정되는 기업회계기준을 적용하거나 관행(慣行)을 계속 적용하여 온 경우에는 이 법 및 「조세특례제한법」에서 달리 규정하고 있는 경우를 제외하고는 그 기업회계기준 또는 관행에 따른다.

제50조(교환으로 인한 자산양도차익 상당액의 손금산입)

① 대통령령으로 정하는 사업을 하는 내국법인이 2년 이상 그 사업에 직접 사용하던 자산으로서 대통령령으로 정하는 자산(이하 이 조에서 "사업용자산"이라 한다)을 특수관계인 외의 다른 내국법인이 2년 이상 그 사업에 직접 사용하던 동일한 종류의 사업용자산(이하 이 조에서 "교환취득자산"이라 한다)과 교환(대통령령으로 정하는 여러 법인 간의 교환을 포함한다)하는 경우 그 교환취득자산의 가액 중 교환으로 발생한 사업용자산의 양도차익 상당액은 대통령령으로 정하는 바에 따라 해당 사업연도의 소득금액을 계산할 때 손금에 산입할 수 있다.

② 제1항은 내국법인이 교환취득자산을 교환일이 속하는 사업연도의 종료일까지 그 내국법인의 사업에 사용하는 경우에만 적용한다.

③ 제1항을 적용받으려는 내국법인은 대통령령으로 정하는 바에 따라 자산 교환에 관한 명세서를 납세지 관할 세무서장에게 제출하여야 한다.

④ 제1항을 적용할 때 손금산입액 및 그 금액의 익금산입 방법 등에 관하여 필요한 사항은 대통령령으로 정한다.

제51조(비과세소득) 내국법인의 각 사업연도 소득 중 「공익신탁법」에 따른 공익신탁의 신탁재산에서 생기는 소득에 대하여는 각 사업연도의 소득에 대한 법인세를 과세하지 아니한다.

제55조(세율)

① 내국법인의 각 사업연도의 소득에 대한 법인세는 제13조에 따른 과세표준에 다음 표의 세율을 적용하여 계산한 금액(제55조의2에 따른 토지등 양도소득에 대한 법인세액 및 「조세특례제한법」 제100조의32에 따른 투자·상생협력 촉진을 위한 과세특례를 적용하여 계산한 법인세액이 있으면 이를 합한 금액으로 한다. 이하 "산출세액"이라 한다)을 그 세액으로 한다.

과세표준	세율
2억원 이하	과세표준의 100분의 10
2억원 초과 200억원 이하	2천만원+(2억원을 초과하는 금액의 100분의 20)
200억원 초과 3천억원 이하	39억8천만원+(200억원을 초과하는 금액의 100분의 22)
3천억 초과	655억8천만원+(3천억원을 초과하는 금액의 100분의 25)

② 사업연도가 1년 미만인 내국법인의 각 사업연도의 소득에 대한 법인세는 그 사업연도의 제13조를 적용하여 계산한 금액을 그 사업연도의 월수로 나눈 금액에 12를 곱하여 산출한 금액을 그 사업연도의 과세표준으로 하여 제1항에 따라 계산한 세액에 그 사업연도의 월수를 12로 나눈 수를 곱하여 산출한 세액을 그 세액으로 한다. 이 경우 월수의 계산은 대통령령으로 정하는 방법으로 한다.

제58조(재해손실에 대한 세액공제)

① 내국법인이 각 사업연도 중 천재지변이나 그 밖의 재해(이하 "재해"라 한다)로 인하여 대통령령으로 정하는 자산총액(이하 이 조에서 "자산총액"이라 한다)의 100분의 20 이상을 상실하여 납세가 곤란하다고 인정되는 경우에는 다음 각 호의 법인세액에 그 상실된 자산의 가액이 상실 전의 자산총액에서 차지하는 비율을 곱하여 계산한 금액(상실된 자산의 가액을 한도로 한다)을 그 세액에서 공제한다. 이 경우 자산의 가액에는 토지의 가액을 포함하지 아니한다.

1. 재해 발생일 현재 부과되지 아니한 법인세와 부과된 법인세로서 미납된 법인세
2. 재해 발생일이 속하는 사업연도의 소득에 대한 법인세

② 제1항에 따른 세액공제를 받으려는 내국법인은 대통령령으로 정하는 바에 따라 납세지 관할 세무서장에게 신청하여야 한다.

③ 납세지 관할 세무서장은 제2항에 따라 제1항제1호의 법인세(신고기한이 지나지 아니한 것은 제외한다)에 대한 공제신청을 받으면 그 공제세액을 결정하여 해당 법인에 알려야 한다.

④ 제1항부터 제3항까지의 규정을 적용할 때 자산 상실 비율의 계산 등 재해손실 세액공제에 필요한 사항은 대통령령으로 정한다.

제58조의3(사실과 다른 회계처리로 인한 경정에 따른 세액공제)

① 내국법인이 다음 각 호의 요건을 모두 충족하는 사실과 다른 회계처리를 하여 과세표준 및 세액을 과다하게 계상함으로써 「국세기본법」 제45조의2에 따라 경정을 청구하여 경정을 받은 경우에는 과다 납부한 세액을 환급하지 아니하고 그 경정일이 속하는 사업연도부터 각 사업연도의 법인세액에서 과다 납부한 세액을 공제한다. 이 경우 각 사업연도별로 공제하는 금액은 과다 납부한 세액의 100분의 20을 한도로 하고, 공제 후 남아 있는 과다 납부한 세액은 이후 사업연도에 이월하여 공제한다.

1. 「자본시장과 금융투자업에 관한 법률」 제159조에 따른 사업보고서 및 「주식회사 등의 외부감사에 관한 법률」 제23조에 따른 감사보고서를 제출할 때 수익 또는 자산을 과다 계상하거나 손비 또는 부채를 과소 계상할 것
2. 내국법인, 감사인 또는 그에 소속된 공인회계사가 대통령령으로 정하는 경고·주의 등의 조치를 받을 것

② 제1항을 적용할 때 내국법인이 해당 사실과 다른 회계처리와 관련하여 그 경정일이 속하는 사업연도 이전의 사업연도에 「국세기본법」 제45조에 따른 수정신고를 하여 납부할 세액이 있는 경우에는 그 납부할 세액에서 제1항에 따른 과다 납부한 세액을 과다 납부한 세액의 100분의 20을 한도로 먼저 공제하여야 한다.

③ 제1항 및 제2항에 따라 과다 납부한 세액을 공제받은 내국법인으로서 과다 납부한 세액이 남아있는 내국법인이 해산하는 경우에는 다음 각 호에 따른다.

1. 합병 또는 분할에 따라 해산하는 경우: 합병법인 또는 분할신설법인(분할합병의 상대방 법인을 포함한다)이 남아 있는 과다 납부한 세액을 승계하여 제1항에 따라 세액공제한다.
2. 제1호 외의 방법에 따라 해산하는 경우: 납세지 관할 세무서장 또는 관할지방국세청장은 남아 있는 과다 납부한 세액에서 제77조에 따른 청산소득에 대한 법인세 납부세액을 빼고 남은 금액을 즉시 환급하여야 한다.

④ 제1항부터 제3항까지의 규정에 따른 세액공제와 관련한 구체적인 방법, 절차 및 공제 후 남아 있는 과다 납부한 세액의 이월공제 방법 등은 대통령령으로 정한다.

제59조(감면 및 세액공제액의 계산)

① 이 법 및 다른 법률을 적용할 때 법인세의 감면에 관한 규정과 세액공제에 관한 규정이 동시에 적용되는 경우에 그 적용순위는 별도의 규정이 있는 경우 외에는 다음 각 호의 순서에 따른다. 이 경우 제1호와 제2호의 금액을 합한 금액이 법인이 납부할 법인세액(제55조의2에 따른 토지등 양도소득에 대한 법인세액, 「조세특례제한법」 제100조의32에 따른 투자·상생협력 촉진을 위한 과세특례를 적용하여 계산한 법인세액 및 가산세는 제외한다)을 초과하는 경우에는 그 초과하는 금액은 없는 것으로 본다.

1. 각 사업연도의 소득에 대한 세액 감면(면제를 포함한다)
2. 이월공제(移越控除)가 인정되지 아니하는 세액공제
3. 이월공제가 인정되는 세액공제. 이 경우 해당 사업연도 중에 발생한 세액공제액과 이월된 미공제액이 함께 있을 때에는 이월된 미공제액을 먼저 공제한다.
4. 제58조의3에 따른 세액공제. 이 경우 해당 세액공제액과 이월된 미공제액이 함께 있을 때에는 이월된 미공제액을 먼저 공제한다.

② 제1항제1호에 따른 세액 감면 또는 면제를 하는 경우 그 감면 또는 면제되는 세액은 별도의 규정이 있는 경우를 제외하고는 산출세액(제55조의2에 따른 토지등 양도소득에 대한 법인세액 및 「조세특례제한법」 제100조의32에 따른 투자·상생협력 촉진을 위한 과세특례를 적용하여 계산한 법인세액은 제외한다)에 그 감면 또는 면제되는 소득이 제13조에 따른 과세표준에서 차지하는 비율(100분의 100을 초과하는 경우에는 100분의 100)을 곱하여 산출한 금액(감면의 경우에는 그 금액에 해당 감면율을 곱하여 산출한 금액)으로 한다.

제60조(과세표준 등의 신고)

① 납세의무가 있는 내국법인은 각 사업연도의 종료일이 속하는 달의 말일부터 3개월(제60조의2제1항 본문에 따라 내국법인이 성실신고확인서를 제출하는 경우에는 4개월로 한다) 이내에 대통령령으로 정하는 바에 따라 그 사업연도의 소득에 대한 법인세의 과세표준과 세액을 납세지 관할 세무서장에게 신고하여야 한다.

② 제1항에 따른 신고를 할 때에는 그 신고서에 다음 각 호의 서류를 첨부하여야 한다.

1. 기업회계기준을 준용하여 작성한 개별 내국법인의 재무상태표·포괄손익계산서 및 이익잉여금처분계산서(또는 결손금처리계산서)
2. 대통령령으로 정하는 바에 따라 작성한 세무조정계산서(이하 "세무조정계산서"라 한다)
3. 그 밖에 대통령령으로 정하는 서류

③ 제1항은 내국법인으로서 각 사업연도의 소득금액이 없거나 결손금이 있는 법인의 경우에도 적용한다.

④ 내국법인이 합병 또는 분할로 해산하는 경우에 제1항에 따른 신고를 할 때에는 그 신고서에 다음 각 호의 서류를 첨부하여야 한다.

1. 합병등기일 또는 분할등기일 현재의 피합병법인·분할법인 또는 소멸한 분할합병의 상대방법인의 재무상태표와 합병법인등이 그 합병 또는 분할에 따라 승계한 자산 및 부채의 명세서
2. 그 밖에 대통령령으로 정하는 서류

⑤ 제1항에 따른 신고를 할 때 그 신고서에 제2항제1호 및 제2호의 서류를 첨부하지 아니하는 경우 이 법에 따른 신고로 보지 아니한다. 다만, 제4조제3항제1호 및 제7호에 따른 수익사업을 하지 아니하는 비영리내국법인은 그러하지 아니하다.

⑥ 납세지 관할 세무서장 및 관할지방국세청장은 제1항과 제2항에 따라 제출된 신고서 또는 그 밖의 서류에 미비한 점이 있거나 오류가 있을 때에는 보정할 것을 요구할 수 있다.

⑦ 제1항에도 불구하고 「주식회사 등의 외부감사에 관한 법률」 제4조에 따라 감사인(監査人)에 의한 감사를 받아야 하는 내국법인이 해당 사업연도의 감사가 종결되지 아니하여 결산이 확정되지 아니하였다는 사유로 대통령령으로 정하는 바에 따라 신고기한의 연장을 신청한 경우에는 그 신고기한을 1개월의 범위에서 연장할 수 있다.

⑧ 제7항에 따라 신고기한이 연장된 내국법인이 세액을 납부할 때에는 기한 연장일수에 금융회사 등의 이자율을 고려하여 대통령령으로 정하는 이자율을 적용하여 계산한 금액을 가산하여 납부하여야 한다. 이 경우 기한 연장일수는 제1항에 따른 신고기한의 다음 날부터 신고 및 납부가 이루어진 날(연장기한까지 신고납부가 이루어진 경우만 해당한다) 또는 연장된 날까지의 일수로 한다.

⑨ 기업회계와 세무회계의 정확한 조정 또는 성실한 납세를 위하여 필요하다고 인정하여 대통령령으로 정하는 내국법인의 경우 세무조정계산서는 다음 각 호의 어느 하나에 해당하는 자로서 대통령령으로 정하는 조정반에 소속된 자가 작성하여야 한다.

1. 「세무사법」에 따른 세무사등록부에 등록한 세무사
2. 「세무사법」에 따른 세무사등록부 또는 세무대리업무등록부에 등록한 공인회계사
3. 「세무사법」에 따른 세무사등록부에 등록한 변호사

[헌법불합치, 2016헌마116 , 2018. 4. 26., 법인세법(2015. 12. 15. 법률 제13555호로 개정된 것) 제60조 제9항 제3호는 헌법에 합치되지 아니한다. 위 각 법률조항은 2019. 12. 31.을 시한으로 개정될 때까지 계속 적용된다.]

제60조의2(성실신고확인서 제출)

① 다음 각 호의 어느 하나에 해당하는 내국법인은 성실한 납세를 위하여 제60조에 따라 법인세의 과세표준과 세액을 신고할 때 같은 조 제2항 각 호의 서류에 더하여 제112조 및 제116조

에 따라 비치·기록된 장부와 증명서류에 의하여 계산한 과세표준금액의 적정성을 세무사 등 대통령령으로 정하는 자가 대통령령으로 정하는 바에 따라 확인하고 작성한 확인서(이하 "성실신고확인서"라 한다)를 납세지 관할 세무서장에게 제출하여야 한다. 다만, 「주식회사 등의 외부감사에 관한 법률」 제4조에 따라 감사인에 의한 감사를 받은 내국법인은 이를 제출하지 아니할 수 있다.

1. 부동산임대업을 주된 사업으로 하는 등 대통령령으로 정하는 요건에 해당하는 내국법인
2. 「소득세법」 제70조의2제1항에 따른 성실신고확인대상사업자가 사업용자산을 현물출자하는 등 대통령령으로 정하는 방법에 따라 내국법인으로 전환한 경우 그 내국법인(사업연도 종료일 현재 법인으로 전환한 후 3년 이내의 내국법인으로 한정한다)

② 납세지 관할 세무서장은 제1항에 따라 제출된 성실신고확인서에 미비한 사항 또는 오류가 있을 때에는 보정할 것을 요구할 수 있다.

③ 제1항 및 제2항에서 정한 사항 외에 성실신고확인서의 제출 등에 필요한 사항은 대통령령으로 정한다.

제61조(준비금의 손금산입 특례)

① 내국법인이 「조세특례제한법」에 따른 준비금을 세무조정계산서에 계상하고 그 금액 상당액을 해당 사업연도의 이익처분을 할 때 그 준비금으로 적립한 경우에는 그 금액을 결산을 확정할 때 손비로 계상한 것으로 보아 해당 사업연도의 소득금액을 계산할 때 손금에 산입한다.

② 제1항에 따른 준비금의 손금산입 및 그 금액의 처리에 필요한 사항은 대통령령으로 정한다.

제63조(중간예납 의무)

① 사업연도의 기간이 6개월을 초과하는 내국법인은 각 사업연도(합병이나 분할에 의하지 아니하고 새로 설립된 법인의 최초 사업연도는 제외한다) 중 중간예납기간(中間豫納期間)에 대한 법인세액(이하 "중간예납세액"이라 한다)을 납부할 의무가 있다. 다만, 다음 각 호의 어느 하나에 해당하는 법인은 중간예납세액을 납부할 의무가 없다.

1. 다음 각 목의 어느 하나에 해당하는 법인
   가. 「고등교육법」 제3조에 따른 사립학교를 경영하는 학교법인
   나. 「국립대학법인 서울대학교 설립·운영에 관한 법률」에 따른 국립대학법인 서울대학교
   다. 「국립대학법인 인천대학교 설립·운영에 관한 법률」에 따른 국립대학법인 인천대학교
   라. 「산업교육진흥 및 산학연협력촉진에 관한 법률」에 따른 산학협력단
   마. 「초·중등교육법」 제3조제3호에 따른 사립학교를 경영하는 학교법인
2. 직전 사업연도의 중소기업으로서 제63조의2제1항제1호의 계산식에 따라 계산한 금액이 30만원 미만인 내국법인

② 제1항의 중간예납기간은 해당 사업연도의 개시일부터 6개월이 되는 날까지로 한다.

③ 내국법인은 중간예납기간이 지난 날부터 2개월 이내에 중간예납세액을 대통령령으로 정하는 바에 따라 납세지 관할 세무서, 한국은행(그 대리점을 포함한다) 또는 체신관서(이하 "납세지 관할 세무서등"이라 한다)에 납부하여야 한다.

④ 내국법인이 납부할 중간예납세액이 1천만원을 초과하는 경우에는 제64조제2항을 준용하여 분납할 수 있다.

제63조의2(중간예납세액의 계산)

① 중간예납세액은 다음 각 호의 어느 하나의 방법을 선택하여 계산한다.

1. 직전 사업연도의 산출세액을 기준으로 하는 방법

$$\text{중간예납세액} = (A - B - C - D) \times \frac{6}{E}$$

A: 해당 사업연도의 직전 사업연도에 대한 법인세로서 확정된 산출세액(가산세를 포함하고, 제55조의2에 따른 토지 등 양도소득에 대한 법인세액 및 「조세특례제한법」 제100조의32에 따른 투자·상생협력 촉진을 위한 과세특례를 적용하여 계산한 법인세액은 제외한다. 이하 이 조에서 같다.)

B: 해당 사업연도의 직전 사업연도에 감면된 법인세액(소득에서 공제되는 금액은 제외한다.)

C: 해당 사업연도의 직전 사업연도에 법인세로서 납부한 원천징수세액

D: 해당 사업연도의 직전 사업연도에 법인세로서 납부한 수시부과세액

E: 직전 사업연도 개월 수. 이 경우 개월 수는 역에 따라 계산하되, 1개월 미만의 일수는 1개월로 한다.

2. 해당 중간예납기간의 법인세액을 기준으로 하는 방법

$$\text{중간예납세액} = (A - B - C - D)$$

A: 해당 중간예납기간을 1사업연도로 보고 제2장제1절에 따라 계산한 과세표준에 제55조를 적용하여 산출한 법인세액

B: 해당 중간예납기간에 감면된 법인세액(소득에서 공제되는 금액은 제외한다.)

C: 해당 중간예납기간에 법인세로서 납부한 원천징수세액

D: 해당 중간예납기간에 법인세로서 부과한 수시부관세액

② 제1항에도 불구하고 다음 각 호의 어느 하나에 해당하는 경우에는 다음 각 호의 구분에 따라 중간예납세액을 계산한다.

1. 제63조제3항에 따른 중간예납의 납부기한까지 중간예납세액을 납부하지 아니한 경우(제2호 각 목에 해당하는 경우는 제외한다): 제1항제1호에 따른 방법
2. 다음 각 목의 어느 하나에 해당하는 경우: 제1항제2호에 따른 방법
   가. 직전 사업연도의 법인세로서 확정된 산출세액(가산세는 제외한다)이 없는 경우(제51조의2제1항 각 호 또는 「조세특례제한법」 제104조의31제1항의 법인의 경우는 제외한다)

나. 해당 중간예납기간 만료일까지 직전 사업연도의 법인세액이 확정되지 아니한 경우

다. 분할신설법인 또는 분할합병의 상대방 법인의 분할 후 최초의 사업연도인 경우

③ 합병법인이 합병 후 최초의 사업연도에 제1항제1호에 따라 중간예납세액을 납부하는 경우에는 다음 각 호의 구분에 따른 사업연도를 모두 제1항제1호에 따른 직전 사업연도로 본다.

1. 합병법인의 직전 사업연도
2. 각 피합병법인의 합병등기일이 속하는 사업연도의 직전 사업연도

④ 제76조의9, 제76조의10 및 제76조의12에 따라 연결납세방식을 적용하지 아니하게 된 법인이 연결납세방식을 적용하지 아니하는 최초의 사업연도에 제1항제1호에 따라 중간예납세액을 납부하는 경우에는 직전 연결사업연도의 제76조의15제4항에 따른 연결법인별 산출세액을 제1항제1호에 따른 계산식의 직전 사업연도에 대한 법인세로서 확정된 산출세액으로 본다.

⑤ 납세지 관할 세무서장은 중간예납기간 중 휴업 등의 사유로 수입금액이 없는 법인에 대하여 그 사실이 확인된 경우에는 해당 중간예납기간에 대한 법인세를 징수하지 아니한다.

제64조(납부)

① 내국법인은 각 사업연도의 소득에 대한 법인세 산출세액에서 다음 각 호의 법인세액(가산세는 제외한다)을 공제한 금액을 각 사업연도의 소득에 대한 법인세로서 제60조에 따른 신고기한까지 납세지 관할 세무서등에 납부하여야 한다.

1. 해당 사업연도의 감면세액·세액공제액
2. 제63조의2에 따른 해당 사업연도의 중간예납세액
3. 제69조에 따른 해당 사업연도의 수시부과세액
4. 제73조 및 제73조의2에 따라 해당 사업연도에 원천징수된 세액

② 내국법인이 제1항에 따라 납부할 세액이 1천만원을 초과하는 경우에는 대통령령으로 정하는 바에 따라 납부할 세액의 일부를 납부기한이 지난 날부터 1개월(중소기업의 경우에는 2개월) 이내에 분납할 수 있다.

제74조(원천징수영수증의 발급)

① 제73조 및 제73조의2에 따라 원천징수의무자가 납세의무자로부터 법인세를 원천징수한 경우에는 그 납세의무자에게 대통령령으로 정하는 바에 따라 원천징수영수증을 발급하여야 한다.

② 제1항을 적용할 때 제73조의2에 따라 원천징수대상채권등의 매도에 따른 이자상당액에 대한 원천징수의무자가 납세의무자로서 납부한 법인세액에 대하여는 해당 법인을 납세의무자로 본다.

③ 제1항에 따른 원천징수영수증 발급에 필요한 사항은 대통령령으로 정한다.

제83조(세율)

내국법인의 청산소득에 대한 법인세는 제77조에 따른 과세표준에 제55조제1항에 따른 세율을 적용하여 계산한 금액을 그 세액으로 한다.

제84조(확정신고)

① 청산소득에 대한 법인세의 납부의무가 있는 내국법인은 대통령령으로 정하는 바에 따라 다음 각 호의 기한까지 청산소득에 대한 법인세의 과세표준과 세액을 납세지 관할 세무서장에게 신고하여야 한다.

1. 제79조제1항에 해당하는 경우: 대통령령으로 정하는 잔여재산가액확정일이 속하는 달의 말일부터 3개월 이내
2. 제79조제2항에 해당하는 경우: 계속등기일이 속하는 달의 말일부터 3개월 이내

② 제1항에 따른 신고를 할 때에는 그 신고서에 다음 각 호의 서류를 첨부하여야 한다.

1. 제1항제1호 및 제2호의 경우에는 잔여재산가액 확정일 또는 계속등기일 현재의 그 해산한 법인의 재무상태표
2. 그 밖에 대통령령으로 정하는 서류

③ 제1항과 제2항은 청산소득의 금액이 없는 경우에도 적용한다.

제85조(중간신고)

① 내국법인(제51조의2제1항 각 호 또는 「조세특례제한법」 제104조의31제1항의 법인은 제외한다)이 다음 각 호의 어느 하나에 해당하면 그 각 호에서 정한 날이 속하는 달의 말일부터 1개월 이내에 대통령령으로 정하는 바에 따라 이를 납세지 관할 세무서장에게 신고하여야 한다. 다만, 「국유재산법」 제80조에 규정된 청산절차에 따라 청산하는 법인의 경우에는 제2호는 적용하지 아니한다.

1. 해산에 의한 잔여재산가액이 확정되기 전에 그 일부를 주주등에게 분배한 경우: 그 분배한 날
2. 해산등기일부터 1년이 되는 날까지 잔여재산가액이 확정되지 아니한 경우: 그 1년이 되는 날

② 제1항에 따른 신고를 할 때에는 그 신고서에 해산등기일 및 그 분배한 날 또는 해산등기일부터 1년이 되는 날 현재의 재무상태표와 그 밖에 대통령령으로 정하는 서류를 각각 첨부하여야 한다.

제86조(납부)

① 제79조제1항 또는 제2항에 해당하는 내국법인으로서 제84조에 따른 확정신고를 한 법인은 그 해산으로 인한 청산소득의 금액에 제83조를 적용하여 계산한 세액에서 제3항 또는 제4항에 따라 납부한 세액의 합계액을 공제한 금액을 법인세로서 신고기한까지 납세지 관할 세무서등에 납부하여야 한다.

② 삭제 〈2009. 12. 31.〉

③ 제85조제1항제1호에 따른 신고의무가 있는 내국법인으로서 그 분배하는 잔여재산의 가액(전에 분배한 잔여재산의 가액이 있을 때에는 그 합계액)이 그 해산등기일 현재의 자기자본의 총액을 초과하는 경우에는 그 초과하는 금액에 제83조를 적용하여 계산한 세액(전에 잔여재산의 일부를 분배함으로써 납부한 법인세액이 있는 경우에는 그 세액의 합계액을 공제한 금액)을 그 신고기한까지 납세지 관할 세무서등에 납부하여야 한다.

④ 제85조제1항제2호에 따른 신고의무가 있는 내국법인으로서 해산등기일부터 1년이 되는 날 현재 대통령령으로 정하는 잔여재산가액 예정액이 그 해산등기일 현재의 자기자본의 총액을 초과하는 경우에는 그 초과하는 금액에 제83조를 적용하여 계산한 세액을 그 신고기한까지 납세지 관할 세무서등에 납부하여야 한다.

제109조(법인의 설립 또는 설치신고)

① 내국법인은 그 설립등기일(사업의 실질적 관리장소를 두게 되는 경우에는 그 실질적 관리장소를 두게 된 날을 말하며, 법인과세 신탁재산의 경우에는 설립일을 말한다)부터 2개월 이내에 다음 각 호의 사항을 적은 법인 설립신고서에 대통령령으로 정하는 주주등의 명세서와 사업자등록 서류 등을 첨부하여 납세지 관할 세무서장에게 신고하여야 한다. 이 경우 제111조에 따른 사업자등록을 한 때에는 법인 설립신고를 한 것으로 본다.

1. 법인의 명칭과 대표자의 성명[법인과세 신탁재산의 경우에는 법인과세 수탁자(둘 이상의 수탁자가 있는 경우 대표수탁자 및 그 외의 모든 수탁자를 말한다)의 명칭과 대표자의 성명을 말한다]
2. 본점이나 주사무소 또는 사업의 실질적 관리장소의 소재지(법인과세 신탁재산의 경우 법인과세 수탁자의 본점이나 주사무소 또는 사업의 실질적 관리장소의 소재지를 말한다)
3. 사업 목적
4. 설립일

② 외국법인이 국내사업장을 가지게 되었을 때에는 그 날부터 2개월 이내에 다음 각 호의 사항을 적은 국내사업장 설치신고서에 국내사업장을 가지게 된 날 현재의 재무상태표와 그 밖에 대통령령으로 정하는 서류를 첨부하여 납세지 관할 세무서장에게 신고하여야 한다. 이 경우 제94조제3항에 따른 사업장을 가지게 된 외국법인은 국내사업장 설치신고서만 제출할 수 있다.

1. 법인의 명칭과 대표자의 성명
2. 본점 또는 주사무소의 소재지
3. 국내에서 수행하는 사업이나 국내에 있는 자산의 경영 또는 관리책임자의 성명
4. 국내사업의 목적 및 종류와 국내자산의 종류 및 소재지
5. 국내사업을 시작하거나 국내자산을 가지게 된 날

③ 내국법인과 외국법인은 제1항과 제2항에 따라 신고한 신고서 및 그 첨부서류의 내용이 변경된 경우에는 그 변경사항이 발생한 날부터 15일 이내에 그 변경된 사항을 납세지 관할 세무서장에게 신고하여야 한다.

④ 제93조제3호에 따른 국내원천 부동산소득이 있는 외국법인의 신고에 관하여는 제2항을 준용한다.

제111조(사업자등록)

① 신규로 사업을 시작하는 법인은 대통령령으로 정하는 바에 따라 납세지 관할 세무서장에게 등록하여야 한다. 이 경우 내국법인이 제109조제1항에 따른 법인 설립신고를 하기 전에 등록하는 때에는 같은 항에 따른 주주등의 명세서를 제출하여야 한다.

② 「부가가치세법」에 따라 사업자등록을 한 사업자는 그 사업에 관하여 제1항에 따른 등록을 한 것으로 본다.

③ 「부가가치세법」에 따라 법인과세 수탁자로서 사업자등록을 한 경우에는 그 법인과세 신탁재산에 관하여 제1항에 따른 등록을 한 것으로 본다.

④ 이 법에 따라 사업자등록을 하는 법인에 관하여는 「부가가치세법」 제8조를 준용한다.

⑤ 제109조에 따른 법인 설립신고를 한 경우에는 사업자등록신청을 한 것으로 본다.

제112조(장부의 비치 · 기장)

납세의무가 있는 법인은 장부를 갖추어 두고 복식부기 방식으로 장부를 기장하여야 하며, 장부와 관계있는 중요한 증명서류를 비치 · 보존하여야 한다. 다만, 비영리법인은 제4조제3항제1호 및 제7호의 수익사업(비영리외국법인의 경우 해당 수익사업 중 국내원천소득이 발생하는 경우만 해당한다)을 하는 경우로 한정한다.

제112조의2(기부금영수증 발급명세의 작성 · 보관 의무 등)

① 기부금영수증을 발급하는 법인은 대통령령으로 정하는 기부자별 발급명세를 작성하여 발급한 날부터 5년간 보관하여야 한다. 다만, 전자기부금영수증을 발급한 경우에는 그러하지 아니하다.

② 기부금영수증을 발급하는 법인은 제1항에 따라 보관하고 있는 기부자별 발급명세를 국세청장, 지방국세청장 또는 납세지 관할 세무서장이 요청하는 경우 이를 제출하여야 한다. 다만, 전자기부금영수증을 발급한 경우에는 그러하지 아니하다.

③ 기부금영수증을 발급하는 법인은 해당 사업연도의 기부금영수증 총 발급 건수 및 금액 등이 적힌 기획재정부령으로 정하는 기부금영수증 발급명세서를 해당 사업연도의 종료일이 속하는 달의 말일부터 6개월 이내에 관할 세무서장에게 제출하여야 한다. 다만, 전자기부금영수증을 발급한 경우에는 그러하지 아니하다.

제116조(지출증명서류의 수취 및 보관)

① 법인은 각 사업연도에 그 사업과 관련된 모든 거래에 관한 증명서류를 작성하거나 받아서 제60조에 따른 신고기한이 지난 날부터 5년간 보관하여야 한다. 다만, 제13조제1항제1호에 따라 각 사업연도 개시일 전 5년이 되는 날 이전에 개시한 사업연도에서 발생한 결손금을 각 사업연도의 소득에서 공제하려는 법인은 해당 결손금이 발생한 사업연도의 증명서류를 공제되는 소득의 귀속사업연도의 제60조에 따른 신고기한부터 1년이 되는 날까지 보관하여야 한다.

② 제1항의 경우에 법인이 대통령령으로 정하는 사업자로부터 재화나 용역을 공급받고 그 대가를 지급하는 경우에는 다음 각 호의 어느 하나에 해당하는 증명서류를 받아 보관하여야 한다. 다만, 대통령령으로 정하는 경우에는 그러하지 아니하다.

1. 「여신전문금융업법」에 따른 신용카드 매출전표(신용카드와 유사한 것으로서 대통령령으로 정하는 것을 사용하여 거래하는 경우에는 그 증명서류를 포함한다. 이하 제117조에서 같다.)
2. 현금영수증
3. 「부가가치세법」 제32조에 따른 세금계산서
4. 제121조 및 「소득세법」 제163조에 따른 계산서

③ 제2항을 적용할 때 법인이 같은 항 제3호의 세금계산서를 발급받지 못한 경우 「부가가치세법」 제34조의2제2항에 따른 매입자발행세금계산서를 발행하여 보관하면 제2항의 수취·보관 의무를 이행한 것으로 본다.

④ 제1항부터 제3항까지의 규정을 적용할 때 증명서류의 수취·보관 등에 필요한 사항은 대통령령으로 정한다.

제117조(신용카드가맹점 가입·발급 의무 등)

① 국세청장은 주로 사업자가 아닌 소비자에게 재화나 용역을 공급하는 법인으로서 업종 등을 고려하여 대통령령으로 정하는 요건에 해당하는 법인에 대하여 납세관리를 위하여 필요하다고 인정되면 신용카드가맹점으로 가입하도록 지도할 수 있다.

② 신용카드가맹점(제1항에 따른 요건에 해당하여 가맹한 사업자를 말하며, 이하 이 조, 제66조제2항제3호 및 제75조의6에서 같다)은 사업과 관련하여 신용카드에 의한 거래를 이유로 재화나 용역을 공급하고 그 사실과 다르게 신용카드 매출전표를 발급하여서는 아니 된다. 다만, 대규모점포 등 대통령령으로 정하는 사업자가 판매시점정보관리시스템을 설치·운영하는 등 대통령령으로 정하는 방법으로 다른 사업자의 매출과 합산하여 신용카드 매출전표를 발급하는 경우에는 사실과 다르게 발급한 것으로 보지 아니한다.

③ 신용카드가맹점으로부터 신용카드에 의한 거래가 거부되거나 신용카드 매출전표를 사실과 다르게 발급받은 자는 그 거래 내용을 국세청장, 지방국세청장 또는 세무서장에게 신고할 수 있다.

④ 제3항에 따라 신고를 받은 자는 신용카드가맹점의 납세지 관할 세무서장에게 이를 통보하여야 한다. 이 경우 납세지 관할 세무서장은 해당 사업연도의 신고금액을 해당 신용카드가맹점에 통보하여야 한다.

⑤ 국세청장은 신용카드에 의한 거래를 거부하거나 신용카드 매출전표를 사실과 다르게 발급한 신용카드가맹점에 대하여 그 시정에 필요한 명령을 할 수 있다.

⑥ 신용카드가맹점 가입을 위한 행정지도, 신용카드에 의한 거래의 거부 및 사실과 다른 신용카드 매출전표 발급의 신고·통보방법, 그 밖에 필요한 사항은 대통령령으로 정한다.

제117조의2(현금영수증가맹점 가입·발급 의무 등)

① 주로 사업자가 아닌 소비자에게 재화나 용역을 공급하는 사업자로서 업종 등을 고려하여 대통령령으로 정하는 요건에 해당하는 법인은 그 요건에 해당하는 날이 속하는 달의 말일부터 3개월 이내에 현금영수증가맹점으로 가입하여야 한다.

② 제1항에 따라 현금영수증가맹점으로 가입한 법인은 국세청장이 정하는 바에 따라 현금영수증가맹점을 나타내는 표지를 게시하여야 한다.

③ 현금영수증가맹점은 사업과 관련하여 재화나 용역을 공급하고, 그 상대방이 대금을 현금으로 지급한 후 현금영수증 발급을 요청하는 경우에는 이를 거부하거나 사실과 다르게 발급하여서는 아니 된다. 다만, 현금영수증 발급이 곤란한 경우로서 대통령령으로 정하는 사유에 해당하는 경우에는 현금영수증을 발급하지 아니할 수 있고, 대규모점포 등 대통령령으로 정하는 사업자가 판매시점 정보관리시스템을 설치·운영하는 등 대통령령으로 정하는 방법으로 다른 사업자의 매출과 합산하여 현금영수증을 발급하는 경우에는 사실과 다르게 발급한 것으로 보지 아니한다.

④ 대통령령으로 정하는 업종을 경영하는 내국법인이 건당 거래금액(부가가치세액을 포함한다)이 10만원 이상인 재화 또는 용역을 공급하고 그 대금을 현금으로 받은 경우에는 제3항에도 불구하고 상대방이 현금영수증 발급을 요청하지 아니하더라도 대통령령으로 정하는 바에 따라 현금영수증을 발급하여야 한다. 다만, 제111조, 「소득세법」 제168조 또는 「부가가치세법」 제8조에 따라 사업자등록을 한 자에게 재화나 용역을 공급하고 제121조, 「소득세법」 제163조 또는 「부가가치세법」 제32조에 따라 계산서·세금계산서를 발급한 경우에는 현금영수증을 발급하지 아니할 수 있다.

⑤ 현금영수증가맹점 또는 제4항에 따라 현금영수증을 발급하여야 하는 내국법인이 제3항 또는 제4항을 위반하여 현금영수증을 발급하지 아니하거나 사실과 다른 현금영수증을 발급한 경우에는 그 상대방은 그 현금거래 내용을 국세청장, 지방국세청장 또는 세무서장에게 신고할 수 있다.

⑥ 제5항에 따라 신고를 받은 자는 현금영수증가맹점의 납세지 관할 세무서장에게 이를 통보하여야 한다. 이 경우 납세지 관할 세무서장은 해당 사업연도의 신고금액을 해당 현금영수증가

맹점에 통보하여야 한다.

⑦ 현금영수증가맹점으로 가입한 법인은 그로부터 재화 또는 용역을 공급받은 상대방이 현금영수증의 발급을 요청하지 아니하는 경우에도 대통령령으로 정하는 바에 따라 현금영수증을 발급할 수 있다.

⑧ 국세청장은 현금영수증가맹점으로 가입한 법인에게 현금영수증 발급 요령, 현금영수증가맹점 표지 게시방법 등 현금영수증가맹점으로 가입한 법인이 준수하여야 할 사항과 관련하여 필요한 명령을 할 수 있다.

⑨ 현금영수증가맹점 가입 및 탈퇴, 발급대상 금액, 현금영수증의 발급거부 및 사실과 다른 발급의 신고·통보방법, 그 밖에 필요한 사항은 대통령령으로 정한다.

제118조(주주명부 등의 작성·비치)

내국법인(비영리내국법인은 제외한다)은 주주나 사원(유한회사의 사원을 말한다. 이하 이 조에서 같다)의 성명·주소 및 주민등록번호(법인인 주주나 사원은 법인명과 법인 본점 소재지 및 사업자등록번호) 등 대통령령으로 정하는 사항이 적힌 주주명부나 사원명부를 작성하여 갖추어 두어야 한다.

제119조(주식등변동상황명세서의 제출)

① 사업연도 중에 주식등의 변동사항이 있는 법인(대통령령으로 정하는 조합법인 등은 제외한다)은 제60조에 따른 신고기한까지 대통령령으로 정하는 바에 따라 주식등변동상황명세서를 납세지 관할 세무서장에게 제출하여야 한다.

② 다음 각 호의 어느 하나에 해당하는 주식등에 대하여는 제1항을 적용하지 아니한다.

1. 주권상장법인으로서 대통령령으로 정하는 법인: 지배주주(그 특수관계인을 포함한다) 외의 주주등이 소유하는 주식등
2. 제1호 외의 법인: 해당 법인의 소액주주가 소유하는 주식등

③ 제2항에 따른 지배주주 및 소액주주의 범위, 그 밖에 필요한 사항은 대통령령으로 정한다.

제120조(지급명세서의 제출의무)

① 내국법인에 「소득세법」 제127조제1항제1호 또는 제2호의 소득을 지급하는 자(제73조제4항부터 제6항까지 및 제73조의2에 따라 원천징수를 하여야 하는 자를 포함한다)는 대통령령으로 정하는 바에 따라 납세지 관할 세무서장에게 지급명세서를 제출하여야 한다. 이 경우 「자본시장과 금융투자업에 관한 법률」의 적용을 받는 법인의 신탁재산에 귀속되는 소득은 제5조제4항에도 불구하고 그 법인에 소득이 지급된 것으로 보아 해당 소득을 지급하는 자는 지급명세서를 제출하여야 한다.

② 제1항에 따른 지급명세서의 제출에 관하여는 「소득세법」 제164조를 준용한다.

제120조의3(매입처별 세금계산서합계표의 제출)

① 「부가가치세법」 및 「조세특례제한법」에 따라 부가가치세가 면제되는 사업을 하는 법인은 재화나 용역을 공급받고 「부가가치세법」 제32조제1항·제7항 및 제35조제1항에 따라 세금계산서를 발급받은 경우에는 대통령령으로 정하는 기한까지 매입처별 세금계산서합계표(「부가가치세법」 제54조에 따른 매입처별 세금계산서합계표를 말한다. 이하 같다)를 납세지 관할 세무서장에게 제출하여야 한다. 다만, 「부가가치세법」 제54조제5항에 따라 제출한 경우에는 그러하지 아니하다.

② 매입처별 세금계산서합계표의 제출 등에 필요한 사항은 대통령령으로 정한다.

제121조(계산서의 작성·발급 등)

① 법인이 재화나 용역을 공급하면 대통령령으로 정하는 바에 따라 계산서나 영수증(이하 "계산서등"이라 한다)을 작성하여 공급받는 자에게 발급하여야 한다. 이 경우 계산서는 대통령령으로 정하는 전자적 방법으로 작성한 계산서(이하 "전자계산서"라 한다)를 발급하여야 한다.

② 「부가가치세법」 제26조제1항제1호에 따라 부가가치세가 면제되는 농산물·축산물·수산물과 임산물의 위탁판매 또는 대리인에 의한 판매의 경우에는 수탁자(受託者)나 대리인이 재화를 공급한 것으로 보아 계산서등을 작성하여 그 재화를 공급받는 자에게 발급하여야 한다. 다만, 제1항에 따라 대통령령으로 정하는 바에 따라 계산서등을 발급하는 경우에는 그러하지 아니하다.

③ 세관장은 수입되는 재화에 대하여 재화를 수입하는 법인에 대통령령으로 정하는 바에 따라 계산서를 발급하여야 한다.

④ 부동산을 매각하는 경우 등 계산서등을 발급하는 것이 적합하지 아니하다고 인정되어 대통령령으로 정하는 경우에는 제1항부터 제3항까지의 규정을 적용하지 아니한다.

⑤ 법인은 제1항부터 제3항까지의 규정에 따라 발급하였거나 발급받은 계산서의 매출·매입처별합계표(이하 "매출·매입처별 계산서합계표"라 한다)를 대통령령으로 정하는 기한까지 납세지 관할 세무서장에게 제출하여야 한다. 다만, 다음 각 호의 어느 하나에 해당하는 계산서의 합계표는 제출하지 아니할 수 있다.

1. 제3항에 따라 계산서를 발급받은 법인은 그 계산서의 매입처별 합계표
2. 제1항 후단에 따라 전자계산서를 발급하거나 발급받고 제7항에 따라 전자계산서 발급명세를 국세청장에게 전송한 경우에는 매출·매입처별 계산서합계표

⑥ 「부가가치세법」에 따라 세금계산서 또는 영수증을 작성·발급하였거나 매출·매입처별 세금계산서합계표를 제출한 분(分)에 대하여는 제1항부터 제3항까지 및 제5항에 따라 계산서등을 작성·발급하였거나 매출·매입처별 계산서합계표를 제출한 것으로 본다.

⑦ 제1항 후단에 따라 전자계산서를 발급하였을 때에는 대통령령으로 정하는 기한까지 대통령령으로 정하는 전자계산서 발급명세를 국세청장에게 전송하여야 한다.

⑧ 계산서등의 작성·발급 및 매출·매입처별 계산서합계표의 제출에 필요한 사항은 대통령령으로 정한다.

VIII 치과기공소 보험관리

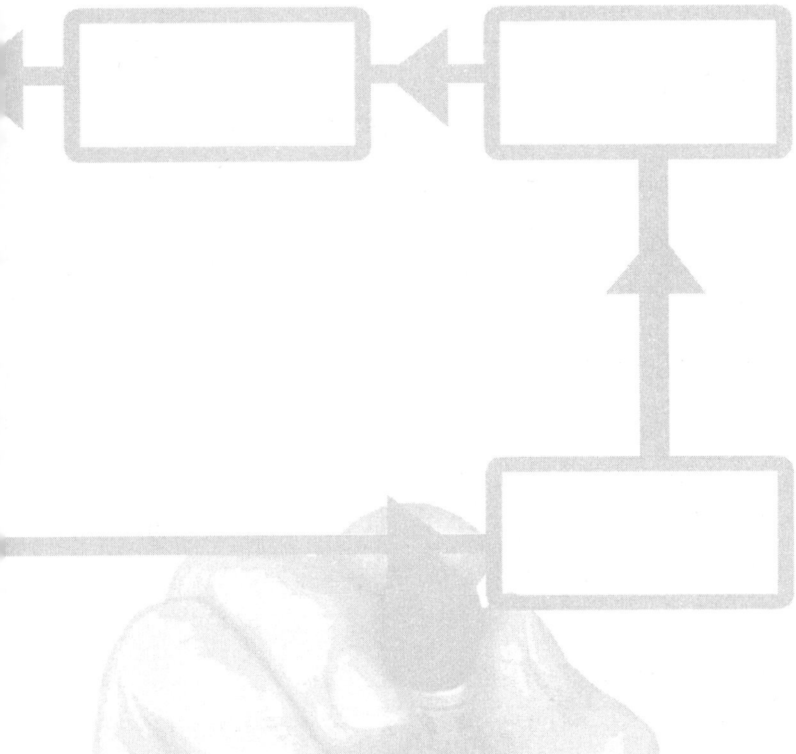

1. 국민연금법
2. 국민건강보험법
3. 고용보험법
4. 산업재해보상보험법
5. 고용보험 및 산업재해보상보험의 보험료징수 등에 관한 법률

VIII 치과기공소 보험관리

1. 국민연금법 [시행 2021. 6. 30.]

(부분 발췌 출처: https://www.law.go.kr/)

제1장 총칙

제1조(목적) 이 법은 국민의 노령, 장애 또는 사망에 대하여 연금급여를 실시함으로써 국민의 생활 안정과 복지 증진에 이바지하는 것을 목적으로 한다.

제2조(관장) 이 법에 따른 국민연금사업은 보건복지부장관이 맡아 주관한다.

제3조(정의 등)

① 이 법에서 사용하는 용어의 뜻은 다음과 같다.

1. "근로자"란 직업의 종류가 무엇이든 사업장에서 노무를 제공하고 그 대가로 임금을 받아 생활하는 자(법인의 이사와 그 밖의 임원을 포함한다)를 말한다. 다만, 대통령령으로 정하는 자는 제외한다.
2. "사용자(使用者)"란 해당 근로자가 소속되어 있는 사업장의 사업주를 말한다.
3. "소득"이란 일정한 기간 근로를 제공하여 얻은 수입에서 대통령령으로 정하는 비과세소득을 제외한 금액 또는 사업 및 자산을 운영하여 얻는 수입에서 필요경비를 제외한 금액을 말한다.
4. "평균소득월액"이란 매년 사업장가입자 및 지역가입자 전원(全員)의 기준소득월액을 평균한 금액을 말한다.
5. "기준소득월액"이란 연금보험료와 급여를 산정하기 위하여 국민연금가입자(이하 "가입자"라 한다)의 소득월액을 기준으로 하여 정하는 금액을 말한다
6. "사업장가입자"란 사업장에 고용된 근로자 및 사용자로서 제8조에 따라 국민연금에 가입된 자를 말한다.
7. "지역가입자"란 사업장가입자가 아닌 자로서 제9조에 따라 국민연금에 가입된 자를 말한다.
8. "임의가입자"란 사업장가입자 및 지역가입자 외의 자로서 제10조에 따라 국민연금에 가입된 자를 말한다.

9. “임의계속가입자”란 국민연금 가입자 또는 가입자였던 자가 제13조제1항에 따라 가입자로 된 자를 말한다.

10. “연금보험료”란 국민연금사업에 필요한 비용으로서 사업장가입자의 경우에는 부담금 및 기여금의 합계액을, 지역가입자·임의가입자 및 임의계속가입자의 경우에는 본인이 내는 금액을 말한다.

11. “부담금”이란 사업장가입자의 사용자가 부담하는 금액을 말한다.

12. “기여금”이란 사업장가입자가 부담하는 금액을 말한다.

13. “사업장”이란 근로자를 사용하는 사업소 및 사무소를 말한다.

14. “수급권”이란 이 법에 따른 급여를 받을 권리를 말한다.

15. “수급권자”란 수급권을 가진 자를 말한다.

16. “수급자”란 이 법에 따른 급여를 받고 있는 자를 말한다.

17. “초진일”이란 장애의 주된 원인이 되는 질병이나 부상에 대하여 처음으로 의사의 진찰을 받은 날을 말한다. 이 경우 질병이나 부상의 초진일에 대한 구체적인 판단기준은 보건복지부장관이 정하여 고시한다.

18. “완치일”이란 장애의 주된 원인이 되는 질병이나 부상이 다음 각 목 중 어느 하나에 해당하는 날을 말한다. 이 경우 증상의 종류별 완치일에 대한 구체적인 판단기준은 보건복지부장관이 정하여 고시한다.

가. 해당 질병이나 부상이 의학적으로 치유된 날

나. 더 이상 치료효과를 기대할 수 없는 경우로서 그 증상이 고정되었다고 인정되는 날

다. 증상의 고정성은 인정되지 아니하나, 증상의 정도를 고려할 때 완치된 것으로 볼 수 있는 날

19. “가입대상기간”이란 18세부터 초진일 혹은 사망일까지의 기간으로서, 다음의 각 목에 해당하는 기간을 제외한 기간을 말한다. 다만, 18세 미만에 가입자가 된 경우에는 18세 미만인 기간 중 보험료 납부기간을 가입대상기간에 포함하고, 초진일이나 사망일 이전에 나목과 다목에 해당되는 기간에 대하여 제92조에 따라 보험료를 추후 납부하였을 경우에는 그 추후 납부한 기간을 가입대상기간에 포함한다.

가. 제6조 단서에 따라 가입 대상에서 제외되는 기간

나. 18세 이상 27세 미만인 기간 중 제9조제3호에 따라 지역가입자에서 제외되는 기간

다. 18세 이상 27세 미만인 기간 중 제91조제1항 각 호에 따라 연금보험료를 내지 아니한 기간(제91조제1항제2호의 경우는 27세 이상인 기간도 포함)

② 이 법을 적용할 때 배우자, 남편 또는 아내에는 사실상의 혼인관계에 있는 자를 포함한다.

③ 수급권을 취득할 당시 가입자 또는 가입자였던 자의 태아가 출생하면 그 자녀는 가입자 또는 가입자였던 자에 의하여 생계를 유지하고 있던 자녀로 본다.

④ 가입자의 종류에 따른 소득 범위, 평균소득월액의 산정 방법, 기준소득월액의 결정 방법 및 적용 기간 등은 대통령령으로 정한다.

제2장 국민연금가입자

제6조(가입 대상) 국내에 거주하는 국민으로서 18세 이상 60세 미만인 자는 국민연금 가입 대상이 된다. 다만, 「공무원연금법」, 「군인연금법」, 「사립학교교직원 연금법」 및 「별정우체국법」을 적용받는 공무원, 군인, 교직원 및 별정우체국 직원, 그 밖에 대통령령으로 정하는 자는 제외한다.

제7조(가입자의 종류) 가입자는 사업장가입자, 지역가입자, 임의가입자 및 임의계속가입자로 구분한다.

제8조(사업장가입자)

① 사업의 종류, 근로자의 수 등을 고려하여 대통령령으로 정하는 사업장(이하 "당연적용사업장"이라 한다)의 18세 이상 60세 미만인 근로자와 사용자는 당연히 사업장가입자가 된다. 다만, 다음 각 호의 어느 하나에 해당하는 자는 제외한다.

1. 「공무원연금법」, 「공무원 재해보상법」, 「사립학교교직원 연금법」 또는 「별정우체국법」에 따른 퇴직연금, 장해연금 또는 퇴직연금일시금이나 「군인연금법」에 따른 퇴역연금, 퇴역연금일시금, 「군인 재해보상법」에 따른 상이연금을 받을 권리를 얻은 자(이하 "퇴직연금등수급권자"라 한다). 다만, 퇴직연금등수급권자가 「국민연금과 직역연금의 연계에 관한 법률」 제8조에 따라 연계 신청을 한 경우에는 그러하지 아니하다.
2. 삭제 〈2011. 6. 7.〉

② 제1항 및 제6조에도 불구하고 국민연금에 가입된 사업장에 종사하는 18세 미만 근로자는 사업장가입자가 되는 것으로 본다. 다만, 본인이 원하지 아니하면 사업장가입자가 되지 아니할 수 있다.

③ 제1항에도 불구하고 「국민기초생활 보장법」 제7조제1항제1호에 따른 생계급여 수급자 또는 같은 항 제3호에 따른 의료급여 수급자는 본인의 희망에 따라 사업장가입자가 되지 아니할 수 있다.

제9조(지역가입자) 제8조에 따른 사업장가입자가 아닌 자로서 18세 이상 60세 미만인 자는 당연히 지역가입자가 된다. 다만, 다음 각 호의 어느 하나에 해당하는 자는 제외한다.

1. 다음 각 목의 어느 하나에 해당하는 자의 배우자로서 별도의 소득이 없는 자
   가. 제6조 단서에 따라 국민연금 가입 대상에서 제외되는 자
   나. 사업장가입자, 지역가입자 및 임의계속가입자

다. 삭제 〈2016. 5. 29.〉

라. 노령연금 수급권자 및 퇴직연금등수급권자

2. 퇴직연금등수급권자. 다만, 퇴직연금등수급권자가 「국민연금과 직역연금의 연계에 관한 법률」 제8조에 따라 연계 신청을 한 경우에는 그러하지 아니하다.
3. 18세 이상 27세 미만인 자로서 학생이거나 군 복무 등의 이유로 소득이 없는 자(연금보험료를 납부한 사실이 있는 자는 제외한다)
4. 「국민기초생활 보장법」 제7조제1항제1호에 따른 생계급여 수급자 또는 같은 항 제3호에 따른 의료급여 수급자
5. 1년 이상 행방불명된 자. 이 경우 행방불명된 자에 대한 인정 기준 및 방법은 대통령령으로 정한다.

제10조(임의가입자)

① 다음 각 호의 어느 하나에 해당하는 자 외의 자로서 18세 이상 60세 미만인 자는 보건복지부령으로 정하는 바에 따라 국민연금공단에 가입을 신청하면 임의가입자가 될 수 있다.

1. 사업장가입자
2. 지역가입자

② 임의가입자는 보건복지부령으로 정하는 바에 따라 국민연금공단에 신청하여 탈퇴할 수 있다.

제11조(가입자 자격의 취득 시기)

① 사업장가입자는 다음 각 호의 어느 하나에 해당하게 된 날에 그 자격을 취득한다.

1. 제8조제1항 본문에 따른 사업장에 고용된 때 또는 그 사업장의 사용자가 된 때
2. 당연적용사업장으로 된 때

② 지역가입자는 다음 각 호의 어느 하나에 해당하게 된 날에 그 자격을 취득한다. 제3호 또는 제4호의 경우 소득이 있게 된 때를 알 수 없는 경우에는 제21조제2항에 따른 신고를 한 날에 그 자격을 취득한다.

1. 사업장가입자의 자격을 상실한 때
2. 제6조 단서에 따른 국민연금 가입 대상 제외자에 해당하지 아니하게 된 때
3. 제9조제1호에 따른 배우자가 별도의 소득이 있게 된 때
4. 18세 이상 27세 미만인 자가 소득이 있게 된 때

③ 임의가입자는 가입 신청이 수리된 날에 자격을 취득한다.

제12조(가입자 자격의 상실 시기)

① 사업장가입자는 다음 각 호의 어느 하나에 해당하게 된 날의 다음 날에 자격을 상실한다. 다만, 제5호의 경우에는 그에 해당하게 된 날에 자격을 상실한다.

1. 사망한 때
2. 국적을 상실하거나 국외로 이주한 때
3. 사용관계가 끝난 때
4. 60세가 된 때
5. 제6조 단서에 따른 국민연금 가입 대상 제외자에 해당하게 된 때

② 지역가입자는 다음 각 호의 어느 하나에 해당하게 된 날의 다음 날에 자격을 상실한다. 다만, 제3호와 제4호의 경우에는 그에 해당하게 된 날에 그 자격을 상실한다.

1. 사망한 때
2. 국적을 상실하거나 국외로 이주한 때
3. 제6조 단서에 따른 국민연금 가입 대상 제외자에 해당하게 된 때
4. 사업장가입자의 자격을 취득한 때
5. 제9조제1호에 따른 배우자로서 별도의 소득이 없게 된 때
6. 60세가 된 때

③ 임의가입자는 다음 각 호의 어느 하나에 해당하게 된 날의 다음 날에 자격을 상실한다. 다만, 제6호와 제7호의 경우에는 그에 해당하게 된 날에 그 자격을 상실한다.

1. 사망한 때
2. 국적을 상실하거나 국외로 이주한 때
3. 제10조제2항에 따른 탈퇴 신청이 수리된 때
4. 60세가 된 때
5. 대통령령으로 정하는 기간 이상 계속하여 연금보험료를 체납한 때
6. 사업장가입자 또는 지역가입자의 자격을 취득한 때
7. 제6조 단서에 따른 국민연금 가입 대상 제외자에 해당하게 된 때

제13조(임의계속가입자)

① 다음 각 호의 어느 하나에 해당하는 자는 제6조 본문에도 불구하고 65세가 될 때까지 보건복지부령으로 정하는 바에 따라 국민연금공단에 가입을 신청하면 임의계속가입자가 될 수 있다. 이 경우 가입 신청이 수리된 날에 그 자격을 취득한다.

1. 국민연금 가입자 또는 가입자였던 자로서 60세가 된 자. 다만, 다음 각 목의 어느 하나에 해당하는 자는 제외한다.
   가. 연금보험료를 납부한 사실이 없는 자
   나. 노령연금 수급권자로서 급여를 지급받고 있는 자
   다. 제77조제1항제1호에 해당하는 사유로 반환일시금을 지급받은 자

2. 전체 국민연금 가입기간의 5분의 3 이상을 대통령령으로 정하는 직종의 근로자로 국민연금에 가입하거나 가입하였던 사람(이하 "특수직종근로자"라 한다)으로서 다음 각 목의 어느 하나에 해당하는 사람 중 노령연금 급여를 지급받지 않는 사람

가. 제61조제1항에 따라 노령연금 수급권을 취득한 사람

나. 법률 제3902호 국민복지연금법개정법률 부칙 제5조에 따라 특례노령연금 수급권을 취득한 사람

② 임의계속가입자는 보건복지부령으로 정하는 바에 따라 국민연금공단에 신청하면 탈퇴할 수 있다.

③ 임의계속가입자는 다음 각 호의 어느 하나에 해당하게 된 날의 다음 날에 그 자격을 상실한다. 다만, 제3호의 경우 임의계속가입자가 납부한 마지막 연금보험료에 해당하는 달의 말일이 탈퇴 신청이 수리된 날보다 같거나 빠르고 임의계속가입자가 희망하는 경우에는 임의계속가입자가 납부한 마지막 연금보험료에 해당하는 달의 말일에 그 자격을 상실한다.

1. 사망한 때
2. 국적을 상실하거나 국외로 이주한 때
3. 제2항에 따른 탈퇴 신청이 수리된 때
4. 대통령령으로 정하는 기간 이상 계속하여 연금보험료를 체납한 때

제15조(사망의 추정) 사고가 발생한 선박 또는 항공기에 탔던 자로서 생사를 알 수 없거나 그 밖의 사유로 생사를 알 수 없게 된 사람은 가입자의 자격 확인 및 연금의 지급과 관련하여 대통령령으로 정하는 바에 따라 사망한 것으로 추정한다.

제16조(가입자 증명서)

① 국민연금공단은 가입자가 희망하는 경우 가입자에게 국민연금가입자 증명서를 내주어야 한다.

② 제1항에 따른 증명서에 기재하여야 할 내용은 대통령령으로 정한다.

③ 제1항에 따른 증명서의 교부에 필요한 사항은 보건복지부령으로 정한다.

제17조(국민연금 가입기간의 계산)

① 국민연금 가입기간(이하 "가입기간"이라 한다)은 월 단위로 계산하되, 가입자의 자격을 취득한 날이 속하는 달의 다음 달부터 자격을 상실한 날의 전날이 속하는 달까지로 한다. 다만, 다음 각 호의 어느 하나에 해당하는 경우 자격을 취득한 날이 속하는 달은 가입기간에 산입하되, 가입자가 그 자격을 상실한 날의 전날이 속하는 달에 자격을 다시 취득하면 다시 취득한 달을 중복하여 가입기간에 산입하지 아니한다.

1. 가입자가 자격을 취득한 날이 그 속하는 달의 초일인 경우(자격 취득일이 속하는 달에 다시 그 자격을 상실하는 경우는 제외한다)

2. 임의계속가입자의 자격을 취득한 경우

3. 가입자가 희망하는 경우

② 가입기간을 계산할 때 연금보험료를 내지 아니한 기간은 가입기간에 산입하지 아니한다. 다만, 사용자가 근로자의 임금에서 기여금을 공제하고 연금보험료를 내지 아니한 경우에는 그 내지 아니한 기간의 2분의 1에 해당하는 기간을 근로자의 가입기간으로 산입한다. 이 경우 1개월 미만의 기간은 1개월로 한다.

③「국민건강보험법」 제13조에 따른 국민건강보험공단(이하 "건강보험공단"이라 한다)이 보건복지부령으로 정하는 바에 따라 근로자에게 그 사업장의 체납 사실을 통지한 경우에는 제2항 단서에도 불구하고 통지된 체납월(滯納月)의 다음 달부터 체납 기간은 가입기간에 산입하지 아니한다. 이 경우 그 근로자는 제90조제1항에도 불구하고 가입기간에 산입되지 아니한 체납기간에 해당하는 기여금 및 부담금을 건강보험공단에 낼 수 있으며, 다음 각 호에 따른 기간을 가입기간에 산입한다.

1. 기여금 납부: 체납기간의 2분의 1에 해당하는 기간. 이 경우 1개월 미만의 기간은 1개월로 한다.
2. 기여금과 부담금 납부: 체납기간에 해당하는 기간

④ 제3항 후단에 따라 기여금 및 부담금을 납부할 때 월별 납부 기한으로부터 10년이 지난 경우에는 대통령령으로 정하는 이자를 더하여 납부하여야 한다.

⑤ 건강보험공단이 사용자가 체납한 연금보험료를 사용자로부터 납부받거나 징수한 경우에는 제3항 후단에 따라 근로자가 중복하여 낸 기여금 및 부담금을 해당 근로자에게 대통령령으로 정하는 이자를 더하여 돌려주어야 한다.

⑥ 제77조에 따라 지급받은 반환일시금이 제57조제1항에 따라 환수할 급여에 해당하는 경우 이를 반납하지 아니하는 때에는 그에 상응하는 기간을 가입기간에 산입하지 아니한다.

제17조의2(연금보험료 일부 납부 월의 가입기간 계산)

① 가입기간을 계산할 때 연금보험료의 일부가 납부된 경우에는 그 일부 납부된 보험료를 다른 일부 납부된 월의 미납 연금보험료와 연체금 등에 충당하고, 충당 후 완납된 월은 가입기간에 산입한다. 이 경우 충당의 대상 및 방법, 가입기간의 계산 및 급여의 지급 등에 필요한 사항은 대통령령으로 정한다.

② 제1항에 따라 충당한 후에도 일부 납부된 연금보험료가 있는 경우에는 이를 최초 연금 지급월에 반환한다. 다만, 가입자 또는 가입자였던 자의 청구가 있는 경우에는 제99조에도 불구하고 일부 납부된 월의 미납된 연금보험료와 연체금 등을 납부받아 해당 월을 가입기간에 산입할 수 있다.

③ 제2항에 따라 연금보험료 또는 연체금 등을 반환하거나 납부받는 때에는 대통령령으로 정하는 이자를 더하여야 한다.

제18조(군 복무기간에 대한 가입기간 추가 산입)

① 다음 각 호의 어느 하나에 해당하는 자가 노령연금 수급권을 취득한 때(이 조에 따라 가입기간이 추가 산입되면 노령연금 수급권을 취득할 수 있는 경우를 포함한다)에는 6개월을 가입기간에 추가로 산입한다. 다만, 「병역법」에 따른 병역의무를 수행한 기간이 6개월 미만인 경우에는 그러하지 아니한다.

1. 「병역법」 제5조제1항제1호에 따른 현역병
2. 「병역법」 제2조제1항제7호에 따른 전환복무를 한 사람
3. 「병역법」 제2조제1항제8호에 따른 상근예비역
4. 「병역법」 제2조제1항제10호에 따른 사회복무요원

② 제1항에도 불구하고 「병역법」에 따른 병역의무를 수행한 기간의 전부 또는 일부가 다음 각 호의 어느 하나에 해당하는 기간에 산입된 경우에는 제1항을 적용하지 아니한다.

1. 「공무원연금법」, 「사립학교교직원 연금법」 또는 「별정우체국법」에 따른 재직기간
2. 「군인연금법」에 따른 복무기간

③ 제1항에 따라 가입기간을 추가로 산입하는데 필요한 재원은 국가가 전부를 부담한다.

제19조(출산에 대한 가입기간 추가 산입)

① 2 이상의 자녀가 있는 가입자 또는 가입자였던 자가 노령연금수급권을 취득한 때(이 조에 따라 가입기간이 추가 산입되면 노령연금수급권을 취득할 수 있는 경우를 포함한다)에는 다음 각 호에 따른 기간을 가입기간에 추가로 산입한다. 다만, 추가로 산입하는 기간은 50개월을 초과할 수 없으며, 자녀 수의 인정방법 등에 관하여 필요한 사항은 대통령령으로 정한다.

1. 자녀가 2명인 경우 : 12개월
2. 자녀가 3명 이상인 경우 : 둘째 자녀에 대하여 인정되는 12개월에 2자녀를 초과하는 자녀 1명마다 18개월을 더한 개월 수

② 제1항에 따른 추가 가입기간은 부모가 모두 가입자 또는 가입자였던 자인 경우에는 부와 모의 합의에 따라 2명 중 1명의 가입기간에만 산입하되, 합의하지 아니한 경우에는 균등 배분하여 각각의 가입기간에 산입한다. 이 경우 합의의 절차 등에 관하여 필요한 사항은 보건복지부령으로 정한다.

③ 제1항에 따라 가입기간을 추가로 산입하는데 필요한 재원은 국가가 전부 또는 일부를 부담한다.

제19조의2(실업에 대한 가입기간 추가 산입)

① 다음 각 호의 요건을 모두 갖춘 사람이 「고용보험법」 제37조제1항에 따른 구직급여를 받는 경

우로서 구직급여를 받는 기간을 가입기간으로 산입하기 위하여 국민연금공단에 신청하는 때에는 그 기간을 가입기간에 추가로 산입한다. 다만, 추가로 산입하는 기간은 1년을 초과할 수 없다.

1. 18세 이상 60세 미만인 사람 중 가입자 또는 가입자였을 것
2. 대통령령으로 정하는 재산 또는 소득이 보건복지부장관이 정하여 고시하는 기준 이하일 것

② 제1항에 따라 산입되는 가입기간에 대하여는 「고용보험법」 제45조에 따른 구직급여의 산정 기초가 되는 임금일액을 월액으로 환산한 금액의 절반에 해당하는 소득(이하 이 조에서 "인정소득"이라 한다)으로 가입한 것으로 본다. 다만, 인정소득의 상한선 및 하한선은 보건복지부장관이 정하여 고시하는 금액으로 한다.

③ 가입자 또는 가입자였던 사람은 제1항에 따라 구직급여를 받는 기간을 가입기간으로 추가 산입하려는 경우 인정소득을 기준으로 연금보험료를 납부하여야 한다. 이 경우 국가는 연금보험료의 전부 또는 일부를 일반회계, 제101조에 따른 국민연금기금 및 「고용보험법」 제78조에 따른 고용보험기금에서 지원할 수 있다.

④ 제1항에 따라 추가로 산입된 가입기간(이하 이 항에서 "추가산입기간"이라 한다)을 제49조제1호부터 제3호까지의 급여에 적용할 때에는 다음 각 호를 따른다.

1. 제49조제1호의 노령연금: 추가산입기간을 제51조에 따른 기본연금액에 반영한다.
2. 제49조제2호의 장애연금: 추가산입기간을 제51조에 따른 기본연금액에 반영하지 아니한다.
3. 제49조제3호의 유족연금: 추가산입기간을 제51조에 따른 기본연금액에 반영하지 아니하되, 제74조 각 호에 해당하는 가입기간에는 반영한다.

⑤ 국민연금공단은 제1항에 따른 신청의 접수·처리 등 업무를 대통령령으로 정하는 바에 따라 「고용보험법」에 따른 직업안정기관 및 그 밖의 공공기관(「공공기관의 운영에 관한 법률」에 따른 공공기관을 말한다)에 위탁할 수 있다.

⑥ 제1항에 따른 신청방법, 제3항에 따른 지원 범위 및 내용 등에 필요한 사항은 대통령령으로 정한다.

제20조(가입기간의 합산)

① 가입자의 자격을 상실한 후 다시 그 자격을 취득한 자에 대하여는 전후(前後)의 가입기간을 합산한다.

② 가입자의 가입 종류가 변동되면 그 가입자의 가입기간은 각 종류별 가입기간을 합산한 기간으로 한다.

제21조(가입자 자격 및 소득 등에 관한 신고)

① 사업장가입자의 사용자는 보건복지부령으로 정하는 바에 따라 당연적용사업장에 해당된 사

실, 사업장의 내용 변경 및 휴업·폐업 등에 관한 사항과 가입자 자격의 취득·상실, 가입자의 소득월액 등에 관한 사항을 국민연금공단에 신고하여야 한다.

② 지역가입자, 임의가입자 및 임의계속가입자는 보건복지부령으로 정하는 바에 따라 자격의 취득·상실, 이름 또는 주소의 변경 및 소득에 관한 사항 등을 국민연금공단에 신고하여야 한다.

③ 지역가입자, 임의가입자 또는 임의계속가입자가 부득이한 사유로 제2항에 따른 신고를 할 수 없는 경우에는 배우자나 그 밖의 가족이 신고를 대리(代理)할 수 있다.

제22조(신고인에 대한 통지 등)

① 국민연금공단은 제21조에 따른 신고를 받으면 그 내용을 확인하고, 신고 내용이 사실과 다르다고 인정되면 그 뜻을 신고인에게 통지하여야 한다.

② 제1항에 따른 통지에 관하여는 제23조제4항을 준용한다.

제23조(가입자 등에 대한 통지 등)

① 국민연금공단은 제14조에 따라 사업장가입자의 자격 취득·상실에 관한 확인을 한 때와 기준소득월액이 결정되거나 변경된 때에는 이를 그 사업장의 사용자에게 통지하여야 하며, 지역가입자, 임의가입자 또는 임의계속가입자의 자격 취득·상실에 관한 확인을 한 때와 기준소득월액이 결정되거나 변경된 때에는 이를 그 지역가입자, 임의가입자 또는 임의계속가입자에게 통지하여야 한다.

② 제1항에 따른 통지를 받은 사용자는 이를 해당 사업장가입자 또는 그 자격을 상실한 자에게 통지하되, 그 통지를 받을 자의 소재를 알 수 없어 통지할 수 없는 경우에는 그 뜻을 국민연금공단에 통지하여야 한다.

③ 사용자는 제2항에 따라 사업장가입자 또는 그 자격을 상실한 사람에게 통지를 한 경우에는 그 사실을 확인할 수 있는 서류를 작성하고, 보건복지부령으로 정하는 기간 동안 이를 보관하여야 한다.

④ 국민연금공단은 다음 각 호의 어느 하나에 해당하면 보건복지부령으로 정하는 바에 따라 공고하는 것으로 통지를 갈음할 수 있다.

1. 사업장이 폐지된 경우
2. 제1항에 따른 통지를 받을 지역가입자, 임의가입자 또는 임의계속가입자의 소재를 알 수 없는 경우
3. 제2항에 따라 사용자로부터 통지를 받은 경우
4. 그 밖에 통지할 수 없는 불가피한 사정이 있는 경우로서 대통령령으로 정하는 경우

제3장 급여

제1절 통칙

제49조(급여의 종류) 이 법에 따른 급여의 종류는 다음과 같다.

1. 노령연금
2. 장애연금
3. 유족연금
4. 반환일시금

제50조(급여 지급)

① 급여는 수급권자의 청구에 따라 공단이 지급한다.

② 연금액은 지급사유에 따라 기본연금액과 부양가족연금액을 기초로 산정한다.

제51조(기본연금액)

① 수급권자의 기본연금액은 다음 각 호의 금액을 합한 금액에 1천분의 1천200을 곱한 금액으로 한다. 다만, 가입기간이 20년을 초과하면 그 초과하는 1년(1년 미만이면 매 1개월을 12분의 1년으로 계산한다)마다 본문에 따라 계산한 금액에 1천분의 50을 곱한 금액을 더한다.

1. 다음 각 목에 따라 산정한 금액을 합산하여 3으로 나눈 금액
   가. 연금 수급 3년 전 연도의 평균소득월액을 연금 수급 3년 전 연도와 대비한 연금 수급 전년도의 전국소비자물가변동률(「통계법」 제3조에 따라 통계청장이 매년 고시하는 전국소비자물가변동률을 말한다. 이하 이 조에서 같다)에 따라 환산한 금액
   나. 연금 수급 2년 전 연도의 평균소득월액을 연금 수급 2년 전 연도와 대비한 연금 수급 전년도의 전국소비자물가변동률에 따라 환산한 금액
   다. 연금 수급 전년도의 평균소득월액
2. 가입자 개인의 가입기간 중 매년 기준소득월액을 대통령령으로 정하는 바에 따라 보건복지부장관이 고시하는 연도별 재평가율에 의하여 연금 수급 전년도의 현재가치로 환산한 후 이를 합산한 금액을 총 가입기간으로 나눈 금액. 다만, 다음 각 목에 따라 산정하여야 하는 금액은 그 금액으로 한다.
   가. 제17조제2항 단서 및 같은 조 제3항제1호에 따라 산입되는 가입기간의 기준소득월액은 이 호 각 목 외의 부분 본문에 따라 산정한 금액의 2분의 1에 해당하는 금액
   나. 제18조에 따라 추가로 산입되는 가입기간의 기준소득월액은 제1호에 따라 산정한 금액의 2분의 1에 해당하는 금액
   다. 제19조에 따라 추가로 산입되는 가입기간의 기준소득월액은 제1호에 따라 산정한 금액

② 제1항 각 호의 금액을 수급권자에게 적용할 때에는 연금 수급 2년 전 연도와 대비한 전년도

의 전국소비자물가변동률을 기준으로 그 변동률에 해당하는 금액을 더하거나 빼되, 미리 제5조에 따른 국민연금심의위원회의 심의를 거쳐야 한다.

③ 제2항에 따라 조정된 금액을 수급권자에게 적용할 때 그 적용 기간은 해당 조정연도 1월부터 12월까지로 한다.

제52조(부양가족연금액)

① 부양가족연금액은 수급권자(유족연금의 경우에는 사망한 가입자 또는 가입자였던 자를 말한다)를 기준으로 하는 다음 각 호의 자로서 수급권자에 의하여 생계를 유지하고 있는 자에 대하여 해당 호에 규정된 각각의 금액으로 한다. 이 경우 생계유지에 관한 대상자별 인정기준은 대통령령으로 정한다.

1. 배우자: 연 15만원
2. 19세 미만이거나 장애등급 2급 이상인 자녀(배우자가 혼인 전에 얻은 자녀를 포함한다. 이하 이 조에서 같다): 연 10만원
3. 60세 이상이거나 장애등급 2급 이상인 부모(부 또는 모의 배우자, 배우자의 부모를 포함한다. 이하 이 조에서 같다): 연 10만원

② 제1항에 따른 부양가족연금액을 수급권자에게 적용하는 경우에는 제51조제2항과 제3항을 준용한다.

③ 제1항 각 호의 자가 다음 각 호의 어느 하나에 해당하면 제1항에 따른 부양가족연금액 계산에서 제외한다.

1. 연금 수급권자(「국민연금과 직역연금의 연계에 관한 법률」에 따른 연계급여 수급권자를 포함한다)
2. 퇴직연금등수급권자
3. 「공무원연금법」, 「공무원 재해보상법」, 「사립학교교직원 연금법」, 「별정우체국법」, 「군인연금법」 또는 「군인 재해보상법」에 따른 퇴직유족연금, 퇴역유족연금, 장해유족연금, 상이유족연금, 순직유족연금, 직무상유족연금, 위험직무순직유족연금 또는 유족연금 수급권자

④ 제1항 각 호의 자는 부양가족연금액을 계산할 때 2명 이상의 연금 수급권자의 부양가족연금 계산 대상이 될 수 없다.

⑤ 제1항 각 호에 해당하는 자가 다음 각 호의 어느 하나에 해당하게 되면 부양가족연금액의 계산에서 제외한다.

1. 사망한 때
2. 수급권자에 의한 생계유지의 상태가 끝난 때
3. 배우자가 이혼한 때
4. 자녀가 다른 사람의 양자가 되거나 파양(罷養)된 때

5. 자녀가 19세가 된 때. 다만, 장애등급 2급 이상의 상태에 있는 자녀는 제외한다.
6. 장애등급 2급 이상의 상태에 있던 자녀 또는 부모가 그 장애상태에 해당하지 아니하게 된 때
7. 배우자가 혼인 전에 얻은 자녀와의 관계가 이혼으로 인하여 종료된 때
8. 재혼한 부 또는 모의 배우자와 수급자의 관계가 부모와 그 배우자의 이혼으로 인하여 종료된 경우

제53조(연금액의 최고한도) 연금의 월별 지급액은 다음 각 호의 금액 중에서 많은 금액을 넘지 못한다.

1. 가입자였던 최종 5년 동안의 기준소득월액(연금 수급 전년도를 기준으로 제51조제1항제2호에 준하여 조정한다)을 평균한 금액을 제51조제2항에 준하여 조정한 금액
2. 가입기간 동안의 기준소득월액(연금 수급 전년도를 기준으로 제51조제1항제2호에 준하여 조정한다)을 평균한 금액을 제51조제2항에 준하여 조정한 금액

제54조(연금 지급 기간 및 지급 시기)

① 연금은 지급하여야 할 사유가 생긴 날(제78조제1항에 따른 반납금, 제92조제1항에 따른 추납보험료(追納保險料) 또는 체납된 연금보험료를 냄에 따라 연금을 지급하여야 할 사유가 생긴 경우에는 해당 금액을 낸 날)이 속하는 달의 다음 달부터 수급권이 소멸한 날이 속하는 달까지 지급한다.

② 연금은 매월 25일에 그 달의 금액을 지급하되, 지급일이 토요일이나 공휴일이면 그 전날에 지급한다. 다만, 수급권이 소멸하거나 연금 지급이 정지된 경우에는 그 지급일 전에 지급할 수 있다.

③ 연금은 지급을 정지하여야 할 사유가 생기면 그 사유가 생긴 날이 속하는 달의 다음 달부터 그 사유가 소멸한 날이 속하는 달까지는 지급하지 아니한다.

제54조의2(급여수급전용계좌)

① 수급자는 제58조제2항에 따라 대통령령으로 정하는 금액 이하의 급여를 본인 명의의 지정된 계좌(이하 "급여수급전용계좌"라 한다)로 입금하도록 공단에 신청할 수 있으며, 이 경우 공단은 급여를 급여수급전용계좌로 입금하여야 한다.

② 공단은 제1항에도 불구하고 정보통신장애나 그 밖에 대통령령으로 정하는 불가피한 사유로 급여를 급여수급전용계좌로 이체할 수 없을 때에는 현금으로 지급하는 등 대통령령으로 정하는 바에 따라 급여를 지급할 수 있다.

③ 급여수급전용계좌가 개설된 금융기관은 급여만이 급여수급전용계좌에 입금되도록 하고, 이를 관리하여야 한다.

④ 제1항에 따른 신청 방법 · 절차와 제3항에 따른 급여수급전용계좌의 관리에 필요한 사항은 대통령령으로 정한다.

제55조(미지급 급여)

① 수급권자가 사망한 경우 그 수급권자에게 지급하여야 할 급여 중 아직 지급되지 아니한 것이 있으면 그 배우자 · 자녀 · 부모 · 손자녀 · 조부모 또는 형제자매의 청구에 따라 그 미지급 급여를 지급한다. 다만, 가출 · 실종 등 대통령령으로 정하는 경우에 해당하는 사람에게는 지급하지 아니하며, 형제자매의 경우에는 대통령령으로 정하는 바에 따라 수급권자의 사망 당시(「민법」 제27조제1항에 따른 실종선고를 받은 경우에는 실종기간의 개시 당시를, 같은 조 제2항에 따른 실종선고를 받은 경우에는 사망의 원인이 된 위난 발생 당시를 말한다) 수급권자에 의하여 생계를 유지하고 있던 사람에게만 지급한다.

② 제1항에 따른 급여를 받을 순위는 배우자, 자녀, 부모, 손자녀, 조부모, 형제자매의 순으로 한다. 이 경우 순위가 같은 사람이 2명 이상이면 똑같이 나누어 지급하되, 지급 방법은 대통령령으로 정한다.

③ 제1항에 따른 미지급 급여는 수급권자가 사망한 날부터 5년 이내에 청구하여야 한다.

제56조(중복급여의 조정)

① 수급권자에게 이 법에 따른 2 이상의 급여 수급권이 생기면 수급권자의 선택에 따라 그 중 하나만 지급하고 다른 급여의 지급은 정지된다.

② 제1항에도 불구하고 제1항에 따라 선택하지 아니한 급여가 다음 각 호의 어느 하나에 해당하는 경우에는 해당 호에 규정된 금액을 선택한 급여에 추가하여 지급한다.

1. 선택하지 아니한 급여가 유족연금일 때(선택한 급여가 반환일시금일 때를 제외한다) : 유족연금액의 100분의 30에 해당하는 금액
2. 선택하지 아니한 급여가 반환일시금일 때(선택한 급여가 장애연금이고, 선택하지 아니한 급여가 본인의 연금보험료 납부로 인한 반환일시금일 때를 제외한다) : 제80조제2항에 상당하는 금액

제57조(급여의 환수)

① 공단은 급여를 받은 사람이 다음 각 호의 어느 하나에 해당하는 경우에는 대통령령으로 정하는 바에 따라 그 금액(이하 "환수금"이라 한다)을 환수하여야 한다. 다만, 공단은 환수금이 대통령령으로 정하는 금액 미만인 경우에는 환수하지 아니한다.

1. 거짓이나 그 밖의 부정한 방법으로 급여를 받은 경우
2. 제121조의 신고 의무자가 같은 조에 따른 신고 사항을 공단에 신고하지 아니하거나 늦게 신고하여 급여를 잘못 지급 받은 경우

3. 가입자 또는 가입자였던 자가 제15조에 따라 사망한 것으로 추정되어 유족연금 등의 급여가 지급된 후 해당 가입자 또는 가입자였던 자의 생존이 확인된 경우
4. 그 밖의 사유로 급여가 잘못 지급된 경우

② 공단은 제1항제1호 및 제2호의 경우에는 대통령령으로 정하는 이자를 가산하여 환수한다. 다만, 납부 의무자의 귀책사유가 없는 경우에는 이자를 가산하지 아니한다.

③ 공단은 환수금의 납부 의무자가 납부 기한까지 환수금을 내지 아니하면 제97조제1항 및 제2항을 준용하여 연체금을 징수하며, 이 경우 "건강보험공단"은 "공단"으로, "연금보험료"는 "환수금"으로 본다. 다만, 천재지변이나 그 밖에 대통령령으로 정하는 부득이한 사유가 있는 경우에는 연체금을 징수하지 아니할 수 있다.

④ 환수금 및 제3항에 따른 연체금(이하 "환수금등"이라 한다)의 납부 의무자에게 다른 급여의 수급권이 있거나 과오납금 등 반환받을 금액이 있으면 공단은 이를 환수금등에 충당할 수 있다.

제57조의2(환수금등의 고지, 독촉 및 체납처분 등)

① 공단은 제57조에 따라 환수금등을 징수하려면 기한을 정하여 환수금등의 금액 및 납부 기한 등을 적은 문서로써 납입의 고지를 하여야 한다. 이 경우 납입의 고지는 보건복지부령으로 정하는 바에 따라 전자문서로 할 수 있으며, 그 도달에 관하여는 제88조의2제3항을 준용한다.

② 공단은 제1항에 따른 고지를 받은 자가 그 기한까지 환수금등을 내지 아니하면 기한을 정하여 대통령령으로 정하는 바에 따라 독촉하여야 한다.

③ 공단은 제2항에 따른 독촉을 받은 자가 그 기한까지 환수금등을 내지 아니하면 보건복지부장관의 승인을 받아 국세 체납처분의 예에 따라 이를 징수할 수 있다. 이 경우 체납처분과 관련하여서는 제95조제6항·제7항을 준용하고, "건강보험공단"은 "공단"으로 본다.

제58조(수급권 보호)

① 수급권은 양도·압류하거나 담보로 제공할 수 없다.

② 수급권자에게 지급된 급여로서 대통령령으로 정하는 금액 이하의 급여는 압류할 수 없다.

③ 급여수급전용계좌에 입금된 급여와 이에 관한 채권은 압류할 수 없다.

제59조(미납금의 공제 지급)

① 가입자 또는 가입자였던 자가 수급권을 취득하거나 사망한 경우 제46조에 따라 대여한 자금의 상환금에 관한 채무가 있으면 이를 이 법에 따른 급여(사망일시금을 포함하고 지급이 정지된 급여는 제외한다)에서 공제할 수 있다. 다만, 이 법에 따른 급여 중 연금급여(제68조제2항에 따라 일시보상금으로 지급되는 장애연금은 제외한다)의 수급권자에 대하여는 해당 연금월액의 2분의 1을 초과하여 공제할 수 없다.

② 제1항에 따라 해당 상환금에 관한 채무를 공제하려면 20일 이상의 기한을 정하여 문서로 그

채무의 변제를 최고(催告)하여야 하며, 그 기한까지 채무를 변제하지 아니하면 해당 급여에서 공제할 것임을 미리 수급권자에게 통지하여야 한다.

③ 제1항에 따라 공제한 금액은 그 액수만큼 수급권자에게 지급된 것으로 본다.

제60조(조세와 그 밖의 공과금 면제) 이 법에 따른 급여로 지급된 금액에 대하여는 「조세특례제한법」이나 그 밖의 법률 또는 지방자치단체가 조례로 정하는 바에 따라 조세, 그 밖에 국가 또는 지방자치단체의 공과금을 감면한다.

제2절 노령연금

제61조(노령연금 수급권자)

① 가입기간이 10년 이상인 가입자 또는 가입자였던 자에 대하여는 60세(특수직종근로자는 55세)가 된 때부터 그가 생존하는 동안 노령연금을 지급한다.

② 가입기간이 10년 이상인 가입자 또는 가입자였던 자로서 55세 이상인 자가 대통령령으로 정하는 소득이있는 업무에 종사하지 아니하는 경우 본인이 희망하면 제1항에도 불구하고 60세가 되기 전이라도 본인이 청구한 때부터 그가 생존하는 동안 일정한 금액의 연금(이하 "조기노령연금"이라 한다)을 받을 수 있다.

제62조(지급의 연기에 따른 가산)

① 제61조에 따른 노령연금의 수급권자로서 60세 이상 65세 미만인 사람(특수직종근로자는 55세 이상 60세 미만인 사람)이 연금지급의 연기를 희망하는 경우에는 1회에 한정하여 65세(특수직종근로자는 60세) 전까지의 기간에 대하여 그 연금의 전부 또는 일부의 지급을 연기할 수 있다.

② 제1항에 따라 연금 전부의 지급 연기를 신청한 수급권자가 연금의 지급을 희망하거나 65세(특수직종근로자는 60세)가 된 경우의 연금액은 지급의 연기를 신청한 때의 제63조 및 제66조제3항에 따른 노령연금액(부양가족연금액은 제외한다. 이하 이 조에서 같다)을 제51조제2항에 따라 조정한 금액에 연기되는 매 1개월마다 그 금액의 1천분의 6을 더한 액으로 한다. 이 경우 1천분의 6에 해당하는 금액도 제51조제2항에 따라 조정한다.

③ 제1항에 따라 연금 일부의 지급 연기를 신청하려는 수급권자는 노령연금액 중 다음 각 호의 어느 하나에 해당하는 금액의 지급 연기를 신청할 수 있다.

1. 노령연금액의 1천분의 500
2. 노령연금액의 1천분의 600
3. 노령연금액의 1천분의 700
4. 노령연금액의 1천분의 800

5. 노령연금액의 1천분의 900

④ 제3항에 따라 연금 일부의 지급 연기를 신청한 수급권자가 연금 전부의 지급을 희망하거나 65세가 된 경우의 노령연금액은 다음 각 호의 금액을 합산한 금액으로 한다.

1. 노령연금액 중 지급 연기를 신청하지 아니한 금액을 제51조제2항에 따라 조정한 금액
2. 노령연금액 중 지급 연기를 신청한 금액을 제51조제2항에 따라 조정한 금액에 연기되는 매 1개월마다 그 금액의 1천분의 6을 더한 금액. 이 경우 1천분의 6에 해당하는 금액도 제51조제2항에 따라 조정한다.

제63조(노령연금액)

① 제61조제1항에 따른 노령연금액은 다음 각 호의 구분에 따른 금액에 부양가족연금액을 더한 금액으로 한다.

1. 가입기간이 20년 이상인 경우: 기본연금액
2. 가입기간이 10년 이상 20년 미만인 경우: 기본연금액의 1천분의 500에 해당하는 금액에 가입기간 10년을 초과하는 1년(1년 미만이면 매 1개월을 12분의 1년으로 계산한다)마다 기본연금액의 1천분의 50에 해당하는 금액을 더한 금액

② 조기노령연금액은 가입기간에 따라 제1항에 따른 노령연금액 중 부양가족연금액을 제외한 금액에 수급연령별로 다음 각 호의 구분에 따른 비율(청구일이 연령도달일이 속한 달의 다음 달 이후인 경우에는 1개월마다 1천분의 5를 더한다)을 곱한 금액에 부양가족연금액을 더한 금액으로 한다.

1. 55세부터 지급받는 경우에는 1천분의 700
2. 56세부터 지급받는 경우에는 1천분의 760
3. 57세부터 지급받는 경우에는 1천분의 820
4. 58세부터 지급받는 경우에는 1천분의 880
5. 59세부터 지급받는 경우에는 1천분의 940

제63조의2(소득활동에 따른 노령연금액)

제61조에 따른 노령연금 수급권자가 대통령령으로 정하는 소득이 있는 업무에 종사하면 60세 이상 65세 미만(특수직종근로자는 55세 이상 60세 미만)인 기간에는 제62조제2항·제4항, 제63조 및 제66조제3항에 따른 노령연금액(부양가족연금액은 제외한다. 이하 이 조에서 같다)에서 다음 각 호의 구분에 따른 금액을 뺀 금액을 지급한다. 이 경우 빼는 금액은 노령연금액의 2분의 1을 초과할 수 없다.

1. 초과소득월액(노령연금 수급권자의 소득월액에서 제51조제1항제1호에 따라 산정한 금액을 뺀 금액을 말한다. 이하 이 조에서 같다)이 100만원 미만인 사람: 초과소득월액의 1천분의 50

2. 초과소득월액이 100만원 이상 200만원 미만인 사람: 5만원+(초과소득월액-100만원)×1천분의 100
3. 초과소득월액이 200만원 이상 300만원 미만인 사람: 15만원+(초과소득월액-200만원)×1천분의 150
4. 초과소득월액이 300만원 이상 400만원 미만인 사람: 30만원+(초과소득월액-300만원)×1천분의 200
5. 초과소득월액이 400만원 이상인 사람: 50만원+(초과소득월액-400만원)×1천분의 250

제64조(분할연금 수급권자 등)

① 혼인 기간(배우자의 가입기간 중의 혼인 기간으로서 별거, 가출 등의 사유로 인하여 실질적인 혼인관계가 존재하지 아니하였던 기간을 제외한 기간을 말한다. 이하 같다)이 5년 이상인 자가 다음 각 호의 요건을 모두 갖추면 그때부터 그가 생존하는 동안 배우자였던 자의 노령연금을 분할한 일정한 금액의 연금(이하 "분할연금"이라 한다)을 받을 수 있다.

1. 배우자와 이혼하였을 것
2. 배우자였던 사람이 노령연금 수급권자일 것
3. 60세가 되었을 것

② 제1항에 따른 분할연금액은 배우자였던 자의 노령연금액(부양가족연금액은 제외한다) 중 혼인 기간에 해당하는 연금액을 균등하게 나눈 금액으로 한다.

③ 제1항에 따른 분할연금은 제1항 각 호의 요건을 모두 갖추게 된 때부터 5년 이내에 청구하여야 한다.

④ 제1항에 따른 혼인 기간의 인정 기준 및 방법 등에 필요한 사항은 대통령령으로 정한다.

제64조의2(분할연금 지급의 특례)

① 제64조제2항에도 불구하고 「민법」 제839조의2 또는 제843조에 따라 연금의 분할에 관하여 별도로 결정된 경우에는 그에 따른다.

② 제1항에 따라 연금의 분할이 별도로 결정된 경우에는 분할 비율 등에 대하여 공단에 신고하여야 한다.

③ 제2항에 따른 신고 방법 및 절차 등 신고에 필요한 세부사항은 보건복지부령으로 정한다.

제64조의3(분할연금 청구의 특례)

① 제64조제3항에도 불구하고 제64조제1항제3호의 연령에 도달하기 이전에 이혼하는 경우에는 이혼의 효력이 발생하는 때부터 분할연금을 미리 청구(이하 "분할연금 선청구"라 한다)할 수 있다. 이 경우 제64조제3항에 따른 청구를 한 것으로 본다(선청구를 하고 제2항에 따른 선청구의 취소를 하지 아니한 경우에 한정한다).

② 제1항에 따른 분할연금 선청구는 이혼의 효력이 발생하는 때부터 3년 이내에 하여야 하며, 제64조제1항제3호의 연령이 도달하기 이전에 분할연금 선청구를 취소할 수 있다. 이 경우 분할연금 선청구 및 선청구의 취소는 1회에 한한다.

③ 제1항에 따라 분할연금을 선청구한 경우라고 하더라도 제64조제1항 각 호의 요건을 모두 갖추게 된 때에 분할연금을 지급한다.

④ 제1항 및 제2항에 따른 분할연금 선청구 및 선청구 취소 방법·절차 등 시행에 필요한 세부사항은 보건복지부령으로 정한다.

제64조의4(분할연금 수급권의 포기)

① 제64조제1항에 따른 분할연금 수급권자는 같은 항의 배우자였던 사람과 재혼한 경우 보건복지부령으로 정하는 바에 따라 분할연금 수급권의 포기를 신청할 수 있다.

② 제1항에 따라 분할연금 수급권자가 분할연금 수급권의 포기를 신청한 경우에는 그 분할연금 수급권은 신청한 날부터 소멸된다.

③ 제2항에 따라 분할연금 수급권이 소멸된 경우에는 분할연금 수급권을 포기한 사람의 배우자에게 분할연금이 발생하기 전의 노령연금을 지급한다.

제65조(분할연금과 노령연금의 관계 등)

① 제64조제1항에 따른 분할연금 수급권은 그 수급권을 취득한 후에 배우자였던 자에게 생긴 사유로 노령연금 수급권이 소멸·정지되어도 영향을 받지 아니한다.

② 수급권자에게 2 이상의 분할연금 수급권이 생기면 제56조에도 불구하고 2 이상의 분할연금액을 합산하여 지급한다. 다만, 2 이상의 분할연금 수급권과 다른 급여(노령연금을 제외한다. 이하 이 항에서 같다)의 수급권이 생기면 그 2 이상의 분할연금 수급권을 하나의 분할연금 수급권으로 보고 본인의 선택에 따라 분할연금과 다른 급여 중 하나만 지급하고 선택하지 아니한 분할연금 또는 다른 급여의 지급은 정지된다.

③ 분할연금 수급권자는 제72조제1항에 따른 유족연금을 지급할 때 노령연금 수급권자로 보지 아니한다.

④ 분할연금 수급권자에게 노령연금 수급권이 발생한 경우에는 제56조에도 불구하고 분할연금액과 노령연금액을 합산하여 지급한다.

제66조(조기노령연금의 지급 정지 등)

① 제61조제2항과 제63조제2항에 따라 조기노령연금을 받고 있는 60세 미만인 자가 다음 각 호의 어느 하나에 해당되는 경우에는 그 기간에 해당하는 조기노령연금은 지급을 정지한다.

1. 제61조제2항에 따른 소득이 있는 업무에 종사하는 경우
2. 제1호에는 해당되지 아니하나 조기노령연금을 받고 있는 본인이 조기노령연금 지급 정지를 신청하는 경우

② 제1항에 따라 조기노령연금의 지급이 정지된 자가 다음 각 호의 어느 하나에 해당되는 경우에는 조기노령연금을 다시 지급한다.

1. 60세에 도달하는 경우
2. 제1항제1호에 해당하는 자가 60세에 도달하기 전에 제61조제2항에 따른 소득이 있는 업무에 종사하지 아니하는 경우
3. 제1항제2호에 해당하는 자가 60세에 도달하기 전에 제61조제2항에 따른 소득이 있는 업무에 종사하지 아니한 상태에서 본인이 조기노령연금의 재지급을 신청하는 경우

③ 제1항에 따라 조기노령연금의 지급이 정지된 자가 제2항에 따라 조기노령연금을 다시 지급받을 경우의 조기노령연금액은 다음 각 호와 같다.

1. 지급 정지 전후의 가입기간을 합산하여 산정한 제63조제1항에 따른 노령연금액(부양가족연금액을 제외한다)에 재 수급 당시의 제63조제2항에 따른 연령별 비율에서 기 수급기간 1개월마다 1천분의 5를 뺀 비율을 곱한 금액에 부양가족연금액을 더한 금액
2. 제1호에 따른 조기노령연금액(부양가족연금액을 제외한다. 이하 이 호에서 같다)이 제1항에 따라 지급 정지되기 전의 조기노령연금액보다 적어지는 경우에는 지급 정지되기 전의 조기노령연금액

④ 제1항 및 제2항에 따른 조기노령연금 지급 정지 및 재지급 신청에 필요한 세부사항은 보건복지부령으로 정한다.

제3절 장애연금

제67조(장애연금의 수급권자)

① 가입자 또는 가입자였던 자가 질병이나 부상으로 신체상 또는 정신상의 장애가 있고 다음 각 호의 요건을 모두 충족하는 경우에는 장애 정도를 결정하는 기준이 되는 날(이하 "장애결정 기준일"이라 한다)부터 그 장애가 계속되는 기간 동안 장애 정도에 따라 장애연금을 지급한다.

1. 해당 질병 또는 부상의 초진일 당시 연령이 18세(다만, 18세 전에 가입한 경우에는 가입자가 된 날을 말한다) 이상이고 노령연금의 지급 연령 미만일 것
2. 다음 각 목의 어느 하나에 해당할 것
   가. 해당 질병 또는 부상의 초진일 당시 연금보험료를 낸 기간이 가입대상기간의 3분의 1 이상일 것
   나. 해당 질병 또는 부상의 초진일 5년 전부터 초진일까지의 기간 중 연금보험료를 낸 기간이 3년 이상일 것. 다만, 가입대상기간 중 체납기간이 3년 이상인 경우는 제외한다.
   다. 해당 질병 또는 부상의 초진일 당시 가입기간이 10년 이상일 것

② 제1항에 따른 장애결정 기준일은 다음 각 호에서 정하는 날로 한다.

1. 초진일부터 1년 6개월이 지나기 전에 완치일이 있는 경우: 완치일
2. 초진일부터 1년 6개월이 지날 때까지 완치일이 없는 경우: 초진일부터 1년 6개월이 되는 날의 다음 날
3. 제2호에 따른 초진일부터 1년 6개월이 되는 날의 다음 날에 장애연금의 지급 대상이 되지 아니하였으나, 그 후 그 질병이나 부상이 악화된 경우: 장애연금의 지급을 청구한 날(제61조에 따른 노령연금 지급연령 전에 청구한 경우만 해당한다. 이하 이 조에서 "청구일"이라 한다)과 완치일 중 빠른 날
4. 제70조제1항에 따라 장애연금의 수급권이 소멸된 사람이 장애연금 수급권을 취득할 당시의 질병이나 부상이 악화된 경우: 청구일과 완치일 중 빠른 날

③ 제1항에 따라 장애연금의 지급 대상이 되는 경우에도 불구하고 다음 각 호의 어느 하나에 해당되는 경우에는 장애연금을 지급하지 아니한다.

1. 초진일이 제6조 단서에 따라 가입 대상에서 제외된 기간 중에 있는 경우
2. 초진일이 국외이주·국적상실 기간 중에 있는 경우
3. 제77조에 따라 반환일시금을 지급받은 경우

④ 장애 정도에 관한 장애등급은 1급, 2급, 3급 및 4급으로 구분하되, 등급 구분의 기준과 장애 정도의 심사에 관한 사항은 대통령령으로 정한다.

제68조(장애연금액)

① 장애연금액은 장애 등급에 따라 다음 각 호의 금액으로 한다.

1. 장애등급 1급에 해당하는 자에 대하여는 기본연금액에 부양가족연금액을 더한 금액
2. 장애등급 2급에 해당하는 자에 대하여는 기본연금액의 1천분의 800에 해당하는 금액에 부양가족연금액을 더한 금액
3. 장애등급 3급에 해당하는 자에 대하여는 기본연금액의 1천분의 600에 해당하는 금액에 부양가족연금액을 더한 금액

② 장애등급 4급에 해당하는 자에 대하여는 기본연금액의 1천분의 2천250에 해당하는 금액을 일시보상금으로 지급한다.

제69조(장애의 중복 조정)

장애연금 수급권자에게 다시 장애연금을 지급하여야 할 장애가 발생한 때에는 전후의 장애를 병합(倂合)한 장애 정도에 따라 장애연금을 지급한다. 다만, 전후의 장애를 병합한 장애 정도에 따른 장애연금이 전의 장애연금보다 적으면 전의 장애연금을 지급한다.

제70조(장애연금액의 변경 등)

① 공단은 장애연금 수급권자의 장애 정도를 심사하여 장애등급이 다르게 되면 그 등급에 따라 장애연금액을 변경하고, 장애등급에 해당되지 아니하면 장애연금 수급권을 소멸시킨다.

② 장애연금의 수급권자는 그 장애가 악화되면 공단에 장애연금액의 변경을 청구할 수 있다.

③ 제1항 및 제2항에 따라 장애정도를 결정할 때에는 완치일을 기준으로 하며, 다음 각 호의 구분에 따른 날까지 완치되지 않은 경우에는 그 해당하는 날을 기준으로 장애 정도를 결정한다.

1. 제1항의 경우: 장애 정도의 변화개연성에 따라 공단이 지정한 주기가 도래한 날이 속하는 달의 말일 등 대통령령으로 정하는 날
2. 제2항의 경우: 수급권자가 장애연금액의 변경을 청구한 날

④ 제1항 및 제2항은 60세 이상인 장애연금 수급권자에 대하여는 적용하지 아니한다.

제71조(일시보상금에 대한 평가)

제68조제2항에 따른 일시보상금 수급권자에게 제56조에 따른 중복급여의 조정, 제69조에 따른 장애의 중복 조정, 제70조에 따른 장애연금액의 변경 및 제115조제1항에 따른 소멸시효를 적용할 때에는 일시보상금 지급 사유 발생일이 속하는 달의 다음 달부터 기본연금액의 1천분의 400을 12로 나눈 금액이 67개월 동안 지급된 것으로 본다.

제4절 유족연금

제72조(유족연금의 수급권자)

① 다음 각 호의 어느 하나에 해당하는 사람이 사망하면 그 유족에게 유족연금을 지급한다.

1. 노령연금 수급권자
2. 가입기간이 10년 이상인 가입자 또는 가입자였던 자
3. 연금보험료를 낸 기간이 가입대상기간의 3분의 1 이상인 가입자 또는 가입자였던 자
4. 사망일 5년 전부터 사망일까지의 기간 중 연금보험료를 낸 기간이 3년 이상인 가입자 또는 가입자였던 자. 다만, 가입대상기간 중 체납기간이 3년 이상인 사람은 제외한다.
5. 장애등급이 2급 이상인 장애연금 수급권자

② 제1항에도 불구하고 같은 항 제3호 또는 제4호에 해당하는 사람이 다음 각 호의 기간 중 사망하는 경우에는 유족연금을 지급하지 아니한다.

1. 제6조 단서에 따라 가입 대상에서 제외되는 기간
2. 국외이주·국적상실 기간

제73조(유족의 범위 등)

① 유족연금을 지급받을 수 있는 유족은 제72조제1항 각 호의 사람이 사망할 당시(「민법」 제27조제1항에 따른 실종선고를 받은 경우에는 실종기간의 개시 당시를, 같은 조 제2항에 따른

실종선고를 받은 경우에는 사망의 원인이 된 위난 발생 당시를 말한다) 그에 의하여 생계를 유지하고 있던 다음 각 호의 자로 한다. 이 경우 가입자 또는 가입자였던 자에 의하여 생계를 유지하고 있던 자에 관한 인정 기준은 대통령령으로 정한다.

1. 배우자
2. 자녀. 다만, 25세 미만이거나 장애등급 2급 이상인 자만 해당한다.
3. 부모(배우자의 부모를 포함한다. 이하 이 절에서 같다). 다만, 60세 이상이거나 장애등급 2급 이상인 자만 해당한다.
4. 손자녀. 다만, 19세 미만이거나 장애등급 2급 이상인 자만 해당한다.
5. 조부모(배우자의 조부모를 포함한다. 이하 이 절에서 같다). 다만, 60세 이상이거나 장애등급 2급 이상인 자만 해당한다.

② 유족연금은 제1항 각 호의 순위에 따라 최우선 순위자에게만 지급한다. 다만, 제1항제1호에 따른 유족의 수급권이 제75조에 따라 소멸되거나 제76조에 따라 정지되면 제1항제2호에 따른 유족에게 지급한다.

③ 제2항의 경우 같은 순위의 유족이 2명 이상이면 그 유족연금액을 똑같이 나누어 지급하되, 지급 방법은 대통령령으로 정한다.

제74조(유족연금액)

유족연금액은 가입기간에 따라 다음 각 호의 금액에 부양가족연금액을 더한 금액으로 한다. 다만, 노령연금 수급권자가 사망한 경우의 유족연금액은 사망한 자가 지급받던 노령연금액을 초과할 수 없다.

1. 가입기간이 10년 미만이면 기본연금액의 1천분의 400에 해당하는 금액
2. 가입기간이 10년 이상 20년 미만이면 기본연금액의 1천분의 500에 해당하는 금액
3. 가입기간이 20년 이상이면 기본연금액의 1천분의 600에 해당하는 금액

제75조(유족연금 수급권의 소멸)

① 유족연금 수급권자가 다음 각 호의 어느 하나에 해당하게 되면 그 수급권은 소멸한다.

1. 수급권자가 사망한 때
2. 배우자인 수급권자가 재혼한 때
3. 자녀나 손자녀인 수급권자가 파양된 때
4. 장애등급 2급 이상에 해당하지 아니한 자녀인 수급권자가 25세가 된 때 또는 장애등급 2급 이상에 해당하지 아니한 손자녀인 수급권자가 19세가 된 때

② 부모, 손자녀 또는 조부모인 유족의 유족연금 수급권은 가입자 또는 가입자였던 사람이 사망할 당시에 그 가입자 또는 가입자였던 사람의 태아가 출생하여 수급권을 갖게 되면 소멸한다.

제76조(유족연금의 지급 정지)

① 유족연금의 수급권자인 배우자에 대하여는 수급권이 발생한 때부터 3년 동안 유족연금을 지급한 후 55세가 될 때까지 지급을 정지한다. 다만, 그 수급권자가 다음 각 호의 어느 하나에 해당하면 지급을 정지하지 아니한다.

1. 장애등급이 2급 이상인 경우
2. 가입자 또는 가입자였던 자의 25세 미만인 자녀 또는 장애등급 2급 이상인 자녀의 생계를 유지한 경우
3. 대통령령으로 정하는 소득이 있는 업무에 종사하지 아니하는 경우

② 유족연금의 수급권자인 배우자의 소재를 1년 이상 알 수 없는 때에는 유족인 자녀의 신청에 의하여 그 소재 불명(不明)의 기간동안 그에게 지급하여야 할 유족연금은 지급을 정지한다.

③ 배우자 외의 자에 대한 유족연금의 수급권자가 2명 이상인 경우 그 수급권자 중에서 1년 이상 소재를 알 수 없는 자가 있으면 다른 수급권자의 신청에 따라 그 소재 불명의 기간에 해당하는 그에 대한 유족연금의 지급을 정지한다.

④ 제2항과 제3항에 따라 유족연금의 지급이 정지된 자의 소재가 확인된 경우에는 본인의 신청에 의하여 지급 정지를 해제한다.

⑤ 자녀나 손자녀인 수급권자가 다른 사람에게 입양된 때에는 그에 해당하게 된 때부터 유족연금의 지급을 정지한다.

⑥ 제5항에 따라 유족연금의 지급이 정지된 자가 파양된 경우에는 본인의 신청에 의하여 파양된 때부터 지급 정지를 해제한다.

⑦ 장애로 수급권을 취득한 자가 장애등급 2급 이상에 해당하지 아니하게 된 때에는 그에 해당하게 된 때부터 유족연금의 지급을 정지한다.

⑧ 제7항에 따라 유족연금의 지급이 정지된 자가 그 질병이나 부상이 악화되어 장애등급 2급 이상에 해당하게 된 경우에는 본인의 신청에 의하여 장애등급 2급 이상에 해당하게 된 때부터 지급 정지를 해제한다.

제5절 반환일시금 등

제77조(반환일시금)

① 가입자 또는 가입자였던 자가 다음 각 호의 어느 하나에 해당하게 되면 본인이나 그 유족의 청구에 의하여 반환일시금을 지급받을 수 있다.

1. 가입기간이 10년 미만인 자가 60세가 된 때
2. 가입자 또는 가입자였던 자가 사망한 때. 다만, 제72조에 따라 유족연금이 지급되는 경우에는 그러하지 아니하다.
3. 국적을 상실하거나 국외로 이주한 때

② 제1항에 따른 반환일시금의 액수는 가입자 또는 가입자였던 자가 납부한 연금보험료(사업장가입자 또는 사업장가입자였던 자의 경우에는 사용자의 부담금을 포함한다)에 대통령령으로 정하는 이자를 더한 금액으로 한다.

③ 제1항에 따라 반환일시금의 지급을 청구할 경우 유족의 범위와 청구의 우선순위 등에 관하여는 제73조를 준용한다.

제78조(반납금 납부와 가입기간)

① 제77조에 따라 반환일시금을 받은 자로서 다시 가입자의 자격을 취득한 자는 지급받은 반환일시금에 대통령령으로 정하는 이자를 더한 금액(이하 "반납금"이라 한다)을 공단에 낼 수 있다.

② 반납금은 대통령령으로 정하는 바에 따라 분할하여 납부하게 할 수 있다. 이 경우 대통령령으로 정하는 이자를 더하여야 한다.

③ 제1항과 제2항에 따라 반납금을 낸 경우에는 그에 상응하는 기간은 가입기간에 넣어 계산한다.

④ 제1항과 제2항에 따른 반납금의 납부 신청, 납부 방법 및 납부 기한 등 반납금의 납부에 필요한 사항은 대통령령으로 정한다.

제79조(반환일시금 수급권의 소멸) 반환일시금의 수급권은 다음 각 호의 어느 하나에 해당하면 소멸한다.

1. 수급권자가 다시 가입자로 된 때
2. 수급권자가 노령연금의 수급권을 취득한 때
3. 수급권자가 장애연금의 수급권을 취득한 때
4. 수급권자의 유족이 유족연금의 수급권을 취득한 때

제80조(사망일시금)

① 다음 각 호의 어느 하나에 해당하는 사람이 사망한 때에 제73조에 따른 유족이 없으면 그 배우자·자녀·부모·손자녀·조부모·형제자매 또는 4촌 이내 방계혈족(傍系血族)에게 사망일시금을 지급한다. 다만, 가출·실종 등 대통령령으로 정하는 경우에 해당하는 사람에게는 지급하지 아니하며, 4촌 이내 방계혈족의 경우에는 대통령령으로 정하는 바에 따라 다음 각 호의 어느 하나에 해당하는 사람의 사망 당시(「민법」 제27조제1항에 따른 실종선고를 받은 경우에는 실종기간의 개시 당시를, 같은 조 제2항에 따른 실종선고를 받은 경우에는 사망의 원인이 된 위난 발생 당시를 말한다) 그 사람에 의하여 생계를 유지하고 있던 사람에게만 지급한다.

   1. 가입자 또는 가입자였던 사람
   2. 노령연금 수급권자
   3. 장애등급이 3급 이상인 장애연금 수급권자

② 제1항에 따른 사망일시금은 다음 각 호의 금액으로 한다.

1. 제1항제1호에 해당하는 경우: 가입자 또는 가입자였던 사람의 반환일시금에 상당하는 금액. 다만, 사망한 가입자 또는 가입자였던 사람의 최종 기준소득월액을 제51조제1항제2호에 따른 연도별 재평가율에 따라 사망일이 속하는 해의 전년도의 현재가치로 환산한 금액과 같은 호에 준하여 산정한 가입기간 중 기준소득월액의 평균액 중에서 많은 금액의 4배를 초과하지 못한다.
2. 제1항제2호 또는 제3호에 해당하는 경우: 수급권자가 사망할 때까지 지급받은 연금액이 제1호를 준용하여 산정한 금액(이 경우 "가입자 또는 가입자였던 사람"은 "노령연금 수급권자 또는 장애등급이 3급 이상인 장애연금 수급권자"로 본다)보다 적은 경우에 그 차액에 해당하는 금액

③ 제2항제1호 및 제2호에 모두 해당하는 경우에는 제2호를 적용한다.

④ 제1항에 따른 사망일시금을 받을 자의 순위는 배우자·자녀·부모·손자녀·조부모·형제자매 및 4촌 이내의 방계혈족 순으로 한다. 이 경우 순위가 같은 사람이 2명 이상이면 똑같이 나누어 지급하되, 그 지급 방법은 대통령령으로 정한다.

제81조(유족연금과 사망일시금의 관계) 제73조제1항제2호 및 제4호에 따른 유족연금 수급권자에 대하여는 제75조제1항제4호에 따라 유족연금수급권이 소멸할 때까지 지급받은 유족연금액이 제80조제2항에 따른 사망일시금액보다 적을 때에는 그 차액을 일시금으로 지급한다.

제6절 급여 제한 등

제82조(급여의 제한)

① 가입자 또는 가입자였던 자가 고의로 질병·부상 또는 그 원인이 되는 사고를 일으켜 그로 인하여 장애를 입은 경우에는 그 장애를 지급 사유로 하는 장애연금을 지급하지 아니할 수 있다.

② 가입자 또는 가입자였던 자가 고의나 중대한 과실로 요양 지시에 따르지 아니하거나 정당한 사유 없이 요양 지시에 따르지 아니하여 다음 각 호의 어느 하나에 해당하게 되면 대통령령으로 정하는 바에 따라 이를 원인으로 하는 급여의 전부 또는 일부를 지급하지 아니할 수 있다.

1. 장애를 입거나 사망한 경우
2. 장애나 사망의 원인이 되는 사고를 일으킨 경우
3. 장애를 악화시키거나 회복을 방해한 경우

③ 다음 각 호의 어느 하나에 해당하는 사람에게는 사망에 따라 발생되는 유족연금, 미지급급여, 반환일시금 및 사망일시금(이하 이 항에서 "유족연금등"이라 한다)을 지급하지 아니한다.

1. 가입자 또는 가입자였던 자를 고의로 사망하게 한 유족
2. 유족연금등의 수급권자가 될 수 있는 자를 고의로 사망하게 한 유족
3. 다른 유족연금등의 수급권자를 고의로 사망하게 한 유족연금등의 수급권자

제83조(장애연금액의 변경 제한)

장애연금의 수급권자가 고의나 중대한 과실로 요양 지시에 따르지 아니하거나 정당한 사유 없이 요양 지시에 따르지 아니하여 장애를 악화시키거나 회복을 방해한 경우에는 제70조에 따라 장애연금액을 변경하지 아니할 수 있다.

제86조(지급의 정지 등)

① 수급권자가 다음 각 호의 어느 하나에 해당하면 급여의 전부 또는 일부의 지급을 정지할 수 있다.

1. 수급권자가 정당한 사유 없이 제122조제1항에 따른 공단의 서류, 그 밖의 자료 제출 요구에 응하지 아니한 때
2. 장애연금 또는 유족연금의 수급권자가 정당한 사유 없이 제120조에 따른 공단의 진단 요구 또는 확인에 응하지 아니한 때
3. 장애연금 수급권자가 고의나 중대한 과실로 요양 지시에 따르지 아니하거나 정당한 사유 없이 요양 지시에 따르지 아니하여 회복을 방해한 때
4. 수급권자가 정당한 사유 없이 제121조제1항에 따른 신고를 하지 아니한 때

② 제1항에 따라 급여의 지급을 정지하려는 경우에는 지급을 정지하기 전에 대통령령으로 정하는 바에 따라 급여의 지급을 일시 중지할 수 있다.

제5장 비용 부담 및 연금보험료의 징수 등

제89조(연금보험료의 납부 기한 등)

① 연금보험료는 납부 의무자가 다음 달 10일까지 내야 한다. 다만, 대통령령으로 정하는 농업·임업·축산업 또는 수산업을 경영하거나 이에 종사하는 자(이하 "농어업인"이라 한다)는 본인의 신청에 의하여 분기별 연금보험료를 해당 분기의 다음 달 10일까지 낼 수 있다.

② 연금보험료를 납부 기한의 1개월 이전에 미리 낸 경우에는 그 전달의 연금보험료 납부 기한이 속하는 날의 다음 날에 낸 것으로 본다.

③ 납부 의무자가 연금보험료를 미리 낼 경우 그 기간과 감액(減額)할 금액 등은 대통령령으로 정한다.

④ 납부 의무자가 연금보험료를 계좌 또는 신용카드 자동이체의 방법으로 낼 경우에는 대통령령으로 정하는 바에 따라 연금보험료를 감액하거나 재산상의 이익을 제공할 수 있다.

⑤ 건강보험공단은 제1항에도 불구하고 고지서의 송달 지연 등 보건복지부령으로 정하는 사유에 해당하는 경우에는 제1항에 따른 납부 기한으로부터 1개월 범위에서 납부 기한을 연장할 수 있다.

⑥ 제5항에 따라 납부 기한을 연장받으려면 보건복지부령으로 정하는 바에 따라 건강보험공단에 납부 기한의 연장을 신청하여야 한다.

제90조(연금보험료의 원천공제 납부 등)

① 사용자는 사업장가입자가 부담할 기여금을 그에게 지급할 매달의 임금에서 공제하여 내야 한다. 이 경우 제100조의3제1항에 따라 사업장가입자의 연금보험료 중 일부를 지원받는 때에는 사업장가입자가 부담할 기여금에서 지원받는 연금보험료 중 기여금에 지원되는 금액을 뺀 금액을 공제하여야 한다.

② 사용자는 제1항에 따라 임금에서 기여금을 공제하면 보건복지부령으로 정하는 바에 따라 공제계산서를 작성하여 사업장가입자에게 내주어야 한다. 이 경우 기여금 공제 내용을 알 수 있는 급여명세서 등은 공제계산서로 본다.

③ 해당 사업장의 사용자는 법인이 아닌 사업장의 사용자가 2명 이상인 때에는 그 사업장가입자의 연금보험료와 그에 따른 징수금을 연대하여 납부할 의무를 진다.

④ 사용자가 제1항에 따른 연금보험료를 내지 아니한 경우에는 건강보험공단이 보건복지부령으로 정하는 바에 따라 근로자에게 그 사업장의 체납 사실을 통지하여야 한다.

⑤ 건강보험공단은 제4항에 따라 통지하는 체납 사실을 문자메시지, 전자우편 등 보건복지부령으로 정하는 방법을 통하여 추가로 안내하여야 한다.

제90조의2(제2차 납부의무)

① 법인의 재산으로 그 법인이 납부하여야 하는 연금보험료와 그에 따른 연체금 및 체납처분비를 충당하여도 부족한 경우에는 해당 법인에게 연금보험료의 납부의무가 부과된 날 현재의 무한책임사원 또는 과점주주(「국세기본법」 제39조 각 호의 어느 하나에 해당하는 자를 말한다)가 그 부족한 금액에 대하여 제2차 납부의무를 진다. 다만, 과점주주의 경우에는 그 부족한 금액을 그 법인의 발행주식 총수(의결권이 없는 주식은 제외한다) 또는 출자총액으로 나눈 금액에 해당 과점주주가 실질적으로 권리를 행사하는 주식 수(의결권이 없는 주식은 제외한다) 또는 출자액을 곱하여 산출한 금액을 한도로 한다.

② 사업이 양도·양수된 경우에 양도일 이전에 양도인에게 납부의무가 부과된 연금보험료와 그에 따른 연체금 및 체납처분비를 양도인의 재산으로 충당하여도 부족한 경우에는 사업의 양수인이 그 부족한 금액에 대하여 양수한 재산의 가액을 한도로 제2차 납부의무를 진다. 이 경우 양수인의 범위 및 양수한 재산의 가액은 대통령령으로 정한다.

제90조의3(신용카드등으로 하는 연금보험료등의 납부)

① 납부 의무자는 연금보험료, 연체금, 체납처분비, 그 밖의 징수금(이하 이 조에서 "연금보험료등"이라 한다)을 그 납부를 대행할 수 있도록 대통령령으로 정하는 기관 등(이하 이 조에서

"연금보험료등납부대행기관"이라 한다)을 통하여 신용카드, 직불카드 등(이하 이 조에서 "신용카드등"이라 한다)으로 납부할 수 있다.

② 신용카드등으로 연금보험료등을 납부하는 경우에는 연금보험료등납부대행기관의 승인일을 납부일로 본다.

③ 연금보험료등납부대행기관은 납부 의무자로부터 연금보험료등의 납부를 대행하는 대가로 수수료를 받을 수 있다.

④ 연금보험료등납부대행기관의 지정 및 운영과 수수료 등에 필요한 사항은 대통령령으로 정한다.

제91조(연금보험료 납부의 예외)

① 납부 의무자는 사업장가입자 또는 지역가입자가 다음 각 호의 어느 하나에 해당하는 사유로 연금보험료를 낼 수 없으면 대통령령으로 정하는 바에 따라 그 사유가 계속되는 기간에는 연금보험료를 내지 아니할 수 있다.

1. 사업 중단, 실직 또는 휴직 중인 경우
2. 「병역법」 제3조에 따른 병역의무를 수행하는 경우
3. 「초·중등교육법」 제2조나 「고등교육법」 제2조에 따른 학교에 재학 중인 경우
4. 「형의 집행 및 수용자의 처우에 관한 법률」 제11조에 따라 교정시설에 수용 중인 경우
5. 종전의「사회보호법」에 따른 보호감호시설이나 「치료감호법」에 따른 치료감호시설에 수용 중인 경우
6. 1년 미만 행방불명된 경우. 이 경우 행방불명의 인정 기준 및 방법은 대통령령으로 정한다.
7. 재해·사고 등으로 소득이 감소되거나 그 밖에 소득이 있는 업무에 종사하지 아니하는 경우로서 대통령령으로 정하는 경우

② 제1항에 따라 연금보험료를 내지 아니한 기간은 가입기간에 산입하지 아니한다.

제92조(연금보험료의 추후 납부)

① 가입자는 10년 미만의 범위에서 다음 각 호의 어느 하나에 해당하는 기간의 전부 또는 일부에 상응하는 연금보험료(이하 "추납보험료"라 한다)의 추후 납부를 신청할 수 있다.

1. 연금보험료를 최초로 납부한 이후에 제9조제1호, 제4호 또는 제5호에 따라 연금보험료를 내지 아니한 기간
2. 제91조제1항에 따라 연금보험료를 내지 아니한 기간
3. 「병역법」 제3조에 따른 병역의무를 마친 후 가입자의 자격을 취득한 경우로서 해당 병역의무를 수행한 기간. 다만, 다음 각 목의 어느 하나에 해당하는 기간은 제외한다.
   가. 「공무원연금법」, 「사립학교교직원 연금법」 또는 「별정우체국법」에 따른 재직기간에 포함된 기간
   나. 「군인연금법」에 따른 복무기간에 포함된 기간

다. 1988년 1월 1일 전에 병역의무를 수행한 기간

② 납부한 연금보험료를 반환일시금으로 지급받은 경우에는 제1항제1호에도 불구하고 그에 상응하는 기간은 연금보험료를 납부한 것으로 보지 아니한다. 다만, 지급받은 반환일시금을 제78조에 따라 반납금으로 납부한 경우에는 그러하지 아니하다.

③ 추납보험료는 추후 납부를 신청한 날이 속하는 달의 연금보험료에 추후 납부하려는 기간의 개월 수를 곱한 금액으로 한다. 다만, 임의가입자가 추후 납부를 신청한 경우 그 추납보험료 산정을 위한 연금보험료의 상한은 대통령령으로 정한다.

④ 추납보험료는 대통령령으로 정하는 바에 따라 분할하여 납부할 수 있다. 이 경우 대통령령으로 정하는 이자를 더하여야 한다. 〉

⑤ 추납보험료를 낸 경우 그에 상응하는 기간은 제1항에 따라 추납보험료를 납부한 날을 기준으로 가입기간에 산입한다. 이 경우 추후 납부에 따라 산입되는 가입기간의 기본연금액은 추납보험료를 납부한 날이 속하는 달을 기준으로 산정한다.

⑥ 제1항부터 제5항까지에서 규정한 사항 외에 추납보험료의 납부 신청, 납부 방법 및 납부 기한 등 추납보험료의 납부에 필요한 사항은 대통령령으로 정한다.

제94조(사업장가입자 및 지역가입자의 연금보험료의 납기 전 징수)

사업장가입자의 연금보험료 납부 의무자 및 지역가입자에게 다음 각 호의 어느 하나에 해당하는 사유가 있으면 납기(제89조제5항에 따라 납부 기한을 연장한 경우에는 그 기한을 말한다) 전이라도 연금보험료를 징수할 수 있다.

1. 국세, 지방세, 그 밖의 공과금이 체납되어 체납처분을 받은 때
2. 강제집행을 받은 때
3. 파산 선고를 받은 때
4. 경매가 개시된 때
5. 법인이 해산한 때

제95조의3(체납보험료의 분할납부)

① 건강보험공단은 연금보험료를 2회 이상 체납한 지역가입자에 대하여 보건복지부령으로 정하는 바에 따라 분할납부 승인을 할 수 있다.

② 건강보험공단은 연금보험료를 2회 이상 체납한 지역가입자에 대하여 제95조제4항에 따른 체납처분을 하기 전에 제1항에 따른 분할납부를 신청할 수 있음을 알리고, 보건복지부령으로 정하는 바에 따라 분할납부 신청의 절차·방법 등에 관한 사항을 안내하여야 한다.

③ 건강보험공단은 제1항에 따라 분할납부 승인을 받은 사람이 정당한 사유 없이 2회 이상 그 승인된 보험료를 납부하지 아니하면 분할납부의 승인을 취소한다.

④ 분할납부의 승인과 취소에 관한 절차·방법·기준 등에 필요한 사항은 보건복지부령으로 정한다.

제97조(연체금)

① 건강보험공단은 연금보험료의 납부 의무자가 납부 기한(제89조제5항에 따라 납부 기한을 연장한 경우에는 그 기한을 말한다) 까지 연금보험료를 내지 아니하면 그 납부 기한이 경과한 날부터 매 1일이 경과할 때마다 체납된 연금보험료의 1천500분의 1에 해당하는 금액을 가산한 연체금을 징수한다. 이 경우 연체금은 체납된 연금보험료의 1천분의 20을 초과하지 못한다.

② 건강보험공단은 연금보험료의 납부 의무자가 체납된 연금보험료를 내지 아니하면 납부 기한 후 30일이 경과한 날부터 매 1일이 경과할 때마다 체납된 연금보험료의 6천분의 1에 해당하는 연체금을 제1항에 따른 연체금에 가산하여 징수한다. 이 경우 연체금은 체납된 연금보험료의 1천분의 50을 초과하지 못한다.

③ 제1항 및 제2항에도 불구하고 천재지변이나 그 밖에 대통령령으로 정하는 부득이한 사유가 있는 경우에는 제1항 및 제2항에 따른 연체금을 징수하지 아니할 수 있다

제99조(연금보험료 등의 징수권 소멸) 지역가입자, 임의가입자 및 임의계속가입자의 연금보험료 및 연체금을 징수할 권리는 다음 각 호의 어느 하나에 해당하는 때에 소멸한다.

1. 가입자 또는 가입자였던 자가 사망한 때
2. 본인이 노령연금을 받거나 제77조제1항에 따라 반환일시금을 받은 때
3. 제115조제1항에 따라 소멸시효가 완성된 때

제100조의3(사업장가입자에 대한 연금보험료의 지원)

① 국가는 제8조에 따른 사업장가입자로서 국민인 근로자가 다음 각 호의 요건을 모두 충족하는 경우에는 연금보험료 중 기여금 및 부담금의 일부를 예산의 범위에서 지원할 수 있다.

1. 대통령령으로 정하는 규모의 사업장에 고용되어 대통령령으로 정하는 금액 미만의 소득을 얻을 것
2. 근로자의 재산 및 「소득세법」 제4조제1항제1호에 따른 종합소득이 대통령령으로 정하는 기준 미만일 것

② 제1항에 따른 연금보험료의 지원수준, 지원방법 및 절차 등에 필요한 사항은 대통령령으로 정한다.

제100조의4(지역가입자에 대한 연금보험료의 지원)

① 국가는 국민인 지역가입자로서 제91조제1항제1호에 따라 연금보험료를 내지 아니하고 있는 자가 다음 각 호의 요건을 모두 충족하는 경우에는 연금보험료 중 일부를 지원할 수 있다. 이 경우 지원기간은 12개월을 초과할 수 없다.

1. 연금보험료 납부를 재개할 것. 다만, 제19조의2제3항에 따라 연금보험료를 지원받아 납부하는 경우는 제외한다.

2. 재산 및 「소득세법」 제4조제1항제1호에 따른 종합소득이 대통령령으로 정하는 기준 미만일 것

② 제1항에 따른 연금보험료의 지원수준, 지원방법 및 절차 등에 관하여 필요한 사항은 대통령령으로 정한다.

제100조의5(연금보험료 지원금의 환수)

① 국가는 이 법에 따라 연금보험료를 지원받은 사람이 다음 각 호의 어느 하나에 해당하는 경우에는 그가 받은 지원금의 전부 또는 일부를 환수할 수 있다.

1. 거짓이나 그 밖의 부정한 방법으로 지원금을 받은 경우
2. 지원금이 잘못 지급된 경우

② 제1항에 따른 환수대상자의 확인, 환수기준 및 방법 등에 필요한 사항은 대통령령으로 정한다.

③ 국가는 제1항에 따라 지원금을 환수하는 경우 반환할 사람이 행방불명되거나 재산이 없거나 그 밖의 불가피한 사유가 있어 환수가 불가능하다고 인정할 때에는 결손처분할 수 있다.

④ 제1항에 따른 지원금의 환수 및 제3항에 따른 결손처분은 공단에 위탁한다. 이 경우 지원금의 환수에 관하여는 제57조의2를 준용한다.

2. 국민건강보험법[시행 2021. 6. 30.]

(부분 발췌 출처: https://www.law.go.kr/)

제1장 총칙

제1조(목적) 이 법은 국민의 질병·부상에 대한 예방·진단·치료·재활과 출산·사망 및 건강증진에 대하여 보험급여를 실시함으로써 국민보건 향상과 사회보장 증진에 이바지함을 목적으로 한다.

제2조(관장) 이 법에 따른 건강보험사업은 보건복지부장관이 맡아 주관한다.

제3조(정의) 이 법에서 사용하는 용어의 뜻은 다음과 같다.

1. "근로자"란 직업의 종류와 관계없이 근로의 대가로 보수를 받아 생활하는 사람(법인의 이사와 그 밖의 임원을 포함한다)으로서 공무원 및 교직원을 제외한 사람을 말한다.
2. "사용자"란 다음 각 목의 어느 하나에 해당하는 자를 말한다.

가. 근로자가 소속되어 있는 사업장의 사업주

나. 공무원이 소속되어 있는 기관의 장으로서 대통령령으로 정하는 사람

다. 교직원이 소속되어 있는 사립학교(「사립학교교직원 연금법」 제3조에 규정된 사립학교를 말한다. 이하 이 조에서 같다)를 설립·운영하는 자

3. "사업장"이란 사업소나 사무소를 말한다.
4. "공무원"이란 국가나 지방자치단체에서 상시 공무에 종사하는 사람을 말한다.
5. "교직원"이란 사립학교나 사립학교의 경영기관에서 근무하는 교원과 직원을 말한다.

제2장 가입자

제5조(적용 대상 등)

① 국내에 거주하는 국민은 건강보험의 가입자(이하 "가입자"라 한다) 또는 피부양자가 된다. 다만, 다음 각 호의 어느 하나에 해당하는 사람은 제외한다.

1. 「의료급여법」에 따라 의료급여를 받는 사람(이하 "수급권자"라 한다)
2. 「독립유공자예우에 관한 법률」 및 「국가유공자 등 예우 및 지원에 관한 법률」에 따라 의료보호를 받는 사람(이하 "유공자등 의료보호대상자"라 한다). 다만, 다음 각 목의 어느 하나에 해당하는 사람은 가입자 또는 피부양자가 된다.

가. 유공자등 의료보호대상자 중 건강보험의 적용을 보험자에게 신청한 사람

나. 건강보험을 적용받고 있던 사람이 유공자등 의료보호대상자로 되었으나 건강보험의 적용배제신청을 보험자에게 하지 아니한 사람

② 제1항의 피부양자는 다음 각 호의 어느 하나에 해당하는 사람 중 직장가입자에게 주로 생계를 의존하는 사람으로서 소득 및 재산이 보건복지부령으로 정하는 기준 이하에 해당하는 사람을 말한다.

1. 직장가입자의 배우자
2. 직장가입자의 직계존속(배우자의 직계존속을 포함한다)
3. 직장가입자의 직계비속(배우자의 직계비속을 포함한다)과 그 배우자
4. 직장가입자의 형제·자매

③ 제2항에 따른 피부양자 자격의 인정 기준, 취득·상실시기 및 그 밖에 필요한 사항은 보건복지부령으로 정한다.

제6조(가입자의 종류)

① 가입자는 직장가입자와 지역가입자로 구분한다.

② 모든 사업장의 근로자 및 사용자와 공무원 및 교직원은 직장가입자가 된다. 다만, 다음 각 호의 어느 하나에 해당하는 사람은 제외한다.

1. 고용 기간이 1개월 미만인 일용근로자
2. 「병역법」에 따른 현역병(지원에 의하지 아니하고 임용된 하사를 포함한다), 전환복무된 사람 및 군간부후보생
3. 선거에 당선되어 취임하는 공무원으로서 매월 보수 또는 보수에 준하는 급료를 받지 아니하는 사람
4. 그 밖에 사업장의 특성, 고용 형태 및 사업의 종류 등을 고려하여 대통령령으로 정하는 사업장의 근로자 및 사용자와 공무원 및 교직원

③ 지역가입자는 직장가입자와 그 피부양자를 제외한 가입자를 말한다.

제7조(사업장의 신고)

사업장의 사용자는 다음 각 호의 어느 하나에 해당하게 되면 그 때부터 14일 이내에 보건복지부령으로 정하는 바에 따라 보험자에게 신고하여야 한다. 제1호에 해당되어 보험자에게 신고한 내용이 변경된 경우에도 또한 같다.

1. 제6조제2항에 따라 직장가입자가 되는 근로자·공무원 및 교직원을 사용하는 사업장(이하 "적용대상사업장"이라 한다)이 된 경우
2. 휴업·폐업 등 보건복지부령으로 정하는 사유가 발생한 경우

제8조(자격의 취득 시기 등)

① 가입자는 국내에 거주하게 된 날에 직장가입자 또는 지역가입자의 자격을 얻는다. 다만, 다음 각 호의 어느 하나에 해당하는 사람은 그 해당되는 날에 각각 자격을 얻는다.
 1. 수급권자이었던 사람은 그 대상자에서 제외된 날
 2. 직장가입자의 피부양자이었던 사람은 그 자격을 잃은 날
 3. 유공자등 의료보호대상자이었던 사람은 그 대상자에서 제외된 날
 4. 제5조제1항제2호가목에 따라 보험자에게 건강보험의 적용을 신청한 유공자등 의료보호대상자는 그 신청한 날

② 제1항에 따라 자격을 얻은 경우 그 직장가입자의 사용자 및 지역가입자의 세대주는 그 명세를 보건복지부령으로 정하는 바에 따라 자격을 취득한 날부터 14일 이내에 보험자에게 신고하여야 한다.

제9조(자격의 변동 시기 등)

① 가입자는 다음 각 호의 어느 하나에 해당하게 된 날에 그 자격이 변동된다.
 1. 지역가입자가 적용대상사업장의 사용자로 되거나, 근로자·공무원 또는 교직원(이하 "근로자등"이라 한다)으로 사용된 날
 2. 직장가입자가 다른 적용대상사업장의 사용자로 되거나 근로자등으로 사용된 날

3. 직장가입자인 근로자등이 그 사용관계가 끝난 날의 다음 날
4. 적용대상사업장에 제7조제2호에 따른 사유가 발생한 날의 다음 날
5. 지역가입자가 다른 세대로 전입한 날

② 제1항에 따라 자격이 변동된 경우 직장가입자의 사용자와 지역가입자의 세대주는 다음 각 호의 구분에 따라 그 명세를 보건복지부령으로 정하는 바에 따라 자격이 변동된 날부터 14일 이내에 보험자에게 신고하여야 한다.

1. 제1항제1호 및 제2호에 따라 자격이 변동된 경우: 직장가입자의 사용자
2. 제1항제3호부터 제5호까지의 규정에 따라 자격이 변동된 경우: 지역가입자의 세대주

③ 법무부장관 및 국방부장관은 직장가입자나 지역가입자가 제54조 제3호 또는 제4호에 해당하면 보건복지부령으로 정하는 바에 따라 그 사유에 해당된 날부터 1개월 이내에 보험자에게 알려야 한다.

제9조의2(자격 취득·변동 사항의 고지)

공단은 제96조제1항에 따라 제공받은 자료를 통하여 가입자 자격의 취득 또는 변동 여부를 확인하는 경우에는 자격 취득 또는 변동 후 최초로 제79조에 따른 납부의무자에게 보험료 납입 고지를 할 때 보건복지부령으로 정하는 바에 따라 자격 취득 또는 변동에 관한 사항을 알려야 한다.

제10조(자격의 상실 시기 등)

① 가입자는 다음 각 호의 어느 하나에 해당하게 된 날에 그 자격을 잃는다.

1. 사망한 날의 다음 날
2. 국적을 잃은 날의 다음 날
3. 국내에 거주하지 아니하게 된 날의 다음 날
4. 직장가입자의 피부양자가 된 날
5. 수급권자가 된 날
6. 건강보험을 적용받고 있던 사람이 유공자등 의료보호대상자가 되어 건강보험의 적용배제 신청을 한 날

② 제1항에 따라 자격을 잃은 경우 직장가입자의 사용자와 지역가입자의 세대주는 그 명세를 보건복지부령으로 정하는 바에 따라 자격을 잃은 날부터 14일 이내에 보험자에게 신고하여야 한다.

제11조(자격취득 등의 확인)

① 가입자 자격의 취득·변동 및 상실은 제8조부터 제10조까지의 규정에 따른 자격의 취득·변동 및 상실의 시기로 소급하여 효력을 발생한다. 이 경우 보험자는 그 사실을 확인할 수 있다.

② 가입자나 가입자이었던 사람 또는 피부양자나 피부양자이었던 사람은 제1항에 따른 확인을 청구할 수 있다.

제12조(건강보험증)

① 국민건강보험공단은 가입자 또는 피부양자가 신청하는 경우 건강보험증을 발급하여야 한다.

② 가입자 또는 피부양자가 요양급여를 받을 때에는 제1항의 건강보험증을 제42조제1항에 따른 요양기관(이하 "요양기관"이라 한다)에 제출하여야 한다. 다만, 천재지변이나 그 밖의 부득이한 사유가 있으면 그러하지 아니하다.

③ 가입자 또는 피부양자는 제2항 본문에도 불구하고 주민등록증, 운전면허증, 여권, 그 밖에 보건복지부령으로 정하는 본인 여부를 확인할 수 있는 신분증명서(이하 "신분증명서"라 한다)로 요양기관이 그 자격을 확인할 수 있으면 건강보험증을 제출하지 아니할 수 있다.

④ 가입자·피부양자는 제10조제1항에 따라 자격을 잃은 후 자격을 증명하던 서류를 사용하여 보험급여를 받아서는 아니 된다.

⑤ 누구든지 건강보험증이나 신분증명서를 다른 사람에게 양도(讓渡)하거나 대여하여 보험급여를 받게 하여서는 아니 된다.

⑥ 누구든지 건강보험증이나 신분증명서를 양도 또는 대여를 받거나 그 밖에 이를 부정하게 사용하여 보험급여를 받아서는 아니 된다.

⑦ 제1항에 따른 건강보험증의 신청 절차와 방법, 서식과 그 교부 및 사용 등에 필요한 사항은 보건복지부령으로 정한다.

제4장 보험급여

제41조(요양급여)

① 가입자와 피부양자의 질병, 부상, 출산 등에 대하여 다음 각 호의 요양급여를 실시한다.

1. 진찰·검사
2. 약제(藥劑)·치료재료의 지급
3. 처치·수술 및 그 밖의 치료
4. 예방·재활
5. 입원
6. 간호
7. 이송(移送)

② 제1항에 따른 요양급여(이하 "요양급여"라 한다)의 범위(이하 "요양급여대상"이라 한다)는 다음 각 호와 같다.

1. 제1항 각 호의 요양급여(제1항제2호의 약제는 제외한다): 제4항에 따라 보건복지부장관이 비급여대상으로 정한 것을 제외한 일체의 것
2. 제1항제2호의 약제: 제41조의3에 따라 요양급여대상으로 보건복지부장관이 결정하여 고시한 것

③ 요양급여의 방법·절차·범위·상한 등의 기준은 보건복지부령으로 정한다.

④ 보건복지부장관은 제3항에 따라 요양급여의 기준을 정할 때 업무나 일상생활에 지장이 없는 질환에 대한 치료 등 보건복지부령으로 정하는 사항은 요양급여대상에서 제외되는 사항(이하 "비급여대상"이라 한다)으로 정할 수 있다.

제41조의2(약제에 대한 요양급여비용 상한금액의 감액 등)

① 보건복지부장관은 「약사법」 제47조제2항의 위반과 관련된 제41조제1항제2호의 약제에 대하여는 요양급여비용 상한금액(제41조제3항에 따라 약제별 요양급여비용의 상한으로 정한 금액을 말한다. 이하 같다)의 100분의 20을 넘지 아니하는 범위에서 그 금액의 일부를 감액할 수 있다.

② 보건복지부장관은 제1항에 따라 요양급여비용의 상한금액이 감액된 약제가 감액된 날부터 5년의 범위에서 대통령령으로 정하는 기간 내에 다시 제1항에 따른 감액의 대상이 된 경우에는 요양급여비용 상한금액의 100분의 40을 넘지 아니하는 범위에서 요양급여비용 상한금액의 일부를 감액할 수 있다.

③ 보건복지부장관은 제2항에 따라 요양급여비용의 상한금액이 감액된 약제가 감액된 날부터 5년의 범위에서 대통령령으로 정하는 기간 내에 다시 「약사법」 제47조제2항의 위반과 관련된 경우에는 해당 약제에 대하여 1년의 범위에서 기간을 정하여 요양급여의 적용을 정지할 수 있다.

④ 제1항부터 제3항까지의 규정에 따른 요양급여비용 상한금액의 감액 및 요양급여 적용 정지의 기준, 절차, 그 밖에 필요한 사항은 대통령령으로 정한다.

제41조의3(행위·치료재료 및 약제에 대한 요양급여대상 여부의 결정)

① 제42조에 따른 요양기관, 치료재료의 제조업자·수입업자 등 보건복지부령으로 정하는 자는 요양급여대상 또는 비급여대상으로 결정되지 아니한 제41조제1항제1호·제3호·제4호의 요양급여에 관한 행위 및 제41조제1항제2호의 치료재료(이하 "행위·치료재료"라 한다)에 대하여 요양급여대상 여부의 결정을 보건복지부장관에게 신청하여야 한다.

② 「약사법」에 따른 약제의 제조업자·수입업자 등 보건복지부령으로 정하는 자는 요양급여대상에 포함되지 아니한 제41조제1항제2호의 약제(이하 이 조에서 "약제"라 한다)에 대하여 보건복지부장관에게 요양급여대상 여부의 결정을 신청할 수 있다.

③ 제1항 및 제2항에 따른 신청을 받은 보건복지부장관은 정당한 사유가 없으면 보건복지부령으로 정하는 기간 이내에 요양급여대상 또는 비급여대상의 여부를 결정하여 신청인에게 통보하여야 한다.

④ 보건복지부장관은 제1항 및 제2항에 따른 신청이 없는 경우에도 환자의 진료상 반드시 필요하다고 보건복지부령으로 정하는 경우에는 직권으로 행위·치료재료 및 약제의 요양급여대상의 여부를 결정할 수 있다.

⑤ 제1항 및 제2항에 따른 요양급여대상 여부의 결정 신청의 시기, 절차, 방법 및 업무의 위탁 등에 필요한 사항과 제3항과 제4항에 따른 요양급여대상 여부의 결정 절차 및 방법 등에 관한 사항은 보건복지부령으로 정한다.

제41조의4(선별급여)

① 요양급여를 결정함에 있어 경제성 또는 치료효과성 등이 불확실하여 그 검증을 위하여 추가적인 근거가 필요하거나, 경제성이 낮아도 가입자와 피부양자의 건강회복에 잠재적 이득이 있는 등 대통령령으로 정하는 경우에는 예비적인 요양급여인 선별급여로 지정하여 실시할 수 있다.

② 보건복지부장관은 대통령령으로 정하는 절차와 방법에 따라 제1항에 따른 선별급여(이하 "선별급여"라 한다)에 대하여 주기적으로 요양급여의 적합성을 평가하여 요양급여 여부를 다시 결정하고, 제41조제3항에 따른 요양급여의 기준을 조정하여야 한다.

제41조의5(방문요양급여)

가입자 또는 피부양자가 질병이나 부상으로 거동이 불편한 경우 등 보건복지부령으로 정하는 사유에 해당하는 경우에는 가입자 또는 피부양자를 직접 방문하여 제41조에 따른 요양급여를 실시할 수 있다.

제42조(요양기관)

① 요양급여(간호와 이송은 제외한다)는 다음 각 호의 요양기관에서 실시한다. 이 경우 보건복지부장관은 공익이나 국가정책에 비추어 요양기관으로 적합하지 아니한 대통령령으로 정하는 의료기관 등은 요양기관에서 제외할 수 있다.

1. 「의료법」에 따라 개설된 의료기관
2. 「약사법」에 따라 등록된 약국
3. 「약사법」 제91조에 따라 설립된 한국희귀·필수의약품센터
4. 「지역보건법」에 따른 보건소·보건의료원 및 보건지소
5. 「농어촌 등 보건의료를 위한 특별조치법」에 따라 설치된 보건진료소

② 보건복지부장관은 효율적인 요양급여를 위하여 필요하면 보건복지부령으로 정하는 바에 따라 시설·장비·인력 및 진료과목 등 보건복지부령으로 정하는 기준에 해당하는 요양기관을 전문요양기관으로 인정할 수 있다. 이 경우 해당 전문요양기관에 인정서를 발급하여야 한다.

③ 보건복지부장관은 제2항에 따라 인정받은 요양기관이 다음 각 호의 어느 하나에 해당하는 경우에는 그 인정을 취소한다.

1. 제2항 전단에 따른 인정기준에 미달하게 된 경우
2. 제2항 후단에 따라 발급받은 인정서를 반납한 경우

④ 제2항에 따라 전문요양기관으로 인정된 요양기관 또는 「의료법」 제3조의4에 따른 상급종합병원에 대하여는 제41조제3항에 따른 요양급여의 절차 및 제45조에 따른 요양급여비용을 다른 요양기관과 달리 할 수 있다.

⑤ 제1항·제2항 및 제4항에 따른 요양기관은 정당한 이유 없이 요양급여를 거부하지 못한다.

제44조(비용의 일부부담)

① 요양급여를 받는 자는 대통령령으로 정하는 바에 따라 비용의 일부(이하 "본인일부부담금"이라 한다)를 본인이 부담한다. 이 경우 선별급여에 대해서는 다른 요양급여에 비하여 본인일부부담금을 상향 조정할 수 있다.

② 제1항에 따라 본인이 연간 부담하는 본인일부부담금의 총액이 대통령령으로 정하는 금액(이하 이 조에서 "본인부담상한액"이라 한다)을 초과한 경우에는 공단이 그 초과 금액을 부담하여야 한다.

③ 제2항에 따른 본인부담상한액은 가입자의 소득수준 등에 따라 정한다.

④ 제2항에 따른 본인일부부담금 총액 산정 방법, 본인부담상한액을 넘는 금액의 지급 방법 및 제3항에 따른 가입자의 소득수준 등에 따른 본인부담상한액 설정 등에 필요한 사항은 대통령령으로 정한다.

제47조의3(요양급여비용의 차등 지급)

지역별 의료자원의 불균형 및 의료서비스 격차의 해소 등을 위하여 지역별로 요양급여비용을 달리 정하여 지급할 수 있다.

제48조(요양급여 대상 여부의 확인 등)

① 가입자나 피부양자는 본인일부부담금 외에 자신이 부담한 비용이 제41조제4항에 따라 요양급여 대상에서 제외되는 비용인지 여부에 대하여 심사평가원에 확인을 요청할 수 있다.

② 제1항에 따른 확인 요청을 받은 심사평가원은 그 결과를 요청한 사람에게 알려야 한다. 이 경우 확인을 요청한 비용이 요양급여 대상에 해당되는 비용으로 확인되면 그 내용을 공단 및 관련 요양기관에 알려야 한다.

③ 제2항 후단에 따라 통보받은 요양기관은 받아야 할 금액보다 더 많이 징수한 금액(이하 “과다본인부담금”이라 한다)을 지체 없이 확인을 요청한 사람에게 지급하여야 한다. 다만, 공단은 해당 요양기관이 과다본인부담금을 지급하지 아니하면 해당 요양기관에 지급할 요양급여비용에서 과다본인부담금을 공제하여 확인을 요청한 사람에게 지급할 수 있다.

제49조(요양비)

① 공단은 가입자나 피부양자가 보건복지부령으로 정하는 긴급하거나 그 밖의 부득이한 사유로 요양기관과 비슷한 기능을 하는 기관으로서 보건복지부령으로 정하는 기관(제98조제1항에 따라 업무정지기간 중인 요양기관을 포함한다. 이하 “준요양기관”이라 한다)에서 질병·부상·출산 등에 대하여 요양을 받거나 요양기관이 아닌 장소에서 출산한 경우에는 그 요양급여에 상당하는 금액을 보건복지부령으로 정하는 바에 따라 가입자나 피부양자에게 요양비로 지급한다.

② 준요양기관은 보건복지부장관이 정하는 요양비 명세서나 요양 명세를 적은 영수증을 요양을 받은 사람에게 내주어야 하며, 요양을 받은 사람은 그 명세서나 영수증을 공단에 제출하여야 한다.

③ 제1항 및 제2항에도 불구하고 준요양기관은 요양을 받은 가입자나 피부양자의 위임이 있는 경우 공단에 요양비의 지급을 직접 청구할 수 있다. 이 경우 공단은 지급이 청구된 내용의 적정성을 심사하여 준요양기관에 요양비를 지급할 수 있다.

④ 제3항에 따른 준요양기관의 요양비 지급 청구, 공단의 적정성 심사 등에 필요한 사항은 보건복지부령으로 정한다.

제50조(부가급여)

공단은 이 법에서 정한 요양급여 외에 대통령령으로 정하는 바에 따라 임신·출산 진료비, 장제비, 상병수당, 그 밖의 급여를 실시할 수 있다.

제51조(장애인에 대한 특례)

① 공단은 「장애인복지법」에 따라 등록한 장애인인 가입자 및 피부양자에게는 「장애인·노인 등을 위한 보조기기 지원 및 활용촉진에 관한 법률」 제3조제2호에 따른 보조기기(이하 이 조에서 “보조기기”라 한다)에 대하여 보험급여를 할 수 있다.

② 장애인인 가입자 또는 피부양자에게 보조기기를 판매한 자는 가입자나 피부양자의 위임이 있는 경우 공단에 보험급여를 직접 청구할 수 있다. 이 경우 공단은 지급이 청구된 내용의 적정성을 심사하여 보조기기를 판매한 자에게 보조기기에 대한 보험급여를 지급할 수 있다.

③ 제1항에 따른 보조기기에 대한 보험급여의 범위·방법·절차, 제2항에 따른 보조기기 판매업자의 보험급여 청구, 공단의 적정성 심사 및 그 밖에 필요한 사항은 보건복지부령으로 정한다.

제52조(건강검진)

① 공단은 가입자와 피부양자에 대하여 질병의 조기 발견과 그에 따른 요양급여를 하기 위하여 건강검진을 실시한다.

② 제1항에 따른 건강검진의 종류 및 대상은 다음 각 호와 같다.

1. 일반건강검진: 직장가입자, 세대주인 지역가입자, 20세 이상인 지역가입자 및 20세 이상인 피부양자
2. 암검진: 「암관리법」 제11조제2항에 따른 암의 종류별 검진주기와 연령 기준 등에 해당하는 사람
3. 영유아건강검진: 6세 미만의 가입자 및 피부양자

③ 제1항에 따른 건강검진의 검진항목은 성별, 연령 등의 특성 및 생애 주기에 맞게 설계되어야 한다.

④ 제1항에 따른 건강검진의 횟수·절차와 그 밖에 필요한 사항은 대통령령으로 정한다.

제53조(급여의 제한)

① 공단은 보험급여를 받을 수 있는 사람이 다음 각 호의 어느 하나에 해당하면 보험급여를 하지 아니한다.

1. 고의 또는 중대한 과실로 인한 범죄행위에 그 원인이 있거나 고의로 사고를 일으킨 경우
2. 고의 또는 중대한 과실로 공단이나 요양기관의 요양에 관한 지시에 따르지 아니한 경우
3. 고의 또는 중대한 과실로 제55조에 따른 문서와 그 밖의 물건의 제출을 거부하거나 질문 또는 진단을 기피한 경우
4. 업무 또는 공무로 생긴 질병·부상·재해로 다른 법령에 따른 보험급여나 보상(報償) 또는 보상(補償)을 받게 되는 경우

② 공단은 보험급여를 받을 수 있는 사람이 다른 법령에 따라 국가나 지방자치단체로부터 보험급여에 상당하는 급여를 받거나 보험급여에 상당하는 비용을 지급받게 되는 경우에는 그 한도에서 보험급여를 하지 아니한다.

③ 공단은 가입자가 대통령령으로 정하는 기간 이상 다음 각 호의 보험료를 체납한 경우 그 체납한 보험료를 완납할 때까지 그 가입자 및 피부양자에 대하여 보험급여를 실시하지 아니할 수 있다. 다만, 월별 보험료의 총체납횟수(이미 납부된 체납보험료는 총체납횟수에서 제외하며, 보험료의 체납기간은 고려하지 아니한다)가 대통령령으로 정하는 횟수 미만이거나 가입자 및 피부양자의 소득·재산 등이 대통령령으로 정하는 기준 미만인 경우에는 그러하지 아니하다.

1. 제69조제4항제2호에 따른 소득월액보험료
2. 제69조제5항에 따른 세대단위의 보험료

④ 공단은 제77조제1항제1호에 따라 납부의무를 부담하는 사용자가 제69조제4항제1호에 따른 보수월액보험료를 체납한 경우에는 그 체납에 대하여 직장가입자 본인에게 귀책사유가 있는 경우에 한하여 제3항의 규정을 적용한다. 이 경우 해당 직장가입자의 피부양자에게도 제3항의 규정을 적용한다.

⑤ 제3항 및 제4항에도 불구하고 제82조에 따라 공단으로부터 분할납부 승인을 받고 그 승인된 보험료를 1회 이상 낸 경우에는 보험급여를 할 수 있다. 다만, 제82조에 따른 분할납부 승인을 받은 사람이 정당한 사유 없이 5회(같은 조 제1항에 따라 승인받은 분할납부 횟수가 5회 미만인 경우에는 해당 분할납부 횟수를 말한다. 이하 이 조에서 같다) 이상 그 승인된 보험료를 내지 아니한 경우에는 그러하지 아니하다.

⑥ 제3항 및 제4항에 따라 보험급여를 하지 아니하는 기간(이하 이 항에서 "급여제한기간"이라 한다)에 받은 보험급여는 다음 각 호의 어느 하나에 해당하는 경우에만 보험급여로 인정한다.

1. 공단이 급여제한기간에 보험급여를 받은 사실이 있음을 가입자에게 통지한 날부터 2개월이 지난 날이 속한 달의 납부기한 이내에 체납된 보험료를 완납한 경우
2. 공단이 급여제한기간에 보험급여를 받은 사실이 있음을 가입자에게 통지한 날부터 2개월이 지난 날이 속한 달의 납부기한 이내에 제82조에 따라 분할납부 승인을 받은 체납보험료를 1회 이상 낸 경우. 다만, 제82조에 따른 분할납부 승인을 받은 사람이 정당한 사유 없이 5회 이상 그 승인된 보험료를 내지 아니한 경우에는 그러하지 아니하다.

제54조(급여의 정지)

보험급여를 받을 수 있는 사람이 다음 각 호의 어느 하나에 해당하면 그 기간에는 보험급여를 하지 아니한다. 다만, 제3호 및 제4호의 경우에는 제60조에 따른 요양급여를 실시한다.

1. 삭제 〈2020. 4. 7.〉
2. 국외에 체류하는 경우
3. 제6조제2항제2호에 해당하게 된 경우
4. 교도소, 그 밖에 이에 준하는 시설에 수용되어 있는 경우

제55조(급여의 확인)

공단은 보험급여를 할 때 필요하다고 인정되면 보험급여를 받는 사람에게 문서와 그 밖의 물건을 제출하도록 요구하거나 관계인을 시켜 질문 또는 진단하게 할 수 있다.

제56조(요양비 등의 지급)

공단은 이 법에 따라 지급의무가 있는 요양비 또는 부가급여의 청구를 받으면 지체 없이 이를 지급하여야 한다.

제56조의2(요양비등수급계좌)

① 공단은 이 법에 따른 보험급여로 지급되는 현금(이하 "요양비등"이라 한다)을 받는 수급자의 신청이 있는 경우에는 요양비등을 수급자 명의의 지정된 계좌(이하 "요양비등수급계좌"라 한다)로 입금하여야 한다. 다만, 정보통신장애나 그 밖에 대통령령으로 정하는 불가피한 사유로 요양비등수급계좌로 이체할 수 없을 때에는 직접 현금으로 지급하는 등 대통령령으로 정하는 바에 따라 요양비등을 지급할 수 있다.

② 요양비등수급계좌가 개설된 금융기관은 요양비등수급계좌에 요양비등만이 입금되도록 하고, 이를 관리하여야 한다.

③ 제1항 및 제2항에 따른 요양비등수급계좌의 신청 방법·절차와 관리에 필요한 사항은 대통령령으로 정한다.

제57조(부당이득의 징수)

① 공단은 속임수나 그 밖의 부당한 방법으로 보험급여를 받은 사람·준요양기관 및 보조기기 판매업자나 보험급여 비용을 받은 요양기관에 대하여 그 보험급여나 보험급여 비용에 상당하는 금액의 전부 또는 일부를 징수한다.

② 공단은 제1항에 따라 속임수나 그 밖의 부당한 방법으로 보험급여 비용을 받은 요양기관이 다음 각 호의 어느 하나에 해당하는 경우에는 해당 요양기관을 개설한 자에게 그 요양기관과 연대하여 같은 항에 따른 징수금을 납부하게 할 수 있다.

1. 「의료법」 제33조제2항을 위반하여 의료기관을 개설할 수 없는 자가 의료인의 면허나 의료법인 등의 명의를 대여받아 개설·운영하는 의료기관
2. 「약사법」 제20조제1항을 위반하여 약국을 개설할 수 없는 자가 약사 등의 면허를 대여받아 개설·운영하는 약국
3. 「의료법」 제4조제2항 또는 제33조제8항을 위반하여 개설·운영하는 의료기관
4. 「약사법」 제21조제1항을 위반하여 개설·운영하는 약국

③ 사용자나 가입자의 거짓 보고나 거짓 증명(제12조제5항을 위반하여 건강보험증이나 신분증명서를 양도·대여하여 다른 사람이 보험급여를 받게 하는 것을 포함한다), 요양기관의 거짓 진단 또는 준요양기관이나 보조기기를 판매한 자의 속임수 및 그 밖의 부당한 방법으로 보험급여가 실시된 경우 공단은 이들에게 보험급여를 받은 사람과 연대하여 제1항에 따른 징수금을 내게 할 수 있다.

④ 공단은 속임수나 그 밖의 부당한 방법으로 보험급여를 받은 사람과 같은 세대에 속한 가입자(속임수나 그 밖의 부당한 방법으로 보험급여를 받은 사람이 피부양자인 경우에는 그 직장가입자를 말한다)에게 속임수나 그 밖의 부당한 방법으로 보험급여를 받은 사람과 연대하여 제1항에 따른 징수금을 내게 할 수 있다.

⑤ 요양기관이 가입자나 피부양자로부터 속임수나 그 밖의 부당한 방법으로 요양급여비용을 받은 경우 공단은 해당 요양기관으로부터 이를 징수하여 가입자나 피부양자에게 지체 없이 지급하여야 한다. 이 경우 공단은 가입자나 피부양자에게 지급하여야 하는 금액을 그 가입자 및 피부양자가 내야 하는 보험료등과 상계할 수 있다.

제57조의2(부당이득 징수금 체납자의 인적사항등 공개)

① 공단은 제57조제2항 각 호의 어느 하나에 해당하여 같은 조 제1항 및 제2항에 따라 징수금을 납부할 의무가 있는 요양기관 또는 요양기관을 개설한 자가 제79조제1항에 따라 납입 고지 문서에 기재된 납부기한의 다음 날부터 1년이 경과한 징수금을 1억원 이상 체납한 경우 징수금 발생의 원인이 되는 위반행위, 체납자의 인적사항 및 체납액 등 대통령령으로 정하는 사항(이하 이 조에서 "인적사항등"이라 한다)을 공개할 수 있다. 다만, 체납된 징수금과 관련하여 제87조에 따른 이의신청, 제88조에 따른 심판청구가 제기되거나 행정소송이 계류 중인 경우 또는 그 밖에 체납된 금액의 일부 납부 등 대통령령으로 정하는 사유가 있는 경우에는 그러하지 아니하다.

② 제1항에 따른 인적사항등의 공개 여부를 심의하기 위하여 공단에 부당이득징수금체납정보공개심의위원회를 둔다.

③ 공단은 부당이득징수금체납정보공개심의위원회의 심의를 거친 인적사항등의 공개대상자에게 공개대상자임을 서면으로 통지하여 소명의 기회를 부여하여야 하며, 통지일부터 6개월이 경과한 후 체납자의 납부이행 등을 고려하여 공개대상자를 선정한다.

④ 제1항에 따른 인적사항등의 공개는 관보에 게재하거나 공단 인터넷 홈페이지에 게시하는 방법으로 한다.

⑤ 제1항부터 제4항까지에서 규정한 사항 외에 인적사항등의 공개 절차 및 부당이득징수금체납정보공개심의위원회의 구성·운영 등에 필요한 사항은 대통령령으로 정한다.

제58조(구상권)

① 공단은 제3자의 행위로 보험급여사유가 생겨 가입자 또는 피부양자에게 보험급여를 한 경우에는 그 급여에 들어간 비용 한도에서 그 제3자에게 손해배상을 청구할 권리를 얻는다.

② 제1항에 따라 보험급여를 받은 사람이 제3자로부터 이미 손해배상을 받은 경우에는 공단은 그 배상액 한도에서 보험급여를 하지 아니한다.

제59조(수급권 보호)

①보험급여를 받을 권리는 양도하거나 압류할 수 없다.

② 제56조의2제1항에 따라 요양비등수급계좌에 입금된 요양비등은 압류할 수 없다.

제6장 보험료

제69조(보험료)

① 공단은 건강보험사업에 드는 비용에 충당하기 위하여 제77조에 따른 보험료의 납부의무자로부터 보험료를 징수한다.

② 제1항에 따른 보험료는 가입자의 자격을 취득한 날이 속하는 달의 다음 달부터 가입자의 자격을 잃은 날의 전날이 속하는 달까지 징수한다. 다만, 가입자의 자격을 매월 1일에 취득한 경우 또는 제5조제1항제2호가목에 따른 건강보험 적용 신청으로 가입자의 자격을 취득하는 경우에는 그 달부터 징수한다.

③ 제1항 및 제2항에 따라 보험료를 징수할 때 가입자의 자격이 변동된 경우에는 변동된 날이 속하는 달의 보험료는 변동되기 전의 자격을 기준으로 징수한다. 다만, 가입자의 자격이 매월 1일에 변동된 경우에는 변동된 자격을 기준으로 징수한다.

④ 직장가입자의 월별 보험료액은 다음 각 호에 따라 산정한 금액으로 한다.

1. 보수월액보험료: 제70조에 따라 산정한 보수월액에 제73조제1항 또는 제2항에 따른 보험료율을 곱하여 얻은 금액
2. 소득월액보험료: 제71조에 따라 산정한 소득월액에 제73조제1항 또는 제2항에 따른 보험료율을 곱하여 얻은 금액

⑤ 지역가입자의 월별 보험료액은 세대 단위로 산정하되, 지역가입자가 속한 세대의 월별 보험료액은 제72조에 따라 산정한 보험료부과점수에 제73조제3항에 따른 보험료부과점수당 금액을 곱한 금액으로 한다.

⑥ 제4항 및 제5항에 따른 월별 보험료액은 가입자의 보험료 평균액의 일정비율에 해당하는 금액을 고려하여 대통령령으로 정하는 기준에 따라 상한 및 하한을 정한다.

제70조(보수월액)

① 제69조제4항제1호에 따른 직장가입자의 보수월액은 직장가입자가 지급받는 보수를 기준으로 하여 산정한다.

② 휴직이나 그 밖의 사유로 보수의 전부 또는 일부가 지급되지 아니하는 가입자(이하 "휴직자등"이라 한다)의 보수월액보험료는 해당 사유가 생기기 전 달의 보수월액을 기준으로 산정한다.

③ 제1항에 따른 보수는 근로자등이 근로를 제공하고 사용자·국가 또는 지방자치단체로부터 지급받는 금품(실비변상적인 성격을 갖는 금품은 제외한다)으로서 대통령령으로 정하는 것을 말한다. 이 경우 보수 관련 자료가 없거나 불명확한 경우 등 대통령령으로 정하는 사유에 해당하면 보건복지부장관이 정하여 고시하는 금액을 보수로 본다.

④ 제1항에 따른 보수월액의 산정 및 보수가 지급되지 아니하는 사용자의 보수월액의 산정 등에 필요한 사항은 대통령령으로 정한다.

제71조(소득월액)

① 소득월액은 제70조에 따른 보수월액의 산정에 포함된 보수를 제외한 직장가입자의 소득(이하 "보수외소득"이라 한다)이 대통령령으로 정하는 금액을 초과하는 경우 다음의 계산식에 따라 산정한다.

(연간 보수외소득 – 대통령령으로하는정하는 금액) × 1/12

② 소득월액을 산정하는 기준, 방법 등 소득월액의 산정에 필요한 사항은 대통령령으로 정한다.

제72조(보험료부과점수)

① 제69조제5항에 따른 보험료부과점수는 지역가입자의 소득 및 재산을 기준으로 산정한다. 다만, 대통령령으로 정하는 지역가입자가 실제 거주를 목적으로 대통령령으로 정하는 기준 이하의 주택을 구입 또는 임차하기 위하여 「금융실명거래 및 비밀보장에 관한 법률」 제2조제1호에 따른 금융회사등(이하 "금융회사등"이라 한다)으로부터 대출을 받고 그 사실을 공단에 통보하는 경우에는 해당 대출금액을 대통령령으로 정하는 바에 따라 평가하여 보험료부과점수 산정 시 제외한다.

② 제1항에 따라 보험료부과점수의 산정방법과 산정기준을 정할 때 법령에 따라 재산권의 행사가 제한되는 재산에 대하여는 다른 재산과 달리 정할 수 있다.

③ 지역가입자는 제1항 단서에 따라 공단에 통보할 때 「금융실명거래 및 비밀보장에 관한 법률」 제2조제2호에 따른 금융자산, 같은 조 제3호에 따른 금융거래의 내용에 대한 자료·정보 중 대출금액, 그 밖에 대통령령으로 정하는 자료·정보(이하 "금융정보"라 한다)를 공단에 제출하여야 하며, 제1항 단서에 따른 보험료부과점수 산정을 위하여 필요한 금융정보를 공단에 제공하는 것에 대하여 동의한다는 서면을 함께 제출하여야 한다.

④ 제1항 및 제2항에 따른 보험료부과점수의 산정방법·산정기준 등에 필요한 사항은 대통령령으로 정한다.

제73조(보험료율 등)

① 직장가입자의 보험료율은 1천분의 80의 범위에서 심의위원회의 의결을 거쳐 대통령령으로 정한다.

② 국외에서 업무에 종사하고 있는 직장가입자에 대한 보험료율은 제1항에 따라 정해진 보험료율의 100분의 50으로 한다.

③ 지역가입자의 보험료부과점수당 금액은 심의위원회의 의결을 거쳐 대통령령으로 정한다.

제74조(보험료의 면제)

① 공단은 직장가입자가 제54조제2호부터 제4호까지의 어느 하나에 해당하는 경우(같은 조 제2호에 해당하는 경우에는 1개월 이상의 기간으로서 대통령령으로 정하는 기간 이상 국외에 체류하는 경우에 한정한다. 이하 이 조에서 같다) 그 가입자의 보험료를 면제한다. 다만, 제54조제2호에 해당하는 직장가입자의 경우에는 국내에 거주하는 피부양자가 없을 때에만 보험료를 면제한다.

② 지역가입자가 제54조제2호부터 제4호까지의 어느 하나에 해당하면 그 가입자가 속한 세대의 보험료를 산정할 때 그 가입자의 제72조에 따른 보험료부과점수를 제외한다.

③ 제1항에 따른 보험료의 면제나 제2항에 따라 보험료의 산정에서 제외되는 보험료부과점수에 대하여는 제54조제2호부터 제4호까지의 어느 하나에 해당하는 급여정지 사유가 생긴 날이 속하는 달의 다음 달부터 사유가 없어진 날이 속하는 달까지 적용한다. 다만, 다음 각 호의 어느 하나에 해당하는 경우에는 그 달의 보험료를 면제하지 아니하거나 보험료의 산정에서 보험료부과점수를 제외하지 아니한다.

1. 급여정지 사유가 매월 1일에 없어진 경우
2. 제54조제2호에 해당하는 가입자 또는 그 피부양자가 국내에 입국하여 입국일이 속하는 달에 보험급여를 받고 그 달에 출국하는 경우

제75조(보험료의 경감 등)

① 다음 각 호의 어느 하나에 해당하는 가입자 중 보건복지부령으로 정하는 가입자에 대하여는 그 가입자 또는 그 가입자가 속한 세대의 보험료의 일부를 경감할 수 있다.

1. 섬 · 벽지(僻地) · 농어촌 등 대통령령으로 정하는 지역에 거주하는 사람
2. 65세 이상인 사람
3. 「장애인복지법」에 따라 등록한 장애인
4. 「국가유공자 등 예우 및 지원에 관한 법률」 제4조제1항제4호, 제6호, 제12호, 제15호 및 제17호에 따른 국가유공자
5. 휴직자
6. 그 밖에 생활이 어렵거나 천재지변 등의 사유로 보험료를 경감할 필요가 있다고 보건복지부장관이 정하여 고시하는 사람

② 제77조에 따른 보험료 납부의무자가 다음 각 호의 어느 하나에 해당하는 경우에는 대통령령으로 정하는 바에 따라 보험료를 감액하는 등 재산상의 이익을 제공할 수 있다.

1. 제79조제2항에 따라 보험료의 납입 고지를 전자문서로 받는 경우
2. 보험료를 계좌 또는 신용카드 자동이체의 방법으로 내는 경우

③ 제1항에 따른 보험료 경감의 방법·절차 등에 필요한 사항은 보건복지부장관이 정하여 고시한다.

제76조(보험료의 부담)

① 직장가입자의 보수월액보험료는 직장가입자와 다음 각 호의 구분에 따른 자가 각각 보험료액의 100분의 50씩 부담한다. 다만, 직장가입자가 교직원으로서 사립학교에 근무하는 교원이면 보험료액은 그 직장가입자가 100분의 50을, 제3조제2호다목에 해당하는 사용자가 100분의 30을, 국가가 100분의 20을 각각 부담한다.

1. 직장가입자가 근로자인 경우에는 제3조제2호가목에 해당하는 사업주
2. 직장가입자가 공무원인 경우에는 그 공무원이 소속되어 있는 국가 또는 지방자치단체
3. 직장가입자가 교직원(사립학교에 근무하는 교원은 제외한다)인 경우에는 제3조제2호다목에 해당하는 사용자

② 직장가입자의 소득월액보험료는 직장가입자가 부담한다.

③ 지역가입자의 보험료는 그 가입자가 속한 세대의 지역가입자 전원이 연대하여 부담한다.

④ 직장가입자가 교직원인 경우 제3조제2호다목에 해당하는 사용자가 부담액 전부를 부담할 수 없으면 그 부족액을 학교에 속하는 회계에서 부담하게 할 수 있다.

제77조(보험료 납부의무)

① 직장가입자의 보험료는 다음 각 호의 구분에 따라 그 각 호에서 정한 자가 납부한다.

1. 보수월액보험료: 사용자. 이 경우 사업장의 사용자가 2명 이상인 때에는 그 사업장의 사용자는 해당 직장가입자의 보험료를 연대하여 납부한다.
2. 소득월액보험료: 직장가입자

② 지역가입자의 보험료는 그 가입자가 속한 세대의 지역가입자 전원이 연대하여 납부한다. 다만, 소득 및 재산이 없는 미성년자와 소득 및 재산 등을 고려하여 대통령령으로 정하는 기준에 해당하는 미성년자는 납부의무를 부담하지 아니한다.

③ 사용자는 보수월액보험료 중 직장가입자가 부담하여야 하는 그 달의 보험료액을 그 보수에서 공제하여 납부하여야 한다. 이 경우 직장가입자에게 공제액을 알려야 한다.

제77조의2(제2차 납부의무)

① 법인의 재산으로 그 법인이 납부하여야 하는 보험료, 연체금 및 체납처분비를 충당하여도 부족한 경우에는 해당 법인에게 보험료의 납부의무가 부과된 날 현재의 무한책임사원 또는 과점주주(「국세기본법」 제39조 각 호의 어느 하나에 해당하는 자를 말한다)가 그 부족한 금액에 대하여 제2차 납부의무를 진다. 다만, 과점주주의 경우에는 그 부족한 금액을 그 법인의 발행주식 총수(의결권이 없는 주식은 제외한다) 또는 출자총액으로 나눈 금액에 해당 과점주주가

실질적으로 권리를 행사하는 주식 수(의결권이 없는 주식은 제외한다) 또는 출자액을 곱하여 산출한 금액을 한도로 한다.

② 사업이 양도·양수된 경우에 양도일 이전에 양도인에게 납부의무가 부과된 보험료, 연체금 및 체납처분비를 양도인의 재산으로 충당하여도 부족한 경우에는 사업의 양수인이 그 부족한 금액에 대하여 양수한 재산의 가액을 한도로 제2차 납부의무를 진다. 이 경우 양수인의 범위 및 양수한 재산의 가액은 대통령령으로 정한다.

제78조(보험료의 납부기한)

① 제77조제1항 및 제2항에 따라 보험료 납부의무가 있는 자는 가입자에 대한 그 달의 보험료를 그 다음 달 10일까지 납부하여야 한다. 다만, 직장가입자의 소득월액보험료 및 지역가입자의 보험료는 보건복지부령으로 정하는 바에 따라 분기별로 납부할 수 있다.

② 공단은 제1항에도 불구하고 납입 고지의 송달 지연 등 보건복지부령으로 정하는 사유가 있는 경우 납부의무자의 신청에 따라 제1항에 따른 납부기한부터 1개월의 범위에서 납부기한을 연장할 수 있다. 이 경우 납부기한 연장을 신청하는 방법, 절차 등에 필요한 사항은 보건복지부령으로 정한다.

제78조의2(가산금)

① 사업장의 사용자가 대통령령으로 정하는 사유에 해당되어 직장가입자가 될 수 없는 자를 제8조제2항 또는 제9조제2항을 위반하여 거짓으로 보험자에게 직장가입자로 신고한 경우 공단은 제1호의 금액에서 제2호의 금액을 뺀 금액의 100분의 10에 상당하는 가산금을 그 사용자에게 부과하여 징수한다.

1. 사용자가 직장가입자로 신고한 사람이 직장가입자로 처리된 기간 동안 그 가입자가 제69조제5항에 따라 부담하여야 하는 보험료의 총액
2. 제1호의 기간 동안 공단이 해당 가입자에 대하여 제69조제4항에 따라 산정하여 부과한 보험료의 총액

② 제1항에도 불구하고, 공단은 가산금이 소액이거나 그 밖에 가산금을 징수하는 것이 적절하지 아니하다고 인정되는 등 대통령령으로 정하는 경우에는 징수하지 아니할 수 있다.

제79조(보험료등의 납입 고지)

① 공단은 보험료등을 징수하려면 그 금액을 결정하여 납부의무자에게 다음 각 호의 사항을 적은 문서로 납입 고지를 하여야 한다.

1. 징수하려는 보험료등의 종류
2. 납부해야 하는 금액
3. 납부기한 및 장소

② 공단은 제1항에 따른 납입 고지를 할 때 납부의무자의 신청이 있으면 전자문서교환방식 등에 의하여 전자문서로 고지할 수 있다. 이 경우 전자문서 고지에 대한 신청 방법·절차 등에 필요한 사항은 보건복지부령으로 정한다.

③ 공단이 제2항에 따라 전자문서로 고지하는 경우에는 전자문서가 보건복지부령으로 정하는 정보통신망에 저장되거나 납부의무자가 지정한 전자우편주소에 입력된 때에 납입 고지가 그 납부의무자에게 도달된 것으로 본다.

④ 직장가입자의 사용자가 2명 이상인 경우 또는 지역가입자의 세대가 2명 이상으로 구성된 경우 그 중 1명에게 한 고지는 해당 사업장의 다른 사용자 또는 세대 구성원인 다른 지역가입자 모두에게 효력이 있는 것으로 본다.

⑤ 휴직자등의 보험료는 휴직 등의 사유가 끝날 때까지 보건복지부령으로 정하는 바에 따라 납입 고지를 유예할 수 있다.

⑥ 공단은 제77조의2에 따른 제2차 납부의무자에게 납입의 고지를 한 경우에는 해당 법인인 사용자 및 사업 양도인에게 그 사실을 통지하여야 한다.

제79조의2(신용카드등으로 하는 보험료등의 납부)

① 공단이 납입 고지한 보험료등을 납부하는 자는 보험료등의 납부를 대행할 수 있도록 대통령령으로 정하는 기관 등(이하 이 조에서 "보험료등납부대행기관"이라 한다)을 통하여 신용카드, 직불카드 등(이하 이 조에서 "신용카드등"이라 한다)으로 납부할 수 있다.

② 제1항에 따라 신용카드등으로 보험료등을 납부하는 경우에는 보험료등납부대행기관의 승인일을 납부일로 본다.

③ 보험료등납부대행기관은 보험료등의 납부자로부터 보험료등의 납부를 대행하는 대가로 수수료를 받을 수 있다.

④ 보험료등납부대행기관의 지정 및 운영, 수수료 등에 필요한 사항은 대통령령으로 정한다.

제80조(연체금)

① 공단은 보험료등의 납부의무자가 납부기한까지 보험료등을 내지 아니하면 그 납부기한이 지난 날부터 매 1일이 경과할 때마다 다음 각 호에 해당하는 연체금을 징수한다.

1. 제69조에 따른 보험료 또는 제53조제3항에 따른 보험급여 제한 기간 중 받은 보험급여에 대한 징수금을 체납한 경우: 해당 체납금액의 1천500분의 1에 해당하는 금액. 이 경우 연체금은 해당 체납금액의 1천분의 20을 넘지 못한다.
2. 제1호 외에 이 법에 따른 징수금을 체납한 경우: 해당 체납금액의 1천분의 1에 해당하는 금액. 이 경우 연체금은 해당 체납금액의 1천분의 30을 넘지 못한다.

② 공단은 보험료등의 납부의무자가 체납된 보험료등을 내지 아니하면 납부기한 후 30일이 지난

날부터 매 1일이 경과할 때마다 다음 각 호에 해당하는 연체금을 제1항에 따른 연체금에 더하여 징수한다.

1. 제69조에 따른 보험료 또는 제53조제3항에 따른 보험급여 제한 기간 중 받은 보험급여에 대한 징수금을 체납한 경우: 해당 체납금액의 6천분의 1에 해당하는 금액. 이 경우 연체금은 해당 체납금액의 1천분의 50을 넘지 못한다.
2. 제1호 외에 이 법에 따른 징수금을 체납한 경우: 해당 체납금액의 3천분의 1에 해당하는 금액. 이 경우 연체금은 해당 체납금액의 1천분의 90을 넘지 못한다.

③ 공단은 제1항 및 제2항에도 불구하고 천재지변이나 그 밖에 보건복지부령으로 정하는 부득이한 사유가 있으면 제1항 및 제2항에 따른 연체금을 징수하지 아니할 수 있다.

제81조(보험료등의 독촉 및 체납처분)

① 공단은 제57조, 제77조, 제77조의2, 제78조의2 및 제101조에 따라 보험료등을 내야 하는 자가 보험료등을 내지 아니하면 기한을 정하여 독촉할 수 있다. 이 경우 직장가입자의 사용자가 2명 이상인 경우 또는 지역가입자의 세대가 2명 이상으로 구성된 경우에는 그 중 1명에게 한 독촉은 해당 사업장의 다른 사용자 또는 세대 구성원인 다른 지역가입자 모두에게 효력이 있는 것으로 본다.

② 제1항에 따라 독촉할 때에는 10일 이상 15일 이내의 납부기한을 정하여 독촉장을 발부하여야 한다.

③ 공단은 제1항에 따른 독촉을 받은 자가 그 납부기한까지 보험료등을 내지 아니하면 보건복지부장관의 승인을 받아 국세 체납처분의 예에 따라 이를 징수할 수 있다.

④ 공단은 제3항에 따라 체납처분을 하기 전에 보험료등의 체납 내역, 압류 가능한 재산의 종류, 압류 예정 사실 및 「국세징수법」 제41조제18호에 따른 소액금융재산에 대한 압류금지 사실 등이 포함된 통보서를 발송하여야 한다. 다만, 법인 해산 등 긴급히 체납처분을 할 필요가 있는 경우로서 대통령령으로 정하는 경우에는 그러하지 아니하다.

⑤ 공단은 제3항에 따른 국세 체납처분의 예에 따라 압류한 재산의 공매에 대하여 전문지식이 필요하거나 그 밖에 특수한 사정으로 직접 공매하는 것이 적당하지 아니하다고 인정하는 경우에는 「한국자산관리공사 설립 등에 관한 법률」에 따라 설립된 한국자산관리공사(이하 "한국자산관리공사"라 한다)에 공매를 대행하게 할 수 있다. 이 경우 공매는 공단이 한 것으로 본다.

⑥ 공단은 제5항에 따라 한국자산관리공사가 공매를 대행하면 보건복지부령으로 정하는 바에 따라 수수료를 지급할 수 있다.

제81조의3(보험료의 납부증명)

① 제77조에 따른 보험료의 납부의무자(이하 이 조에서 "납부의무자"라 한다)는 국가, 지방자치단체 또는 「공공기관의 운영에 관한 법률」 제4조에 따른 공공기관(이하 이 조에서 "공공기관"

이라 한다)으로부터 공사·제조·구매·용역 등 대통령령으로 정하는 계약의 대가를 지급받는 경우에는 보험료와 그에 따른 연체금 및 체납처분비의 납부사실을 증명하여야 한다. 다만, 납부의무자가 계약대금의 전부 또는 일부를 체납한 보험료로 납부하려는 경우 등 대통령령으로 정하는 경우에는 그러하지 아니하다.

② 납부의무자가 제1항에 따라 납부사실을 증명하여야 할 경우 제1항의 계약을 담당하는 주무관서 또는 공공기관은 납부의무자의 동의를 받아 공단에 조회하여 보험료와 그에 따른 연체금 및 체납처분비의 납부여부를 확인하는 것으로 제1항에 따른 납부증명을 갈음할 수 있다.

제82조(체납보험료의 분할납부)

① 공단은 보험료를 3회 이상 체납한 자가 신청하는 경우 보건복지부령으로 정하는 바에 따라 분할납부를 승인할 수 있다.

② 공단은 보험료를 3회 이상 체납한 자에 대하여 제81조제3항에 따른 체납처분을 하기 전에 제1항에 따른 분할납부를 신청할 수 있음을 알리고, 보건복지부령으로 정하는 바에 따라 분할납부 신청의 절차·방법 등에 관한 사항을 안내하여야 한다.

③ 공단은 제1항에 따라 분할납부 승인을 받은 자가 정당한 사유 없이 5회(제1항에 따라 승인받은 분할납부 횟수가 5회 미만인 경우에는 해당 분할납부 횟수를 말한다) 이상 그 승인된 보험료를 납부하지 아니하면 그 분할납부의 승인을 취소한다.

④ 분할납부의 승인과 취소에 관한 절차·방법·기준 등에 필요한 사항은 보건복지부령으로 정한다.

제7장 이의신청 및 심판청구 등

제87조(이의신청)

① 가입자 및 피부양자의 자격, 보험료등, 보험급여, 보험급여 비용에 관한 공단의 처분에 이의가 있는 자는 공단에 이의신청을 할 수 있다.

② 요양급여비용 및 요양급여의 적정성 평가 등에 관한 심사평가원의 처분에 이의가 있는 공단, 요양기관 또는 그 밖의 자는 심사평가원에 이의신청을 할 수 있다.

③ 제1항 및 제2항에 따른 이의신청(이하 "이의신청"이라 한다)은 처분이 있음을 안 날부터 90일 이내에 문서(전자문서를 포함한다)로 하여야 하며 처분이 있은 날부터 180일을 지나면 제기하지 못한다. 다만, 정당한 사유로 그 기간에 이의신청을 할 수 없었음을 소명한 경우에는 그러하지 아니하다.

④ 제3항 본문에도 불구하고 요양기관이 제48조에 따른 심사평가원의 확인에 대하여 이의신청을 하려면 같은 조 제2항에 따라 통보받은 날부터 30일 이내에 하여야 한다.

⑤ 제1항부터 제4항까지에서 규정한 사항 외에 이의신청의 방법·결정 및 그 결정의 통지 등에 필요한 사항은 대통령령으로 정한다.

제88조(심판청구)

① 이의신청에 대한 결정에 불복하는 자는 제89조에 따른 건강보험분쟁조정위원회에 심판청구를 할 수 있다. 이 경우 심판청구의 제기기간 및 제기방법에 관하여는 제87조제3항을 준용한다.

② 제1항에 따라 심판청구를 하려는 자는 대통령령으로 정하는 심판청구서를 제87조제1항 또는 제2항에 따른 처분을 한 공단 또는 심사평가원에 제출하거나 제89조에 따른 건강보험분쟁조정위원회에 제출하여야 한다.

③ 제1항 및 제2항에서 규정한 사항 외에 심판청구의 절차·방법·결정 및 그 결정의 통지 등에 필요한 사항은 대통령령으로 정한다.

제8장 보칙

제91조(시효)

① 다음 각 호의 권리는 3년 동안 행사하지 아니하면 소멸시효가 완성된다.

1. 보험료, 연체금 및 가산금을 징수할 권리
2. 보험료, 연체금 및 가산금으로 과오납부한 금액을 환급받을 권리
3. 보험급여를 받을 권리
4. 보험급여 비용을 받을 권리
5. 제47조제3항 후단에 따라 과다납부된 본인일부부담금을 돌려받을 권리
6. 제61조에 따른 근로복지공단의 권리

② 제1항에 따른 시효는 다음 각 호의 어느 하나의 사유로 중단된다.

1. 보험료의 고지 또는 독촉
2. 보험급여 또는 보험급여 비용의 청구

③ 휴직자등의 보수월액보험료를 징수할 권리의 소멸시효는 제79조제5항에 따라 고지가 유예된 경우 휴직 등의 사유가 끝날 때까지 진행하지 아니한다.

④ 제1항에 따른 소멸시효기간, 제2항에 따른 시효 중단 및 제3항에 따른 시효 정지에 관하여 이 법에서 정한 사항 외에는 「민법」에 따른다.

제92조(기간 계산) 이 법이나 이 법에 따른 명령에 규정된 기간의 계산에 관하여 이 법에서 정한 사항 외에는 「민법」의 기간에 관한 규정을 준용한다.

제93조(근로자의 권익 보호) 제6조제2항 각 호의 어느 하나에 해당하지 아니하는 모든 사업장의 근로자를 고용하는 사용자는 그가 고용한 근로자가 이 법에 따른 직장가입자가 되는 것을 방해하거나 자신이 부담하는 부담금이 증가되는 것을 피할 목적으로 정당한 사유 없이 근로자의 승급 또는 임금 인상을 하지 아니하거나 해고나 그 밖의 불리한 조치를 할 수 없다.

제94조(신고 등)

① 공단은 사용자, 직장가입자 및 세대주에게 다음 각 호의 사항을 신고하게 하거나 관계 서류(전자적 방법으로 기록된 것을 포함한다. 이하 같다)를 제출하게 할 수 있다.

1. 가입자의 거주지 변경
2. 가입자의 보수·소득
3. 그 밖에 건강보험사업을 위하여 필요한 사항

② 공단은 제1항에 따라 신고한 사항이나 제출받은 자료에 대하여 사실 여부를 확인할 필요가 있으면 소속 직원이 해당 사항에 관하여 조사하게 할 수 있다.

③ 제2항에 따라 조사를 하는 소속 직원은 그 권한을 표시하는 증표를 지니고 관계인에게 보여주어야 한다.

제95조(소득 축소·탈루 자료의 송부 등)

① 공단은 제94조제1항에 따라 신고한 보수 또는 소득 등에 축소 또는 탈루(脫漏)가 있다고 인정하는 경우에는 보건복지부장관을 거쳐 소득의 축소 또는 탈루에 관한 사항을 문서로 국세청장에게 송부할 수 있다.

② 국세청장은 제1항에 따라 송부받은 사항에 대하여 「국세기본법」 등 관련 법률에 따른 세무조사를 하면 그 조사 결과 중 보수·소득에 관한 사항을 공단에 송부하여야 한다.

③ 제1항 및 제2항에 따른 송부 절차 등에 필요한 사항은 대통령령으로 정한다.

제96조의4(서류의 보존)

① 요양기관은 요양급여가 끝난 날부터 5년간 보건복지부령으로 정하는 바에 따라 제47조에 따른 요양급여비용의 청구에 관한 서류를 보존하여야 한다. 다만, 약국 등 보건복지부령으로 정하는 요양기관은 처방전을 요양급여비용을 청구한 날부터 3년간 보존하여야 한다.

② 사용자는 3년간 보건복지부령으로 정하는 바에 따라 자격 관리 및 보험료 산정 등 건강보험에 관한 서류를 보존하여야 한다.

③ 제49조제3항에 따라 요양비를 청구한 준요양기관은 요양비를 지급받은 날부터 3년간 보건복지부령으로 정하는 바에 따라 요양비 청구에 관한 서류를 보존하여야 한다.

④ 제51조제2항에 따라 보조기기에 대한 보험급여를 청구한 자는 보험급여를 지급받은 날부터 3년간 보건복지부령으로 정하는 바에 따라 보험급여 청구에 관한 서류를 보존하여야 한다.

제110조(실업자에 대한 특례)

① 사용관계가 끝난 사람 중 직장가입자로서의 자격을 유지한 기간이 보건복지부령으로 정하는 기간 동안 통산 1년 이상인 사람은 지역가입자가 된 이후 최초로 제79조에 따라 지역가입자 보험료를 고지받은 날부터 그 납부기한에서 2개월이 지나기 이전까지 공단에 직장가입자로서의 자격을 유지할 것을 신청할 수 있다.

② 제1항에 따라 공단에 신청한 가입자(이하 "임의계속가입자"라 한다)는 제9조에도 불구하고 대통령령으로 정하는 기간 동안 직장가입자의 자격을 유지한다. 다만, 제1항에 따른 신청 후 최초로 내야 할 직장가입자 보험료를 그 납부기한부터 2개월이 지난 날까지 내지 아니한 경우에는 그 자격을 유지할 수 없다.

③ 임의계속가입자의 보수월액은 보수월액보험료가 산정된 최근 12개월간의 보수월액을 평균한 금액으로 한다.

④ 임의계속가입자의 보험료는 보건복지부장관이 정하여 고시하는 바에 따라 그 일부를 경감할 수 있다.

⑤ 임의계속가입자의 보수월액보험료는 제76조제1항 및 제77조제1항제1호에도 불구하고 그 임의계속가입자가 전액을 부담하고 납부한다.

⑥ 임의계속가입자가 보험료를 납부기한까지 내지 아니하는 경우 그 급여제한에 관하여는 제53조제3항·제5항 및 제6항을 준용한다. 이 경우 "제69조제5항에 따른 세대단위의 보험료"는 "제110조제5항에 따른 보험료"로 본다.

⑦ 임의계속가입자의 신청 방법·절차 등에 필요한 사항은 보건복지부령으로 정한다.

3. 고용보험법 [시행 2021. 7. 1] (부분 발췌 출처: https://www.law.go.kr/)

제1장 총칙

제1조(목적)

이 법은 고용보험의 시행을 통하여 실업의 예방, 고용의 촉진 및 근로자 등의 직업능력의 개발과 향상을 꾀하고, 국가의 직업지도와 직업소개 기능을 강화하며, 근로자 등이 실업한 경우에 생활에 필요한 급여를 실시하여 근로자 등의 생활안정과 구직 활동을 촉진함으로써 경제·사회 발전에 이바지하는 것을 목적으로 한다.

제2조(정의) 이 법에서 사용하는 용어의 뜻은 다음과 같다.

1. "피보험자"란 다음 각 목에 해당하는 사람을 말한다.
   가. 「고용보험 및 산업재해보상보험의 보험료징수 등에 관한 법률」(이하 "고용산재보험료징수법"이라 한다) 제5조제1항·제2항, 제6조제1항, 제8조제1항·제2항, 제48조의2제1항 및 제48조의3제1항에 따라 보험에 가입되거나 가입된 것으로 보는 근로자, 예술인 또는 노무제공자

나. 고용산재보험료징수법 제49조의2제1항 · 제2항에 따라 고용보험에 가입하거나 가입된 것으로 보는 자영업자(이하 "자영업자인 피보험자"라 한다)

2. "이직(離職)"이란 피보험자와 사업주 사이의 고용관계가 끝나게 되는 것(제77조의2제1항에 따른 예술인 및 제77조의6제1항에 따른 노무제공자의 경우에는 문화예술용역 관련 계약 또는 노무제공계약이 끝나는 것을 말한다)을 말한다.
3. "실업"이란 근로의 의사와 능력이 있음에도 불구하고 취업하지 못한 상태에 있는 것을 말한다.
4. "실업의 인정"이란 직업안정기관의 장이 제43조에 따른 수급자격자가 실업한 상태에서 적극적으로 직업을 구하기 위하여 노력하고 있다고 인정하는 것을 말한다.
5. "보수"란 「소득세법」 제20조에 따른 근로소득에서 대통령령으로 정하는 금품을 뺀 금액을 말한다. 다만, 휴직이나 그 밖에 이와 비슷한 상태에 있는 기간 중에 사업주 외의 자로부터 지급받는 금품 중 고용노동부장관이 정하여 고시하는 금품은 보수로 본다.
6. "일용근로자"란 1개월 미만 동안 고용되는 사람을 말한다.

제3조(보험의 관장) 고용보험(이하 "보험"이라 한다)은 고용노동부장관이 관장한다.

제4조(고용보험사업)

① 보험은 제1조의 목적을 이루기 위하여 고용보험사업(이하 "보험사업"이라 한다)으로 고용안정 · 직업능력개발 사업, 실업급여, 육아휴직 급여 및 출산전후휴가 급여 등을 실시한다.

② 보험사업의 보험연도는 정부의 회계연도에 따른다.

제5조(국고의 부담)

① 국가는 매년 보험사업에 드는 비용의 일부를 일반회계에서 부담하여야 한다.

② 국가는 매년 예산의 범위에서 보험사업의 관리 · 운영에 드는 비용을 부담할 수 있다.

제6조(보험료)

① 이 법에 따른 보험사업에 드는 비용을 충당하기 위하여 징수하는 보험료와 그 밖의 징수금에 대하여는 고용산재보험료징수법으로 정하는 바에 따른다.

② 고용산재보험료징수법 제13조제1항제1호에 따라 징수된 고용안정 · 직업능력개발 사업의 보험료 및 실업급여의 보험료는 각각 그 사업에 드는 비용에 충당한다. 다만, 실업급여의 보험료는 제55조의2제1항에 따른 국민연금 보험료의 지원, 제70조제1항에 따른 육아휴직 급여의 지급, 제73조의2제1항에 따른 육아기 근로시간 단축 급여의 지급, 제75조 · 제76조의2에 따른 출산전후휴가 급여등 및 제77조의4 · 제77조의9에 따른 출산전후급여등의 지급에 드는 비용에 충당할 수 있다.

③ 제2항에도 불구하고 자영업자인 피보험자로부터 고용산재보험료징수법 제49조의2에 따라 징수된 고용안정 · 직업능력개발 사업의 보험료 및 실업급여의 보험료는 각각 자영업자인 피보험

자를 위한 그 사업에 드는 비용에 충당한다. 다만, 실업급여의 보험료는 자영업자인 피보험자를 위한 제55조의2제1항에 따른 국민연금 보험료의 지원에 드는 비용에 충당할 수 있다.

제8조(적용 범위)

① 이 법은 근로자를 사용하는 모든 사업 또는 사업장(이하 "사업"이라 한다)에 적용한다. 다만, 산업별 특성 및 규모 등을 고려하여 대통령령으로 정하는 사업에 대해서는 적용하지 아니한다.

② 이 법은 제77조의2제1항에 따른 예술인 또는 제77조의6제1항에 따른 노무제공자의 노무를 제공받는 사업에 적용하되, 제5장의2 또는 제5장의3에서 규정된 사항에 한정하여 각각 적용한다.

제9조(보험관계의 성립·소멸) 이 법에 따른 보험관계의 성립 및 소멸에 대하여는 고용산재보험료징수법으로 정하는 바에 따른다.

제10조(적용 제외)

① 다음 각 호의 어느 하나에 해당하는 사람에게는 이 법을 적용하지 아니한다.

1. 삭제 〈2019. 1. 15.〉
2. 소정(所定)근로시간이 대통령령으로 정하는 시간 미만인 사람
3. 「국가공무원법」과 「지방공무원법」에 따른 공무원. 다만, 대통령령으로 정하는 바에 따라 별정직공무원, 「국가공무원법」 제26조의5 및 「지방공무원법」 제25조의5에 따른 임기제공무원의 경우는 본인의 의사에 따라 고용보험(제4장에 한정한다)에 가입할 수 있다.
4. 「사립학교교직원 연금법」의 적용을 받는 사람
5. 그 밖에 대통령령으로 정하는 사람

② 65세 이후에 고용(65세 전부터 피보험 자격을 유지하던 사람이 65세 이후에 계속하여 고용된 경우는 제외한다)되거나 자영업을 개시한 사람에게는 제4장 및 제5장을 적용하지 아니한다.

제2장 피보험자의 관리

제13조(피보험자격의 취득일)

① 근로자인 피보험자는 이 법이 적용되는 사업에 고용된 날에 피보험자격을 취득한다. 다만, 다음 각 호의 경우에는 각각 그 해당되는 날에 피보험자격을 취득한 것으로 본다.

1. 제10조 및 제10조의2에 따른 적용 제외 근로자였던 사람이 이 법의 적용을 받게 된 경우에는 그 적용을 받게 된 날
2. 고용산재보험료징수법 제7조에 따른 보험관계 성립일 전에 고용된 근로자의 경우에는 그 보험관계가 성립한 날

② 자영업자인 피보험자는 고용산재보험료징수법 제49조의2제1항 및 같은 조 제12항에서 준용하는 같은 법 제7조제3호에 따라 보험관계가 성립한 날에 피보험자격을 취득한다.

제14조(피보험자격의 상실일)

① 근로자인 피보험자는 다음 각 호의 어느 하나에 해당하는 날에 각각 그 피보험자격을 상실한다.

1. 근로자인 피보험자가 제10조 및 제10조의2에 따른 적용 제외 근로자에 해당하게 된 경우에는 그 적용 제외 대상자가 된 날
2. 고용산재보험료징수법 제10조에 따라 보험관계가 소멸한 경우에는 그 보험관계가 소멸한 날
3. 근로자인 피보험자가 이직한 경우에는 이직한 날의 다음 날
4. 근로자인 피보험자가 사망한 경우에는 사망한 날의 다음 날

② 자영업자인 피보험자는 고용산재보험료징수법 제49조의2제10항 및 같은 조 제12항에서 준용하는 같은 법 제10조제1호부터 제3호까지의 규정에 따라 보험관계가 소멸한 날에 피보험자격을 상실한다.

제15조(피보험자격에 관한 신고 등)

① 사업주는 그 사업에 고용된 근로자의 피보험자격의 취득 및 상실 등에 관한 사항을 대통령령으로 정하는 바에 따라 고용노동부장관에게 신고하여야 한다.

② 고용산재보험료징수법 제9조에 따라 원수급인(元受給人)이 사업주로 된 경우에 그 사업에 종사하는 근로자 중 원수급인이 고용하는 근로자 외의 근로자에 대하여는 그 근로자를 고용하는 다음 각 호의 하수급인(下受給人)이 제1항에 따른 신고를 하여야 한다. 이 경우 원수급인은 고용노동부령으로 정하는 바에 따라 하수급인에 관한 자료를 고용노동부장관에게 제출하여야 한다.

1. 「건설산업기본법」 제2조제7호에 따른 건설사업자
2. 「주택법」 제4조에 따른 주택건설사업자
3. 「전기공사업법」 제2조제3호에 따른 공사업자
4. 「정보통신공사업법」 제2조제4호에 따른 정보통신공사업자
5. 「소방시설공사업법」 제2조제1항제2호에 따른 소방시설업자
6. 「문화재수리 등에 관한 법률」 제14조에 따른 문화재수리업자

③ 사업주가 제1항에 따른 피보험자격에 관한 사항을 신고하지 아니하면 대통령령으로 정하는 바에 따라 근로자가 신고할 수 있다.

④ 고용노동부장관은 제1항부터 제3항까지의 규정에 따라 신고된 피보험자격의 취득 및 상실 등에 관한 사항을 고용노동부령으로 정하는 바에 따라 피보험자 및 원수급인 등 관계인에게 알려야 한다.

⑤ 제1항이나 제2항에 따른 사업주, 원수급인 또는 하수급인은 같은 항의 신고를 고용노동부령으로 정하는 전자적 방법으로 할 수 있다.

⑥ 고용노동부장관은 제5항에 따라 전자적 방법으로 신고를 하려는 사업주, 원수급인 또는 하수급인에게 고용노동부령으로 정하는 바에 따라 필요한 장비 등을 지원할 수 있다.

⑦ 제1항에도 불구하고 자영업자인 피보험자는 피보험자격의 취득 및 상실에 관한 신고를 하지 아니한다.

제17조(피보험자격의 확인)

① 피보험자 또는 피보험자였던 사람은 언제든지 고용노동부장관에게 피보험자격의 취득 또는 상실에 관한 확인을 청구할 수 있다.

② 고용노동부장관은 제1항에 따른 청구에 따르거나 직권으로 피보험자격의 취득 또는 상실에 관하여 확인을 한다.

③ 고용노동부장관은 제2항에 따른 확인 결과를 대통령령으로 정하는 바에 따라 그 확인을 청구한 피보험자 및 사업주 등 관계인에게 알려야 한다.

제18조(피보험자격 이중 취득의 제한) 근로자가 보험관계가 성립되어 있는 둘 이상의 사업에 동시에 고용되어 있는 경우에는 고용노동부령으로 정하는 바에 따라 그 중 한 사업의 근로자로서의 피보험자격을 취득한다.

제3장 고용안정·직업능력개발 사업

제19조(고용안정·직업능력개발 사업의 실시)

① 고용노동부장관은 피보험자 및 피보험자였던 사람, 그 밖에 취업할 의사를 가진 사람(이하 "피보험자등"이라 한다)에 대한 실업의 예방, 취업의 촉진, 고용기회의 확대, 직업능력개발·향상의 기회 제공 및 지원, 그 밖에 고용안정과 사업주에 대한 인력 확보를 지원하기 위하여 고용안정·직업능력개발 사업을 실시한다.

② 고용노동부장관은 제1항에 따른 고용안정·직업능력개발 사업을 실시할 때에는 근로자의 수, 고용안정·직업능력개발을 위하여 취한 조치 및 실적 등 대통령령으로 정하는 기준에 해당하는 기업(이하 "우선지원 대상기업"이라 한다)을 우선적으로 고려하여야 한다.

제20조(고용창출의 지원) 고용노동부장관은 고용환경 개선, 근무형태 변경 등으로 고용의 기회를 확대한 사업주에게 대통령령으로 정하는 바에 따라 필요한 지원을 할 수 있다.

제21조(고용조정의 지원)

① 고용노동부장관은 경기의 변동, 산업구조의 변화 등에 따른 사업 규모의 축소, 사업의 폐업 또는 전환으로 고용조정이 불가피하게 된 사업주가 근로자에 대한 휴업, 휴직, 직업전환에 필

요한 직업능력개발 훈련, 인력의 재배치 등을 실시하거나 그 밖에 근로자의 고용안정을 위한 조치를 하면 대통령령으로 정하는 바에 따라 그 사업주에게 필요한 지원을 할 수 있다. 이 경우 휴업이나 휴직 등 고용안정을 위한 조치로 근로자의 임금(「근로기준법」 제2조제1항제5호에 따른 임금을 말한다. 이하 같다)이 대통령령으로 정하는 수준으로 감소할 때에는 대통령령으로 정하는 바에 따라 그 근로자에게도 필요한 지원을 할 수 있다.

② 고용노동부장관은 제1항의 고용조정으로 이직된 근로자를 고용하는 등 고용이 불안정하게 된 근로자의 고용안정을 위한 조치를 하는 사업주에게 대통령령으로 정하는 바에 따라 필요한 지원을 할 수 있다.

③ 고용노동부장관은 제1항에 따른 지원을 할 때에는 「고용정책 기본법」 제32조에 따른 업종에 해당하거나 지역에 있는 사업주 또는 근로자에게 우선적으로 지원할 수 있다.

제22조(지역 고용의 촉진)

고용노동부장관은 고용기회가 뚜렷이 부족하거나 산업구조의 변화 등으로 고용사정이 급속하게 악화되고 있는 지역으로 사업을 이전하거나 그러한 지역에서 사업을 신설 또는 증설하여 그 지역의 실업 예방과 재취업 촉진에 기여한 사업주, 그 밖에 그 지역의 고용기회 확대에 필요한 조치를 한 사업주에게 대통령령으로 정하는 바에 따라 필요한 지원을 할 수 있다.

제23조(고령자등 고용촉진의 지원)

고용노동부장관은 고령자 등 노동시장의 통상적인 조건에서는 취업이 특히 곤란한 사람(이하 "고령자등"이라 한다)의 고용을 촉진하기 위하여 고령자등을 새로 고용하거나 이들의 고용안정에 필요한 조치를 하는 사업주 또는 사업주가 실시하는 고용안정 조치에 해당된 근로자에게 대통령령으로 정하는 바에 따라 필요한 지원을 할 수 있다.

제25조(고용안정 및 취업 촉진)

① 고용노동부장관은 피보험자등의 고용안정 및 취업을 촉진하기 위하여 다음 각 호의 사업을 직접 실시하거나 이를 실시하는 자에게 필요한 비용을 지원 또는 대부할 수 있다.

1. 고용관리 진단 등 고용개선 지원 사업
2. 피보험자등의 창업을 촉진하기 위한 지원 사업
3. 그 밖에 피보험자등의 고용안정 및 취업을 촉진하기 위한 사업으로서 대통령령으로 정하는 사업

② 제1항에 따른 사업의 실시와 비용의 지원·대부에 필요한 사항은 대통령령으로 정한다.

제26조(고용촉진 시설에 대한 지원) 고용노동부장관은 피보험자등의 고용안정·고용촉진 및 사업주의 인력 확보를 지원하기 위하여 대통령령으로 정하는 바에 따라 상담 시설, 어린이집, 그 밖에 대통령령으로 정하는 고용촉진 시설을 설치·운영하는 자에게 필요한 지원을 할 수 있다.

제26조의2(지원의 제한)

고용노동부장관은 제20조부터 제26조까지의 규정에 따른 지원을 할 때 사업주가 다른 법령에 따른 지원금 또는 장려금 등의 금전을 지급받은 경우 등 대통령령으로 정하는 경우에는 그 금액을 빼고 지원할 수 있다.

제27조(사업주에 대한 직업능력개발 훈련의 지원)

① 고용노동부장관은 피보험자등의 직업능력을 개발·향상시키기 위하여 대통령령으로 정하는 직업능력개발 훈련을 실시하는 사업주에게 대통령령으로 정하는 바에 따라 그 훈련에 필요한 비용을 지원할 수 있다.

② 고용노동부장관은 사업주가 다음 각 호의 어느 하나에 해당하는 사람에게 제1항에 따라 직업능력개발 훈련을 실시하는 경우에는 대통령령으로 정하는 바에 따라 우대 지원할 수 있다.

1. 「기간제 및 단시간근로자 보호 등에 관한 법률」 제2조제1호의 기간제근로자
2. 「근로기준법」 제2조제1항제9호의 단시간근로자
3. 「파견근로자 보호 등에 관한 법률」 제2조제5호의 파견근로자
4. 일용근로자
5. 「고용상 연령차별금지 및 고령자고용촉진에 관한 법률」 제2조제1호 또는 제2호의 고령자 또는 준고령자
6. 그 밖에 대통령령으로 정하는 사람

제28조(비용 지원의 기준 등)

고용노동부장관이 제27조에 따라 사업주에게 비용을 지원하는 경우 지원 금액은 고용산재보험료징수법 제16조의3에 따른 월별보험료를 모두 더한 해당 연도 고용보험료 또는 같은 법 제17조에 따른 해당 연도 고용보험 개산보험료 중 고용안정·직업능력개발 사업의 보험료에 대통령령으로 정하는 비율을 곱한 금액으로 하되, 그 한도는 대통령령으로 정한다.

제29조(피보험자등에 대한 직업능력개발 지원)

① 고용노동부장관은 피보험자등이 직업능력개발 훈련을 받거나 그 밖에 직업능력 개발·향상을 위하여 노력하는 경우에는 대통령령으로 정하는 바에 따라 필요한 비용을 지원할 수 있다.

② 고용노동부장관은 필요하다고 인정하면 대통령령으로 정하는 바에 따라 피보험자등의 취업을 촉진하기 위한 직업능력개발 훈련을 실시할 수 있다.

③ 고용노동부장관은 대통령령으로 정하는 저소득 피보험자등이 직업능력개발 훈련을 받는 경우 대통령령으로 정하는 바에 따라 생계비를 대부할 수 있다.

제30조(직업능력개발 훈련 시설에 대한 지원 등)

고용노동부장관은 피보험자등의 직업능력 개발·향상을 위하여 필요하다고 인정하면 대통령령으로 정하는 바에 따라 직업능력개발 훈련 시설의 설치 및 장비 구입에 필요한 비용의 대부, 그 밖에 고용노동부장관이 정하는 직업능력개발 훈련 시설의 설치 및 장비 구입·운영에 필요한 비용을 지원할 수 있다.

제31조(직업능력개발의 촉진)

① 고용노동부장관은 피보험자등의 직업능력 개발·향상을 촉진하기 위하여 다음 각 호의 사업을 실시하거나 이를 실시하는 자에게 그 사업의 실시에 필요한 비용을 지원할 수 있다.

1. 직업능력개발 사업에 대한 기술지원 및 평가 사업
2. 자격검정 사업 및 「숙련기술장려법」에 따른 숙련기술 장려 사업
3. 그 밖에 대통령령으로 정하는 사업

② 고용노동부장관은 직업능력 개발·향상과 인력의 원활한 수급(需給)을 위하여 필요하다고 인정하면 대통령령으로 정하는 바에 따라 고용노동부장관이 정하는 직종에 대한 직업능력개발 훈련 사업을 위탁하여 실시할 수 있다.

제35조(부정행위에 따른 지원의 제한 등)

① 고용노동부장관은 거짓이나 그 밖의 부정한 방법으로 이 장의 규정에 따른 고용안정·직업능력개발 사업의 지원을 받은 자 또는 받으려는 자에게는 해당 지원금 중 지급되지 아니한 금액 또는 지급받으려는 지원금을 지급하지 아니하고, 1년의 범위에서 대통령령으로 정하는 바에 따라 지원금의 지급을 제한하며, 거짓이나 그 밖의 부정한 방법으로 지원받은 금액을 반환하도록 명하여야 한다.

② 고용노동부장관은 제1항에 따라 반환을 명하는 경우에는 이에 추가하여 고용노동부령으로 정하는 기준에 따라 그 거짓이나 그 밖의 부정한 방법으로 지급받은 금액의 5배 이하의 금액을 징수할 수 있다.

③ 고용노동부장관은 고용안정·직업능력개발 사업의 지원을 받은 자에게 잘못 지급된 지원금이 있으면 그 지급금의 반환을 명할 수 있다.

④ 제1항 및 제2항에도 불구하고 거짓이나 그 밖의 부정한 방법으로 직업능력개발 사업의 지원을 받은 자 또는 받으려는 자에 대한 지원의 제한, 반환 및 추가징수에 관하여는 「국민 평생 직업능력 개발법」 제55조 및 제56조를 준용한다.

⑤ 고용노동부장관은 보험료를 체납한 자에게는 고용노동부령으로 정하는 바에 따라 이 장의 규정에 따른 고용안정·직업능력개발 사업의 지원을 하지 아니할 수 있다.

제4장 실업급여

제1절 통칙

제37조(실업급여의 종류)

① 실업급여는 구직급여와 취업촉진 수당으로 구분한다.

② 취업촉진 수당의 종류는 다음 각 호와 같다.

1. 조기(早期)재취업 수당
2. 직업능력개발 수당
3. 광역 구직활동비
4. 이주비

제37조의2(실업급여수급계좌)

① 직업안정기관의 장은 제43조에 따른 수급자격자의 신청이 있는 경우에는 실업급여를 수급자격자 명의의 지정된 계좌(이하 "실업급여수급계좌"라 한다)로 입금하여야 한다. 다만, 정보통신장애나 그 밖에 대통령령으로 정하는 불가피한 사유로 실업급여를 실업급여수급계좌로 이체할 수 없을 때에는 현금 지급 등 대통령령으로 정하는 바에 따라 실업급여를 지급할 수 있다.

② 실업급여수급계좌의 해당 금융기관은 이 법에 따른 실업급여만이 실업급여수급계좌에 입금되도록 관리하여야 한다.

③ 제1항에 따른 신청 방법·절차와 제2항에 따른 실업급여수급계좌의 관리에 필요한 사항은 대통령령으로 정한다.

제38조(수급권의 보호)

① 실업급여를 받을 권리는 양도 또는 압류하거나 담보로 제공할 수 없다.

② 제37조의2제1항에 따라 지정된 실업급여수급계좌의 예금 중 대통령령으로 정하는 액수 이하의 금액에 관한 채권은 압류할 수 없다.

제38조의2(공과금의 면제)

실업급여로서 지급된 금품에 대하여는 국가나 지방자치단체의 공과금(「국세기본법」 제2조제8호 또는 「지방세기본법」 제2조제1항제26호에 따른 공과금을 말한다)을 부과하지 아니한다.

제2절 구직급여

제40조(구직급여의 수급 요건)

① 구직급여는 이직한 근로자인 피보험자가 다음 각 호의 요건을 모두 갖춘 경우에 지급한다. 다만, 제5호와 제6호는 최종 이직 당시 일용근로자였던 사람만 해당한다.

1. 제2항에 따른 기준기간(이하 "기준기간"이라 한다) 동안의 피보험 단위기간(제41조에 따른 피보험 단위기간을 말한다. 이하 같다)이 합산하여 180일 이상일 것
2. 근로의 의사와 능력이 있음에도 불구하고 취업(영리를 목적으로 사업을 영위하는 경우를 포함한다. 이하 이 장 및 제5장에서 같다)하지 못한 상태에 있을 것
3. 이직사유가 제58조에 따른 수급자격의 제한 사유에 해당하지 아니할 것
4. 재취업을 위한 노력을 적극적으로 할 것
5. 다음 각 목의 어느 하나에 해당할 것
   가. 제43조에 따른 수급자격 인정신청일 이전 1개월 동안의 근로일수가 10일 미만일 것
   나. 건설일용근로자(일용근로자로서 이직 당시에 「통계법」 제22조제1항에 따라 통계청장이 고시하는 한국표준산업분류의 대분류상 건설업에 종사한 사람을 말한다. 이하 같다)로서 수급자격 인정신청일 이전 14일간 연속하여 근로내역이 없을 것
6. 최종 이직 당시의 기준기간 동안의 피보험 단위기간 중 다른 사업에서 제58조에 따른 수급자격의 제한 사유에 해당하는 사유로 이직한 사실이 있는 경우에는 그 피보험 단위기간 중 90일 이상을 일용근로자로 근로하였을 것

② 기준기간은 이직일 이전 18개월로 하되, 근로자인 피보험자가 다음 각 호의 어느 하나에 해당하는 경우에는 다음 각 호의 구분에 따른 기간을 기준기간으로 한다.

1. 이직일 이전 18개월 동안에 질병·부상, 그 밖에 대통령령으로 정하는 사유로 계속하여 30일 이상 보수의 지급을 받을 수 없었던 경우: 18개월에 그 사유로 보수를 지급 받을 수 없었던 일수를 가산한 기간(3년을 초과할 때에는 3년으로 한다)
2. 다음 각 목의 요건에 모두 해당하는 경우: 이직일 이전 24개월
   가. 이직 당시 1주 소정근로시간이 15시간 미만이고, 1주 소정근로일수가 2일 이하인 근로자로 근로하였을 것
   나. 이직일 이전 24개월 동안의 피보험 단위기간 중 90일 이상을 가목의 요건에 해당하는 근로자로 근로하였을 것

제41조(피보험 단위기간)

① 근로자의 피보험 단위기간은 피보험기간 중 보수 지급의 기초가 된 날을 합하여 계산한다. 다만, 자영업자인 피보험자의 피보험 단위기간은 제50조제3항 단서 및 제4항에 따른 피보험기간으로 한다.

② 제1항에 따라 피보험 단위기간을 계산할 때에는 최후로 피보험자격을 취득한 날 이전에 구직급여를 받은 사실이 있는 경우에는 그 구직급여와 관련된 피보험자격 상실일 이전의 피보험 단위기간은 넣지 아니한다.

③ 근로자인 피보험자가 제40조제2항에 따른 기준기간 동안에 근로자 · 제77조의2제1항에 따른 예술인 · 제77조의6제1항에 따른 노무제공자 중 둘 이상에 해당하는 사람으로 종사한 경우의 피보험 단위기간은 대통령령으로 정하는 바에 따른다.

제42조(실업의 신고)

① 구직급여를 지급받으려는 사람은 이직 후 지체없이 직업안정기관에 출석하여 실업을 신고하여야 한다.

② 제1항에 따른 실업의 신고에는 구직 신청과 제43조에 따른 수급자격의 인정신청을 포함하여야 한다.

③ 제1항에 따라 구직급여를 지급받기 위하여 실업을 신고하려는 사람은 이직하기 전 사업의 사업주에게 피보험 단위기간, 이직 전 1일 소정근로시간 등을 확인할 수 있는 자료(이하 "이직확인서"라 한다)의 발급을 요청할 수 있다. 이 경우 요청을 받은 사업주는 고용노동부령으로 정하는 바에 따라 이직확인서를 발급하여 주어야 한다.

제43조(수급자격의 인정)

① 구직급여를 지급받으려는 사람은 직업안정기관의 장에게 제40조제1항제1호부터 제3호까지 · 제5호 및 제6호에 따른 구직급여의 수급 요건을 갖추었다는 사실(이하 "수급자격"이라 한다)을 인정하여 줄 것을 신청하여야 한다.

② 직업안정기관의 장은 제1항에 따른 수급자격의 인정신청을 받으면 그 신청인에 대한 수급자격의 인정 여부를 결정하고, 대통령령으로 정하는 바에 따라 신청인에게 그 결과를 알려야 한다.

③ 제2항에 따른 신청인이 다음 각 호의 요건을 모두 갖춘 경우에는 마지막에 이직한 사업을 기준으로 수급자격의 인정 여부를 결정한다. 다만, 마지막 이직 당시 일용근로자로서 피보험 단위기간이 1개월 미만인 사람이 수급자격을 갖추지 못한 경우에는 일용근로자가 아닌 근로자로서 마지막으로 이직한 사업을 기준으로 결정한다.

1. 피보험자로서 마지막에 이직한 사업에 고용되기 전에 피보험자로서 이직한 사실이 있을 것
2. 마지막 이직 이전의 이직과 관련하여 구직급여를 받은 사실이 없을 것

④ 직업안정기관의 장은 제2항 및 제3항에 따라 신청인에 대한 수급자격의 인정 여부를 결정하기 위하여 필요하면 신청인이 이직하기 전 사업의 사업주에게 고용노동부령으로 정하는 바에 따라 이직확인서의 제출을 요청할 수 있다. 이 경우 요청을 받은 사업주는 고용노동부령으로 정하는 바에 따라 이직확인서를 제출하여야 한다.

⑤ 제2항에 따라 수급자격의 인정을 받은 사람(이하 "수급자격자"라 한다)이 제48조 및 제54조제1항에 따른 기간에 새로 수급자격의 인정을 받은 경우에는 새로 인정받은 수급자격을 기준으로 구직급여를 지급한다.

제44조(실업의 인정)

① 구직급여는 수급자격자가 실업한 상태에 있는 날 중에서 직업안정기관의 장으로부터 실업의 인정을 받은 날에 대하여 지급한다.

② 실업의 인정을 받으려는 수급자격자는 제42조에 따라 실업의 신고를 한 날부터 계산하기 시작하여 1주부터 4주의 범위에서 직업안정기관의 장이 지정한 날(이하 "실업인정일"이라 한다)에 출석하여 재취업을 위한 노력을 하였음을 신고하여야 하고, 직업안정기관의 장은 직전 실업인정일의 다음 날부터 그 실업인정일까지의 각각의 날에 대하여 실업의 인정을 한다. 다만, 다음 각 호에 해당하는 사람에 대한 실업의 인정 방법은 고용노동부령으로 정하는 기준에 따른다.

1. 직업능력개발 훈련 등을 받는 수급자격자
2. 천재지변, 대량 실업의 발생 등 대통령령으로 정하는 사유가 발생한 경우의 수급자격자
3. 그 밖에 대통령령으로 정하는 수급자격자

③ 제2항에도 불구하고 수급자격자가 다음 각 호의 어느 하나에 해당하면 직업안정기관에 출석할 수 없었던 사유를 적은 증명서를 제출하여 실업의 인정을 받을 수 있다.

1. 질병이나 부상으로 직업안정기관에 출석할 수 없었던 경우로서 그 기간이 계속하여 7일 미만인 경우
2. 직업안정기관의 직업소개에 따른 구인자와의 면접 등으로 직업안정기관에 출석할 수 없었던 경우
3. 직업안정기관의 장이 지시한 직업능력개발 훈련 등을 받기 위하여 직업안정기관에 출석할 수 없었던 경우
4. 천재지변이나 그 밖의 부득이한 사유로 직업안정기관에 출석할 수 없었던 경우

④ 직업안정기관의 장은 제1항에 따른 실업을 인정할 때에는 수급자격자의 취업을 촉진하기 위하여 재취업 활동에 관한 계획의 수립 지원, 직업소개 등 대통령령으로 정하는 조치를 하여야 한다. 이 경우 수급자격자는 정당한 사유가 없으면 직업안정기관의 장의 조치에 따라야 한다.

제45조(급여의 기초가 되는 임금일액)

① 구직급여의 산정 기초가 되는 임금일액[이하 "기초일액(基礎日額)"이라 한다]은 제43조제1항에 따른 수급자격의 인정과 관련된 마지막 이직 당시 「근로기준법」 제2조제1항제6호에 따라 산정된 평균임금으로 한다. 다만, 마지막 이직일 이전 3개월 이내에 피보험자격을 취득한 사실이 2회 이상인 경우에는 마지막 이직일 이전 3개월간(일용근로자의 경우에는 마지막 이직일 이전 4개월 중 최종 1개월을 제외한 기간)에 그 근로자에게 지급된 임금 총액을 그 산정의 기준이 되는 3개월의 총 일수로 나눈 금액을 기초일액으로 한다.

② 제1항에 따라 산정된 금액이 「근로기준법」에 따른 그 근로자의 통상임금보다 적을 경우에는 그 통상임금액을 기초일액으로 한다. 다만, 마지막 사업에서 이직 당시 일용근로자였던 사람의 경우에는 그러하지 아니하다.

③ 제1항과 제2항에 따라 기초일액을 산정하는 것이 곤란한 경우와 보험료를 고용산재보험료징수법 제3조에 따른 기준보수(이하 "기준보수"라 한다)를 기준으로 낸 경우에는 기준보수를 기초일액으로 한다. 다만, 보험료를 기준보수로 낸 경우에도 제1항과 제2항에 따라 산정한 기초일액이 기준보수보다 많은 경우에는 그러하지 아니하다.

④ 제1항부터 제3항까지의 규정에도 불구하고 이들 규정에 따라 산정된 기초일액이 그 수급자격자의 이직 전 1일 소정근로시간에 이직일 당시 적용되던 「최저임금법」에 따른 시간 단위에 해당하는 최저임금액을 곱한 금액(이하 "최저기초일액"이라 한다)보다 낮은 경우에는 최저기초일액을 기초일액으로 한다. 이 경우 이직 전 1일 소정근로시간은 고용노동부령으로 정하는 방법에 따라 산정한다.

⑤ 제1항부터 제3항까지의 규정에도 불구하고 이들 규정에 따라 산정된 기초일액이 보험의 취지 및 일반 근로자의 임금 수준 등을 고려하여 대통령령으로 정하는 금액을 초과하는 경우에는 대통령령으로 정하는 금액을 기초일액으로 한다.

제46조(구직급여일액)

① 구직급여일액은 다음 각 호의 구분에 따른 금액으로 한다.

1. 제45조제1항부터 제3항까지 및 제5항의 경우에는 그 수급자격자의 기초일액에 100분의 60을 곱한 금액
2. 제45조제4항의 경우에는 그 수급자격자의 기초일액에 100분의 80을 곱한 금액(이하 "최저구직급여일액"이라 한다)

② 제1항제1호에 따라 산정된 구직급여일액이 최저구직급여일액보다 낮은 경우에는 최저구직급여일액을 그 수급자격자의 구직급여일액으로 한다.

제47조(실업인정대상기간 중의 취업 등의 신고)

① 수급자격자는 실업의 인정을 받으려 하는 기간(이하 "실업인정대상기간"이라 한다) 중에 고용노동부령으로 정하는 기준에 해당하는 취업을 한 경우에는 그 사실을 직업안정기관의 장에게 신고하여야 한다.

② 직업안정기관의 장은 필요하다고 인정하면 수급자격자의 실업인정대상기간 중의 취업 사실에 대하여 조사할 수 있다.

제48조(수급기간 및 수급일수)

① 직급여는 이 법에 따로 규정이 있는 경우 외에는 그 구직급여의 수급자격과 관련된 이직일의

다음 날부터 계산하기 시작하여 12개월 내에 제50조제1항에 따른 소정급여일수를 한도로 하여 지급한다.

② 제1항에 따른 12개월의 기간 중 임신·출산·육아, 그 밖에 대통령령으로 정하는 사유로 취업할 수 없는 사람이 그 사실을 수급기간에 직업안정기관에 신고한 경우에는 12개월의 기간에 그 취업할 수 없는 기간을 가산한 기간(4년을 넘을 때에는 4년)에 제50조제1항에 따른 소정급여일수를 한도로 하여 구직급여를 지급한다.

③ 다음 각 호의 어느 하나에 해당하는 경우에는 해당 최초 요양일에 제2항에 따른 신고를 한 것으로 본다.

1. 「산업재해보상보험법」 제40조에 따른 요양급여를 받는 경우
2. 질병 또는 부상으로 3개월 이상의 요양이 필요하여 이직하였고, 이직 기간 동안 취업활동이 곤란하였던 사실이 요양기간과 부상·질병 상태를 구체적으로 밝힌 주치의사의 소견과 요양을 위하여 이직하였다는 사업주의 의견을 통하여 확인된 경우

제49조(대기기간)

제44조에도 불구하고 제42조에 따른 실업의 신고일부터 계산하기 시작하여 7일간은 대기기간으로 보아 구직급여를 지급하지 아니한다. 다만, 최종 이직 당시 건설일용근로자였던 사람에 대해서는 제42조에 따른 실업의 신고일부터 계산하여 구직급여를 지급한다.

제50조(소정급여일수 및 피보험기간)

① 하나의 수급자격에 따라 구직급여를 지급받을 수 있는 날(이하 "소정급여일수"라 한다)은 대기기간이 끝난 다음날부터 계산하기 시작하여 피보험기간과 연령에 따라 별표 1에서 정한 일수가 되는 날까지로 한다.

② 수급자격자가 소정급여일수 내에 제48조제2항에 따른 임신·출산·육아, 그 밖에 대통령령으로 정하는 사유로 수급기간을 연장한 경우에는 그 기간만큼 구직급여를 유예하여 지급한다.

③ 피보험기간은 그 수급자격과 관련된 이직 당시의 적용 사업에서 고용된 기간(제10조 및 제10조의2에 따른 적용 제외 근로자로 고용된 기간은 제외한다. 이하 이 조에서 같다)으로 한다. 다만, 자영업자인 피보험자의 경우에는 그 수급자격과 관련된 폐업 당시의 적용 사업에의 보험가입기간 중에서 실제로 납부한 고용보험료에 해당하는 기간으로 한다.

④ 제3항에도 불구하고 피보험기간을 계산할 때에 다음 각 호의 경우에는 해당 호에 따라 각각 피보험기간을 계산한다.

1. 종전의 적용 사업에서 피보험자격을 상실한 사실이 있고 그 상실한 날부터 3년 이내에 현재 적용 사업에서 피보험자격을 취득한 경우: 종전의 적용 사업에서의 피보험기간을 합산한다. 다만, 종전의 적용 사업의 피보험자격 상실로 인하여 구직급여를 지급받은 사실이 있는 경우에는 그 종전의 적용 사업에서의 피보험기간은 제외한다.

2. 자영업자인 피보험자가 종전에 근로자로서 고용되었다가 피보험자격을 상실한 사실이 있고 그 상실한 날부터 3년 이내에 자영업자로서 피보험자격을 다시 취득한 경우: 종전의 적용 사업에서의 피보험기간을 합산하지 아니하되, 본인이 종전의 피보험기간을 합산하여 줄 것을 원하는 때에 한정하여 합산한다. 다만, 종전의 적용 사업의 피보험자격 상실로 인하여 구직급여를 지급받은 사실이 있는 경우에는 그 종전의 적용 사업에서의 피보험기간은 제외한다.

⑤ 피보험자격 취득에 관하여 신고가 되어 있지 아니하였던 피보험자의 경우에는 하나의 피보험기간에 피보험자가 된 날이 다음 각 호의 어느 하나에 해당하는 날부터 소급하여 3년이 되는 해의 1월 1일 전이면 제3항에도 불구하고 그 해당하는 날부터 소급하여 3년이 되는 날이 속하는 보험연도의 첫 날에 그 피보험자격을 취득한 것으로 보아 피보험기간을 계산한다. 다만, 사업주가 다음 각 호의 어느 하나에 해당하는 날부터 소급하여 3년이 되는 해의 1월 1일 전부터 해당 피보험자에 대한 고용보험료를 계속 납부한 사실이 증명된 경우에는 고용보험료를 납부한 기간으로 피보험기간을 계산한다.

1. 제15조에 따른 피보험자격 취득신고를 한 날
2. 제17조에 따른 피보험자격 취득이 확인된 날

제51조(훈련연장급여)

① 직업안정기관의 장은 수급자격자의 연령·경력 등을 고려할 때 재취업을 위하여 직업능력개발 훈련 등이 필요하면 그 수급자격자에게 직업능력개발 훈련 등을 받도록 지시할 수 있다.

② 직업안정기관의 장은 제1항에 따라 직업능력개발 훈련 등을 받도록 지시한 경우에는 수급자격자가 그 직업능력개발 훈련 등을 받는 기간 중 실업의 인정을 받은 날에 대하여는 소정급여일수를 초과하여 구직급여를 연장하여 지급할 수 있다. 이 경우 연장하여 지급하는 구직급여(이하 "훈련연장급여"라 한다)의 지급 기간은 대통령령으로 정하는 기간을 한도로 한다.

③ 제1항에 따른 훈련대상자·훈련 과정, 그 밖의 필요한 사항은 고용노동부령으로 정한다.

제52조(개별연장급여)

① 직업안정기관의 장은 취업이 특히 곤란하고 생활이 어려운 수급자격자로서 대통령령으로 정하는 사람에게는 그가 실업의 인정을 받은 날에 대하여 소정급여일수를 초과하여 구직급여를 연장하여 지급할 수 있다.

② 제1항에 따라 연장하여 지급하는 구직급여(이하 "개별연장급여"라 한다)는 60일의 범위에서 대통령령으로 정하는 기간 동안 지급한다.

제53조(특별연장급여)

① 고용노동부장관은 실업의 급증 등 대통령령으로 정하는 사유가 발생한 경우에는 60일의 범위

에서 수급자격자가 실업의 인정을 받은 날에 대하여 소정급여일수를 초과하여 구직급여를 연장하여 지급할 수 있다. 다만, 이직 후의 생활안정을 위한 일정 기준 이상의 소득이 있는 수급자격자 등 고용노동부령으로 정하는 수급자격자에 대하여는 그러하지 아니하다.

② 고용노동부장관은 제1항 본문에 따라 연장하여 지급하는 구직급여(이하 "특별연장급여"라 한다)를 지급하려면 기간을 정하여 실시하여야 한다.

제54조(연장급여의 수급기간 및 구직급여일액)

① 제51조부터 제53조까지의 규정에 따른 연장급여를 지급하는 경우에 그 수급자격자의 수급기간은 제48조에 따른 그 수급자격자의 수급기간에 연장되는 구직급여일수를 더하여 산정한 기간으로 한다.

② 제51조에 따라 훈련연장급여를 지급하는 경우에 그 일액은 해당 수급자격자의 구직급여일액의 100분의 100으로 하고, 제52조 또는 제53조에 따라 개별연장급여 또는 특별연장급여를 지급하는 경우에 그 일액은 해당 수급자격자의 구직급여일액의 100분의 70을 곱한 금액으로 한다.

③ 제2항에 따라 산정된 구직급여일액이 제46조제2항에 따른 최저구직급여일액보다 낮은 경우에는 최저구직급여일액을 그 수급자격자의 구직급여일액으로 한다.

제55조(연장급여의 상호 조정 등)

① 제51조부터 제53조까지의 규정에 따른 연장급여는 제48조에 따라 그 수급자격자가 지급받을 수 있는 구직급여의 지급이 끝난 후에 지급한다.

② 훈련연장급여를 지급받고 있는 수급자격자에게는 그 훈련연장급여의 지급이 끝난 후가 아니면 개별연장급여 및 특별연장급여를 지급하지 아니한다.

③ 개별연장급여 또는 특별연장급여를 지급받고 있는 수급자격자가 훈련연장급여를 지급받게 되면 개별연장급여나 특별연장급여를 지급하지 아니한다.

④ 특별연장급여를 지급받고 있는 수급자격자에게는 특별연장급여의 지급이 끝난 후가 아니면 개별연장급여를 지급하지 아니하고, 개별연장급여를 지급받고 있는 수급자격자에게는 개별연장급여의 지급이 끝난 후가 아니면 특별연장급여를 지급하지 아니한다.

⑤ 그 밖에 연장급여의 조정에 관하여 필요한 사항은 고용노동부령으로 정한다.

제55조의2(국민연금 보험료의 지원)

① 고용노동부장관은 「국민연금법」 제19조의2제1항에 따라 구직급여를 받는 기간을 국민연금 가입기간으로 추가 산입하려는 수급자격자에게 국민연금 보험료의 일부를 지원할 수 있다.

② 제1항에 따른 지원금액은 「국민연금법」 제19조의2제3항에 따른 연금보험료의 100분의 25의 범위로 한다.

③ 제1항에 따른 지원 절차·방법, 제2항에 따른 지원금액 등에 필요한 사항은 대통령령으로 정한다.

제56조(지급일 및 지급 방법)

① 구직급여는 대통령령으로 정하는 바에 따라 실업의 인정을 받은 일수분(日數分)을 지급한다.

② 직업안정기관의 장은 각 수급자격자에 대한 구직급여를 지급할 날짜를 정하여 당사자에게 알려야 한다.

제57조(지급되지 아니한 구직급여)

① 수급자격자가 사망한 경우 그 수급자격자에게 지급되어야 할 구직급여로서 아직 지급되지 아니한 것이 있는 경우에는 그 수급자격자의 배우자(사실상의 혼인 관계에 있는 사람을 포함한다)·자녀·부모·손자녀·조부모 또는 형제자매로서 수급자격자와 생계를 같이하고 있던 사람의 청구에 따라 그 미지급분을 지급한다.

② 수급자격자가 사망하여 실업의 인정을 받을 수 없었던 기간에 대하여는 대통령령으로 정하는 바에 따라 제1항에 따라 지급되지 아니한 구직급여의 지급을 청구하는 사람이 그 수급자격자에 대한 실업의 인정을 받아야 한다. 이 경우 수급자격자가 제47조제1항에 해당하면 지급되지 아니한 구직급여를 청구하는 사람이 같은 조 제1항에 따라 직업안정기관의 장에게 신고하여야 한다.

③ 제1항에 따라 지급되지 아니한 구직급여를 지급받을 수 있는 사람의 순위는 같은 항에 열거된 순서로 한다. 이 경우 같은 순위자가 2명 이상이면 그 중 1명이 한 청구를 전원(全員)을 위하여 한 것으로 보며, 그 1명에게 한 지급은 전원에 대한 지급으로 본다.

제58조(이직 사유에 따른 수급자격의 제한)

제40조에도 불구하고 피보험자가 다음 각 호의 어느 하나에 해당한다고 직업안정기관의 장이 인정하는 경우에는 수급자격이 없는 것으로 본다.

1. 중대한 귀책사유(歸責事由)로 해고된 피보험자로서 다음 각 목의 어느 하나에 해당하는 경우
   가. 「형법」 또는 직무와 관련된 법률을 위반하여 금고 이상의 형을 선고받은 경우
   나. 사업에 막대한 지장을 초래하거나 재산상 손해를 끼친 경우로서 고용노동부령으로 정하는 기준에 해당하는 경우
   다. 정당한 사유 없이 근로계약 또는 취업규칙 등을 위반하여 장기간 무단 결근한 경우
2. 자기 사정으로 이직한 피보험자로서 다음 각 목의 어느 하나에 해당하는 경우
   가. 전직 또는 자영업을 하기 위하여 이직한 경우
   나. 제1호의 중대한 귀책사유가 있는 사람이 해고되지 아니하고 사업주의 권고로 이직한 경우
   다. 그 밖에 고용노동부령으로 정하는 정당한 사유에 해당하지 아니하는 사유로 이직한 경우

제60조(훈련 거부 등에 따른 급여의 지급 제한)

① 수급자격자가 직업안정기관의 장이 소개하는 직업에 취직하는 것을 거부하거나 직업안정기관의 장이 지시한 직업능력개발 훈련 등을 거부하면 대통령령으로 정하는 바에 따라 구직급여의 지급을 정지한다. 다만, 다음 각 호의 어느 하나에 해당하는 정당한 사유가 있는 경우에는 그러하지 아니하다.

1. 소개된 직업 또는 직업능력개발 훈련 등을 받도록 지시된 직종이 수급자격자의 능력에 맞지 아니하는 경우
2. 취직하거나 직업능력개발 훈련 등을 받기 위하여 주거의 이전이 필요하나 그 이전이 곤란한 경우
3. 소개된 직업의 임금 수준이 같은 지역의 같은 종류의 업무 또는 같은 정도의 기능에 대한 통상의 임금 수준에 비하여 100분의 20 이상 낮은 경우 등 고용노동부장관이 정하는 기준에 해당하는 경우
4. 그 밖에 정당한 사유가 있는 경우

② 수급자격자가 정당한 사유 없이 고용노동부장관이 정하는 기준에 따라 직업안정기관의 장이 실시하는 재취업 촉진을 위한 직업 지도를 거부하면 대통령령으로 정하는 바에 따라 구직급여의 지급을 정지한다.

③ 제1항 단서 및 제2항에서의 정당한 사유의 유무(有無)에 대한 인정은 고용노동부장관이 정하는 기준에 따라 직업안정기관의 장이 행한다.

④ 제1항과 제2항에 따라 구직급여의 지급을 정지하는 기간은 1개월의 범위에서 고용노동부장관이 정하여 고시한다.

제61조(부정행위에 따른 급여의 지급 제한)

① 거짓이나 그 밖의 부정한 방법으로 실업급여를 받았거나 받으려 한 사람에게는 그 급여를 받은 날 또는 받으려 한 날부터의 구직급여를 지급하지 아니한다. 다만, 그 급여와 관련된 이직 이후에 새로 수급자격을 취득한 경우 그 새로운 수급자격에 따른 구직급여에 대하여는 그러하지 아니하다.

② 제1항 본문에도 불구하고 거짓이나 그 밖의 부정한 방법이 제47조제1항에 따른 신고의무의 불이행 또는 거짓의 신고 등 대통령령으로 정하는 사유에 해당하면 그 실업인정대상기간에 한정하여 구직급여를 지급하지 아니한다. 다만, 2회 이상의 위반행위를 한 경우에는 제1항 본문에 따른다.

③ 거짓이나 그 밖의 부정한 방법으로 실업급여를 지급받았거나 받으려 한 사람이 제1항 또는 제2항에 따라 구직급여를 지급받을 수 없게 된 경우에도 제50조제3항 및 같은 조 제4항을 적용할 때는 그 구직급여를 지급받은 것으로 본다.

④ 거짓이나 그 밖의 부정한 방법으로 실업급여를 지급받았거나 받으려 한 사람이 제1항 또는 제2항에 따라 구직급여를 지급받을 수 없게 된 경우에도 제63조제2항을 적용할 때는 그 지급받을 수 없게 된 일수분의 구직급여를 지급받은 것으로 본다.

⑤ 제1항 단서에도 불구하고 거짓이나 그 밖의 부정한 방법으로 구직급여를 받았거나 받으려 한 사람이 그 구직급여를 받은 날 또는 제44조에 따른 실업인정의 신고를 한 날부터 소급하여 10년간 3회 이상 제1항 본문에 따라 구직급여를 받지 못한 경우에는 대통령령으로 정하는 바에 따라 거짓이나 그 밖의 부정한 방법으로 구직급여를 받은 날 또는 제44조에 따른 실업인정의 신고를 한 날부터 3년의 범위에서 새로운 수급자격에 따른 구직급여를 지급하지 아니한다.

제62조(반환명령 등)

① 직업안정기관의 장은 거짓이나 그 밖의 부정한 방법으로 구직급여를 지급받은 사람에게 고용노동부령으로 정하는 바에 따라 지급받은 구직급여의 전부 또는 일부의 반환을 명할 수 있다.

② 직업안정기관의 장은 제1항에 따라 반환을 명하는 경우에 고용노동부령으로 정하는 바에 따라 거짓이나 그 밖의 부정한 방법으로 지급받은 구직급여액의 2배 이하의 금액을 추가로 징수할 수 있다. 다만, 사업주(사업주의 대리인·사용인, 그 밖에 사업주를 위하여 행위하는 자를 포함한다. 이하 이 조 및 제116조제1항에서 같다)와 공모(거짓이나 그 밖의 부정한 방법에 사업주의 거짓된 신고·보고 또는 증명 등 사업주의 귀책사유가 포함되어 있는 경우를 말한다. 이하 같다)하여 거짓이나 그 밖의 부정한 방법으로 구직급여를 지급받은 경우에는 지급받은 구직급여액의 5배 이하의 금액을 추가로 징수할 수 있다.

③ 거짓이나 그 밖의 부정한 방법으로 구직급여를 지급받은 사람이 사업주와 공모한 경우에는 그 사업주도 그 구직급여를 지급받은 사람과 연대(連帶)하여 제1항 및 제2항에 따른 책임을 진다.

④ 직업안정기관의 장은 구직급여의 수급자격이 있는 사람 또는 수급자격이 있었던 사람에게 잘못 지급된 구직급여가 있으면 그 지급금의 반환을 명할 수 있다.

⑤ 직업안정기관의 장은 제1항·제2항 또는 제4항에 따라 구직급여 지급금을 반환하거나 추가징수금을 납부하여야 하는 사람이 이 법에 따라 지급받을 구직급여가 있는 경우에는 이를 대통령령으로 정하는 바에 따라 제1항·제2항 또는 제4항에 따른 반환금·추가징수금에 충당할 수 있다.

제63조(질병 등의 특례)

① 수급자격자가 제42조에 따라 실업의 신고를 한 이후에 질병·부상 또는 출산으로 취업이 불가능하여 실업의 인정을 받지 못한 날에 대하여는 제44조제1항에도 불구하고 그 수급자격자의 청구에 의하여 제46조의 구직급여일액에 해당하는 금액(이하 "상병급여"라 한다)을 구직급여를 갈음하여 지급할 수 있다. 다만, 제60조제1항 및 제2항에 따라 구직급여의 지급이 정지된 기간에 대하여는 상병급여(傷病給與)를 지급하지 아니한다.

② 상병급여를 지급할 수 있는 일수는 그 수급자격자에 대한 구직급여 소정급여일수에서 그 수급자격에 의하여 구직급여가 지급된 일수를 뺀 일수를 한도로 한다. 이 경우 상병급여를 지급받은 사람에 대하여 이 법의 규정(제61조 및 제62조는 제외한다)을 적용할 때에는 상병급여의 지급 일수에 상당하는 일수분의 구직급여가 지급된 것으로 본다.

③ 제1항에 따른 상병급여는 그 취업할 수 없는 사유가 없어진 이후에 최초로 구직급여를 지급하는 날(구직급여를 지급하는 날이 없는 경우에는 직업안정기관의 장이 정하는 날)에 지급한다. 다만, 필요하다고 인정하면 고용노동부장관이 따로 정하는 바에 따라 지급할 수 있다.

④ 제1항에도 불구하고 수급자격자가 「근로기준법」 제79조에 따른 휴업보상, 「산업재해보상보험법」 제52조부터 제56조까지의 규정에 따른 휴업급여, 그 밖에 이에 해당하는 급여 또는 보상으로서 대통령령으로 정하는 보상 또는 급여를 지급받을 수 있는 경우에는 상병급여를 지급하지 아니한다.

⑤ 상병급여의 지급에 관하여는 제47조, 제49조, 제57조, 제61조(제4항은 제외한다) 및 제62조를 준용한다. 이 경우 "실업인정대상기간"은 "실업의 인정을 받지 못한 날"로, "구직급여"는 "상병급여"로 본다.

제3절 취업촉진 수당

제64조(조기재취업 수당)

① 조기재취업 수당은 수급자격자(「외국인근로자의 고용 등에 관한 법률」 제2조에 따른 외국인근로자는 제외한다)가 안정된 직업에 재취직하거나 스스로 영리를 목적으로 하는 사업을 영위하는 경우로서 대통령령으로 정하는 기준에 해당하면 지급한다.

② 제1항에도 불구하고 수급자격자가 안정된 직업에 재취업한 날 또는 스스로 영리를 목적으로 하는 사업을 시작한 날 이전의 대통령령으로 정하는 기간에 조기재취업 수당을 지급받은 사실이 있는 경우에는 조기재취업 수당을 지급하지 아니한다.

③ 조기재취업 수당의 금액은 구직급여의 소정급여일수 중 미지급일수의 비율에 따라 대통령령으로 정하는 기준에 따라 산정한 금액으로 한다.

④ 조기재취업 수당을 지급받은 사람에 대하여 이 법의 규정(제61조 및 제62조는 제외한다)을 적용할 때에는 그 조기재취업 수당의 금액을 제46조에 따른 구직급여일액으로 나눈 일수분에 해당하는 구직급여를 지급한 것으로 본다.

⑤ 수급자격자를 조기에 재취업시켜 구직급여의 지급 기간이 단축되도록 한 사람에게는 대통령령으로 정하는 바에 따라 장려금을 지급할 수 있다.

제65조(직업능력개발 수당)

① 직업능력개발 수당은 수급자격자가 직업안정기관의 장이 지시한 직업능력개발 훈련 등을 받는 경우에 그 직업능력개발 훈련 등을 받는 기간에 대하여 지급한다.

② 제1항에도 불구하고 제60조제1항 및 제2항에 따라 구직급여의 지급이 정지된 기간에 대하여는 직업능력개발 수당을 지급하지 아니한다.

③ 직업능력개발 수당의 지급 요건 및 금액에 필요한 사항은 대통령령으로 정한다. 이 경우 인력의 수급 상황을 고려하여 고용노동부장관이 특히 필요하다고 인정하여 고시하는 직종에 관한 직업능력개발 훈련 등에 대하여는 직업능력개발 수당의 금액을 다르게 정할 수 있다.

제66조(광역 구직활동비)

① 광역 구직활동비는 수급자격자가 직업안정기관의 소개에 따라 광범위한 지역에 걸쳐 구직 활동을 하는 경우로서 대통령령으로 정하는 기준에 따라 직업안정기관의 장이 필요하다고 인정하면 지급할 수 있다.

② 광역 구직활동비의 금액은 제1항의 구직 활동에 통상 드는 비용으로 하되, 그 금액의 산정은 고용노동부령으로 정하는 바에 따른다.

제67조(이주비)

① 이주비는 수급자격자가 취업하거나 직업안정기관의 장이 지시한 직업능력개발 훈련 등을 받기 위하여 그 주거를 이전하는 경우로서 대통령령으로 정하는 기준에 따라 직업안정기관의 장이 필요하다고 인정하면 지급할 수 있다.

② 이주비의 금액은 수급자격자 및 그 수급자격자에 의존하여 생계를 유지하는 동거 친족의 이주에 일반적으로 드는 비용으로 하되, 그 금액의 산정은 고용노동부령으로 정하는 바에 따라 따른다.

제68조(취업촉진 수당의 지급 제한)

① 거짓이나 그 밖의 부정한 방법으로 실업급여를 받았거나 받으려 한 사람에게는 그 급여를 받은 날 또는 받으려 한 날부터의 취업촉진 수당을 지급하지 아니한다. 다만, 그 급여와 관련된 이직 이후에 새로 수급자격을 취득하면 그 새로운 수급자격에 따른 취업촉진 수당은 그러하지 아니하다.

② 제1항 본문에도 불구하고 거짓이나 그 밖의 부정한 방법이 제47조제1항에 따른 신고의무의 불이행 또는 거짓의 신고 등 대통령령으로 정하는 사유에 해당하면 취업촉진 수당의 지급을 제한하지 아니한다. 다만, 2회 이상의 위반행위를 한 경우에는 제1항 본문에 따른다.

③ 거짓이나 그 밖의 부정한 방법으로 실업급여를 지급받았거나 받으려 한 사람이 제1항 또는 제2항에 따라 취업촉진 수당을 지급받을 수 없게 되어 조기재취업 수당을 지급받지 못하게

된 경우에도 제64조제4항을 적용할 때는 그 지급받을 수 없게 된 조기재취업 수당을 지급받은 것으로 본다.

제4절 자영업자인 피보험자에 대한 실업급여 적용의 특례

제69조의2(자영업자인 피보험자의 실업급여의 종류)

자영업자인 피보험자의 실업급여의 종류는 제37조에 따른다. 다만, 제51조부터 제55조까지의 규정에 따른 연장급여와 제64조에 따른 조기재취업 수당은 제외한다.

제69조의3(구직급여의 수급 요건)

구직급여는 폐업한 자영업자인 피보험자가 다음 각 호의 요건을 모두 갖춘 경우에 지급한다.

1. 폐업일 이전 24개월간 제41조제1항 단서에 따라 자영업자인 피보험자로서 갖춘 피보험 단위기간이 합산하여 1년 이상일 것
2. 근로의 의사와 능력이 있음에도 불구하고 취업을 하지 못한 상태에 있을 것
3. 폐업사유가 제69조의7에 따른 수급자격의 제한 사유에 해당하지 아니할 것
4. 재취업을 위한 노력을 적극적으로 할 것

제69조의4(기초일액)

① 자영업자인 피보험자이었던 수급자격자에 대한 기초일액은 다음 각 호의 구분에 따른 기간 동안 본인이 납부한 보험료의 산정기초가 되는 고용산재보험료징수법 제49조의2제3항에 따라 고시된 보수액을 전부 합산한 후에 그 기간의 총일수로 나눈 금액으로 한다.

1. 수급자격과 관련된 피보험기간이 3년 이상인 경우: 마지막 폐업일 이전 3년의 피보험기간
2. 수급자격과 관련된 피보험기간이 3년 미만인 경우: 수급자격과 관련된 그 피보험기간

② 제1항에도 불구하고 자영업자인 피보험자이었던 수급자격자가 제50조제4항에 따라 피보험기간을 합산하게 됨에 따라 제69조의6에서 정한 소정급여일수가 추가로 늘어나는 경우에는 그 늘어난 일수분에 대한 기초일액은 제1항에 따라 산정된 기초일액으로 하되, 그 기초일액이 다음 각 호에 해당하는 경우에는 각각 해당 호에 따른 금액으로 한다.

1. 기초일액이 최저기초일액에 미치지 못하는 경우에는 최저기초일액
2. 기초일액이 제45조제5항에 따라 대통령령으로 정하는 금액을 초과하는 경우에는 그 대통령령으로 정하는 금액

제69조의5(구직급여일액)

자영업자인 피보험자로서 폐업한 수급자격자에 대한 구직급여일액은 그 수급자격자의 기초일액에 100분의 60을 곱한 금액으로 한다.

제69조의6(소정급여일수) 자영업자인 피보험자로서 폐업한 수급자격자에 대한 소정급여일수는 제49조에 따른 대기기간이 끝난 다음 날부터 계산하기 시작하여 피보험기간에 따라 별표 2에서 정한 일수가 되는 날까지로 한다.

제69조의7(폐업사유에 따른 수급자격의 제한) 제69조의3에도 불구하고 폐업한 자영업자인 피보험자가 다음 각 호의 어느 하나에 해당한다고 직업안정기관의 장이 인정하는 경우에는 수급자격이 없는 것으로 본다.

1. 법령을 위반하여 허가 취소를 받거나 영업 정지를 받음에 따라 폐업한 경우
2. 방화(放火) 등 피보험자 본인의 중대한 귀책사유로서 고용노동부령으로 정하는 사유로 폐업한 경우
3. 매출액 등이 급격하게 감소하는 등 고용노동부령으로 정하는 사유가 아닌 경우로서 전직 또는 자영업을 다시 하기 위하여 폐업한 경우
4. 그 밖에 고용노동부령으로 정하는 정당한 사유에 해당하지 아니하는 사유로 폐업한 경우

제69조의8(자영업자인 피보험자에 대한 실업급여의 지급 제한)

고용노동부장관은 보험료를 체납한 사람에게는 고용노동부령으로 정하는 바에 따라 이 장에 따른 실업급여를 지급하지 아니할 수 있다.

제5장 육아휴직 급여 등

제1절 육아휴직 급여 및 육아기 근로시간 단축 급여

제70조(육아휴직 급여)

① 고용노동부장관은 「남녀고용평등과 일·가정 양립 지원에 관한 법률」 제19조에 따른 육아휴직을 30일(「근로기준법」 제74조에 따른 출산전후휴가기간과 중복되는 기간은 제외한다) 이상 부여받은 피보험자 중 육아휴직을 시작한 날 이전에 제41조에 따른 피보험 단위기간이 합산하여 180일 이상인 피보험자에게 육아휴직 급여를 지급한다. 〉

② 제1항에 따른 육아휴직 급여를 지급받으려는 사람은 육아휴직을 시작한 날 이후 1개월부터 육아휴직이 끝난 날 이후 12개월 이내에 신청하여야 한다. 다만, 해당 기간에 대통령령으로 정하는 사유로 육아휴직 급여를 신청할 수 없었던 사람은 그 사유가 끝난 후 30일 이내에 신청하여야 한다.

③ 피보험자가 제2항에 따라 육아휴직 급여 지급신청을 하는 경우 육아휴직 기간 중에 이직하거나 고용노동부령으로 정하는 기준에 해당하는 취업을 한 사실이 있는 경우에는 해당 신청서에 그 사실을 기재하여야 한다.

④ 제1항에 따른 육아휴직 급여액은 대통령령으로 정한다.

⑤ 육아휴직 급여의 신청 및 지급에 관하여 필요한 사항은 고용노동부령으로 정한다.

제71조(육아휴직의 확인) 사업주는 피보험자가 제70조에 따른 육아휴직 급여를 받으려는 경우 고용노동부령으로 정하는 바에 따라 사실의 확인 등 모든 절차에 적극 협력하여야 한다.

제73조(육아휴직 급여의 지급 제한 등)

① 피보험자가 육아휴직 기간 중에 그 사업에서 이직한 경우에는 그 이직하였을 때부터 육아휴직 급여를 지급하지 아니한다.

② 피보험자가 육아휴직 기간 중에 제70조제3항에 따른 취업을 한 경우에는 그 취업한 기간에 대해서는 육아휴직 급여를 지급하지 아니한다.

③ 피보험자가 사업주로부터 육아휴직을 이유로 금품을 지급받은 경우 대통령령으로 정하는 바에 따라 급여를 감액하여 지급할 수 있다.

④ 거짓이나 그 밖의 부정한 방법으로 육아휴직 급여를 받았거나 받으려 한 사람에게는 그 급여를 받은 날 또는 받으려 한 날부터의 육아휴직 급여를 지급하지 아니한다. 다만, 그 급여와 관련된 육아휴직 이후에 새로 육아휴직 급여 요건을 갖춘 경우 그 새로운 요건에 따른 육아휴직 급여는 그러하지 아니하다.

⑤ 제4항 본문에도 불구하고 제70조제3항을 위반하여 육아휴직 기간 중 취업한 사실을 기재하지 아니하거나 거짓으로 기재하여 육아휴직 급여를 받았거나 받으려 한 사람에 대해서는 위반횟수 등을 고려하여 고용노동부령으로 정하는 바에 따라 지급이 제한되는 육아휴직 급여의 범위를 달리 정할 수 있다.

제73조의2(육아기 근로시간 단축 급여)

① 고용노동부장관은 「남녀고용평등과 일·가정 양립 지원에 관한 법률」 제19조의2에 따른 육아기 근로시간 단축(이하 "육아기 근로시간 단축"이라 한다)을 30일(「근로기준법」 제74조에 따른 출산전후휴가기간과 중복되는 기간은 제외한다) 이상 실시한 피보험자 중 육아기 근로시간 단축을 시작한 날 이전에 제41조에 따른 피보험 단위기간이 합산하여 180일 이상인 피보험자에게 육아기 근로시간 단축 급여를 지급한다.

② 제1항에 따른 육아기 근로시간 단축 급여를 지급받으려는 사람은 육아기 근로시간 단축을 시작한 날 이후 1개월부터 끝난 날 이후 12개월 이내에 신청하여야 한다. 다만, 해당 기간에 대통령령으로 정하는 사유로 육아기 근로시간 단축 급여를 신청할 수 없었던 사람은 그 사유가 끝난 후 30일 이내에 신청하여야 한다.

③ 제1항에 따른 육아기 근로시간 단축 급여액은 대통령령으로 정한다.

④ 육아기 근로시간 단축 급여의 신청 및 지급에 필요한 사항은 고용노동부령으로 정한다.

제2절 출산전후휴가 급여 등

제75조(출산전후휴가 급여 등)

고용노동부장관은 「남녀고용평등과 일·가정 양립 지원에 관한 법률」 제18조에 따라 피보험자가 「근로기준법」 제74조에 따른 출산전후휴가 또는 유산·사산휴가를 받은 경우와 「남녀고용평등과 일·가정 양립 지원에 관한 법률」 제18조의2에 따른 배우자 출산휴가를 받은 경우로서 다음 각 호의 요건을 모두 갖춘 경우에 출산전후휴가 급여 등(이하 "출산전후휴가 급여등"이라 한다)을 지급한다.

1. 휴가가 끝난 날 이전에 제41조에 따른 피보험 단위기간이 합산하여 180일 이상일 것
2. 휴가를 시작한 날[출산전후휴가 또는 유산·사산휴가를 받은 피보험자가 속한 사업장이 우선지원 대상기업이 아닌 경우에는 휴가 시작 후 60일(한 번에 둘 이상의 자녀를 임신한 경우에는 75일)이 지난 날로 본다] 이후 1개월부터 휴가가 끝난 날 이후 12개월 이내에 신청할 것. 다만, 그 기간에 대통령령으로 정하는 사유로 출산전후휴가 급여등을 신청할 수 없었던 사람은 그 사유가 끝난 후 30일 이내에 신청하여야 한다.

제75조의2(출산전후휴가 급여등의 수급권 대위)

사업주가 출산전후휴가 급여등의 지급사유와 같은 사유로 그에 상당하는 금품을 근로자에게 미리 지급한 경우로서 그 금품이 출산전후휴가 급여등을 대체하여 지급한 것으로 인정되면 그 사업주는 지급한 금액(제76조제2항에 따른 상한액을 초과할 수 없다)에 대하여 그 근로자의 출산전후휴가 급여등을 받을 권리를 대위한다.

제76조(지급 기간 등)

① 제75조에 따른 출산전후휴가 급여등은 다음 각 호의 휴가 기간에 대하여 「근로기준법」의 통상임금(휴가를 시작한 날을 기준으로 산정한다)에 해당하는 금액을 지급한다.

1. 「근로기준법」 제74조에 따른 출산전후휴가 또는 유산·사산휴가 기간. 다만, 우선지원 대상기업이 아닌 경우에는 휴가 기간 중 60일(한 번에 둘 이상의 자녀를 임신한 경우에는 75일)을 초과한 일수(30일을 한도로 하되, 한 번에 둘 이상의 자녀를 임신한 경우에는 45일을 한도로 한다)로 한정한다.
2. 「남녀고용평등과 일·가정 양립 지원에 관한 법률」 제18조의2에 따른 배우자 출산휴가 기간 중 최초 5일. 다만, 피보험자가 속한 사업장이 우선지원 대상기업인 경우에 한정한다.

② 제1항에 따른 출산전후휴가 급여등의 지급 금액은 대통령령으로 정하는 바에 따라 그 상한액과 하한액을 정할 수 있다.

③ 제1항과 제2항에 따른 출산전후휴가 급여등의 신청 및 지급에 필요한 사항은 고용노동부령으로 정한다.

제76조의2(기간제근로자 또는 파견근로자에 대한 적용)

① 고용노동부장관은 제76조제1항제1호에도 불구하고 「기간제 및 단시간근로자 보호 등에 관한 법률」 제2조에 따른 기간제근로자 또는 「파견근로자 보호 등에 관한 법률」제2조에 따른 파견근로자가 「근로기준법」 제74조에 따른 출산전후휴가기간 중 근로계약기간이 끝나는 경우 근로계약 종료일부터 해당 출산전후휴가 종료일까지의 기간에 대한 출산전후휴가 급여등에 상당하는 금액 전부를 기간제근로자 또는 파견근로자에게 지급한다.

② 제1항에 따른 출산전후휴가 급여등에 상당하는 금액의 신청 및 지급에 필요한 사항은 고용노동부령으로 정한다.

제5장의3 노무제공자인 피보험자에 대한 고용보험 특례

제77조의7(노무제공플랫폼사업자에 대한 특례)

① 제15조에도 불구하고 노무제공사업의 사업주가 노무제공자와 노무제공사업의 사업주에 관련된 자료 및 정보를 수집·관리하여 이를 전자정보 형태로 기록하고 처리하는 시스템(이하 "노무제공플랫폼"이라 한다)을 구축·운영하는 사업자(이하 "노무제공플랫폼사업자"라 한다)와 노무제공플랫폼 이용에 대한 계약(이하 "노무제공플랫폼이용계약"이라 한다)을 체결하는 경우 노무제공플랫폼사업자는 대통령령으로 정하는 바에 따라 노무제공자에 대한 제15조제1항에 따른 피보험자격의 취득 등을 신고하여야 한다.

② 고용노동부장관은 노무제공자에 관한 보험사무의 효율적 처리를 위하여 노무제공플랫폼사업자에게 해당 노무제공플랫폼의 이용 및 보험관계의 확인에 필요한 다음 각 호의 자료 또는 정보의 제공을 요청할 수 있다. 이 경우 요청을 받은 노무제공플랫폼사업자는 정당한 사유가 없으면 그 요청에 따라야 한다.

1. 노무제공플랫폼이용계약의 개시일 또는 종료일
2. 노무제공사업의 사업주의 보험관계와 관련된 사항으로서 사업장의 명칭·주소 등 대통령령으로 정하는 자료 또는 정보
3. 노무제공자의 피보험자격과 관련된 사항으로서 노무제공자의 이름·직종·보수 등 대통령령으로 정하는 자료 또는 정보

③ 노무제공플랫폼사업자는 제2항에 따라 요청받은 자료 또는 정보의 제공을 위하여 필요한 경우에는 해당 노무제공자와 노무제공사업의 사업주에게 필요한 자료 또는 정보의 제공을 요청할 수 있다. 이 경우 요청을 받은 노무제공자와 노무제공사업의 사업주는 정당한 사유가 없으면 그 요청에 따라야 한다.

④ 고용노동부장관은 제2항에 따라 노무제공플랫폼사업자가 제공한 자료 또는 정보를 해당 보험사무의 처리에 필요한 범위에서만 활용하여야 하며, 이를 공개해서는 아니 된다.

⑤ 노무제공플랫폼사업자는 제1항에 따른 노무제공자의 피보험자격 신고와 관련된 정보를 해당 노무제공자와 노무제공사업의 사업주 사이에 체결된 노무제공계약이 끝난 날부터 3년 동안 노무제공플랫폼에 보관하여야 한다.

제77조의8(노무제공자인 피보험자에 대한 구직급여)

① 노무제공자의 구직급여는 다음 각 호의 요건을 모두 갖춘 경우에 지급한다. 다만, 제6호는 최종 이직 당시 단기노무제공자였던 사람만 해당한다.

1. 이직일 이전 24개월 동안 피보험 단위기간이 통산하여 12개월 이상일 것
2. 근로 또는 노무제공의 의사와 능력이 있음에도 불구하고 취업(영리를 목적으로 사업을 영위하는 경우를 포함한다. 이하 이 장에서 같다)하지 못한 상태에 있을 것
3. 이직사유가 제77조의10제2항에서 준용하는 제58조에 따른 수급자격의 제한 사유에 해당하지 아니할 것. 다만, 제77조의10제2항에서 준용하는 제58조제2호가목에도 불구하고 노무제공자로 이직할 당시 대통령령으로 정하는 바에 따른 소득 감소로 인하여 이직하였다고 직업안정기관의 장이 인정하는 경우에는 제58조에 따른 수급자격의 제한 사유에 해당하지 아니하는 것으로 본다.
4. 이직일 이전 24개월 중 3개월 이상을 노무제공자인 피보험자로 피보험자격을 유지하였을 것
5. 재취업을 위한 노력을 적극적으로 할 것
6. 다음 각 목의 요건을 모두 갖출 것
   가. 수급자격의 인정신청일 이전 1개월 동안의 노무제공일수가 10일 미만이거나 수급자격 인정신청일 이전 14일간 연속하여 노무제공내역이 없을 것
   나. 최종 이직일 이전 24개월 동안의 피보험 단위기간 중 다른 사업에서 제77조의10제2항에서 준용하는 제58조에 따른 수급자격의 제한 사유에 해당하는 사유로 이직한 사실이 있는 경우에는 그 피보험 단위기간 중 90일 이상을 단기노무제공자로 종사하였을 것

② 제1항제1호에 따른 피보험 단위기간은 그 수급자격과 관련된 이직 당시의 사업에서의 피보험자격 취득일부터 이직일까지의 기간으로 산정하고, 이직 전 24개월 중 근로자·노무제공자·예술인 중 둘 이상에 해당하는 사람으로 종사한 경우의 피보험 단위기간은 대통령령으로 정하는 바에 따른다.

③ 노무제공자의 기초일액은 수급자격 인정과 관련된 마지막 이직일 전 1년간의 고용산재보험료징수법 제16조의10에 따라 신고된 보수총액을 그 산정의 기준이 되는 기간의 총 일수로 나눈 금액으로 한다. 다만, 그 금액이 이직 당시의 고용산재보험료징수법 제3조에 따른 노무제공자의 기준보수의 일액 중 가장 적은 금액 미만인 경우에는 가장 적은 기준보수의 일액을 기초일액으로 한다.

④ 제3항에도 불구하고 고용산재보험료징수법 제48조의3제2항 단서의 적용을 받는 노무제공자의 기초일액은 고용노동부장관이 고시하는 금액으로 한다.

⑤ 노무제공자의 구직급여일액은 제3항에 따른 기초일액에 100분의 60을 곱한 금액으로 한다. 이 경우 구직급여일액의 상한액은 근로자인 피보험자의 구직급여 상한액 등을 고려하여 대통령령으로 정하는 금액으로 한다.

⑥ 노무제공자는 제42조에 따른 실업의 신고일부터 계산하기 시작하여 7일간은 대기기간으로 보아 구직급여를 지급하지 아니한다. 다만, 제1항제3호 단서에서 정한 사유로 이직한 경우에는 4주의 범위에서 대통령령으로 정하는 기간을 대기기간으로 보아 구직급여를 지급하지 아니한다.

⑦ 노무제공자의 소정급여일수 산정을 위한 피보험기간은 제2항에 따른 피보험 단위기간으로 한다. 다만, 단기노무제공자의 피보험기간은 해당 계약기간 중 노무제공일수 등을 고려하여 대통령령으로 정하는 바에 따라 산정한 기간으로 한다.

⑧ 제47조에도 불구하고 직업안정기관의 장은 노무제공자인 피보험자에 대하여 구직급여를 지급하는 경우 실업인정대상기간 중 취업 등으로 발생한 소득에 대해서는 소득수준, 근로 등의 활동 기간 등을 고려하여 대통령령으로 정하는 바에 따라 일부 또는 전부를 감액하고 지급하여야 한다.

제77조의9(노무제공자인 피보험자의 출산전후급여 등)

① 고용노동부장관은 노무제공자인 피보험자가 출산 또는 유산·사산을 이유로 노무를 제공할 수 없는 경우에는 출산전후급여등을 지급한다. 다만, 같은 자녀에 대하여 제75조에 따른 출산전후휴가 급여등 또는 제77조의4 제1항에 따른 출산전후급여등의 지급요건을 동시에 충족하는 경우 대통령령으로 정하는 바에 따라 지급한다.

② 제1항에 따른 출산전후급여등의 지급요건, 지급수준 및 지급기간 등은 대통령령으로 정하는 바에 따른다.

③ 제1항과 제2항에 따른 출산전후급여등의 신청 및 지급에 필요한 사항은 고용노동부령으로 정한다.

제7장 심사 및 재심사청구

제87조(심사와 재심사)

① 제17조에 따른 피보험자격의 취득·상실에 대한 확인, 제4장의 규정에 따른 실업급여 및 제5장에 따른 육아휴직 급여와 출산전후휴가 급여등에 관한 처분[이하 "원처분(原處分)등"이라 한다]에 이의가 있는 자는 제89조에 따른 심사관에게 심사를 청구할 수 있고, 그 결정에 이의가 있는 자는 제99조에 따른 심사위원회에 재심사를 청구할 수 있다.

② 제1항에 따른 심사의 청구는 같은 항의 확인 또는 처분이 있음을 안 날부터 90일 이내에, 재심사의 청구는 심사청구에 대한 결정이 있음을 안 날부터 90일 이내에 각각 제기하여야 한다.
③ 제1항에 따른 심사 및 재심사의 청구는 시효중단에 관하여 재판상의 청구로 본다.

제88조(대리인의 선임) 심사청구인 또는 재심사청구인은 법정대리인 외에 다음 각 호의 어느 하나에 해당하는 자를 대리인으로 선임할 수 있다.

1. 청구인의 배우자, 직계존속·비속 또는 형제자매
2. 청구인인 법인의 임원 또는 직원
3. 변호사나 공인노무사
4. 제99조에 따른 심사위원회의 허가를 받은 자

제90조(심사의 청구 등)

① 제87조제1항에 따른 심사를 청구하는 경우 제17조에 따른 피보험자격의 취득·상실 확인에 대한 심사의 청구는 「산업재해보상보험법」 제10조에 따른 근로복지공단(이하 "근로복지공단"이라 한다)을, 제4장에 따른 실업급여 및 제5장에 따른 육아휴직 급여와 출산전후휴가 급여 등에 관한 처분에 대한 심사의 청구는 직업안정기관의 장을 거쳐 심사관에게 하여야 한다.
② 직업안정기관 또는 근로복지공단은 심사청구서를 받은 날부터 5일 이내에 의견서를 첨부하여 심사청구서를 심사관에게 보내야 한다.

제91조(청구의 방식) 심사의 청구는 대통령령으로 정하는 바에 따라 문서로 하여야 한다.

제92조(보정 및 각하)

① 심사의 청구가 제87조제2항에 따른 기간이 지났거나 법령으로 정한 방식을 위반하여 보정(補正)하지 못할 것인 경우에 심사관은 그 심사의 청구를 결정으로 각하(却下)하여야 한다.
② 심사의 청구가 법령으로 정한 방식을 어긴 것이라도 보정할 수 있는 것인 경우에 심사관은 상당한 기간을 정하여 심사청구인에게 심사의 청구를 보정하도록 명할 수 있다. 다만, 보정할 사항이 경미한 경우에는 심사관이 직권으로 보정할 수 있다.
③ 심사관은 심사청구인이 제2항의 기간에 그 보정을 하지 아니하면 결정으로써 그 심사청구를 각하하여야 한다.

제93조(원처분등의 집행 정지)

① 심사의 청구는 원처분등의 집행을 정지시키지 아니한다. 다만, 심사관은 원처분등의 집행에 의하여 발생하는 중대한 위해(危害)를 피하기 위하여 긴급한 필요가 있다고 인정하면 직권으로 그 집행을 정지시킬 수 있다.

② 심사관은 제1항 단서에 따라 집행을 정지시키려고 할 때에는 그 이유를 적은 문서로 그 사실을 직업안정기관의 장 또는 근로복지공단에 알려야 한다.

③ 직업안정기관의 장 또는 근로복지공단은 제2항에 따른 통지를 받으면 지체 없이 그 집행을 정지하여야 한다.

④ 심사관은 제2항에 따라 집행을 정지시킨 경우에는 지체 없이 심사청구인에게 그 사실을 문서로 알려야 한다.

제96조(결정) 심사관은 심사의 청구에 대한 심리(審理)를 마쳤을 때에는 원처분등의 전부 또는 일부를 취소하거나 심사청구의 전부 또는 일부를 기각한다.

제97조(결정의 방법)

① 제89조에 따른 결정은 대통령령으로 정하는 바에 따라 문서로 하여야 한다.

② 심사관은 결정을 하면 심사청구인 및 원처분등을 한 직업안정기관의 장 또는 근로복지공단에 각각 결정서의 정본(正本)을 보내야 한다.

제98조(결정의 효력)

① 결정은 심사청구인 및 직업안정기관의 장 또는 근로복지공단에 결정서의 정본을 보낸 날부터 효력이 발생한다.

② 결정은 원처분등을 행한 직업안정기관의 장 또는 근로복지공단을 기속(羈束)한다.

제100조(재심사의 상대방) 재심사의 청구는 원처분등을 행한 직업안정기관의 장 또는 근로복지공단을 상대방으로 한다.

제101조(심리)

① 심사위원회는 재심사의 청구를 받으면 그 청구에 대한 심리 기일(審理期日) 및 장소를 정하여 심리 기일 3일 전까지 당사자 및 그 사건을 심사한 심사관에게 알려야 한다.

② 당사자는 심사위원회에 문서나 구두로 그 의견을 진술할 수 있다.

③ 심사위원회의 재심사청구에 대한 심리는 공개한다. 다만, 당사자의 양쪽 또는 어느 한 쪽이 신청한 경우에는 공개하지 아니할 수 있다.

④ 심사위원회는 심리조서(審理調書)를 작성하여야 한다.

⑤ 당사자나 관계인은 제4항의 심리조서의 열람을 신청할 수 있다.

⑥ 위원회는 당사자나 관계인이 제5항에 따른 열람 신청을 하면 정당한 사유 없이 이를 거부하여서는 아니 된다.

⑦ 재심사청구의 심리에 관하여는 제94조 및 제95조를 준용한다. 이 경우 "심사관"은 "심사위원회"로, "심사의 청구"는 "재심사의 청구"로, "심사청구인"은 "재심사청구인"으로 본다.

제103조(고지) 직업안정기관의 장 또는 근로복지공단이 원처분등을 하거나 심사관이 제97조제2항에 따라 결정서의 정본을 송부하는 경우에는 그 상대방 또는 심사청구인에게 원처분등 또는 결정에 관하여 심사 또는 재심사를 청구할 수 있는지의 여부, 청구하는 경우의 경유(經由) 절차 및 청구 기간을 알려야 한다.

제8장 보칙

제105조(불이익 처우의 금지) 사업주는 근로자가 제17조에 따른 확인의 청구를 한 것을 이유로 그 근로자에게 해고나 그 밖의 불이익한 처우를 하여서는 아니 된다.

제107조(소멸시효)

① 다음 각 호의 어느 하나에 해당하는 권리는 3년간 행사하지 아니하면 시효로 소멸한다.

1. 제3장에 따른 지원금을 지급받거나 반환받을 권리
2. 제4장에 따른 취업촉진 수당을 지급받거나 반환받을 권리
3. 제4장에 따른 구직급여를 반환받을 권리
4. 제5장에 따른 육아휴직 급여, 육아기 근로시간 단축 급여 및 출산전후휴가 급여등을 반환받을 권리

② 소멸시효의 중단에 관하여는 「산업재해보상보험법」 제113조를 준용한다.

제111조(진찰명령) 직업안정기관의 장은 실업급여의 지급을 위하여 필요하다고 인정하면 제44조제3항제1호에 해당하는 사람으로서 같은 조 제2항에 따른 실업의 인정을 받았거나 받으려는 사람 및 제63조에 따라 상병급여를 지급받았거나 지급받으려는 사람에게 고용노동부장관이 지정하는 의료기관에서 진찰을 받도록 명할 수 있다.

제112조(포상금의 지급)

① 고용노동부장관은 이 법에 따른 고용안정·직업능력개발 사업의 지원·위탁 및 실업급여·육아휴직 급여 또는 출산전후휴가 급여등의 지원과 관련한 부정행위를 신고한 자에게 예산의 범위에서 포상금을 지급할 수 있다.

② 제1항에 따른 부정행위의 신고 및 포상금의 지급에 필요한 사항은 고용노동부령으로 정한다.

제113조의2(「국민기초생활 보장법」의 수급자에 대한 특례)

① 제8조에도 불구하고 「국민기초생활 보장법」 제15조제1항제4호에 따라 자활을 위한 근로기회를 제공하기 위한 사업은 이 법의 적용을 받는 사업으로 본다. 이 경우 해당 사업에 참가하여 유급으로 근로하는 「국민기초생활 보장법」 제2조제2호에 따른 수급자는 이 법의 적용을 받는 근로자로 보고, 같은 법 제2조제4호에 따른 보장기관(같은 법 제15조제2항에 따라 사업을 위탁하여 행하는 경우는 그 위탁기관을 말한다)은 이 법의 적용을 받는 사업주로 본다.

② 제1항 후단에 따른 수급자가 「국민기초생활 보장법」 제8조제2항에 따른 수급권자인 경우에는 해당 수급자에 대하여는 제3장의 규정만을 적용한다.

③ 제18조에도 불구하고 제2항에 따라 제3장의 규정만 적용되는 수급자는 보험관계가 성립되어 있는 다른 사업에 고용되어 있는 경우에는 그 다른 사업의 근로자로서만 피보험자격을 취득한다.

④ 제1항에 따라 수급자가 사업에 참가하고 받은 자활급여는 제41조에 따른 피보험 단위기간 산정의 기초가 되는 보수 및 제45조에 따른 임금일액의 기초가 되는 임금으로 본다.

4. 산업재해보상보험법(약칭: 산재보험법)[시행 2021. 7. 27]

(부분 발췌 출처: https://www.law.go.kr/)

제1장 총칙

제1조(목적)

이 법은 산업재해보상보험 사업을 시행하여 근로자의 업무상의 재해를 신속하고 공정하게 보상하며, 재해근로자의 재활 및 사회 복귀를 촉진하기 위하여 이에 필요한 보험시설을 설치·운영하고, 재해 예방과 그 밖에 근로자의 복지 증진을 위한 사업을 시행하여 근로자 보호에 이바지하는 것을 목적으로 한다.

제2조(보험의 관장과 보험연도)

① 이 법에 따른 산업재해보상보험 사업(이하 "보험사업"이라 한다)은 고용노동부장관이 관장한다.

② 이 법에 따른 보험사업의 보험연도는 정부의 회계연도에 따른다.

제3조(국가의 부담 및 지원)

① 국가는 회계연도마다 예산의 범위에서 보험사업의 사무 집행에 드는 비용을 일반회계에서 부담하여야 한다.

② 국가는 회계연도마다 예산의 범위에서 보험사업에 드는 비용의 일부를 지원할 수 있다.

제4조(보험료)

이 법에 따른 보험사업에 드는 비용에 충당하기 위하여 징수하는 보험료나 그 밖의 징수금에 관하여는 「고용보험 및 산업재해보상보험의 보험료징수 등에 관한 법률」(이하 "보험료징수법"이라 한다)에서 정하는 바에 따른다.

제5조(정의) 이 법에서 사용하는 용어의 뜻은 다음과 같다.

1. "업무상의 재해"란 업무상의 사유에 따른 근로자의 부상·질병·장해 또는 사망을 말한다.
2. "근로자"·"임금"·"평균임금"·"통상임금"이란 각각 「근로기준법」에 따른 "근로자"·"임금"·"평균임금"·"통상임금"을 말한다. 다만, 「근로기준법」에 따라 "임금" 또는 "평균임금"을 결정하기 어렵다고 인정되면 고용노동부장관이 정하여 고시하는 금액을 해당 "임금" 또는 "평균임금"으로 한다.
3. "유족"이란 사망한 사람의 배우자(사실상 혼인 관계에 있는 사람을 포함한다. 이하 같다)·자녀·부모·손자녀·조부모 또는 형제자매를 말한다.
4. "치유"란 부상 또는 질병이 완치되거나 치료의 효과를 더 이상 기대할 수 없고 그 증상이 고정된 상태에 이르게 된 것을 말한다.
5. "장해"란 부상 또는 질병이 치유되었으나 정신적 또는 육체적 훼손으로 인하여 노동능력이 상실되거나 감소된 상태를 말한다.
6. "중증요양상태"란 업무상의 부상 또는 질병에 따른 정신적 또는 육체적 훼손으로 노동능력이 상실되거나 감소된 상태로서 그 부상 또는 질병이 치유되지 아니한 상태를 말한다.
7. "진폐"(塵肺)란 분진을 흡입하여 폐에 생기는 섬유증식성(纖維增殖性) 변화를 주된 증상으로 하는 질병을 말한다.
8. "출퇴근"이란 취업과 관련하여 주거와 취업장소 사이의 이동 또는 한 취업장소에서 다른 취업장소로의 이동을 말한다.

제6조(적용 범위) 이 법은 근로자를 사용하는 모든 사업 또는 사업장(이하 "사업"이라 한다)에 적용한다. 다만, 위험률·규모 및 장소 등을 고려하여 대통령령으로 정하는 사업에 대하여는 이 법을 적용하지 아니한다.

제7조(보험 관계의 성립·소멸) 이 법에 따른 보험 관계의 성립과 소멸에 대하여는 보험료징수법으로 정하는 바에 따른다.

제8조(산업재해보상보험및예방심의위원회)

① 산업재해보상보험 및 예방에 관한 중요 사항을 심의하게 하기 위하여 고용노동부에 산업재해보상보험및예방심의위원회(이하 "위원회"라 한다)를 둔다.

② 위원회는 근로자를 대표하는 사람, 사용자를 대표하는 사람 및 공익을 대표하는 사람으로 구성하되, 그 수는 각각 같은 수로 한다.

③ 위원회는 그 심의 사항을 검토하고, 위원회의 심의를 보조하게 하기 위하여 위원회에 전문위원회를 둘 수 있다.

④ 위원회 및 전문위원회의 조직·기능 및 운영에 필요한 사항은 대통령령으로 정한다.

제3장 보험급여

제36조(보험급여의 종류와 산정 기준 등)

① 보험급여의 종류는 다음 각 호와 같다. 다만, 진폐에 따른 보험급여의 종류는 제1호의 요양급여, 제4호의 간병급여, 제7호의 장례비, 제8호의 직업재활급여, 제91조의3에 따른 진폐보상연금 및 제91조의4에 따른 진폐유족연금으로 한다.

1. 요양급여
2. 휴업급여
3. 장해급여
4. 간병급여
5. 유족급여
6. 상병(傷病)보상연금
7. 장례비
8. 직업재활급여

② 제1항에 따른 보험급여는 제40조, 제52조부터 제57조까지, 제60조부터 제62조까지, 제66조부터 제69조까지, 제71조, 제72조, 제91조의3 및 제91조의4에 따른 보험급여를 받을 수 있는 사람(이하 "수급권자"라 한다)의 청구에 따라 지급한다.

③ 보험급여를 산정하는 경우 해당 근로자의 평균임금을 산정하여야 할 사유가 발생한 날부터 1년이 지난 이후에는 매년 전체 근로자의 임금 평균액의 증감률에 따라 평균임금을 증감하되, 그 근로자의 연령이 60세에 도달한 이후에는 소비자물가변동률에 따라 평균임금을 증감한다. 다만, 제6항에 따라 산정한 금액을 평균임금으로 보는 진폐에 걸린 근로자에 대한 보험급여는 제외한다.

④ 제3항에 따른 전체 근로자의 임금 평균액의 증감률 및 소비자물가변동률의 산정 기준과 방법은 대통령령으로 정한다. 이 경우 산정된 증감률 및 변동률은 매년 고용노동부장관이 고시한다.

⑤ 보험급여(진폐보상연금 및 진폐유족연금은 제외한다)를 산정할 때 해당 근로자의 근로 형태가 특이하여 평균임금을 적용하는 것이 적당하지 아니하다고 인정되는 경우로서 대통령령으로 정하는 경우에는 대통령령으로 정하는 산정 방법에 따라 산정한 금액을 평균임금으로 한다.

⑥ 보험급여를 산정할 때 진폐 등 대통령령으로 정하는 직업병으로 보험급여를 받게 되는 근로자에게 그 평균임금을 적용하는 것이 근로자의 보호에 적당하지 아니하다고 인정되면 대통령령으로 정하는 산정 방법에 따라 산정한 금액을 그 근로자의 평균임금으로 한다.

⑦ 보험급여(장례비는 제외한다)를 산정할 때 그 근로자의 평균임금 또는 제3항부터 제6항까지의 규정에 따라 보험급여의 산정 기준이 되는 평균임금이 「고용정책 기본법」 제17조의 고용구조 및 인력수요 등에 관한 통계에 따른 상용근로자 5명 이상 사업체의 전체 근로자의 임금 평균액의 1.8배(이하 "최고 보상기준 금액"이라 한다)를 초과하거나, 2분의 1(이하 "최저 보상기준 금액"이라 한다)보다 적으면 그 최고 보상기준 금액이나 최저 보상기준 금액을 각각 그 근로자의 평균임금으로 하되, 최저 보상기준 금액이 「최저임금법」 제5조제1항에 따른 시간급 최저임금액에 8을 곱한 금액(이하 "최저임금액"이라 한다)보다 적으면 그 최저임금액을 최저 보상기준 금액으로 한다. 다만, 휴업급여 및 상병보상연금을 산정할 때에는 최저 보상기준 금액을 적용하지 아니한다.

⑧ 최고 보상기준 금액이나 최저 보상기준 금액의 산정방법 및 적용기간은 대통령령으로 정한다. 이 경우 산정된 최고 보상기준 금액 또는 최저 보상기준 금액은 매년 고용노동부장관이 고시한다.

제37조(업무상의 재해의 인정 기준)

① 근로자가 다음 각 호의 어느 하나에 해당하는 사유로 부상·질병 또는 장해가 발생하거나 사망하면 업무상의 재해로 본다. 다만, 업무와 재해 사이에 상당인과관계(相當因果關係)가 없는 경우에는 그러하지 아니하다.

1. 업무상 사고

가. 근로자가 근로계약에 따른 업무나 그에 따르는 행위를 하던 중 발생한 사고

나. 사업주가 제공한 시설물 등을 이용하던 중 그 시설물 등의 결함이나 관리소홀로 발생한 사고

다. 삭제 〈2017. 10. 24.〉

라. 사업주가 주관하거나 사업주의 지시에 따라 참여한 행사나 행사준비 중에 발생한 사고

마. 휴게시간 중 사업주의 지배관리하에 있다고 볼 수 있는 행위로 발생한 사고

바. 그 밖에 업무와 관련하여 발생한 사고

2. 업무상 질병

가. 업무수행 과정에서 물리적 인자(因子), 화학물질, 분진, 병원체, 신체에 부담을 주는 업무 등 근로자의 건강에 장해를 일으킬 수 있는 요인을 취급하거나 그에 노출되어 발생한 질병

나. 업무상 부상이 원인이 되어 발생한 질병

다. 「근로기준법」 제76조의2에 따른 직장 내 괴롭힘, 고객의 폭언 등으로 인한 업무상 정신적 스트레스가 원인이 되어 발생한 질병

라. 그 밖에 업무와 관련하여 발생한 질병

3. 출퇴근 재해

가. 사업주가 제공한 교통수단이나 그에 준하는 교통수단을 이용하는 등 사업주의 지배관리하에서 출퇴근하는 중 발생한 사고

나. 그 밖에 통상적인 경로와 방법으로 출퇴근하는 중 발생한 사고

② 근로자의 고의·자해행위나 범죄행위 또는 그것이 원인이 되어 발생한 부상·질병·장해 또는 사망은 업무상의 재해로 보지 아니한다. 다만, 그 부상·질병·장해 또는 사망이 정상적인 인식능력 등이 뚜렷하게 낮아진 상태에서 한 행위로 발생한 경우로서 대통령령으로 정하는 사유가 있으면 업무상의 재해로 본다.

③ 제1항제3호나목의 사고 중에서 출퇴근 경로 일탈 또는 중단이 있는 경우에는 해당 일탈 또는 중단 중의 사고 및 그 후의 이동 중의 사고에 대하여는 출퇴근 재해로 보지 아니한다. 다만,

일탈 또는 중단이 일상생활에 필요한 행위로서 대통령령으로 정하는 사유가 있는 경우에는 출퇴근 재해로 본다.

④ 출퇴근 경로와 방법이 일정하지 아니한 직종으로 대통령령으로 정하는 경우에는 제1항제3호 나목에 따른 출퇴근 재해를 적용하지 아니한다.

⑤ 업무상의 재해의 구체적인 인정 기준은 대통령령으로 정한다.

제38조(업무상질병판정위원회)

① 제37조제1항제2호에 따른 업무상 질병의 인정 여부를 심의하기 위하여 공단 소속 기관에 업무상질병판정위원회(이하 "판정위원회"라 한다)를 둔다.

② 판정위원회의 심의에서 제외되는 질병과 판정위원회의 심의 절차는 고용노동부령으로 정한다.

③ 판정위원회의 구성과 운영에 필요한 사항은 고용노동부령으로 정한다.

제39조(사망의 추정)

① 사고가 발생한 선박 또는 항공기에 있던 근로자의 생사가 밝혀지지 아니하거나 항행(航行) 중인 선박 또는 항공기에 있던 근로자가 행방불명 또는 그 밖의 사유로 그 생사가 밝혀지지 아니하면 대통령령으로 정하는 바에 따라 사망한 것으로 추정하고, 유족급여와 장례비에 관한 규정을 적용한다.

② 공단은 제1항에 따른 사망의 추정으로 보험급여를 지급한 후에 그 근로자의 생존이 확인되면 그 급여를 받은 사람이 선의(善意)인 경우에는 받은 금액을, 악의(惡意)인 경우에는 받은 금액의 2배에 해당하는 금액을 징수하여야 한다.

제40조(요양급여)

① 요양급여는 근로자가 업무상의 사유로 부상을 당하거나 질병에 걸린 경우에 그 근로자에게 지급한다.

② 제1항에 따른 요양급여는 제43조제1항에 따른 산재보험 의료기관에서 요양을 하게 한다. 다만, 부득이한 경우에는 요양을 갈음하여 요양비를 지급할 수 있다.

③ 제1항의 경우에 부상 또는 질병이 3일 이내의 요양으로 치유될 수 있으면 요양급여를 지급하지 아니한다.

④ 제1항의 요양급여의 범위는 다음 각 호와 같다.

1. 진찰 및 검사
2. 약제 또는 진료재료와 의지(義肢) 그 밖의 보조기의 지급
3. 처치, 수술, 그 밖의 치료
4. 재활치료
5. 입원
6. 간호 및 간병
7. 이송
8. 그 밖에 고용노동부령으로 정하는 사항

⑤ 제2항 및 제4항에 따른 요양급여의 범위나 비용 등 요양급여의 산정 기준은 고용노동부령으로 정한다.

⑥ 업무상의 재해를 입은 근로자가 요양할 산재보험 의료기관이 제43조제1항제2호에 따른 상급종합병원인 경우에는 「응급의료에 관한 법률」 제2조제1호에 따른 응급환자이거나 그 밖에 부득이한 사유가 있는 경우를 제외하고는 그 근로자가 상급종합병원에서 요양할 필요가 있다는 의학적 소견이 있어야 한다.

제41조(요양급여의 신청)

① 제40조제1항에 따른 요양급여(진폐에 따른 요양급여는 제외한다. 이하 이 조에서 같다)를 받으려는 사람은 소속 사업장, 재해발생 경위, 그 재해에 대한 의학적 소견, 그 밖에 고용노동부령으로 정하는 사항을 적은 서류를 첨부하여 공단에 요양급여의 신청을 하여야 한다. 이 경우 요양급여 신청의 절차와 방법은 고용노동부령으로 정한다.

② 근로자를 진료한 제43조제1항에 따른 산재보험 의료기관은 그 근로자의 재해가 업무상의 재해로 판단되면 그 근로자의 동의를 받아 요양급여의 신청을 대행할 수 있다.

제41조의2(요양급여 범위 여부의 확인 등)

① 제40조제1항에 따른 요양급여를 받은 사람은 자신이 부담한 비용이 같은 조 제5항에 따라 요양급여의 범위에서 제외되는 비용인지 여부에 대하여 공단에 확인을 요청할 수 있다.

② 제1항에 따른 확인 요청을 받은 공단은 그 결과를 요청한 사람에게 알려야 한다. 이 경우 확인을 요청한 비용이 요양급여 범위에 해당되는 비용으로 확인되면 그 내용을 제43조제1항에 따른 산재보험 의료기관에 알려야 한다.

③ 제2항 후단에 따라 통보받은 산재보험 의료기관은 받아야 할 금액보다 더 많이 징수한 금액(이하 이 조에서 "과다본인부담금"이라 한다)을 지체 없이 확인을 요청한 사람에게 지급하여야 한다. 다만, 공단은 해당 산재보험 의료기관이 과다본인부담금을 지급하지 아니하면 해당 산재보험 의료기관에 지급할 제45조에 따른 진료비에서 과다본인부담금을 공제하여 확인을 요청한 사람에게 지급할 수 있다.

제42조(건강보험의 우선 적용)

① 제41조제1항에 따라 요양급여의 신청을 한 사람은 공단이 이 법에 따른 요양급여에 관한 결정을 하기 전에는 「국민건강보험법」 제41조에 따른 요양급여 또는 「의료급여법」 제7조에 따른 의료급여(이하 "건강보험 요양급여등"이라 한다)를 받을 수 있다.

② 제1항에 따라 건강보험 요양급여등을 받은 사람이 「국민건강보험법」 제44조 또는 「의료급여법」 제10조에 따른 본인 일부 부담금을 산재보험 의료기관에 납부한 후에 이 법에 따른 요양급여 수급권자로 결정된 경우에는 그 납부한 본인 일부 부담금 중 제40조제5항에 따른 요양급여에 해당하는 금액을 공단에 청구할 수 있다.

제48조(의료기관 변경 요양)

① 공단은 다음 각 호의 어느 하나에 해당하는 사유가 있으면 요양 중인 근로자를 다른 산재보험 의료기관으로 옮겨 요양하게 할 수 있다.

1. 요양 중인 산재보험 의료기관의 인력·시설 등이 그 근로자의 전문적인 치료 또는 재활치료에 맞지 아니하여 다른 산재보험 의료기관으로 옮길 필요가 있는 경우
2. 생활근거지에서 요양하기 위하여 다른 산재보험 의료기관으로 옮길 필요가 있는 경우
3. 제43조제1항제2호에 따른 상급종합병원에서 전문적인 치료 후 다른 산재보험 의료기관으로 옮길 필요가 있는 경우
4. 그 밖에 대통령령으로 정하는 절차를 거쳐 부득이한 사유가 있다고 인정되는 경우

② 요양 중인 근로자는 제1항제1호부터 제3호까지의 어느 하나에 해당하는 사유가 있으면 공단에 의료기관 변경 요양을 신청할 수 있다.

제49조(추가상병 요양급여의 신청)

업무상의 재해로 요양 중인 근로자는 다음 각 호의 어느 하나에 해당하는 경우에는 그 부상 또는 질병(이하 "추가상병"이라 한다)에 대한 요양급여를 신청할 수 있다.

1. 그 업무상의 재해로 이미 발생한 부상이나 질병이 추가로 발견되어 요양이 필요한 경우
2. 그 업무상의 재해로 발생한 부상이나 질병이 원인이 되어 새로운 질병이 발생하여 요양이 필요한 경우

제51조(재요양)

① 제40조에 따른 요양급여를 받은 사람이 치유 후 요양의 대상이 되었던 업무상의 부상 또는 질병이 재발하거나 치유 당시보다 상태가 악화되어 이를 치유하기 위한 적극적인 치료가 필요하다는 의학적 소견이 있으면 다시 제40조에 따른 요양급여(이하 "재요양"이라 한다)를 받을 수 있다.

② 재요양의 요건과 절차 등에 관하여 필요한 사항은 대통령령으로 정한다.

제52조(휴업급여)

휴업급여는 업무상 사유로 부상을 당하거나 질병에 걸린 근로자에게 요양으로 취업하지 못한 기간에 대하여 지급하되, 1일당 지급액은 평균임금의 100분의 70에 상당하는 금액으로 한다. 다만, 취업하지 못한 기간이 3일 이내이면 지급하지 아니한다.

제53조(부분휴업급여)

① 요양 또는 재요양을 받고 있는 근로자가 그 요양기간 중 일정기간 또는 단시간 취업을 하는 경우에는 그 취업한 날 또는 취업한 시간에 해당하는 그 근로자의 평균임금에서 그 취업한 날 또는 취업한 시간에 대한 임금을 뺀 금액의 100분의 90에 상당하는 금액을 지급할 수 있다.

다만, 제54조제2항 및 제56조제2항에 따라 최저임금액을 1일당 휴업급여 지급액으로 하는 경우에는 최저임금액(별표 1 제2호에 따라 감액하는 경우에는 그 감액한 금액)에서 취업한 날 또는 취업한 시간에 대한 임금을 뺀 금액을 지급할 수 있다.

② 제1항에 따라 단시간 취업하는 경우 취업하지 못한 시간(8시간에서 취업한 시간을 뺀 시간을 말한다)에 대하여는 제52조 또는 제54조부터 제56조까지의 규정에 따라 산정한 1일당 휴업급여 지급액에 8시간에 대한 취업하지 못한 시간의 비율을 곱한 금액을 지급한다.

③ 제1항에 따른 부분휴업급여의 지급 요건 및 지급 절차는 대통령령으로 정한다.

제54조(저소득 근로자의 휴업급여)

① 제52조에 따라 산정한 1일당 휴업급여 지급액이 최저 보상기준 금액의 100분의 80보다 적거나 같으면 그 근로자에 대하여는 평균임금의 100분의 90에 상당하는 금액을 1일당 휴업급여 지급액으로 한다. 다만, 그 근로자의 평균임금의 100분의 90에 상당하는 금액이 최저 보상기준 금액의 100분의 80보다 많은 경우에는 최저 보상기준 금액의 100분의 80에 상당하는 금액을 1일당 휴업급여 지급액으로 한다.

② 제1항 본문에 따라 산정한 휴업급여 지급액이 최저임금액보다 적으면 그 최저임금액을 그 근로자의 1일당 휴업급여 지급액으로 한다.

제55조(고령자의 휴업급여)

휴업급여를 받는 근로자가 61세가 되면 그 이후의 휴업급여는 별표 1에 따라 산정한 금액을 지급한다. 다만, 61세 이후에 취업 중인 사람이 업무상의 재해로 요양하거나 61세 전에 제37조제1항제2호에 따른 업무상 질병으로 장해급여를 받은 사람이 61세 이후에 그 업무상 질병으로 최초로 요양하는 경우 대통령령으로 정하는 기간에는 별표 1을 적용하지 아니한다.

제56조(재요양 기간 중의 휴업급여)

① 재요양을 받는 사람에 대하여는 재요양 당시의 임금을 기준으로 산정한 평균임금의 100분의 70에 상당하는 금액을 1일당 휴업급여 지급액으로 한다. 이 경우 평균임금 산정사유 발생일은 대통령령으로 정한다.

② 제1항에 따라 산정한 1일당 휴업급여 지급액이 최저임금액보다 적거나 재요양 당시 평균임금 산정의 대상이 되는 임금이 없으면 최저임금액을 1일당 휴업급여 지급액으로 한다.

③ 장해보상연금을 지급받는 사람이 재요양하는 경우에는 1일당 장해보상연금액(별표 2에 따라 산정한 장해보상연금액을 365로 나눈 금액을 말한다. 이하 같다)과 제1항 또는 제2항에 따라 산정한 1일당 휴업급여 지급액을 합한 금액이 장해보상연금의 산정에 적용되는 평균임금의 100분의 70을 초과하면 그 초과하는 금액 중 휴업급여에 해당하는 금액은 지급하지 아니한다.

④ 재요양 기간 중의 휴업급여를 산정할 때에는 제54조를 적용하지 아니한다.

제57조(장해급여)

① 장해급여는 근로자가 업무상의 사유로 부상을 당하거나 질병에 걸려 치유된 후 신체 등에 장해가 있는 경우에 그 근로자에게 지급한다.

② 장해급여는 장해등급에 따라 별표 2에 따른 장해보상연금 또는 장해보상일시금으로 하되, 그 장해등급의 기준은 대통령령으로 정한다.

③ 제2항에 따른 장해보상연금 또는 장해보상일시금은 수급권자의 선택에 따라 지급한다. 다만, 대통령령으로 정하는 노동력을 완전히 상실한 장해등급의 근로자에게는 장해보상연금을 지급하고, 장해급여 청구사유 발생 당시 대한민국 국민이 아닌 사람으로서 외국에서 거주하고 있는 근로자에게는 장해보상일시금을 지급한다.

④ 장해보상연금은 수급권자가 신청하면 그 연금의 최초 1년분 또는 2년분(제3항 단서에 따른 근로자에게는 그 연금의 최초 1년분부터 4년분까지)의 2분의 1에 상당하는 금액을 미리 지급할 수 있다. 이 경우 미리 지급하는 금액에 대하여는 100분의 5의 비율 범위에서 대통령령으로 정하는 바에 따라 이자를 공제할 수 있다.

⑤ 장해보상연금 수급권자의 수급권이 제58조에 따라 소멸한 경우에 이미 지급한 연금액을 지급 당시의 각각의 평균임금으로 나눈 일수(日數)의 합계가 별표 2에 따른 장해보상일시금의 일수에 못 미치면 그 못 미치는 일수에 수급권 소멸 당시의 평균임금을 곱하여 산정한 금액을 유족 또는 그 근로자에게 일시금으로 지급한다.

제58조(장해보상연금 등의 수급권의 소멸)

장해보상연금 또는 진폐보상연금의 수급권자가 다음 각 호의 어느 하나에 해당하면 그 수급권이 소멸한다.

1. 사망한 경우
2. 대한민국 국민이었던 수급권자가 국적을 상실하고 외국에서 거주하고 있거나 외국에서 거주하기 위하여 출국하는 경우
3. 대한민국 국민이 아닌 수급권자가 외국에서 거주하기 위하여 출국하는 경우
4. 장해등급 또는 진폐장해등급이 변경되어 장해보상연금 또는 진폐보상연금의 지급 대상에서 제외되는 경우

제59조(장해등급등의 재판정)

① 공단은 장해보상연금 또는 진폐보상연금 수급권자 중 그 장해상태가 호전되거나 악화되어 이미 결정된 장해등급 또는 진폐장해등급(이하 이 조에서 "장해등급등"이라 한다)이 변경될 가능성이 있는 사람에 대하여는 그 수급권자의 신청 또는 직권으로 장해등급등을 재판정할 수 있다.

② 제1항에 따른 장해등급등의 재판정 결과 장해등급등이 변경되면 그 변경된 장해등급등에 따라 장해급여 또는 진폐보상연금을 지급한다.

③ 제1항과 제2항에 따른 장해등급등 재판정은 1회 실시하되 그 대상자·시기 및 재판정 결과에 따른 장해급여 또는 진폐보상연금의 지급 방법은 대통령령으로 정한다.

제60조(재요양에 따른 장해급여)

① 장해보상연금의 수급권자가 재요양을 받는 경우에도 그 연금의 지급을 정지하지 아니한다.

② 재요양을 받고 치유된 후 장해상태가 종전에 비하여 호전되거나 악화된 경우에는 그 호전 또는 악화된 장해상태에 해당하는 장해등급에 따라 장해급여를 지급한다. 이 경우 재요양 후의 장해급여의 산정 및 지급 방법은 대통령령으로 정한다.

제61조(간병급여)

① 간병급여는 제40조에 따른 요양급여를 받은 사람 중 치유 후 의학적으로 상시 또는 수시로 간병이 필요하여 실제로 간병을 받는 사람에게 지급한다.

② 제1항에 따른 간병급여의 지급 기준과 지급 방법 등에 관하여 필요한 사항은 대통령령으로 정한다.

제62조(유족급여)

① 유족급여는 근로자가 업무상의 사유로 사망한 경우에 유족에게 지급한다.

② 유족급여는 별표 3에 따른 유족보상연금이나 유족보상일시금으로 하되, 유족보상일시금은 근로자가 사망할 당시 제63조제1항에 따른 유족보상연금을 받을 수 있는 자격이 있는 사람이 없는 경우에 지급한다.

③ 제2항에 따른 유족보상연금을 받을 수 있는 자격이 있는 사람이 원하면 별표 3의 유족보상일시금의 100분의 50에 상당하는 금액을 일시금으로 지급하고 유족보상연금은 100분의 50을 감액하여 지급한다.

④ 유족보상연금을 받던 사람이 그 수급자격을 잃은 경우 다른 수급자격자가 없고 이미 지급한 연금액을 지급 당시의 각각의 평균임금으로 나누어 산정한 일수의 합계가 1,300일에 못 미치면 그 못 미치는 일수에 수급자격 상실 당시의 평균임금을 곱하여 산정한 금액을 수급자격 상실 당시의 유족에게 일시금으로 지급한다.

⑤ 제2항에 따른 유족보상연금의 지급 기준 및 방법, 그 밖에 필요한 사항은 대통령령으로 정한다.

제63조(유족보상연금 수급자격자의 범위)

① 유족보상연금을 받을 수 있는 자격이 있는 사람(이하 "유족보상연금 수급자격자"라 한다)은 근로자가 사망할 당시 그 근로자와 생계를 같이 하고 있던 유족(그 근로자가 사망할 당시 대한민국 국민이 아닌 사람으로서 외국에서 거주하고 있던 유족은 제외한다) 중 배우자와 다음

각 호의 어느 하나에 해당하는 사람으로 한다. 이 경우 근로자와 생계를 같이 하고 있던 유족의 판단 기준은 대통령령으로 정한다.

1. 부모 또는 조부모로서 각각 60세 이상인 사람
2. 자녀로서 25세 미만인 사람

2의2. 손자녀로서 19세 미만인 사람

3. 형제자매로서 19세 미만이거나 60세 이상인 사람
4. 제1호부터 제3호까지의 규정 중 어느 하나에 해당하지 아니하는 자녀·부모·손자녀·조부모 또는 형제자매로서 「장애인복지법」 제2조에 따른 장애인 중 고용노동부령으로 정한 장애 정도에 해당하는 사람

② 제1항을 적용할 때 근로자가 사망할 당시 태아(胎兒)였던 자녀가 출생한 경우에는 출생한 때부터 장래에 향하여 근로자가 사망할 당시 그 근로자와 생계를 같이 하고 있던 유족으로 본다.

③ 유족보상연금 수급자격자 중 유족보상연금을 받을 권리의 순위는 배우자·자녀·부모·손자녀·조부모 및 형제자매의 순서로 한다.

제64조(유족보상연금 수급자격자의 자격 상실과 지급 정지 등)

① 유족보상연금 수급자격자인 유족이 다음 각 호의 어느 하나에 해당하면 그 자격을 잃는다.

1. 사망한 경우
2. 재혼한 때(사망한 근로자의 배우자만 해당하며, 재혼에는 사실상 혼인 관계에 있는 경우를 포함한다)
3. 사망한 근로자와의 친족 관계가 끝난 경우
4. 자녀가 25세가 된 때

4의2. 손자녀 또는 형제자매가 19세가 된 때

5. 제63조제1항제4호에 따른 장애인이었던 사람으로서 그 장애 상태가 해소된 경우
6. 근로자가 사망할 당시 대한민국 국민이었던 유족보상연금 수급자격자가 국적을 상실하고 외국에서 거주하고 있거나 외국에서 거주하기 위하여 출국하는 경우
7. 대한민국 국민이 아닌 유족보상연금 수급자격자가 외국에서 거주하기 위하여 출국하는 경우

② 유족보상연금을 받을 권리가 있는 유족보상연금 수급자격자(이하 "유족보상연금 수급권자"라 한다)가 그 자격을 잃은 경우에 유족보상연금을 받을 권리는 같은 순위자가 있으면 같은 순위자에게, 같은 순위자가 없으면 다음 순위자에게 이전된다.

③ 유족보상연금 수급권자가 3개월 이상 행방불명이면 대통령령으로 정하는 바에 따라 연금 지급을 정지하고, 같은 순위자가 있으면 같은 순위자에게, 같은 순위자가 없으면 다음 순위자에게 유족보상연금을 지급한다.

第65条(수급권자인 유족의 순위)

① 제57조제5항 · 제62조제2항(유족보상일시금에 한정한다) 및 제4항에 따른 유족 간의 수급권의 순위는 다음 각 호의 순서로 하되, 각 호의 사람 사이에서는 각각 그 적힌 순서에 따른다. 이 경우 같은 순위의 수급권자가 2명 이상이면 그 유족에게 똑같이 나누어 지급한다.

1. 근로자가 사망할 당시 그 근로자와 생계를 같이 하고 있던 배우자 · 자녀 · 부모 · 손자녀 및 조부모
2. 근로자가 사망할 당시 그 근로자와 생계를 같이 하고 있지 아니하던 배우자 · 자녀 · 부모 · 손자녀 및 조부모 또는 근로자가 사망할 당시 근로자와 생계를 같이 하고 있던 형제자매
3. 형제자매

② 제1항의 경우 부모는 양부모(養父母)를 선순위로, 실부모(實父母)를 후순위로 하고, 조부모는 양부모의 부모를 선순위로, 실부모의 부모를 후순위로, 부모의 양부모를 선순위로, 부모의 실부모를 후순위로 한다.

③ 수급권자인 유족이 사망한 경우 그 보험급여는 같은 순위자가 있으면 같은 순위자에게, 같은 순위자가 없으면 다음 순위자에게 지급한다.

④ 제1항부터 제3항까지의 규정에도 불구하고 근로자가 유언으로 보험급여를 받을 유족을 지정하면 그 지정에 따른다.

第66条(상병보상연금)

① 요양급여를 받는 근로자가 요양을 시작한 지 2년이 지난 날 이후에 다음 각 호의 요건 모두에 해당하는 상태가 계속되면 휴업급여 대신 상병보상연금을 그 근로자에게 지급한다.

1. 그 부상이나 질병이 치유되지 아니한 상태일 것
2. 그 부상이나 질병에 따른 중증요양상태의 정도가 대통령령으로 정하는 중증요양상태등급 기준에 해당할 것
3. 요양으로 인하여 취업하지 못하였을 것

② 상병보상연금은 별표 4에 따른 중증요양상태등급에 따라 지급한다.

第67条(저소득 근로자의 상병보상연금)

① 제66조에 따라 상병보상연금을 산정할 때 그 근로자의 평균임금이 최저임금액에 70분의 100을 곱한 금액보다 적을 때에는 최저임금액의 70분의 100에 해당하는 금액을 그 근로자의 평균임금으로 보아 산정한다.

② 제66조 또는 제1항에서 정한 바에 따라 산정한 상병보상연금액을 365로 나눈 1일당 상병보상연금 지급액이 제54조에서 정한 바에 따라 산정한 1일당 휴업급여 지급액보다 적으면 제54조에서 정한 바에 따라 산정한 금액을 1일당 상병보상연금 지급액으로 한다.

제68조(고령자의 상병보상연금) 상병보상연금을 받는 근로자가 61세가 되면 그 이후의 상병보상연금은 별표 5에 따른 1일당 상병보상연금 지급기준에 따라 산정한 금액을 지급한다.

제69조(재요양 기간 중의 상병보상연금)

① 재요양을 시작한 지 2년이 지난 후에 부상·질병 상태가 제66조제1항 각 호의 요건 모두에 해당하는 사람에게는 휴업급여 대신 별표 4에 따른 중증요양상태등급에 따라 상병보상연금을 지급한다. 이 경우 상병보상연금을 산정할 때에는 재요양 기간 중의 휴업급여 산정에 적용되는 평균임금을 적용하되, 그 평균임금이 최저임금액에 70분의 100을 곱한 금액보다 적거나 재요양 당시 평균임금 산정의 대상이 되는 임금이 없을 때에는 최저임금액의 70분의 100에 해당하는 금액을 그 근로자의 평균임금으로 보아 산정한다.

② 제1항에 따른 상병보상연금을 받는 근로자가 장해보상연금을 받고 있으면 별표 4에 따른 중증요양상태등급별 상병보상연금의 지급일수에서 별표 2에 따른 장해등급별 장해보상연금의 지급일수를 뺀 일수에 제1항 후단에 따른 평균임금을 곱하여 산정한 금액을 그 근로자의 상병보상연금으로 한다.

③ 제2항에 따른 상병보상연금을 받는 근로자가 61세가 된 이후에는 별표 5에 따라 산정한 1일당 상병보상연금 지급액에서 제1항 후단에 따른 평균임금을 기준으로 산정한 1일당 장해보상연금 지급액을 뺀 금액을 1일당 상병보상연금 지급액으로 한다.

④ 제1항부터 제3항까지의 규정에도 불구하고 제57조제3항 단서에 따른 장해보상연금을 받는 근로자가 재요양하는 경우에는 상병보상연금을 지급하지 아니한다. 다만, 재요양 중에 중증요양상태등급이 높아지면 제1항 전단에도 불구하고 재요양을 시작한 때부터 2년이 지난 것으로 보아 제2항 및 제3항에 따라 산정한 상병보상연금을 지급한다.

⑤ 재요양 기간 중 상병보상연금을 산정할 때에는 제67조를 적용하지 아니한다.

제70조(연금의 지급기간 및 지급시기)

① 장해보상연금, 유족보상연금, 진폐보상연금 또는 진폐유족연금의 지급은 그 지급사유가 발생한 달의 다음 달 첫날부터 시작되며, 그 지급받을 권리가 소멸한 달의 말일에 끝난다.

② 장해보상연금, 유족보상연금, 진폐보상연금 또는 진폐유족연금은 그 지급을 정지할 사유가 발생한 때에는 그 사유가 발생한 달의 다음 달 첫날부터 그 사유가 소멸한 달의 말일까지 지급하지 아니한다.

③ 장해보상연금, 유족보상연금, 진폐보상연금 또는 진폐유족연금은 매년 이를 12등분하여 매달 25일에 그 달 치의 금액을 지급하되, 지급일이 토요일이거나 공휴일이면 그 전날에 지급한다.

④ 장해보상연금, 유족보상연금, 진폐보상연금 또는 진폐유족연금을 받을 권리가 소멸한 경우에는 제3항에 따른 지급일 전이라도 지급할 수 있다.

제71조(장례비)

① 장례비는 근로자가 업무상의 사유로 사망한 경우에 지급하되, 평균임금의 120일분에 상당하는 금액을 그 장례를 지낸 유족에게 지급한다. 다만, 장례를 지낼 유족이 없거나 그 밖에 부득이한 사유로 유족이 아닌 사람이 장례를 지낸 경우에는 평균임금의 120일분에 상당하는 금액의 범위에서 실제 드는 비용을 그 장례를 지낸 사람에게 지급한다.

② 제1항에 따른 장례비가 대통령령으로 정하는 바에 따라 고용노동부장관이 고시하는 최고 금액을 초과하거나 최저 금액에 미달하면 그 최고 금액 또는 최저 금액을 각각 장례비로 한다.

③ 제1항에도 불구하고 대통령령으로 정하는 바에 따라 근로자가 업무상의 사유로 사망하였다고 추정되는 경우에는 장례를 지내기 전이라도 유족의 청구에 따라 제2항에 따른 최저 금액을 장례비로 미리 지급할 수 있다. 이 경우 장례비를 청구할 수 있는 유족의 순위에 관하여는 제65조를 준용한다.

④ 제3항에 따라 장례비를 지급한 경우 제1항 및 제2항에 따른 장례비는 제3항에 따라 지급한 금액을 공제한 나머지 금액으로 한다.

제72조(직업재활급여)

① 직업재활급여의 종류는 다음 각 호와 같다.

1. 장해급여 또는 진폐보상연금을 받은 사람이나 장해급여를 받을 것이 명백한 사람으로서 대통령령으로 정하는 사람(이하 "장해급여자"라 한다) 중 취업을 위하여 직업훈련이 필요한 사람(이하 "훈련대상자"라 한다)에 대하여 실시하는 직업훈련에 드는 비용 및 직업훈련수당
2. 업무상의 재해가 발생할 당시의 사업에 복귀한 장해급여자에 대하여 사업주가 고용을 유지하거나 직장적응훈련 또는 재활운동을 실시하는 경우(직장적응훈련의 경우에는 직장 복귀 전에 실시한 경우도 포함한다)에 각각 지급하는 직장복귀지원금, 직장적응훈련비 및 재활운동비

② 제1항제1호의 훈련대상자 및 같은 항 제2호의 장해급여자는 장해정도 및 연령 등을 고려하여 대통령령으로 정한다.

제73조(직업훈련비용)

① 훈련대상자에 대한 직업훈련은 공단과 계약을 체결한 직업훈련기관(이하 "직업훈련기관"이라 한다)에서 실시하게 한다.

② 제72조제1항제1호에 따른 직업훈련에 드는 비용(이하 "직업훈련비용"이라 한다)은 제1항에 따라 직업훈련을 실시한 직업훈련기관에 지급한다. 다만, 직업훈련기관이 「장애인고용촉진 및 직업재활법」, 「고용보험법」 또는 「국민 평생 직업능력 개발법」이나 그 밖에 다른 법령에 따라 직업훈련비용에 상당한 비용을 받은 경우 등 대통령령으로 정하는 경우에는 지급하지 아니한다.

③ 직업훈련비용의 금액은 고용노동부장관이 훈련비용, 훈련기간 및 노동시장의 여건 등을 고려하여 고시하는 금액의 범위에서 실제 드는 비용으로 하되, 직업훈련비용을 지급하는 훈련기간은 12개월 이내로 한다.

④ 직업훈련비용의 지급 범위·기준·절차 및 방법, 직업훈련기관과의 계약 및 해지 등에 필요한 사항은 고용노동부령으로 정한다.

제74조(직업훈련수당)

① 제72조제1항제1호에 따른 직업훈련수당은 제73조제1항에 따라 직업훈련을 받는 훈련대상자에게 그 직업훈련으로 인하여 취업하지 못하는 기간에 대하여 지급하되, 1일당 지급액은 최저임금액에 상당하는 금액으로 한다. 다만, 휴업급여나 상병보상연금을 받는 훈련대상자에게는 직업훈련수당을 지급하지 아니한다.

② 제1항에 따른 직업훈련수당을 받는 사람이 장해보상연금 또는 진폐보상연금을 받는 경우에는 1일당 장해보상연금액 또는 1일당 진폐보상연금액(제91조의3제2항에 따라 산정한 진폐보상연금액을 365로 나눈 금액을 말한다)과 1일당 직업훈련수당을 합한 금액이 그 근로자의 장해보상연금 또는 진폐보상연금 산정에 적용되는 평균임금의 100분의 70을 초과하면 그 초과하는 금액 중 직업훈련수당에 해당하는 금액은 지급하지 아니한다.

③ 제1항에 따른 직업훈련수당 지급 등에 필요한 사항은 고용노동부령으로 정한다.

제75조의2(직장복귀 지원)

① 공단은 업무상 재해를 입은 근로자에게 장기간 요양이 필요하거나 요양 종결 후 장해가 발생할 것이 예상되는 등 대통령령으로 정하는 기준에 해당하여 그 근로자의 직장복귀를 위하여 필요하다고 판단되는 경우에는 업무상 재해가 발생한 당시의 사업주에게 근로자의 직장복귀에 관한 계획서(이하 이 조에서 "직장복귀계획서"라 한다)를 작성하여 제출하도록 요구할 수 있다. 이 경우 공단은 직장복귀계획서의 내용이 적절하지 아니하다고 판단되는 때에는 사업주에게 이를 변경하여 제출하도록 요구할 수 있다.

② 공단은 제1항에 따라 사업주가 직장복귀계획서를 작성하거나 그 내용을 이행할 수 있도록 필요한 지원을 할 수 있다.

③ 공단은 업무상 재해를 입은 근로자의 직장복귀 지원을 위하여 필요하다고 인정하는 경우에는 그 근로자의 요양기간 중에 산재보험 의료기관에 의뢰하여 해당 근로자의 직업능력 평가 등 대통령령으로 정하는 조치를 할 수 있다.

④ 공단은 업무상 재해를 입은 근로자의 직장복귀 지원을 위하여 산재보험 의료기관 중 고용노동부령으로 정하는 인력 및 시설 등을 갖춘 의료기관을 직장복귀지원 의료기관으로 지정하여 운영할 수 있다.

⑤ 제4항에 따른 직장복귀지원 의료기관에 대하여는 제40조제5항에 따른 요양급여의 산정 기준 및 제50조에 따른 산재보험 의료기관의 평가 등에서 우대할 수 있다.

⑥ 제4항에 따른 직장복귀지원 의료기관의 지정 절차, 지정 취소 등에 필요한 사항은 고용노동부령으로 정한다.

제76조(보험급여의 일시지급)

① 대한민국 국민이 아닌 근로자가 업무상의 재해에 따른 부상 또는 질병으로 요양 중 치유되기 전에 출국하기 위하여 보험급여의 일시지급을 신청하는 경우에는 출국하기 위하여 요양을 중단하는 날 이후에 청구 사유가 발생할 것으로 예상되는 보험급여를 한꺼번에 지급할 수 있다.

② 제1항에 따라 한꺼번에 지급할 수 있는 금액은 다음 각 호의 보험급여를 미리 지급하는 기간에 따른 이자 등을 고려하여 대통령령으로 정하는 방법에 따라 각각 환산한 금액을 합한 금액으로 한다. 이 경우 해당 근로자가 제3호 및 제4호에 따른 보험급여의 지급사유 모두에 해당될 것으로 의학적으로 판단되는 경우에는 제4호에 해당하는 보험급여의 금액은 합산하지 아니한다.

1. 출국하기 위하여 요양을 중단하는 날부터 업무상의 재해에 따른 부상 또는 질병이 치유될 것으로 예상되는 날까지의 요양급여
2. 출국하기 위하여 요양을 중단하는 날부터 업무상 부상 또는 질병이 치유되거나 그 부상·질병 상태가 취업할 수 있게 될 것으로 예상되는 날(그 예상되는 날이 요양 개시일부터 2년이 넘는 경우에는 요양 개시일부터 2년이 되는 날)까지의 기간에 대한 휴업급여
3. 출국하기 위하여 요양을 중단할 당시 업무상의 재해에 따른 부상 또는 질병이 치유된 후에 남을 것으로 예상되는 장해의 장해등급에 해당하는 장해보상일시금
4. 출국하기 위하여 요양을 중단할 당시 요양 개시일부터 2년이 지난 후에 상병보상연금의 지급대상이 되는 중증요양상태가 지속될 것으로 예상되는 경우에는 그 예상되는 중증요양상태등급(요양 개시일부터 2년이 지난 후 출국하기 위하여 요양을 중단하는 경우에는 그 당시의 부상·질병 상태에 따른 중증요양상태등급)과 같은 장해등급에 해당하는 장해보상일시금에 해당하는 금액
5. 요양 당시 받고 있는 진폐장해등급에 따른 진폐보상연금

③ 제1항에 따른 일시지급의 신청 및 지급 절차는 고용노동부령으로 정한다.

제77조(합병증 등 예방관리)

① 공단은 업무상의 부상 또는 질병이 치유된 사람 중에서 합병증 등 재요양 사유가 발생할 우려가 있는 사람에게 산재보험 의료기관에서 그 예방에 필요한 조치를 받도록 할 수 있다.

② 제1항에 따른 조치대상, 조치내용 및 조치비용 산정 기준 등 예방관리에 필요한 구체적인 사항은 대통령령으로 정한다.

제78조(장해특별급여)

① 보험가입자의 고의 또는 과실로 발생한 업무상의 재해로 근로자가 대통령령으로 정하는 장해등급 또는 진폐장해등급에 해당하는 장해를 입은 경우에 수급권자가 「민법」에 따른 손해배상청구를 갈음하여 장해특별급여를 청구하면 제57조의 장해급여 또는 제91조의3의 진폐보상연금 외에 대통령령으로 정하는 장해특별급여를 지급할 수 있다. 다만, 근로자와 보험가입자 사이에 장해특별급여에 관하여 합의가 이루어진 경우에 한정한다.

② 수급권자가 제1항에 따른 장해특별급여를 받으면 동일한 사유에 대하여 보험가입자에게 「민법」이나 그 밖의 법령에 따른 손해배상을 청구할 수 없다.

③ 공단은 제1항에 따라 장해특별급여를 지급하면 대통령령으로 정하는 바에 따라 그 급여액 모두를 보험가입자로부터 징수한다.

제79조(유족특별급여)

① 보험가입자의 고의 또는 과실로 발생한 업무상의 재해로 근로자가 사망한 경우에 수급권자가 「민법」에 따른 손해배상청구를 갈음하여 유족특별급여를 청구하면 제62조의 유족급여 또는 제91조의4의 진폐유족연금 외에 대통령령으로 정하는 유족특별급여를 지급할 수 있다.

② 유족특별급여에 관하여는 제78조제1항 단서·제2항 및 제3항을 준용한다. 이 경우 "장해특별급여"는 "유족특별급여"로 본다.

제80조(다른 보상이나 배상과의 관계)

① 수급권자가 이 법에 따라 보험급여를 받았거나 받을 수 있으면 보험가입자는 동일한 사유에 대하여 「근로기준법」에 따른 재해보상 책임이 면제된다.

② 수급권자가 동일한 사유에 대하여 이 법에 따른 보험급여를 받으면 보험가입자는 그 금액의 한도 안에서 「민법」이나 그 밖의 법령에 따른 손해배상의 책임이 면제된다. 이 경우 장해보상연금 또는 유족보상연금을 받고 있는 사람은 장해보상일시금 또는 유족보상일시금을 받은 것으로 본다.

③ 수급권자가 동일한 사유로 「민법」이나 그 밖의 법령에 따라 이 법의 보험급여에 상당한 금품을 받으면 공단은 그 받은 금품을 대통령령으로 정하는 방법에 따라 환산한 금액의 한도 안에서 이 법에 따른 보험급여를 지급하지 아니한다. 다만, 제2항 후단에 따라 수급권자가 지급받은 것으로 보게 되는 장해보상일시금 또는 유족보상일시금에 해당하는 연금액에 대하여는 그러하지 아니하다.

④ 요양급여를 받는 근로자가 요양을 시작한 후 3년이 지난 날 이후에 상병보상연금을 지급받고 있으면 「근로기준법」 제23조제2항 단서를 적용할 때 그 사용자는 그 3년이 지난 날 이후에는 같은 법 제84조에 따른 일시보상을 지급한 것으로 본다.

제81조(미지급의 보험급여)

① 보험급여의 수급권자가 사망한 경우에 그 수급권자에게 지급하여야 할 보험급여로서 아직 지급되지 아니한 보험급여가 있으면 그 수급권자의 유족(유족급여의 경우에는 그 유족급여를 받을 수 있는 다른 유족)의 청구에 따라 그 보험급여를 지급한다.

② 제1항의 경우에 그 수급권자가 사망 전에 보험급여를 청구하지 아니하면 같은 항에 따른 유족의 청구에 따라 그 보험급여를 지급한다.

제82조(보험급여의 지급)

① 보험급여는 지급 결정일부터 14일 이내에 지급하여야 한다.

② 공단은 수급권자의 신청이 있는 경우에는 보험급여를 수급권자 명의의 지정된 계좌(이하 "보험급여수급계좌"라 한다)로 입금하여야 한다. 다만, 정보통신장애나 그 밖에 대통령령으로 정하는 불가피한 사유로 보험급여를 보험급여수급계좌로 이체할 수 없을 때에는 대통령령으로 정하는 바에 따라 보험급여를 지급할 수 있다.

③ 보험급여수급계좌의 해당 금융기관은 이 법에 따른 보험급여만이 보험급여수급계좌에 입금되도록 관리하여야 한다.

④ 제2항에 따른 신청의 방법·절차와 제3항에 따른 보험급여수급계좌의 관리에 필요한 사항은 대통령령으로 정한다.

제83조(보험급여 지급의 제한)

① 공단은 근로자가 다음 각 호의 어느 하나에 해당되면 보험급여의 전부 또는 일부를 지급하지 아니할 수 있다.

1. 요양 중인 근로자가 정당한 사유 없이 요양에 관한 지시를 위반하여 부상·질병 또는 장해 상태를 악화시키거나 치유를 방해한 경우
2. 장해보상연금 또는 진폐보상연금 수급권자가 제59조에 따른 장해등급 또는 진폐장해등급 재판정 전에 자해(自害) 등 고의로 장해 상태를 악화시킨 경우

② 공단은 제1항에 따라 보험급여를 지급하지 아니하기로 결정하면 지체 없이 이를 관계 보험가입자와 근로자에게 알려야 한다.

③ 제1항에 따른 보험급여 지급 제한의 대상이 되는 보험급여의 종류 및 제한 범위는 대통령령으로 정한다.

제87조(제3자에 대한 구상권)

① 공단은 제3자의 행위에 따른 재해로 보험급여를 지급한 경우에는 그 급여액의 한도 안에서 급여를 받은 사람의 제3자에 대한 손해배상청구권을 대위(代位)한다. 다만, 보험가입자인 둘 이상의 사업주가 같은 장소에서 하나의 사업을 분할하여 각각 행하다가 그 중 사업주를 달리

하는 근로자의 행위로 재해가 발생하면 그러하지 아니하다.

② 제1항의 경우에 수급권자가 제3자로부터 동일한 사유로 이 법의 보험급여에 상당하는 손해배상을 받으면 공단은 그 배상액을 대통령령으로 정하는 방법에 따라 환산한 금액의 한도 안에서 이 법에 따른 보험급여를 지급하지 아니한다.

③ 수급권자 및 보험가입자는 제3자의 행위로 재해가 발생하면 지체 없이 공단에 신고하여야 한다.

제88조(수급권의 보호)

① 근로자의 보험급여를 받을 권리는 퇴직하여도 소멸되지 아니한다.

② 보험급여를 받을 권리는 양도 또는 압류하거나 담보로 제공할 수 없다.

③ 제82조제2항에 따라 지정된 보험급여수급계좌의 예금 중 대통령령으로 정하는 액수 이하의 금액에 관한 채권은 압류할 수 없다.

제89조(수급권의 대위)

보험가입자(보험료징수법 제2조제5호에 따른 하수급인을 포함한다. 이하 이 조에서 같다)가 소속 근로자의 업무상의 재해에 관하여 이 법에 따른 보험급여의 지급 사유와 동일한 사유로 「민법」이나 그 밖의 법령에 따라 보험급여에 상당하는 금품을 수급권자에게 미리 지급한 경우로서 그 금품이 보험급여에 대체하여 지급한 것으로 인정되는 경우에 보험가입자는 대통령령으로 정하는 바에 따라 그 수급권자의 보험급여를 받을 권리를 대위한다.

제91조(공과금의 면제) 보험급여로서 지급된 금품에 대하여는 국가나 지방자치단체의 공과금을 부과하지 아니한다.

제4장 근로복지 사업

제93조(국민건강보험 요양급여 비용의 본인 일부 부담금의 대부)

① 공단은 제37조제1항제2호에 따른 업무상 질병에 대하여 요양 신청을 한 경우로서 요양급여의 결정에 걸리는 기간 등을 고려하여 대통령령으로 정하는 사람에 대하여 「국민건강보험법」 제44조에 따른 요양급여 비용의 본인 일부 부담금에 대한 대부사업을 할 수 있다.

② 공단은 제1항에 따라 대부를 받은 사람에게 지급할 이 법에 따른 요양급여가 있으면 그 요양급여를 대부금의 상환에 충당할 수 있다.

③ 제1항에 따른 대부의 금액·조건 및 절차는 고용노동부장관의 승인을 받아 공단이 정한다.

④ 제2항에 따른 요양급여의 충당 한도 및 충당 절차는 대통령령으로 정한다.

제94조(장해급여자의 고용 촉진)

고용노동부장관은 보험가입자에 대하여 장해급여 또는 진폐보상연금을 받은 사람을 그 적성에 맞는 업무에 고용하도록 권고할 수 있다.

제6장 심사 청구 및 재심사 청구

제103조(심사 청구의 제기)

① 다음 각 호의 어느 하나에 해당하는 공단의 결정 등(이하 "보험급여 결정등"이라 한다)에 불복하는 자는 공단에 심사 청구를 할 수 있다.

1. 제3장 및 제3장의2에 따른 보험급여에 관한 결정
2. 제45조 및 제91조의6제4항에 따른 진료비에 관한 결정
3. 제46조에 따른 약제비에 관한 결정
4. 제47조제2항에 따른 진료계획 변경 조치등
5. 제76조에 따른 보험급여의 일시지급에 관한 결정

5의2. 제77조에 따른 합병증 등 예방관리에 관한 조치

6. 제84조에 따른 부당이득의 징수에 관한 결정
7. 제89조에 따른 수급권의 대위에 관한 결정

② 제1항에 따른 심사 청구는 그 보험급여 결정등을 한 공단의 소속 기관을 거쳐 공단에 제기하여야 한다.

③ 제1항에 따른 심사 청구는 보험급여 결정등이 있음을 안 날부터 90일 이내에 하여야 한다.

④ 제2항에 따라 심사 청구서를 받은 공단의 소속 기관은 5일 이내에 의견서를 첨부하여 공단에 보내야 한다.

⑤ 보험급여 결정등에 대하여는 「행정심판법」에 따른 행정심판을 제기할 수 없다.

제104조(산업재해보상보험심사위원회)

① 제103조에 따른 심사 청구를 심의하기 위하여 공단에 관계 전문가 등으로 구성되는 산업재해보상보험심사위원회(이하 "심사위원회"라 한다)를 둔다.

② 심사위원회 위원의 제척 · 기피 · 회피에 관하여는 제108조를 준용한다.

③ 심사위원회의 구성과 운영에 필요한 사항은 대통령령으로 정한다.

제105조(심사 청구에 대한 심리 · 결정)

① 공단은 제103조제4항에 따라 심사 청구서를 받은 날부터 60일 이내에 심사위원회의 심의를 거쳐 심사 청구에 대한 결정을 하여야 한다. 다만, 부득이한 사유로 그 기간 이내에 결정을 할 수 없으면 한 차례만 20일을 넘지 아니하는 범위에서 그 기간을 연장할 수 있다.

② 제1항 본문에도 불구하고 심사 청구 기간이 지난 후에 제기된 심사 청구 등 대통령령으로 정하는 사유에 해당하는 경우에는 심사위원회의 심의를 거치지 아니할 수 있다.

③ 제1항 단서에 따라 결정기간을 연장할 때에는 최초의 결정기간이 끝나기 7일 전까지 심사 청구인 및 보험급여 결정등을 한 공단의 소속 기관에 알려야 한다.

④ 공단은 심사 청구의 심리를 위하여 필요하면 청구인의 신청 또는 직권으로 다음 각 호의 행위를 할 수 있다.

1. 청구인 또는 관계인을 지정 장소에 출석하게 하여 질문하거나 의견을 진술하게 하는 것
2. 청구인 또는 관계인에게 증거가 될 수 있는 문서나 그 밖의 물건을 제출하게 하는 것
3. 전문적인 지식이나 경험을 가진 제3자에게 감정하게 하는 것
4. 소속 직원에게 사건에 관계가 있는 사업장이나 그 밖의 장소에 출입하여 사업주·근로자, 그 밖의 관계인에게 질문하게 하거나, 문서나 그 밖의 물건을 검사하게 하는 것
5. 심사 청구와 관계가 있는 근로자에게 공단이 지정하는 의사·치과의사 또는 한의사(이하 "의사등"이라 한다)의 진단을 받게 하는 것

⑤ 제4항제4호에 따른 질문이나 검사를 하는 공단의 소속 직원은 그 권한을 표시하는 증표를 지니고 이를 관계인에게 내보여야 한다.

제106조(재심사 청구의 제기)

① 제105조제1항에 따른 심사 청구에 대한 결정에 불복하는 자는 제107조에 따른 산업재해보상보험재심사위원회에 재심사 청구를 할 수 있다. 다만, 판정위원회의 심의를 거친 보험급여에 관한 결정에 불복하는 자는 제103조에 따른 심사 청구를 하지 아니하고 재심사 청구를 할 수 있다.

② 제1항에 따른 재심사 청구는 그 보험급여 결정등을 한 공단의 소속 기관을 거쳐 제107조에 따른 산업재해보상보험재심사위원회에 제기하여야 한다.

③ 제1항에 따른 재심사 청구는 심사 청구에 대한 결정이 있음을 안 날부터 90일 이내에 제기하여야 한다. 다만, 제1항 단서에 따라 심사 청구를 거치지 아니하고 재심사 청구를 하는 경우에는 보험급여에 관한 결정이 있음을 안 날부터 90일 이내에 제기하여야 한다.

④ 재심사 청구에 관하여는 제103조제4항을 준용한다. 이 경우 "심사 청구서"는 "재심사 청구서"로, "공단"은 "산업재해보상보험재심사위원회"로 본다.

제108조(위원의 제척·기피·회피)

① 재심사위원회의 위원은 다음 각 호의 어느 하나에 해당하는 경우에는 그 사건의 심리(審理)·재결(裁決)에서 제척(除斥)된다.

1. 위원 또는 그 배우자나 배우자였던 사람이 그 사건의 당사자가 되거나 그 사건에 관하여 공동권리자 또는 의무자의 관계에 있는 경우
2. 위원이 그 사건의 당사자와 「민법」 제777조에 따른 친족이거나 친족이었던 경우
3. 위원이 그 사건에 관하여 증언이나 감정을 한 경우
4. 위원이 그 사건에 관하여 당사자의 대리인으로서 관여하거나 관여하였던 경우
5. 위원이 그 사건의 대상이 된 보험급여 결정등에 관여한 경우

② 당사자는 위원에게 심리·재결의 공정을 기대하기 어려운 사정이 있는 경우에는 기피신청을 할 수 있다.

③ 위원은 제1항이나 제2항의 사유에 해당하면 스스로 그 사건의 심리·재결을 회피할 수 있다.

④ 사건의 심리·재결에 관한 사무에 관여하는 위원 아닌 직원에게도 제1항부터 제3항까지의 규정을 준용한다.

제109조(재심사 청구에 대한 심리와 재결)

① 재심사 청구에 대한 심리·재결에 관하여는 제105조제1항 및 같은 조 제3항부터 제5항까지를 준용한다. 이 경우 "공단"은 "재심사위원회"로, "심사위원회의 심의를 거쳐 심사 청구"는 "재심사 청구"로, "결정"은 "재결"로, "소속 직원"은 "재심사위원회의 위원"으로 본다.

② 재심사위원회의 재결은 공단을 기속(羈束)한다.

제110조(심사 청구인 및 재심사 청구인의 지위 승계) 심사 청구인 또는 재심사 청구인이 사망한 경우 그 청구인이 보험급여의 수급권자이면 제62조제1항 또는 제81조에 따른 유족이, 그 밖의 자이면 상속인 또는 심사 청구나 재심사 청구의 대상인 보험급여에 관련된 권리·이익을 승계한 자가 각각 청구인의 지위를 승계한다.

제7장 보칙

제111조의2(불이익 처우의 금지) 사업주는 근로자가 보험급여를 신청한 것을 이유로 근로자를 해고하거나 그 밖에 근로자에게 불이익한 처우를 하여서는 아니 된다.

제112조(시효)

① 다음 각 호의 권리는 3년간 행사하지 아니하면 시효로 말미암아 소멸한다. 다만, 제1호의 보험급여 중 장해급여, 유족급여, 장례비, 진폐보상연금 및 진폐유족연금을 받을 권리는 5년간 행사하지 아니하면 시효의 완성으로 소멸한다.

1. 제36조제1항에 따른 보험급여를 받을 권리
2. 제45조에 따른 산재보험 의료기관의 권리
3. 제46조에 따른 약국의 권리
4. 제89조에 따른 보험가입자의 권리
5. 제90조제1항에 따른 국민건강보험공단등의 권리

② 제1항에 따른 소멸시효에 관하여는 이 법에 규정된 것 외에는 「민법」에 따른다.

제113조(시효의 중단) 제112조에 따른 소멸시효는 제36조제2항에 따른 청구로 중단된다. 이 경우 청구가 제5조제1호에 따른 업무상의 재해 여부의 판단이 필요한 최초의 청구인 경우에는 그 청구로 인한 시효중단의 효력은 제36조제1항에서 정한 다른 보험급여에도 미친다.

제115조(연금 수급권자등의 출국신고 등)

① 대한민국 국민인 장해보상연금 수급권자, 유족보상연금 수급권자, 진폐보상연금 수급권자, 진폐유족연금 수급권자(이하 이 조에서 "장해보상연금 수급권자등"이라 한다) 또는 유족보상연금·진폐유족연금 수급자격자가 외국에서 거주하기 위하여 출국하는 경우에는 장해보상연금 수급권자등은 이를 공단에 신고하여야 한다.

② 장해보상연금 수급권자등과 유족보상연금·진폐유족연금 수급자격자가 외국에서 거주하는 기간에 장해보상연금, 유족보상연금, 진폐보상연금 또는 진폐유족연금을 받는 경우 장해보상연금 수급권자등은 그 수급권 또는 수급자격과 관련된 사항으로서 대통령령으로 정하는 사항을 매년 1회 이상 고용노동부령으로 정하는 바에 따라 공단에 신고하여야 한다.

제116조(사업주의 조력)

① 보험급여를 받을 사람이 사고로 보험급여의 청구 등의 절차를 행하기 곤란하면 사업주는 이를 도와야 한다.

② 사업주는 보험급여를 받을 사람이 보험급여를 받는 데에 필요한 증명을 요구하면 그 증명을 하여야 한다.

③ 사업주의 행방불명, 그 밖의 부득이한 사유로 제2항에 따른 증명이 불가능하면 그 증명을 생략할 수 있다.

제117조(사업장 등에 대한 조사)

① 공단은 보험급여에 관한 결정, 심사 청구의 심리·결정 등을 위하여 확인이 필요하다고 인정하면 소속 직원에게 이 법의 적용을 받는 사업의 사무소 또는 사업장과 보험사무대행기관의 사무소에 출입하여 관계인에게 질문을 하게 하거나 관계 서류를 조사하게 할 수 있다.

② 제1항의 경우에 공단 직원은 그 권한을 표시하는 증표를 지니고 이를 관계인에게 내보여야 한다.

제118조(산재보험 의료기관에 대한 조사 등)

① 공단은 보험급여에 관하여 필요하다고 인정하면 대통령령으로 정하는 바에 따라 보험급여를 받는 근로자를 진료한 산재보험 의료기관(의사를 포함한다. 이하 이 조에서 같다)에 대하여 그 근로자의 진료에 관한 보고 또는 그 진료에 관한 서류나 물건의 제출을 요구하거나 소속 직원으로 하여금 그 관계인에게 질문을 하게 하거나 관계 서류나 물건을 조사하게 할 수 있다.

② 제1항의 조사에 관하여는 제117조제2항을 준용한다.

제119조(진찰 요구) 공단은 보험급여에 관하여 필요하다고 인정하면 대통령령으로 정하는 바에 따라 보험급여를 받은 사람 또는 이를 받으려는 사람에게 산재보험 의료기관에서 진찰을 받을 것을 요구할 수 있다.

제119조의2(포상금의 지급) 공단은 제84조제1항 및 같은 조 제3항에 따라 보험급여, 진료비 또는 약제비를 부당하게 지급받은 자를 신고한 사람에게 예산의 범위에서 고용노동부령으로 정하는 바에 따라 포상금을 지급할 수 있다.

제120조(보험급여의 일시 중지)

① 공단은 보험급여를 받고자 하는 사람이 다음 각 호의 어느 하나에 해당되면 보험급여의 지급을 일시 중지할 수 있다.

1. 요양 중인 근로자가 제48조제1항에 따른 공단의 의료기관 변경 요양 지시를 정당한 사유 없이 따르지 아니하는 경우
2. 제59조에 따라 공단이 직권으로 실시하는 장해등급 또는 진폐장해등급 재판정 요구에 따르지 아니하는 경우
3. 제114조나 제115조에 따른 보고·서류제출 또는 신고를 하지 아니하는 경우
4. 제117조에 따른 질문이나 조사에 따르지 아니하는 경우
5. 제119조에 따른 진찰 요구에 따르지 아니하는 경우

② 제1항에 따른 일시 중지의 대상이 되는 보험급여의 종류, 일시 중지의 기간 및 일시 중지 절차는 대통령령으로 정한다.

제123조(현장실습생에 대한 특례)

① 이 법이 적용되는 사업에서 현장 실습을 하고 있는 학생 및 직업 훈련생(이하 "현장실습생"이라 한다) 중 고용노동부장관이 정하는 현장실습생은 제5조제2호에도 불구하고 이 법을 적용할 때는 그 사업에 사용되는 근로자로 본다.

② 현장실습생이 실습과 관련하여 입은 재해는 업무상의 재해로 보아 제36조제1항에 따른 보험급여를 지급한다.

③ 현장실습생에 대한 보험급여의 기초가 되는 임금액은 현장실습생이 지급받는 훈련수당 등 모든 금품으로 하되, 이를 적용하는 것이 현장실습생의 재해보상에 적절하지 아니하다고 인정되면 고용노동부장관이 정하여 고시하는 금액으로 할 수 있다.

④ 현장실습생에 대한 보험급여의 지급 등에 필요한 사항은 대통령령으로 정한다.

⑤ 현장실습생에 대한 보험료의 산정·신고 및 납부 등에 관한 사항은 보험료징수법으로 정하는 바에 따른다.

제123조의2(학생연구자에 대한 특례)

① 「연구실 안전환경 조성에 관한 법률」 제2조제1호에 따른 대학·연구기관등은 제6조에도 불구하고 이 법의 적용을 받는 사업으로 본다.

② 「연구실 안전환경 조성에 관한 법률」 제2조제8호에 따른 연구활동종사자 중 같은 조 제1호에

따른 대학·연구기관등이 수행하는 연구개발과제에 참여하는 대통령령으로 정하는 학생 신분의 연구자(이하 이 조에서 "학생연구자"라 한다)는 제5조제2호에도 불구하고 이 법을 적용할 때에는 그 사업의 근로자로 본다.

③ 제2항에 따라 이 법의 적용을 받는 학생연구자에 대한 보험 관계의 성립·소멸 및 변경, 보험료의 산정·신고·납부, 보험료나 그 밖에 징수금의 징수에 필요한 사항은 보험료징수법에서 정하는 바에 따른다.

④ 학생연구자에 대한 보험급여의 산정 기준이 되는 평균임금은 고용노동부장관이 고시하는 금액으로 한다.

⑤ 학생연구자에 대한 보험급여 지급사유인 업무상의 재해의 인정 기준은 대통령령으로 정한다.

⑥ 학생연구자에게 제36조제1항제2호에 따른 휴업급여 또는 같은 항 제6호에 따른 상병보상연금을 지급하는 경우 제54조, 제56조제2항, 제67조 및 제69조제1항은 적용하지 아니한다.

⑦ 학생연구자에 대한 보험급여의 지급 등에 필요한 사항은 대통령령으로 정한다.

제124조(중·소기업 사업주등에 대한 특례)

① 대통령령으로 정하는 중·소기업 사업주(근로자를 사용하지 아니하는 자를 포함한다. 이하 이 조에서 같다)는 공단의 승인을 받아 자기 또는 유족을 보험급여를 받을 수 있는 사람으로 하여 보험에 가입할 수 있다.

② 제1항에 따른 중·소기업 사업주의 배우자(사실상 혼인관계에 있는 사람을 포함한다. 이하 이 조에서 같다) 또는 4촌 이내의 친족으로서 대통령령으로 정하는 요건을 갖추어 해당 사업에 노무를 제공하는 사람은 공단의 승인을 받아 보험에 가입할 수 있다.

③ 제1항에 따른 중·소기업 사업주 및 제2항에 따른 중·소기업 사업주의 배우자 또는 4촌 이내의 친족(이하 이 조에서 "중·소기업 사업주등"이라 한다)은 제5조제2호에도 불구하고 이 법을 적용할 때에는 근로자로 본다.

④ 중·소기업 사업주등에 대한 보험급여의 지급 사유인 업무상의 재해의 인정 범위는 대통령령으로 정한다.

⑤ 중·소기업 사업주등에 대한 보험급여의 산정 기준이 되는 평균임금은 고용노동부장관이 정하여 고시하는 금액으로 한다.

⑥ 제4항에 따른 업무상의 재해가 보험료의 체납 기간에 발생하면 대통령령으로 정하는 바에 따라 그 재해에 대한 보험급여의 전부 또는 일부를 지급하지 아니할 수 있다.

⑦ 중·소기업 사업주등에 대한 보험급여의 지급 등에 필요한 사항은 고용노동부령으로 정한다.

⑧ 이 법의 적용을 받는 중·소기업 사업주등의 보험료의 산정, 보험 가입의 신청 및 승인, 보험료의 신고 및 납부, 보험관계의 소멸, 그 밖에 필요한 사항은 보험료징수법으로 정하는 바에 따른다.

제125조(특수형태근로종사자에 대한 특례)

① 계약의 형식과 관계없이 근로자와 유사하게 노무를 제공함에도 「근로기준법」 등이 적용되지 아니하여 업무상의 재해로부터 보호할 필요가 있는 사람으로서 다음 각 호의 모두에 해당하는 사람 중 대통령령으로 정하는 직종에 종사하는 사람(이하 이 조에서 "특수형태근로종사자"라 한다)의 노무(勞務)를 제공받는 사업은 제6조에도 불구하고 이 법의 적용을 받는 사업으로 본다.

1. 주로 하나의 사업에 그 운영에 필요한 노무를 상시적으로 제공하고 보수를 받아 생활할 것
2. 노무를 제공할 때 타인을 사용하지 아니할 것

② 특수형태근로종사자는 제5조제2호에도 불구하고 이 법을 적용할 때에는 그 사업의 근로자로 본다. 다만, 특수형태근로종사자가 제4항에 따라 이 법의 적용 제외를 신청한 경우에는 근로자로 보지 아니한다.

③ 사업주는 특수형태근로종사자로부터 노무를 제공받거나 제공받지 아니하게 된 경우에는 이를 대통령령으로 정하는 바에 따라 공단에 신고하여야 한다.

④ 특수형태근로종사자가 다음 각 호의 어느 하나의 사유(이하 "적용제외 사유"라 한다)에 해당하는 경우에는 특수형태근로종사자 또는 사업주는 보험료징수법으로 정하는 바에 따라 공단에 이 법의 적용 제외를 신청할 수 있다.

1. 특수형태근로종사자가 부상·질병, 임신·출산·육아로 1개월 이상 휴업하는 경우
2. 사업주의 귀책사유에 따라 특수형태근로종사자가 1개월 이상 휴업하는 경우
3. 그 밖에 제1호 또는 제2호에 준하는 사유로서 대통령령으로 정하는 경우

⑤ 제4항에 따라 특수형태근로종사자 또는 사업주가 이 법의 적용 제외를 신청하여 공단이 이를 승인한 경우에는 신청한 날의 다음 날부터 이 법을 적용하지 아니한다.

⑥ 제4항과 제5항에 따라 이 법의 적용을 받지 아니하는 사람이 적용제외 사유에 해당하지 아니하게 된 경우에는 해당 사유가 소멸한 날부터 이 법을 적용한다. 이 경우 특수형태근로종사자 또는 사업주는 보험료징수법으로 정하는 바에 따라 공단에 적용제외 사유의 소멸 사실을 알려야 한다.

⑦ 제1항에 따라 이 법의 적용을 받는 특수형태근로종사자에 대한 보험관계의 성립·소멸 및 변경, 법 적용의 제외 신청 및 적용제외 사유의 소멸 사실 통지, 보험료의 산정·신고·납부, 보험료나 그 밖의 징수금의 징수에 필요한 사항은 보험료징수법에서 정하는 바에 따른다.

⑧ 특수형태근로종사자에 대한 보험급여의 산정 기준이 되는 평균임금은 고용노동부장관이 고시하는 금액으로 한다.

⑨ 특수형태근로종사자에 대한 보험급여 지급사유인 업무상의 재해의 인정 기준은 대통령령으로 정한다.

⑩ 제9항에 따른 업무상의 재해가 보험료 체납기간 중에 발생한 경우에는 대통령령으로 정하는 바에 따라 그 업무상의 재해에 따른 보험급여의 전부 또는 일부를 지급하지 아니할 수 있다.

⑪ 특수형태근로종사자에 대한 보험급여의 지급 등에 필요한 사항은 고용노동부령으로 정한다.

제126조(「국민기초생활 보장법」상의 수급자에 대한 특례)

① 제5조제2호에 따른 근로자가 아닌 사람으로서 「국민기초생활 보장법」 제15조에 따른 자활급여 수급자 중 고용노동부장관이 정하여 고시하는 사업에 종사하는 사람은 제5조제2호에도 불구하고 이 법의 적용을 받는 근로자로 본다.

② 자활급여 수급자의 보험료 산정 및 보험급여의 기초가 되는 임금액은 자활급여 수급자가 제1항의 사업에 참여하여 받는 자활급여로 한다.

5. 고용보험 및 산업재해보상보험의 보험료징수 등에 관한 법률

(약칭: 고용산재보험료징수법)[시행 2021. 7. 1] (부분 발췌 출처: https://www.law.go.kr/)

제1장 총칙

제1조(목적) 이 법은 고용보험과 산업재해보상보험의 보험관계의 성립·소멸, 보험료의 납부·징수 등에 필요한 사항을 규정함으로써 보험사무의 효율성을 높이는 것을 목적으로 한다.

제2조(정의) 이 법에서 사용하는 용어의 뜻은 다음과 같다.

1. "보험"이란 「고용보험법」에 따른 고용보험 또는 「산업재해보상보험법」에 따른 산업재해보상보험을 말한다.
2. "근로자"란 「근로기준법」에 따른 근로자를 말한다.
3. "보수"란 「소득세법」 제20조에 따른 근로소득에서 대통령령으로 정하는 금품을 뺀 금액을 말한다. 다만, 제13조제1항제1호에 따른 고용보험료를 징수하는 경우에는 근로자가 휴직이나 그 밖에 이와 비슷한 상태에 있는 기간 중에 사업주 외의 자로부터 지급받는 금품 중 고용노동부장관이 정하여 고시하는 금품은 보수로 본다.
4. "원수급인"이란 사업이 여러 차례의 도급에 의하여 행하여지는 경우에 최초로 사업을 도급받아 행하는 자를 말한다. 다만, 발주자가 사업의 전부 또는 일부를 직접 하는 경우에는 발주자가 직접 하는 부분(발주자가 직접 하다가 사업의 진행경과에 따라 도급하는 경우에는 발주자가 직접 하는 것으로 본다)에 대하여 발주자를 원수급인으로 본다.
5. "하수급인"이란 원수급인으로부터 그 사업의 전부 또는 일부를 도급받아 하는 자와 그 자로부터 그 사업의 전부 또는 일부를 도급받아 하는 자를 말한다.

6. “정보통신망”이란 「정보통신망 이용촉진 및 정보보호 등에 관한 법률」에 따른 정보통신망을 말한다.
7. “보험료등”이란 보험료, 이 법에 따른 가산금·연체금·체납처분비 및 제26조에 따른 징수금을 말한다.

제3조(기준보수)

① 사업의 폐업·도산 등으로 보수를 산정·확인하기 곤란한 경우 또는 대통령령으로 정하는 사유에 해당하는 경우에는 고용노동부장관이 정하여 고시하는 금액(이하 “기준보수”라 한다)을 보수로 할 수 있다.

② 기준보수는 사업의 규모, 근로형태 및 보수수준 등을 고려하여 「고용보험법」 제7조에 따른 고용보험위원회의 심의를 거쳐 시간·일 또는 월 단위로 정하되, 사업의 종류별 또는 지역별로 구분하여 정할 수 있다.

제4조(보험사업의 수행주체)

「고용보험법」 및 「산업재해보상보험법」에 따른 보험사업에 관하여 이 법에서 정한 사항은 고용노동부장관으로부터 위탁을 받아 「산업재해보상보험법」 제10조에 따른 근로복지공단(이하 “공단”이라 한다)이 수행한다. 다만, 다음 각 호에 해당하는 징수업무는 「국민건강보험법」 제13조에 따른 국민건강보험공단(이하 “건강보험공단”이라 한다)이 고용노동부장관으로부터 위탁을 받아 수행한다.

1. 보험료등(제17조 및 제19조에 따른 개산보험료 및 확정보험료, 제26조에 따른 징수금은 제외한다)의 고지 및 수납
2. 보험료등의 체납관리

제4조의2(정보통신망을 이용한 신고 또는 신청)

① 이 법에 따른 신고 또는 신청은 고용노동부장관이 정하여 고시하는 정보통신망(이하 “고용·산재정보통신망”이라 한다)을 이용하여 할 수 있다.

② 제1항의 방법으로 신고 또는 신청하는 경우에는 고용·산재정보통신망에 입력된 때에 신고 또는 신청이 된 것으로 본다.

③ 제1항의 방법에 따른 신고 또는 신청의 방법·절차 등에 관하여 필요한 사항은 고용노동부령으로 정한다.

제2장 보험관계의 성립 및 소멸

제5조(보험가입자)

① 「고용보험법」을 적용받는 사업의 사업주와 근로자(「고용보험법」 제10조 및 제10조의2에 따른

적용 제외 근로자는 제외한다. 이하 이 조에서 같다)는 당연히 「고용보험법」에 따른 고용보험(이하 "고용보험"이라 한다)의 보험가입자가 된다.

② 「고용보험법」 제8조 단서에 따라 같은 법을 적용하지 아니하는 사업의 사업주가 근로자의 과반수의 동의를 받아 공단의 승인을 받으면 그 사업의 사업주와 근로자는 고용보험에 가입할 수 있다.

③ 「산업재해보상보험법」을 적용받는 사업의 사업주는 당연히 「산업재해보상보험법」에 따른 산업재해보상보험(이하 "산재보험"이라 한다)의 보험가입자가 된다.

④ 「산업재해보상보험법」 제6조 단서에 따라 같은 법을 적용하지 아니하는 사업의 사업주는 공단의 승인을 받아 산재보험에 가입할 수 있다.

⑤ 제2항이나 제4항에 따라 고용보험 또는 산재보험에 가입한 사업주가 보험계약을 해지할 때에는 미리 공단의 승인을 받아야 한다. 이 경우 보험계약의 해지는 그 보험계약이 성립한 보험연도가 끝난 후에 하여야 한다.

⑥ 제5항에 따른 사업주가 고용보험계약을 해지할 때에는 근로자 과반수의 동의를 받아야 한다.

⑦ 공단은 사업 실체가 없는 등의 사유로 계속하여 보험관계를 유지할 수 없다고 인정하는 경우에는 그 보험관계를 소멸시킬 수 있다.

제6조(보험의 의제가입)

① 제5조제1항에 따라 사업주 및 근로자가 고용보험의 당연가입자가 되는 사업이 사업규모의 변동 등의 사유로 「고용보험법」 제8조 단서에 따른 적용 제외 사업에 해당하게 되었을 때에는 그 사업주 및 근로자는 그 날부터 제5조제2항에 따라 고용보험에 가입한 것으로 본다.

② 제5조제3항에 따라 그 사업주가 산재보험의 당연가입자가 되는 사업이 사업규모의 변동 등의 사유로 「산업재해보상보험법」 제6조 단서에 따른 적용 제외 사업에 해당하게 되었을 때에는 그 사업주는 그 날부터 제5조제4항에 따라 산재보험에 가입한 것으로 본다.

③ 제5조제1항부터 제4항까지의 규정에 따른 사업주가 그 사업을 운영하다가 근로자(고용보험의 경우에는 「고용보험법」 제10조 및 제10조의2에 따른 적용 제외 근로자는 제외한다. 이하 이 항에서 같다)를 고용하지 아니하게 되었을 때에는 그 날부터 1년의 범위에서 근로자를 사용하지 아니한 기간에도 보험에 가입한 것으로 본다.

④ 제1항 및 제2항의 사업주 및 근로자에 대한 보험계약의 해지에 관하여는 제5조제5항 및 제6항을 준용한다.

제7조(보험관계의 성립일) 보험관계는 다음 각 호의 어느 하나에 해당하는 날에 성립한다.

1. 제5조제1항에 따라 사업주 및 근로자가 고용보험의 당연가입자가 되는 사업의 경우에는 그 사업이 시작된 날(「고용보험법」 제8조 단서에 따른 사업이 제5조제1항에 따라 사업주 및 근로자가 고용보험의 당연가입자가 되는 사업에 해당하게 된 경우에는 그 해당하게 된 날)

2. 제5조제3항에 따라 사업주가 산재보험의 당연가입자가 되는 사업의 경우에는 그 사업이 시작된 날(「산업재해보상보험법」 제6조 단서에 따른 사업이 제5조제3항에 따라 사업주가 산재보험의 당연가입자가 되는 사업에 해당하게 된 경우에는 그 해당하게 된 날)
3. 제5조제2항 또는 제4항에 따라 보험에 가입한 사업의 경우에는 공단이 그 사업의 사업주로부터 보험가입승인신청서를 접수한 날의 다음 날
4. 제8조제1항에 따라 일괄적용을 받는 사업의 경우에는 처음 하는 사업이 시작된 날
5. 제9조제1항 단서 및 제2항에 따라 보험에 가입한 하수급인의 경우에는 그 하도급공사의 착공일

제8조(사업의 일괄적용)

① 제5조제1항 또는 같은 조 제3항에 따른 보험의 당연가입자인 사업주가 하는 각각의 사업이 다음 각 호의 요건에 해당하는 경우에는 이 법을 적용할 때 그 사업의 전부를 하나의 사업으로 본다.

1. 사업주가 동일인일 것
2. 각각의 사업은 기간이 정하여져 있을 것
3. 사업의 종류 등이 대통령령으로 정하는 요건에 해당할 것

② 제1항에 따른 일괄적용을 받는 사업주 외의 사업주가 제1항제1호의 요건에 해당하는 사업(산재보험의 경우에는 고용노동부장관이 정하는 사업종류가 같은 경우로 한정한다)의 전부를 하나의 사업으로 보아 이 법을 적용받으려는 경우에는 공단의 승인을 받아야 하며, 승인을 받은 경우에는 공단이 그 사업의 사업주로부터 일괄적용관계 승인신청서를 접수한 날의 다음 날부터 일괄적용을 받는다. 이 경우 일괄적용관계가 제3항에 따라 해지되지 아니하면 그 사업주는 그 보험연도 이후의 보험연도에도 계속 그 사업 전부에 대하여 일괄적용을 받는다.

③ 제2항에 따라 일괄적용을 받고 있는 사업주가 그 일괄적용관계를 해지하려는 경우에는 공단의 승인을 받아야 한다. 이 경우 일괄적용관계 해지의 효력은 다음 보험연도의 보험관계부터 발생한다.

④ 제1항에 따라 일괄적용을 받는 사업주가 제1항제3호의 요건에 해당하지 아니하게 된 경우에는 제2항에 따라 일괄적용승인을 받은 것으로 보아 이 법을 적용하며, 사업주가 그 일괄적용관계를 해지하려는 경우에는 제3항에 따른다.

제10조(보험관계의 소멸일) 보험관계는 다음 각 호의 어느 하나에 해당하는 날에 소멸한다.

1. 사업이 폐업되거나 끝난 날의 다음 날
2. 제5조제5항(제6조제4항에서 준용되는 경우를 포함한다)에 따라 보험계약을 해지하는 경우에는 그 해지에 관하여 공단의 승인을 받은 날의 다음 날
3. 제5조제7항에 따라 공단이 보험관계를 소멸시키는 경우에는 그 소멸을 결정·통지한 날의 다음 날

4. 제6조제3항에 따른 사업주의 경우에는 근로자(고용보험의 경우에는 「고용보험법」 제10조 및 제10조의2에 따른 적용 제외 근로자는 제외한다)를 사용하지 아니한 첫날부터 1년이 되는 날의 다음 날

제11조(보험관계의 신고)

① 사업주는 제5조제1항 또는 제3항에 따라 당연히 보험가입자가 된 경우에는 그 보험관계가 성립한 날부터 14일 이내에, 사업의 폐업·종료 등으로 인하여 보험관계가 소멸한 경우에는 그 보험관계가 소멸한 날부터 14일 이내에 공단에 보험관계의 성립 또는 소멸 신고를 하여야 한다. 다만, 다음 각 호에 해당하는 사업의 경우에는 그 구분에 따라 보험관계 성립신고를 하여야 한다.

1. 보험관계가 성립한 날부터 14일 이내에 종료되는 사업: 사업이 종료되는 날의 전날까지
2. 「산업재해보상보험법」 제6조 단서에 따른 대통령령으로 정하는 사업 중 사업을 시작할 때에 같은 법의 적용 대상 여부가 명확하지 아니하여 대통령령으로 정하는 바에 따라 해당 사업에서 일정 기간 사용한 상시근로자 수를 바탕으로 하여 같은 법의 적용 대상 여부가 정하여지는 사업: 그 일정 기간의 종료일부터 14일 이내

② 사업주는 제8조제1항에 따라 일괄적용을 받는 사업의 경우에는 처음 하는 사업을 시작하는 날부터 14일 이내에, 일괄적용을 받고 있는 사업이 사업의 폐업·종료 등으로 일괄적용관계가 소멸한 경우에는 소멸한 날부터 14일 이내에 공단에 일괄적용관계의 성립 또는 소멸 신고를 하여야 한다.

③ 제8조제1항 및 제2항에 따른 일괄적용사업의 사업주는 그 각각의 사업(제1항에 따라 신고된 사업은 제외한다)의 개시일 및 종료일(사업 종료의 신고는 고용보험의 경우만 한다)부터 각각 14일 이내에 그 개시 및 종료 사실을 공단에 신고하여야 한다. 다만, 사업의 개시일부터 14일 이내에 끝나는 사업의 경우에는 그 끝나는 날의 전날까지 신고하여야 한다.

제12조(보험관계의 변경신고) 보험에 가입한 사업주는 그 이름, 사업의 소재지 등 대통령령으로 정하는 사항이 변경된 경우에는 그 날부터 14일 이내에 그 변경사항을 공단에 신고하여야 한다.

제3장 보험료

제13조(보험료)

① 보험사업에 드는 비용에 충당하기 위하여 보험가입자로부터 다음 각 호의 보험료를 징수한다.

1. 고용안정·직업능력개발사업 및 실업급여의 보험료(이하 “고용보험료”라 한다)
2. 산재보험의 보험료(이하 “산재보험료”라 한다)

② 고용보험 가입자인 근로자가 부담하여야 하는 고용보험료는 자기의 보수총액에 제14조제1항에 따른 실업급여의 보험료율의 2분의 1을 곱한 금액으로 한다. 다만, 사업주로부터 제2조제3호 본문에 따른 보수를 지급받지 아니하는 근로자는 제2조제3호 단서에 따라 보수로 보는 금품의 총액에 제14조제1항에 따른 실업급여의 보험료율을 곱한 금액을 부담하여야 하고, 제2조제3호 단서에 따른 휴직이나 그 밖에 이와 비슷한 상태에 있는 기간 중에 사업주로부터 제2조제3호 본문에 따른 보수를 지급받는 근로자로서 고용노동부장관이 정하여 고시하는 사유에 해당하는 근로자는 그 기간에 지급받는 보수의 총액에 제14조제1항에 따른 실업급여의 보험료율을 곱한 금액을 부담하여야 한다.

③ 제1항에도 불구하고 「고용보험법」 제10조제2항에 따라 65세 이후에 고용(65세 전부터 피보험자격을 유지하던 사람이 65세 이후에 계속하여 고용된 경우는 제외한다)되거나 자영업을 개시한 자에 대하여는 고용보험료 중 실업급여의 보험료를 징수하지 아니한다.

④ 제1항에 따라 사업주가 부담하여야 하는 고용보험료는 그 사업에 종사하는 고용보험 가입자인 근로자의 개인별 보수총액(제2항 단서에 따른 보수로 보는 금품의 총액과 보수의 총액은 제외한다)에 다음 각 호를 각각 곱하여 산출한 각각의 금액을 합한 금액으로 한다.

1. 제14조제1항에 따른 고용안정·직업능력개발사업의 보험료율
2. 실업급여의 보험료율의 2분의 1

⑤ 제1항에 따라 사업주가 부담하여야 하는 산재보험료는 그 사업주가 경영하는 사업에 종사하는 근로자의 개인별 보수총액에 다음 각 호에 따른 산재보험료율을 곱한 금액을 합한 금액으로 한다. 다만, 「산업재해보상보험법」 제37조제4항에 해당하는 경우에는 제1호에 따른 산재보험료율만을 곱하여 산정한다.

1. 제14조제3항부터 제6항까지에 따라 같은 종류의 사업에 적용되는 산재보험료율
2. 제14조제7항에 따른 산재보험료율

⑥ 제17조제1항에 따른 보수총액의 추정액 또는 제19조제1항에 따른 보수총액을 결정하기 곤란한 경우에는 대통령령으로 정하는 바에 따라 고용노동부장관이 정하여 고시하는 노무비율을 사용하여 보수총액의 추정액 또는 보수총액을 결정할 수 있다.

제14조(보험료율의 결정)

① 고용보험료율은 보험수지의 동향과 경제상황 등을 고려하여 1000분의 30의 범위에서 고용안정·직업능력개발사업의 보험료율 및 실업급여의 보험료율로 구분하여 대통령령으로 정한다.

② 제1항의 고용보험료율을 결정하거나 변경하려면 「고용보험법」 제7조에 따른 고용보험위원회의 심의를 거쳐야 한다.

③ 「산업재해보상보험법」 제37조제1항제1호, 제2호 및 같은 항 제3호가목에 따른 업무상의 재해에 관한 산재보험료율(이하 제4항부터 제6항까지에서 "산재보험료율"이라 한다)은 매년 6월

30일 현재 과거 3년 동안의 보수총액에 대한 산재보험급여총액의 비율을 기초로 하여, 「산업재해보상보험법」에 따른 연금 등 산재보험급여에 드는 금액, 재해예방 및 재해근로자의 복지증진에 드는 비용 등을 고려하여 사업의 종류별로 구분하여 고용노동부령으로 정한다. 이 경우 「산업재해보상보험법」 제37조제1항제3호나목에 따른 업무상의 재해를 이유로 지급된 보험급여액은 산재보험급여총액에 포함시키지 아니한다.

④ 산재보험의 보험관계가 성립한 후 3년이 지나지 아니한 사업에 대한 산재보험료율은 제3항에도 불구하고 고용노동부령으로 정하는 바에 따라 「산업재해보상보험법」 제8조에 따른 산업재해보상보험및예방심의위원회의 심의를 거쳐 고용노동부장관이 사업의 종류별로 따로 정한다.

⑤ 고용노동부장관은 제3항에 따라 산재보험료율을 정하는 경우에는 특정 사업 종류의 산재보험료율이 전체 사업의 평균 산재보험료율의 20배를 초과하지 아니하도록 하여야 한다.

⑥ 고용노동부장관은 제3항에 따라 정한 특정 사업 종류의 산재보험료율이 인상되거나 인하되는 경우에는 직전 보험연도 산재보험료율의 100분의 30의 범위에서 조정하여야 한다.

⑦ 「산업재해보상보험법」 제37조제1항제3호나목에 따른 업무상의 재해에 관한 산재보험료율은 사업의 종류를 구분하지 아니하고 그 재해로 인하여 같은 법에 따른 연금 등 산재보험급여에 드는 금액, 재해예방 및 재해근로자의 복지증진에 드는 비용 등을 고려하여 고용노동부령으로 정한다.

제15조(보험료율의 특례)

① 대통령령으로 정하는 사업으로서 매년 9월 30일 현재 고용보험의 보험관계가 성립한 후 3년이 지난 사업의 경우에 그 해 9월 30일 이전 3년 동안의 그 실업급여 보험료에 대한 실업급여 금액의 비율이 대통령령으로 정하는 비율에 해당하는 경우에는 제14조제1항에도 불구하고 그 사업에 적용되는 실업급여 보험료율의 100분의 40의 범위에서 대통령령으로 정하는 기준에 따라 인상하거나 인하한 비율을 그 사업에 대한 다음 보험연도의 실업급여 보험료율로 할 수 있다.

② 대통령령으로 정하는 사업으로서 매년 6월 30일 현재 산재보험의 보험관계가 성립한 후 3년이 지난 사업의 경우에 그 해 6월 30일 이전 3년 동안의 산재보험료(제13조제5항제2호에 따른 산재보험료율을 곱한 금액은 제외한다)에 대한 산재보험급여 금액(「산업재해보상보험법」 제37조제1항제3호나목에 따른 업무상의 재해를 이유로 지급된 보험급여는 제외한다)의 비율이 대통령령으로 정하는 비율에 해당하는 경우에는 제14조제3항 및 제4항에도 불구하고 그 사업에 적용되는 제13조제5항제1호에 따른 산재보험료율의 100분의 50의 범위에서 사업 규모를 고려하여 대통령령으로 정하는 바에 따라 인상하거나 인하한 비율(이하 "개별실적요율"이라 한다)을 제13조제5항제2호에 따른 산재보험료율과 합하여 그 사업에 대한 다음 보험연도의 산재보험료율로 할 수 있다.

③ 제2항에 따른 개별실적요율을 산정할 때 수급인·관계수급인(「산업안전보건법」 제2조제8호 및 제9호에 따른 수급인·관계수급인을 말한다. 이하 이 조에서 같다) 또는 파견사업주(「파견근로자보호 등에 관한 법률」 제2조제3호에 따른 파견사업주를 말한다. 이하 이 조에서 같다)의 근로자에게 발생한 업무상 재해가 다음 각 호의 어느 하나에 해당하는 재해인 경우에는 그로 인하여 지급된 산재보험급여 금액을 재해발생의 책임 등을 고려하여 대통령령으로 정하는 바에 따라 해당 근로자에 대한 도급인(「산업안전보건법」 제2조제7호에 따른 도급인을 말한다. 이하 이 조에서 같다), 수급인(제2호의 경우에 한정한다) 또는 사용사업주(「파견근로자보호 등에 관한 법률」 제2조제4호에 따른 사용사업주를 말한다. 이하 이 조에서 같다)의 산재보험급여 금액에 포함한다.

1. 도급인이 「산업안전보건법」 제58조 또는 제59조에 따른 의무를 위반하여 도급한 기간 중 수급인의 근로자에게 발생한 업무상 재해
2. 「산업안전보건법」 제60조에 따른 의무를 위반하여 하도급한 기간 중 관계수급인의 근로자에게 발생한 업무상 재해
3. 도급인이 「산업안전보건법」 제62조부터 제65조까지의 의무를 위반하여 관계수급인의 근로자에게 발생한 업무상 재해
4. 파견근로자(「파견근로자보호 등에 관한 법률」 제2조제5호에 따른 파견근로자를 말한다. 이하 이 조에서 같다)에게 발생한 업무상 재해

④ 제2항 및 제3항에도 불구하고 개별실적요율 적용 사업 중 대통령령으로 정하는 규모 이상의 사업의 경우 매년 6월 30일 이전 3년 동안에 업무상 사고로 사망한 사람(해당 사업에서 직접 고용한 근로자, 수급인·관계수급인의 근로자 및 파견근로자가 해당 사업에서 업무수행 중 사고로 사망한 경우를 모두 포함한다)의 수가 대통령령으로 정하는 기준 이상인 경우에는 해당 사업주의 「산업안전보건법」 제57조제1항 또는 같은 조 제3항 위반 여부 등을 고려하여 대통령령으로 정하는 바에 따라 개별실적요율을 달리 적용할 수 있다.

⑤ 대통령령으로 정하는 사업으로서 산재보험의 보험관계가 성립한 사업의 사업주가 해당 사업 근로자의 안전보건을 위하여 재해예방활동을 실시하고 이에 대하여 고용노동부장관의 인정을 받은 때에는 제14조제3항 및 제4항에도 불구하고 그 사업에 대하여 적용되는 제13조제5항제1호에 따른 산재보험료율의 100분의 30의 범위에서 대통령령으로 정하는 바에 따라 인하한 비율을 제13조제5항제2호에 따른 산재보험료율과 합하여 그 사업에 대한 다음 보험연도의 산재보험료율(이하 "산재예방요율"이라 한다)로 할 수 있다.

⑥ 산재예방요율을 적용할 때 재해예방활동의 내용·인정기간, 산재예방요율의 적용기간 등 그 밖에 필요한 사항은 사업주가 실시하는 재해예방활동별로 구분하여 대통령령으로 정한다.

⑦ 제2항 및 제5항에 따른 산재보험료율을 모두 적용받을 수 있는 사업의 경우에는 제14조제3항

및 제4항에 따라 그 사업에 적용되는 산재보험료율에 제2항 및 제5항에 따라 각각 인상 또는 인하한 비율을 합하여(인상 및 인하한 비율이 동시에 발생한 경우에는 같은 값만큼 서로 상계하여 계산한다) 얻은 값만큼을 인상하거나 인하한 비율을 그 사업에 대한 다음 보험연도 산재보험료율로 한다.

⑧ 고용노동부장관은 산재예방요율을 적용받는 사업이 다음 각 호의 어느 하나에 해당하는 경우에는 재해예방활동의 인정을 취소하여야 한다.

1. 거짓이나 그 밖의 부정한 방법으로 재해예방활동의 인정을 받은 경우
2. 재해예방활동의 인정기간 중 「산업안전보건법」 제2조제2호에 따른 중대재해가 발생한 경우. 다만, 「산업안전보건법」 제5조에 따른 사업주의 의무와 직접적으로 관련이 없는 재해로서 대통령령으로 정하는 재해는 제외한다.
3. 그 밖에 재해예방활동의 목적을 달성한 것으로 인정하기 곤란한 경우 등 대통령령으로 정하는 사유에 해당하는 경우

⑨ 제8항제1호에 따라 재해예방활동의 인정이 취소된 사업의 경우에는 산재예방요율 적용을 취소하고, 산재예방요율을 적용받은 기간에 대한 산재보험료를 다시 산정하여 부과하여야 한다.

⑩ 제8항제2호 및 제3호에 따라 재해예방활동의 인정이 취소된 사업에 대하여는 해당 보험연도 재해예방활동의 인정기간비율에 따라 산재예방요율을 적용하여 다음 보험연도의 산재보험요율을 산정한다.

⑪ 고용노동부장관은 제5항에 따른 재해예방활동의 인정에 관한 업무를 산업안전보건에 관한 전문인력과 시설을 갖춘 기관 또는 단체로서 대통령령으로 정하는 기관에 위탁할 수 있다.

⑫ 제5항 및 제8항에 따른 산재예방요율의 적용, 재해예방활동의 인정 및 취소의 절차 등에 필요한 사항은 고용노동부령으로 정한다.

제16조(고용보험료의 원천공제)

① 사업주는 제13조제2항에 따라 고용보험 가입자인 근로자가 부담하는 고용보험료에 상당하는 금액을 대통령령으로 정하는 바에 따라 그 근로자의 보수에서 원천공제할 수 있다.

② 사업주는 제1항에 따라 고용보험료에 상당하는 금액을 원천공제하였으면 공제계산서를 그 근로자에게 발급하여야 한다.

③ 제9조제1항 및 제2항에 따라 사업주가 되는 원수급인 또는 하수급인은 고용노동부령으로 정하는 바에 따라 자기가 고용하는 고용보험 가입자 외의 근로자를 고용하는 하수급인에게 위임하여 그 근로자가 부담하는 보험료에 상당하는 금액을 근로자의 보수에서 원천공제하게 할 수 있다.

④ 제13조제2항 단서에 따라 근로자가 그 실업급여의 보험료를 부담하는 경우에는 사업주가 해당 보험료를 신고·납부하고, 근로자는 그 보험료 해당액을 사업주에게 지급한다.

제16조의2(보험료의 부과·징수)

① 제13조제1항에 따른 보험료는 공단이 매월 부과하고, 건강보험공단이 이를 징수한다.

② 제1항에도 불구하고 건설업 등 대통령령으로 정하는 사업의 경우에는 제17조 및 제19조에 따른다.

제16조의3(월별보험료의 산정)

① 공단이 제16조의2제1항에 따라 매월 부과하는 보험료(이하 "월별보험료"라 한다)는 근로자, 「고용보험법」 제77조의2제1항에 해당하는 예술인(이하 "예술인"이라 한다) 또는 같은 법 제77조의6제1항에 해당하는 노무제공자(이하 "노무제공자"라 한다)의 개인별 월평균보수에 고용보험료율 및 산재보험료율을 각각 곱한 금액을 합산하여 산정한다. 다만, 월평균보수를 산정하기 곤란한 일용근로자 등 대통령령으로 정하는 사람에 대한 월별보험료는 대통령령으로 정하는 바에 따라 산정한 금액을 개인별 월평균보수로 보아 산정한다.

② 제1항의 월평균보수는 사업주가 지급한 보수 및 제2조제3호 단서에 따른 금품을 기준으로 산정한다. 이 경우 월평균보수의 산정방법, 적용기간, 하한액 기준 등은 대통령령으로 정하는 바에 따른다.

제16조의4(일수에 비례한 월별보험료의 산정 등) 다음 각 호의 어느 하나에 해당하는 경우에는 그 근로자에 대한 그 월별보험료는 일수에 비례하여 계산한다.

1. 근로자가 월의 중간에 새로이 고용되거나 고용관계가 종료되는 경우
2. 근로자가 동일한 사업주의 하나의 사업장에서 다른 사업장으로 전근되는 경우
3. 근로자의 휴직 등 대통령령으로 정하는 사유에 해당하는 기간이 월의 중간에 걸쳐있는 경우

제16조의5(보험료 산정의 특례)

근로자가 「근로기준법」 제46조제1항에 따른 휴업수당을 받는 등 대통령령으로 정하는 사유에 해당하는 경우에는 대통령령으로 정하는 바에 따라 해당 근로자의 월평균보수(제16조의2제2항에 따른 건설업 등의 사업은 보수총액)의 전부 또는 일부를 제외하고 보험료를 산정한다.

제16조의6(조사 등에 따른 월별보험료 산정)

① 공단은 사업주가 제16조의10제1항부터 제5항까지의 규정에 따른 신고를 하지 아니하거나, 신고한 내용이 사실과 다른 때에는 사업주에게 미리 알리고 그 사실을 조사하여 다음 각 호의 어느 하나에 해당하는 금액을 기준으로 월평균보수를 결정하여 월별보험료를 산정할 수 있다.

1. 공단이 조사하여 산정한 금액
2. 사업주가 공단 또는 국세청 등 유관기관에 근로자의 보수 등을 신고한 사실이 있는 경우에는 그 금액
3. 근로자의 보수 등에 관한 자료를 확인하기 곤란한 경우에는 기준보수

② 공단은 제1항에 따라 보험료를 산정한 이후에 사업주가 월평균보수 등을 정정하여 신고하는 경우에는 사실 여부를 조사하여 월별보험료를 재산정할 수 있다.

제16조의7(월별보험료의 납부기한)

① 사업주는 그 달의 월별보험료를 다음 달 10일까지 납부하여야 한다.

② 제1항에도 불구하고 제16조의6 및 제16조의9제2항에 따라 산정된 보험료는 건강보험공단이 정하여 고지한 기한까지 납부하여야 한다.

제16조의8(월별보험료의 고지)

① 건강보험공단은 사업주에게 다음 각 호의 사항을 적은 문서로써 납부기한 10일 전까지 월별보험료의 납입을 고지하여야 한다.

1. 징수하고자 하는 보험료 등의 종류
2. 납부하여야 할 보험료 등의 금액
3. 납부기한 및 장소

② 건강보험공단은 제1항에 따른 납입의 고지를 하는 경우에는 사업주가 신청한 때에는 전자문서교환방식 등에 의하여 전자문서로 고지할 수 있다.

③ 제2항에 따라 전자문서로 고지한 경우 고용노동부령으로 정하는 정보통신망에 저장하거나 납부의무자가 지정한 전자우편주소에 입력된 때에 그 사업주에게 도달된 것으로 본다.

④ 제28조의4에 따른 연대납부의무자 중 1명에게 한 고지는 다른 연대납부의무자에게도 효력이 있는 것으로 본다.

⑤ 제2항에 따른 전자문서 고지에 대한 신청방법·절차, 그 밖에 필요한 사항은 고용노동부령으로 정한다.

제16조의10(보수총액 등의 신고)

① 사업주는 전년도에 근로자, 예술인 또는 노무제공자에게 지급한 보수총액 등을 매년 3월 15일까지 공단에 신고하여야 한다. 이 경우 제48조의2제6항 또는 제48조의4제3항에 따른 보험료 납부자가 사업주, 예술인 또는 노무제공자의 보험료를 원천공제하여 납부한 경우는 제외한다.

② 사업주는 사업의 폐지·종료 등으로 보험관계가 소멸한 때에는 그 보험관계가 소멸한 날부터 14일 이내에 근로자, 예술인 또는 노무제공자에게 지급한 보수총액 등을 공단에 신고하여야 한다.

③ 사업주는 다음 각 호의 어느 하나에 해당하는 때에는 그 근로자·예술인·노무제공자의 성명 및 주소지 등을 해당 근로자를 고용한 날 또는 해당 예술인·노무제공자의 노무제공 개시일이 속하는 달의 다음 달 15일까지 공단에 신고하여야 한다. 다만, 1개월 동안 소정근로시간이 60시간 미만인 사람 등 대통령령으로 정하는 근로자에 대해서는 신고하지 아니할 수 있다.

1. 근로자를 새로 고용한 때

2. 「고용보험법」 제77조의2제1항에 따른 문화예술용역 관련 계약(이하 "문화예술용역 관련 계약"이라 한다)을 체결한 때

3. 「고용보험법」 제77조의6제1항에 따른 노무제공계약(이하 "노무제공계약"이라 한다)을 체결한 때

④ 사업주는 다음 각 호의 어느 하나에 해당하는 때에는 그 근로자·예술인·노무제공자에게 지급한 보수총액, 고용관계 또는 문화예술용역 관련 계약·노무제공계약의 종료일 등을 해당 고용관계 또는 계약이 종료된 날이 속하는 달의 다음 달 15일까지 공단에 신고하여야 한다.

1. 근로자와 고용관계를 종료한 때
2. 예술인과 문화예술용역 관련 계약을 종료한 때
3. 노무제공자와 노무제공계약을 종료한 때

⑤ 사업주는 근로자, 예술인 또는 노무제공자가 휴직하거나 다른 사업장으로 전보되는 등 대통령령으로 정하는 사유가 발생한 때에는 그 사유 발생일부터 14일 이내에 그 사실을 공단에 신고하여야 한다.

⑥ 제1항부터 제5항까지에 따른 신고사항, 신고방법·절차, 그 밖에 필요한 사항은 대통령령으로 정한다.

⑦ 사업주 또는 발주자·원수급인이 「고용보험법」 제15조, 제77조의2제3항, 제77조의5제1항, 제77조의10제1항에 따라 제3항부터 제5항까지의 사항을 고용노동부장관에게 신고한 경우에는 제3항부터 제5항까지의 규정에 따른 신고를 생략할 수 있다.

⑧ 제1항부터 제5항까지의 사항을 신고하여야 하는 사업주는 해당 신고를 정보통신망을 이용하거나 콤팩트디스크(Compact Disc) 등 전자적 기록매체로 제출하는 방식으로 하여야 한다. 다만, 대통령령으로 정하는 규모에 해당하는 사업주는 해당 신고를 문서로 할 수 있다.

제16조의11(수정신고) 제16조의10제1항 또는 제2항에 따른 보수총액신고서를 그 신고기한 내에 제출한 사업주는 보수총액신고서에 적은 보수총액이 실제로 신고하여야 하는 보수총액과 다른 경우에는 제16조의6제1항 및 제16조의9제2항에 따라 공단이 사업주에 대하여 사실을 조사하겠다는 뜻을 미리 알리기 전까지 보수총액을 수정하여 신고할 수 있다. 이 경우 보수의 수정신고 사항 및 신고절차에 관하여 필요한 사항은 고용노동부령으로 정한다.

제16조의12(신용카드 등으로 하는 보험료등의 납부)

① 납부의무자는 보험료등을 대통령령으로 정하는 보험료납부대행기관을 통하여 신용카드, 직불카드 등(이하 이 조에서 "신용카드등"이라 한다)으로 납부할 수 있다.

② 제1항에 따라 신용카드등으로 보험료등을 납부하는 경우에는 보험료납부대행기관의 승인일을 납부일로 본다.

③ 보험료납부대행기관은 납부의무자로부터 신용카드등에 의한 보험료등 납부대행 용역의 대가

로 납부대행 수수료를 받을 수 있다.

④ 보험료납부대행기관의 지정 및 운영, 납부대행 수수료 등에 필요한 사항은 대통령령으로 정한다.

제18조(보험료율의 인상 또는 인하 등에 따른 조치)

① 공단은 보험료율이 인상 또는 인하된 때에는 월별보험료 및 개산보험료를 증액 또는 감액 조정하고, 월별보험료가 증액된 때에는 건강보험공단이, 개산보험료가 증액된 때에는 공단이 각각 징수한다. 이 경우 사업주에 대한 통지, 납부기한 등 필요한 사항은 대통령령으로 정한다.

② 공단은 사업주가 보험연도 중에 사업의 규모를 축소하여 실제의 개산보험료 총액이 이미 신고한 개산보험료 총액보다 대통령령으로 정하는 기준 이상으로 감소하게 된 경우에는 사업주의 신청을 받아 그 초과액을 감액할 수 있다.

제19조의2(보험료 납부방법의 변경시기) 사업종류의 변경으로 보험료 납부방법이 변경되는 경우에는 사업종류의 변경일 전일을 변경 전 사업 폐지일로, 사업종류의 변경일을 새로운 사업성립일로 본다.

제20조(보험료징수의 특례) 공단은 제17조제2항 및 제19조제4항에 따라 보험료를 징수할 때에는 결산서 등 보험료 산정을 위한 기초자료를 확보하기 어려운 경우 등 대통령령으로 정하는 사유에 해당하는 경우에는 그 사업주의 적용대상 사업과 규모, 보수수준 및 매출액 등이 비슷한 같은 종류의 사업을 기준으로 고용노동부령으로 정하는 바에 따라 그 사업의 보험료를 산정·부과하여 징수할 수 있다.

제21조(고용보험료의 지원)

① 국가는 근로자가 다음 각 호의 요건을 모두 충족하는 경우 그 사업주와 근로자가 제13조제2항 및 제4항에 따라 각각 부담하는 고용보험료의 일부를 예산의 범위에서 지원할 수 있다.

1. 대통령령으로 정하는 규모 미만의 사업에 고용되어 대통령령으로 정하는 금액 미만의 보수를 받을 것
2. 대통령령으로 정하는 재산이 대통령령으로 정하는 기준 미만일 것
3. 「소득세법」 제4조제1항제1호의 종합소득이 대통령령으로 정하는 기준 미만일 것

② 제1항에 따른 고용보험료의 지원 수준, 지원 방법 및 절차 등 필요한 사항은 대통령령으로 정한다.

제21조의2(지원금의 환수)

① 국가는 제21조에 따른 고용보험료의 지원을 받은 자가 다음 각 호의 어느 하나에 해당하는 경우에는 그 지원금액의 전부 또는 일부를 환수할 수 있다. 다만, 환수할 금액이 대통령령으로 정하는 금액 미만인 경우에는 환수하지 아니한다.

1. 거짓 또는 부정한 방법으로 지원받은 경우
2. 지원대상이 아닌 자가 지원받은 경우

② 제1항에 따라 환수대상이 되는 지원금은 공단이 국세 체납처분의 예에 따라 징수한다.

③ 제1항에 따른 환수에 관하여는 제27조, 제27조의2, 제27조의3, 제28조, 제28조의2부터 제28조의7까지, 제29조, 제29조의2, 제29조의3 및 제30조를 준용한다. 이 경우 "건강보험공단"은 "공단"으로 본다.

④ 제1항에 따른 환수의 구체적인 기준 및 환수절차 등 필요한 사항은 대통령령으로 정한다.

제22조의2(보험료 등의 경감)

① 고용노동부장관은 천재지변이나 그 밖에 대통령령으로 정하는 특수한 사유가 있어 보험료를 경감할 필요가 있다고 인정하는 보험가입자에 대하여 「고용보험법」 제7조에 따른 고용보험위원회 또는 「산업재해보상보험법」 제8조에 따른 산업재해보상보험및예방심의위원회의 심의를 거쳐 보험료와 이 법에 따른 그 밖의 징수금을 경감할 수 있다. 이 경우 경감비율은 100분의 50의 범위에서 대통령령으로 정하며, 그 밖의 경감 신청절차 및 경감 여부의 통지 등에 필요한 사항은 고용노동부령으로 정한다.

② 공단은 제16조의10제1항에 따른 보수총액 또는 제17조제1항에 따른 개산보험료를 기한까지 고용·산재정보통신망을 통하여 신고하는 사업주에 대하여는 그 월별보험료 또는 개산보험료에서 대통령령으로 정하는 금액을 경감할 수 있다. 다만, 월별보험료 또는 개산보험료가 10만원 미만인 경우에는 그러하지 아니하다.

③ 공단은 월별보험료 또는 개산보험료를 자동계좌이체의 방법으로 내는 사업주에게는 대통령령으로 정하는 바에 따라 월별보험료 또는 개산보험료를 경감하거나 추첨에 따라 경품을 제공하는 등 재산상의 이익을 제공할 수 있다.

제22조의3(산재보험료 등의 면제에 관한 특례)

① 「산업재해보상보험법」 제125조제1항에 따른 특수형태근로종사자로부터 노무를 제공받는 사업주가 다음 각 호의 어느 하나에 해당하는 신고를 한 때에는 특수형태근로종사자 노무 제공 신고일(특수형태근로종사자로부터 최초로 노무를 제공받은 날 및 특수형태근로종사자의 업무내용 등에 대한 신고를 말한다. 이하 같다) 이전의 산재보험료 및 이에 대한 가산금·연체금(이하 "산재보험료등"이라 한다)의 전부 또는 일부를 면제할 수 있다.

1. 제7조에 따라 성립한 보험관계의 신고 및 「산업재해보상보험법」 제125조제3항에 따른 해당 특수형태근로종사자에 대한 노무제공 신고
2. 사업주가 이미 제7조에 따라 성립한 보험관계의 신고를 한 경우에는 「산업재해보상보험법」 제125조제3항에 따른 해당 특수형태근로종사자에 대한 노무제공 신고

② 제1항에 따른 산재보험료등의 면제 비율은 다음 각 호의 구분에 따른다.

1. 사업주가 2021년 12월 31일까지 제1항 각 호의 어느 하나에 해당하는 신고를 한 경우: 산재보험료등의 전부
2. 사업주가 2022년 1월 1일부터 2022년 12월 31일까지 제1항 각 호의 어느 하나에 해당하는 신고를 한 경우: 산재보험료등의 100분의 50

제22조의4(산재보험료 등의 면제에 따른 지원의 제한 등에 관한 특례)

제22조의3제1항에 따라 산재보험료등을 면제받은 기간에 대하여는 해당 사업주에게 「산업재해보상보험법」 제75조에 따른 직장복귀지원금, 직장적응훈련비 및 재활운동비를 지급하지 아니한다.

제23조의2(산재보험 진료비 등의 충당)

공단은 「산업재해보상보험법」 제40조제2항에 따라 근로자가 요양한 산재보험 의료기관에 진료비를 지급하거나 같은 조 제4항제2호에 따라 약제를 지급하는 약국에 약제비를 지급할 때에는 그 의료기관 또는 약국이 산재보험가입자로서 내야 하는 산재보험료, 이 법에 따른 그 밖의 징수금과 체납처분비에 우선 충당하고 그 잔액을 지급할 수 있다. 이 경우 충당의 순위는 제23조제1항 각 호의 순위에 따른다.

제24조(가산금의 징수)

① 공단은 사업주가 제19조제1항에서 정하고 있는 기한까지 확정보험료를 신고하지 아니하거나 신고한 확정보험료가 사실과 달라 제19조제4항에 따라 보험료를 징수하는 경우에는 그 징수하여야 할 보험료의 100분의 10에 상당하는 가산금을 부과하여 징수한다. 다만, 가산금이 소액이거나 그 밖에 가산금을 징수하는 것이 적절하지 아니하다고 인정되어 대통령령으로 정하는 경우 또는 대통령령으로 정하는 금액을 초과하는 부분에 대하여는 그러하지 아니하다.

② 삭제 〈2012. 2. 1.〉

③ 제1항에도 불구하고 공단은 제19조제5항에 따라 확정보험료 수정신고서를 제출한 사업주에게는 제1항에 따른 가산금의 100분의 50을 경감한다.

제25조(연체금의 징수)

① 건강보험공단은 사업주가 제16조의7, 제17조 및 제19조에 따른 납부기한까지 보험료 또는 이 법에 따른 그 밖의 징수금을 내지 아니한 경우에는 그 납부기한이 지난 날부터 매 1일이 지날 때마다 체납된 보험료, 그 밖의 징수금의 1천500분의 1에 해당하는 금액을 가산한 연체금을 징수한다. 이 경우 연체금은 체납된 보험료등의 1천분의 20을 초과하지 못한다.

② 제1항에 따른 연체금은 다음 각 호의 어느 하나에 규정된 날부터 산정한다.

1. 제16조의3, 제16조의6제1항, 제16조의9제1항 및 제2항에 따라 산정된 보험료에 대하여는 제16조의7에 따른 납부기한의 다음 날

2. 제17조제1항 및 제19조제2항에 따른 보험료에 대하여는 제17조제1항, 제19조제2항 및 제3항에 따른 납부기한의 다음 날

3. 제16조의9제3항, 제17조제2항 및 제19조제4항에 따른 징수금에 대하여는 제16조의7, 제17조제1항, 제19조제2항 및 제3항에 따른 납부기한의 다음 날

4. 제18조에 따른 보험료에 대하여는 공단이 제27조제1항에 따라 통지한 납부기한의 다음 날

③ 건강보험공단은 사업주가 보험료 또는 이 법에 따른 그 밖의 징수금을 내지 아니하면 납부기한 후 30일이 지난 날부터 매 1일이 지날 때마다 체납된 보험료, 그 밖의 징수금의 6천분의 1에 해당하는 연체금을 제1항에 따른 연체금에 더하여 징수한다. 이 경우 연체금은 체납된 보험료, 그 밖의 징수금의 1천분의 50을 넘지 못한다.

④ 건강보험공단은 제1항 및 제3항에도 불구하고 「채무자 회생 및 파산에 관한 법률」 제140조에 따른 징수의 유예가 있거나 그 밖에 연체금을 징수하는 것이 적절하지 아니하다고 인정되어 대통령령으로 정하는 경우에는 제1항 및 제3항에 따른 연체금을 징수하지 아니할 수 있다.

제26조(산재보험가입자로부터의 보험급여액 징수 등)

① 공단은 다음 각 호의 어느 하나에 해당하는 재해에 대하여 산재보험급여를 지급하는 경우에는 대통령령으로 정하는 바에 따라 그 급여에 해당하는 금액의 전부 또는 일부를 사업주로부터 징수할 수 있다.

1. 사업주가 제11조에 따른 보험관계 성립신고를 게을리한 기간 중에 발생한 재해
2. 사업주가 산재보험료의 납부를 게을리한 기간 중에 발생한 재해

② 공단은 제1항에 따라 산재보험급여액의 전부 또는 일부를 징수하기로 결정하였으면 지체 없이 그 사실을 사업주에게 알려야 한다.

제26조의2(징수금의 징수우선순위)

납부기한이 지난 보험료, 환수금 또는 이 법에 따른 그 밖의 징수금과 체납처분비를 징수(고용보험 관련 징수금과 산재보험 관련 징수금을 모두 징수하는 경우에는 각 보험별 총징수금액의 비율에 따라 징수한다)하는 경우 그 징수순위는 제23조제1항 각 호의 순위에 따른다. 이 경우 같은 순위에 해당하는 징수금이 둘 이상 있을 때에는 납부기한이 빠른 징수금을 선순위로 한다.

제27조의2(납부기한 전 징수)

① 공단 또는 건강보험공단은 사업주에게 다음 각 호의 어느 하나에 해당하는 사유가 있는 경우에는 납부기한 전이라도 이미 납부의무가 확정된 보험료, 이 법에 따른 그 밖의 징수금을 징수할 수 있다. 다만, 보험료와 이 법에 따른 그 밖의 징수금의 총액이 500만원 미만인 경우에는 그러하지 아니하다.

1. 국세를 체납하여 체납처분을 받은 경우

2. 지방세 또는 공과금을 체납하여 체납처분을 받은 경우
3. 강제집행을 받은 경우
4. 「어음법」 및 「수표법」에 따른 어음교환소에서 거래정지처분을 받은 경우
5. 경매가 개시된 경우
6. 법인이 해산한 경우

② 공단 또는 건강보험공단은 제1항에 따라 납부기한 전에 보험료와 이 법에 따른 그 밖의 징수금을 징수할 때에는 새로운 납부기한 및 납부기한의 변경사유를 적어 사업주에게 알려야 한다. 이 경우 이미 납부 통지를 하였을 때에는 납부기한의 변경을 알려야 한다.

제27조의3(보험료 등의 분할 납부)

① 사업주는 다음 각 호의 어느 하나에 해당하는 경우에는 납부기한이 지난 보험료와 이 법에 따른 그 밖의 징수금에 대하여 분할 납부를 승인하여 줄 것을 건강보험공단에 신청할 수 있다.
1. 제5조제1항 또는 제3항에 따른 보험의 당연가입자인 사업주로서 제7조에 따른 보험관계 성립일부터 1년 이상이 지나서 제11조에 따른 보험관계 성립신고를 한 경우
2. 제39조에 따라 납부기한이 연장되었으나 연장된 납부기한이 지나 3회 이상 체납한 경우

② 삭제 〈2019. 1. 15.〉

③ 건강보험공단은 제1항에 따라 신청한 사업주에 대하여 납부능력을 확인하여 보험료와 이 법에 따른 그 밖의 징수금의 분할 납부를 승인할 수 있다.

④ 건강보험공단은 제3항에 따라 분할 납부 승인을 받은 사업주가 다음 각 호의 어느 하나에 해당하게 된 경우에는 분할 납부의 승인을 취소하고 분할 납부의 대상이 되는 보험료와 이 법에 따른 그 밖의 징수금을 한꺼번에 징수할 수 있다.
1. 분할 납부하여야 하는 보험료와 이 법에 따른 그 밖의 징수금을 정당한 사유 없이 두 번 이상 내지 아니한 경우
2. 제27조의2제1항 각 호의 어느 하나에 해당하는 사유가 발생한 경우

⑤ 제1항·제3항 및 제4항에 따른 분할 납부의 승인과 취소에 관한 절차·방법, 분할 납부의 기간 및 납부능력 확인 등에 필요한 사항은 고용노동부령으로 정한다.

제28조(징수금의 체납처분 등)

① 건강보험공단은 제27조제2항 및 제3항에 따른 독촉을 받은 자가 그 기한까지 보험료나 이 법에 따른 그 밖의 징수금을 내지 아니한 경우에는 고용노동부장관의 승인을 받아 국세 체납처분의 예에 따라 이를 징수할 수 있다.

② 건강보험공단은 제1항에 따른 국세 체납처분의 예에 따라 압류한 재산을 공매하는 경우에 전문지식이 필요하거나 그 밖의 특수한 사정이 있어 직접 공매하기에 적당하지 아니하다고 인정하면 대통령령으로 정하는 바에 따라 「한국자산관리공사 설립 등에 관한 법률」에 따라 설립

된 한국자산관리공사(이하 "한국자산관리공사"라 한다)로 하여금 압류한 재산의 공매를 대행하게 할 수 있다. 이 경우 공매는 공단이 한 것으로 본다.

③ 건강보험공단은 제2항에 따라 한국자산관리공사로 하여금 공매를 대행하게 하는 경우에는 고용노동부령으로 정하는 바에 따라 수수료를 지급할 수 있다.

④ 제2항에 따라 한국자산관리공사가 공매를 대행하는 경우에 한국자산관리공사의 임직원은 「형법」 제129조부터 제132조까지의 규정을 적용할 때 공무원으로 본다.

제28조의4(연대납부의무)

① 공동사업에 관계되는 보험료, 이 법에 따른 그 밖의 징수금과 체납처분비는 공동사업자가 연대하여 낼 의무를 진다.

② 법인이 분할 또는 분할합병되는 경우 분할되는 법인에 대하여 분할일 또는 분할합병일 이전에 부과되거나 납부의무가 성립한 보험료, 이 법에 따른 그 밖의 징수금과 체납처분비는 다음 각 호의 법인이 연대하여 낼 책임을 진다.

1. 분할되는 법인
2. 분할 또는 분할합병으로 설립되는 법인
3. 분할되는 법인의 일부가 다른 법인과 합병하여 그 다른 법인이 존속하는 경우 그 다른 법인

③ 법인이 분할 또는 분할합병으로 해산되는 경우 해산되는 법인에 대하여 부과되거나 그 법인이 내야 하는 보험료, 이 법에 따른 그 밖의 징수금과 체납처분비는 제2항제2호 및 제3호의 법인이 연대하여 낼 책임을 진다.

제28조의5(연대납부의무에 관한 「민법」의 준용)

이 법에 따른 보험료, 그 밖의 징수금과 체납처분비의 연대납부의무에 관하여는 「민법」 제413조부터 제416조까지, 제419조, 제421조, 제423조 및 제425조부터 제427조까지의 규정을 준용한다.

제28조의6(고액·상습 체납자의 인적사항 공개)

① 건강보험공단은 이 법에 따른 납부기한의 다음 날부터 2년이 지난 보험료와 이 법에 따른 그 밖의 징수금과 체납처분비(제29조에 따라 결손처분한 보험료, 이 법에 따른 그 밖의 징수금과 체납처분비로서 징수권 소멸시효가 완성되지 아니한 것을 포함한다)의 총액이 10억원 이상인 체납자에 대하여는 그 인적사항 및 체납액 등(이하 이 조에서 "인적사항등"이라 한다)을 공개할 수 있다. 다만, 체납된 보험료, 이 법에 따른 그 밖의 징수금과 체납처분비와 관련하여 행정심판 또는 행정소송이 계류 중인 경우, 그 밖에 체납된 금액의 일부납부 등 대통령령으로 정하는 사유가 있을 때에는 그러하지 아니하다.

② 제1항에 따른 체납자의 인적사항등에 대한 공개 여부를 심의하기 위하여 건강보험공단에 보험료정보공개심의위원회(이하 이 조에서 "위원회"라 한다)를 둔다.

③ 건강보험공단은 위원회의 심의를 거쳐 인적사항등의 공개가 결정된 자에 대하여 공개대상자임을 알림으로써 소명할 기회를 주어야 하며, 통지일부터 6개월이 지난 후 위원회로 하여금 체납액의 납부이행 등을 고려하여 체납자 인적사항등의 공개 여부를 재심의하게 한 후 공개대상자를 선정한다.

④ 제1항에 따른 체납자 인적사항등의 공개는 관보에 게재하거나, 고용·산재정보통신망 또는 건강보험공단 게시판에 게시하는 방법에 따른다.

⑤ 제1항부터 제4항까지의 규정에 따른 체납자 인적사항등의 공개와 관련한 절차 및 위원회의 구성·운영 등에 필요한 사항은 대통령령으로 정한다.

제28조의7(「국세기본법」의 준용)

보험료, 이 법에 따른 그 밖의 징수금의 체납처분 유예를 위한 납부담보의 제공에 관하여는 「국세징수법」 제18조부터 제23조까지의 규정을 준용한다. 이 경우 "세법"은 "이 법"으로, "납세담보"는 "납부담보"로, "세무서장"은 "건강보험공단"으로, "납세보증보험증권"은 "납부보증보험증권"으로, "납세보증서"는 "납부보증서"로, "납세담보물"은 "납부담보물"로, "국세·가산금과 체납처분비"는 "보험료, 이 법에 따른 그 밖의 징수금과 체납처분비"로 본다.

제39조(납부기한의 연장)

공단 또는 건강보험공단은 천재지변 등 고용노동부령으로 정하는 사유로 이 법에 규정된 신고·신청·청구나 그 밖의 서류의 제출·통지 또는 납부·징수를 정하여진 기한까지 할 수 없다고 인정될 때에는 그 기한을 연장할 수 있다.

제41조(시효)

① 보험료, 이 법에 따른 그 밖의 징수금을 징수하거나 그 반환받을 수 있는 권리는 3년간 행사하지 아니하면 시효로 인하여 소멸한다.

② 제1항에 따른 소멸시효에 관하여는 이 법에 규정된 것을 제외하고는 「민법」에 따른다.

제42조(시효의 중단)

① 제41조에 따른 소멸시효는 다음 각 호의 사유로 중단된다.

1. 제16조의8에 따른 월별보험료의 고지
2. 제23조제1항 또는 제2항에 따른 반환의 청구
3. 제27조에 따른 통지 또는 독촉
4. 제28조에 따른 체납처분 절차에 따라 하는 교부청구 또는 압류

② 제1항에 따라 중단된 소멸시효는 다음 각 호의 기한 또는 기간이 지난 때부터 새로 진행한다.

1. 제16조의8에 따라 고지한 월별보험료의 납부기한
2. 독촉에 의한 납부기한

3. 제27조제1항에 따라 알린 납부기한
4. 교부청구 중의 기간
5. 압류기간

제43조(보험료 정산에 따른 권리의 소멸시효)

① 제16조의9제3항에 따라 사업주가 반환받을 권리 및 건강보험공단이 징수할 권리의 소멸시효는 다음 보험연도의 첫날(보험연도 중에 보험관계가 소멸한 사업의 경우에는 보험관계가 소멸한 날)부터 진행한다.

② 제19조제2항 및 제4항에 따라 사업주가 반환받을 권리 및 공단이 징수할 권리의 소멸시효는 다음 보험연도의 첫날(보험연도 중에 보험관계가 소멸한 사업의 경우에는 보험관계가 소멸한 날)부터 진행한다.

제48조(현장실습생에 대한 특례)

① 「산업재해보상보험법」 제123조제1항에 따라 산재보험의 적용을 받는 현장실습생(이하 "현장실습생"이라 한다)의 산재보험료 산정의 기초가 되는 보수액은 현장실습생이 받은 모든 금품으로 하되, 산재보험료 산정이 어려운 경우에는 고용노동부장관이 정하여 고시하는 금액으로 할 수 있다.

② 현장실습생의 산재보험료의 신고 및 납부 등에 필요한 사항은 고용노동부령으로 정한다.

제48조의3(노무제공자의 고용보험 특례)

① 「고용보험법」 제77조의6에 따라 고용보험의 적용을 받는 노무제공자와 이들을 상대방으로 하여 노무제공계약을 체결한 사업의 사업주(이하 "노무제공사업의 사업주"라 한다)는 당연히 고용보험의 보험가입자가 된다.

② 노무제공자의 보수액은 「소득세법」 제19조에 따른 사업소득 및 같은 법 제21조에 따른 기타소득에서 대통령령으로 정하는 금품을 뺀 금액으로 한다. 다만, 노무제공특성에 따라 소득확인이 어렵다고 대통령령으로 정하는 직종의 고용보험료 산정기초가 되는 보수액은 고용노동부장관이 고시하는 금액으로 한다.

③ 제13조 및 제14조에도 불구하고 노무제공자와 노무제공사업의 사업주가 부담하여야 하는 고용보험료 및 고용보험료율은 종사형태 등을 반영하여 「고용보험법」 제7조에 따른 고용보험위원회의 심의를 거쳐 대통령령으로 달리 정할 수 있다. 이 경우 보험가입자의 고용보험료 평균액의 일정비율에 해당하는 금액을 고려하여 대통령령으로 고용보험료의 상한을 정할 수 있다.

④ 노무제공사업의 사업주는 노무제공자가 부담하여야 하는 고용보험료와 사업주가 부담하여야 하는 고용보험료를 납부하여야 한다. 이 경우 노무제공사업의 사업주는 노무제공자가 부담하여야 하는 고용보험료를 대통령령으로 정하는 바에 따라 그 노무제공자의 보수에서 원천공제하여 납부할 수 있다.

⑤ 노무제공사업의 사업주는 제4항 후단에 따라 고용보험료에 해당하는 금액을 원천공제한 때에는 공제계산서를 노무제공자에게 발급하여야 한다.

⑥ 노무제공자의 고용보험관계 등에 관하여는 다음 각 호에서 정하는 바에 따라 각 해당 규정을 준용한다.

1. 노무제공자에 대한 고용보험관계의 성립·소멸에 관하여는 제5조제7항, 제6조제3항, 제7조제1호, 제10조(제2호는 제외한다), 제11조제1항(제2호는 제외한다) 및 제12조를 준용한다. 이 경우 “근로자”는 “근로자, 노무제공자 또는 예술인”으로, “고용하지 아니하게 되었을 때”는 “고용하지 아니하게 되었거나 관련 계약이 종료되었을 때”로, “제5조제1항”은 “제1항”으로 본다.
2. 노무제공자에 대한 고용보험료의 산정·부과에 관하여는 제3조, 제13조제1항제1호·제2항(같은 항 단서와 보험료의 분담비율은 제외한다)·제4항제2호(보험료의 분담비율은 제외한다), 제15조제1항, 제16조의2제1항, 제16조의4, 제16조의6부터 제16조의8까지, 제16조의9(제1항 후단은 제외한다), 제16조의11, 제16조의12 및 제18조제1항을 준용한다. 이 경우 “근로자”는 “노무제공자”로, “고용보험료율”은 “제48조의3제3항에 따른 보험료율”로 본다.
3. 노무제공자에 대한 고용보험료의 지원, 경감, 과납액의 충당과 반환, 고용보험료와 연체금의 징수·독촉 등에 관하여는 제21조, 제21조의2, 제22조의2(개산보험료에 관한 사항은 제외한다), 제23조(제1항제2호 중 개산보험료에 관한 사항 및 같은 항 제4호는 제외한다), 제25조(제16조의3, 제16조의6, 제16조의7, 제16조의9 및 제18조제1항에 관한 사항으로 한정한다), 제26조의2, 제27조, 제27조의2, 제27조의3, 제28조, 제28조의2부터 제28조의7까지, 제29조, 제29조의2, 제29조의3, 제30조, 제38조 및 제39조를 준용한다. 이 경우 “근로자”는 “노무제공자”로 본다.
4. 노무제공자에 대한 고용보험료 및 이 법에 따른 그 밖의 징수금에 관한 서류의 송달, 자료제공의 요청, 보고, 조사 등에 관하여는 제32조 및 제40조부터 제45조까지(제43조제2항은 제외한다)의 규정을 준용한다. 이 경우 “근로자”는 “노무제공자”로 본다.

제48조의4(노무제공플랫폼사업자에 대한 특례)

① 「고용보험법」 제77조의7제1항에 따른 노무제공플랫폼사업자(이하 “노무제공플랫폼사업자”라 한다)는 노무제공사업의 사업주와 같은 항에 따른 노무제공플랫폼 이용에 대한 계약(이하 “노무제공플랫폼이용계약”이라 한다)을 체결하는 경우 해당 이용 계약의 개시일 또는 종료일이 속하는 달의 다음 달 15일까지 다음 각 호에 해당하는 사항을 공단에 신고하여야 한다.

1. 노무제공플랫폼사업자의 성명과 주소(법인의 경우에는 법인의 명칭과 주된 사무소의 소재지)
2. 노무제공사업의 사업주가 해당 사업에 「고용보험법」 제77조의7제1항에 따른 노무제공플랫폼을 이용하기 시작한 날 또는 종료한 날

3. 노무제공사업의 사업주의 성명과 주소(법인의 경우에는 법인의 명칭과 주된 사무소의 소재지)

4. 그 밖에 고용노동부령으로 정하는 사항

② 공단은 노무제공플랫폼사업자와 노무제공사업의 사업주가 노무제공플랫폼이용계약을 체결하는 경우 노무제공플랫폼사업자에게 노무제공 횟수 및 그 대가 등 대통령령으로 정하는 자료 또는 정보의 제공을 요청할 수 있다. 이 경우 요청을 받은 노무제공플랫폼사업자는 특별한 사유가 없으면 그 요청에 따라야 한다.

③ 제48조의3제4항에도 불구하고 「고용보험법」 제77조의7제1항에 따라 노무제공플랫폼사업자가 피보험자격의 취득 등을 신고한 경우 그 노무제공자 및 노무제공사업의 사업주가 부담하는 고용보험료 부담분은 노무제공플랫폼사업자가 원천공제하여 대통령령으로 정하는 바에 따라 납부하여야 한다.

④ 노무제공플랫폼사업자는 제3항에 따라 고용보험료를 원천공제한 경우에는 해당 노무제공자와 노무제공사업의 사업주에게 그 원천공제 내역을 알려야 한다.

⑤ 공단 또는 건강보험공단은 제3항에 따른 노무제공플랫폼사업자의 원천공제에 관한 지도 등을 위하여 필요하다고 인정되는 경우에는 노무제공플랫폼사업자 및 노무제공플랫폼사업자이었던 자에 대하여 다음 각 호의 구분에 따라 보고 또는 관계 서류의 제출을 요구하거나 조사 등을 할 수 있다. 이 경우 보고·관계 서류의 제출 요구 및 조사 등에 관하여는 제44조 및 제45조를 준용한다.

1. 공단 또는 건강보험공단의 경우: 제3항의 업무와 관련된 보고 또는 관계 서류의 제출 요구
2. 공단의 경우: 소속 직원으로 하여금 해당 사업자의 사무소에 출입하여 관계인에 대한 질문과 관계 서류의 조사

⑥ 제1항, 제2항 및 제5항에 따른 노무제공플랫폼사업자 등의 신고 및 통보, 공단의 자료 또는 정보의 제공 요청 및 통보, 보고 등의 요구 및 조사 등에 필요한 사항은 고용노동부령으로 정한다.

제48조의5(학생연구자에 대한 특례)

①「산업재해보상보험법」 제123조의2제2항에 따라 산재보험의 적용을 받는 학생연구자(이하 이 조에서 "학생연구자"라 한다)에 대한 산재보험료 산정의 기초가 되는 보수액은 고용노동부장관이 정하여 고시하는 금액으로 하고, 산재보험료율은 그 사업이 적용받는 사업의 산재보험료율로 한다.

② 학생연구자의 산재보험료 신고 및 납부 등에 필요한 사항은 고용노동부령으로 정한다.

제49조(중소기업 사업주에 대한 특례)

①「산업재해보상보험법」 제124조제3항에 따른 중소기업 사업주 등에 대한 산재보험료 산정의 기초가 되는 보수액은 고용노동부장관이 정하는 금액으로 하고, 산재보험료율은 그 사업이

적용받는 산재보험료율로 한다.

② 중소기업 사업주 등의 산재보험 가입신청 및 승인, 보험료의 신고 및 납부 등에 필요한 사항은 고용노동부령으로 정한다.

③ 중소기업 사업주 등에 대한 보험관계의 성립 및 소멸에 관하여는 제5조제4항 · 제5항 · 제7항, 제6조제3항, 제7조제3호 및 제10조를 준용한다.

제49조의2(자영업자에 대한 특례)

① 근로자를 사용하지 아니하거나 50명 미만의 근로자를 사용하는 사업주로서 대통령령으로 정하는 요건을 갖춘 자영업자(이하 "자영업자"라 한다)는 공단의 승인을 받아 자기를 이 법에 따른 근로자로 보아 고용보험에 가입할 수 있다.

② 제1항에 따라 보험에 가입한 자영업자가 50명 이상의 근로자를 사용하게 된 경우에도 본인이 피보험자격을 유지하려는 경우에는 계속하여 보험에 가입된 것으로 본다.

③ 자영업자에 대한 고용보험료 산정의 기초가 되는 보수액은 자영업자의 소득, 보수수준 등을 고려하여 고용노동부장관이 정하여 고시한다.

④ 자영업자는 제1항에 따라 보험가입 승인을 신청하려는 경우에는 본인이 원하는 혜택수준을 고려하여 제3항에 따라 고시된 보수액 중 어느 하나를 선택하여야 한다.

⑤ 자영업자는 제4항에 따라 선택한 보수액을 다음 보험연도에 변경하려는 경우에는 직전 연도의 12월 20일까지 제3항에 따라 고시된 보수액 중 어느 하나를 다시 선택하여 공단에 보수액의 변경을 신청할 수 있다.

⑥ 제13조제2항 및 제4항에도 불구하고 자영업자가 부담하여야 하는 고용안정 · 직업능력개발사업 및 실업급여에 대한 고용보험료는 제4항 또는 제5항에 따라 선택한 보수액에 제7항에 따른 고용보험료율을 곱한 금액으로 한다. 이 경우 월(月)의 중간에 보험관계가 성립하거나 소멸하는 경우에는 그 고용보험료는 일수에 비례하여 계산한다.

⑦ 자영업자에게 적용하는 고용보험료율은 보험수지의 동향과 경제상황 등을 고려하여 1000분의 30의 범위에서 고용안정 · 직업능력개발사업의 보험료율 및 실업급여의 보험료율로 구분하여 대통령령으로 정한다. 이 경우 고용보험료율의 결정 및 변경은 「고용보험법」 제7조에 따른 고용보험위원회의 심의를 거쳐야 한다.

⑧ 제6항에 따른 고용보험료는 공단이 매월 부과하고, 건강보험공단이 이를 징수한다.

⑨ 고용보험에 가입한 자영업자는 매월 부과된 보험료를 다음 달 10일까지 납부하여야 한다.

⑩ 고용보험에 가입한 자영업자가 자신에게 부과된 월(月)의 고용보험료를 계속하여 6개월간 납부하지 아니한 경우에는 마지막으로 납부한 고용보험료에 해당되는 피보험기간의 다음날에 보험관계가 소멸된다. 다만, 천재지변이나 그 밖에 부득이한 사유로 고용보험료를 낼 수 없었음을 증명하면 그러하지 아니하다.

⑪ 자영업자의 고용보험 가입 신청·승인 및 보험료의 부과·납부 등 필요한 사항은 고용노동부령으로 정한다.

⑫ 자영업자의 고용보험관계 등에 관하여는 다음 각 호에서 정하는 바에 따라 준용한다. 이 경우 "사업주"는 "자영업자"로 본다.

1. 자영업자에 대한 고용보험관계의 성립·소멸에 관하여는 제5조제5항(같은 항 후단은 제외한다)·제7항, 제7조제3호 및 제10조제1호부터 제3호까지를 준용한다.
2. 자영업자에 대한 고용보험료 과납액의 충당과 반환, 고용보험료와 연체금의 징수·독촉에 관하여는 제23조제1항·제2항·제4항, 제25조, 제26조의2 및 제27조를 준용한다.
3. 자영업자에 대한 고용보험료, 이 법에 따른 그 밖의 징수금에 관한 서류의 송달에 관하여는 제32조를 준용한다.

제49조의3(특수형태근로종사자에 대한 특례)

① 「산업재해보상보험법」 제125조에 따라 산재보험의 적용을 받는 특수형태근로종사자와 사업주에 대한 산재보험료 산정의 기초가 되는 보수액은 고용노동부장관이 정하여 고시하는 금액으로 하고, 산재보험료율은 그 사업이 적용받는 사업의 산재보험료율로 한다.

② 제1항에 따른 산재보험료는 사업주와 특수형태근로종사자가 각각 2분의 1씩 부담한다. 다만, 사용종속관계(使用從屬關係)의 정도 등을 고려하여 대통령령으로 정하는 직종에 종사하는 특수형태근로종사자의 경우에는 사업주가 부담한다.

③ 제2항 본문에 따라 특수형태근로종사자가 산재보험료를 부담하는 경우에는 사업주가 고용노동부령으로 정하는 바에 따라 산재보험료를 신고하고 내야 하며, 그 특수형태근로종사자는 그 산재보험료에 해당하는 금액을 사업주에게 내야 한다.

④ 사업주는 제2항 본문에 따라 특수형태근로종사자가 부담하는 산재보험료에 해당하는 금액을 그 특수형태근로종사자에게 지급할 금품에서 원천공제할 수 있다. 이 경우 사업주는 공제계산서를 그 특수형태근로종사자에게 내주어야 한다.

⑤ 재해율 등을 고려하여 대통령령으로 정하는 직종에 종사하는 특수형태근로종사자에 대해서는 제1항에 따른 산재보험료를 대통령령으로 정하는 바에 따라 경감할 수 있다.

⑥ 특수형태근로종사자의 산재보험 적용 제외의 신청, 적용 제외 사유의 소멸 사실 통지 및 산재보험관계의 변경신고에 필요한 사항은 고용노동부령으로 정한다.

제49조의4(「국민기초생활 보장법」의 수급자에 대한 특례)

① 「고용보험법」 제113조의2에 따라 고용보험의 적용을 받는 사업에 참가하여 유급으로 근로하는 「국민기초생활 보장법」 제2조제2호에 따른 수급자는 이 법의 적용을 받는 근로자로 보고, 「국민기초생활 보장법」 제2조제4호에 따른 보장기관(같은 법 제15조제2항에 따라 사업을 위

탁하여 행하는 경우는 그 위탁받은 기관으로 한다)은 이 법의 적용을 받는 사업주로 본다.

② 제1항에 따른 사업의 보험가입자에 대한 고용보험료 산정의 기초가 되는 보수액은 같은 항에 따른 사업에 참가하고 받은 금전으로 한다.

③ 제13조제2항 및 제4항에도 불구하고 제1항에 따른 수급자가 「국민기초생활 보장법」 제8조제2항에 따른 수급권자인 경우에는 해당 수급자의 고용보험료는 제2항에 따른 보수액에 제14조제1항에 따른 고용안정 · 직업능력개발사업의 보험료율을 곱한 금액으로 한다.

제49조의5(산재보험관리기구의 산재보험 가입에 대한 특례)

① 「직업안정법」 제33조에 따라 국내 근로자공급사업을 하는 자(이하 "근로자공급사업자"라 한다), 근로자공급사업자로부터 근로자를 공급받는 사업주 · 화주(貨主) 및 그 사업주 · 화주 단체, 그 밖에 근로자공급사업과 관련 있는 법인 또는 단체가 산재보험의 가입자가 되는 기구(이하 "산재보험관리기구"라 한다)를 구성하려는 경우에는 공단의 승인을 받아야 한다.

② 산재보험관리기구는 공단에 승인을 신청한 날의 다음 날부터 제5조제3항에 따른 보험가입자의 지위를 가지며, 산재보험의 보험관계가 성립한다.

③ 산재보험관리기구의 산재보험관계는 다음 각 호의 어느 하나에 해당하는 경우에 소멸하며, 보험관계 소멸일은 다음 각 호의 구분과 같다.

1. 산재보험관리기구가 보험가입자로서의 지위를 해지하기 위하여 공단의 승인을 받은 경우: 공단의 승인을 받은 날의 다음 날
2. 공단이 산재보험관리기구가 실제로 운영되지 아니하는 등의 사유로 계속하여 산재보험의 보험관계를 유지할 수 없다고 인정하여 보험관계를 소멸시킨 경우: 소멸 사실을 결정하여 통지한 날의 다음 날

④ 산재보험관리기구는 제1항에 따라 승인받은 사항을 변경한 경우에는 변경 사항을 공단에 신고하여야 한다.

⑤ 산재보험관리기구가 납부하여야 하는 산재보험료는 산재보험관리기구를 구성하는 근로자공급사업자 등이 근로자에게 지급한 보수를 합산한 금액을 기초로 산정한다.

⑥ 산재보험관리기구가 납부하여야 하는 산재보험료, 이 법에 따른 가산금 · 연체금 · 체납처분비 및 징수금은 산재보험관리기구를 구성하고 있는 근로자공급사업자 등이 연대하여 낼 의무를 진다.

⑦ 공단은 산재보험관리기구를 보험사무대행기관으로 보아 대통령령으로 정하는 바에 따라 징수비용과 그 밖의 지원금을 교부할 수 있다.

⑧ 제1항 및 제4항에 따른 승인의 요건 및 절차, 신고에 필요한 사항은 고용노동부령으로 정한다.

참고문헌

강종열 외 4인 역. 생산운영관리. 9판. 서울, 한국맥그로힐. 2007

경리코리아. http://www.klkorea.net/index.php

고용노동부. 고용촉진 장려금. https://www.moel.go.kr/policy/policyinfo/create/list7.do

국세청기술연구소. 생산수율신고서 전자제출방법

권혁문. 치과기공소 경영관리. 서울, 지성출판사. 1999

기술보증기금. http://www.kibo.or.kr/

김대희. 외국투자가를 위한 노사가이드. 2021

김성중, 고해리. 문화예술 사회적경제 근로계약 및 취업규칙 실무 [전자자료]. 2019

김원경. 인적자원 관리론-인적자원 정보시스템과 시뮬레이션-. 서울, 형설출판사. 2002

내일신문. 개원 예정지에 대한 인터넷 설문조사. 2004. 12. 9

대차대조표. http://www.klkorea.net/index.php

박길우. 쉽게 알자! 인사관리. 서울, 더난출판사. 2007

법제처. 고용보험 및 산업재해보상보험의 보험료징수 등에 관한 법률.

법제처. 고용보험법. https://www.law.go.kr/

법제처. 국민건강보험법. https://www.law.go.kr/

법제처. 국민연금법. https://www.law.go.kr/

법제처. 근로기준법. https://www.law.go.kr/

법제처. 독점규제 및 공정거래에 관한 법률. https://www.law.go.kr/

법제처. 법인세법. https://www.law.go.kr/

법제처. 사회보장기본법. https://www.law.go.kr/

법제처. 산업안전기준에 관한 규칙. https://www.law.go.kr/

법제처. 산업안전보건법. https://www.law.go.kr/

법제처. 산업재해보상보험법. https://www.law.go.kr/

법제처. 소득세법. https://www.law.go.kr/

법제처. 의료기사 등에 관한 법률. https://www.law.go.kr/

법제처. 표시 · 광고의 공정화에 관한 법률. https://www.law.go.kr/

아트치과기공소(문일). 치과기공소 인정의 변천과정. http://www.artdental.co.kr/

안진환 역. 포지셔닝. 서울, 을유문화사. 2006

연합뉴스. 세계적 기업가들이 공유한 富의 6단계 원칙'. 2007. 9. 13

월간개원. 성공개원 바로미터. 서울, 월간개원. 2004

이규선 외. Orthodontic Appliances Ⅰ. 서울, 지성출판사. 2006

이규선 외. 치과기공사국가시험과목개선실행방안연구. 한국보건의료인국가시험원, 2007

이동현 역. 초우량 기업의 조건. 서울, 더난출판. 2005

이수정 역. 마케팅 불변의 법칙. 서울, 비즈니스맵. 2008

이종화, 계도원 역. 컨설턴트를 위한 마케팅 플래닝. 서울, 좋은책만들기. 2003

이희수, 권영걸 역. 경영관리자의 22가지 실수와 그 해결책. 서울, (주)킴스컨설팅. 1995

장석훈 역. SQ 사회지능. 서울, 웅진지식하우스. 2006

정준희 역. 필립 코틀러 마케팅을 말하다. 서울, 비즈니스북스. 2005

중소기업진흥공단. http://www.sbc.or.kr/

직업능력 개발훈련. https://www.hrd4u.or.kr/hrd4u/contents.do?menuNo=020202

최종건. 공격경영으로 정면 승부하라. 서울, 넥서스BOOKS. 2003

통계청. 한국표준산업분류 - 분류코드(27192)

한국전기안전공사. http://www.kesco.or.kr/index.asp

Fisher, C.D., Schoenfeldt, L.F., and Shaw, J.B.: Human Resource Management, 6th Edition. Houghton Mifflin Company. 2006

Graetz, F., Rimmer, M., Lawrence, A. and Smith, A.: Managing Organizational Change, 2nd Australasian Edition, Australia. John Wiley & Sons, 2006

Johns, G. and Saks, A.M.: Organizational Behaviour. Toronto, Pearson Prentice Hall. 2008

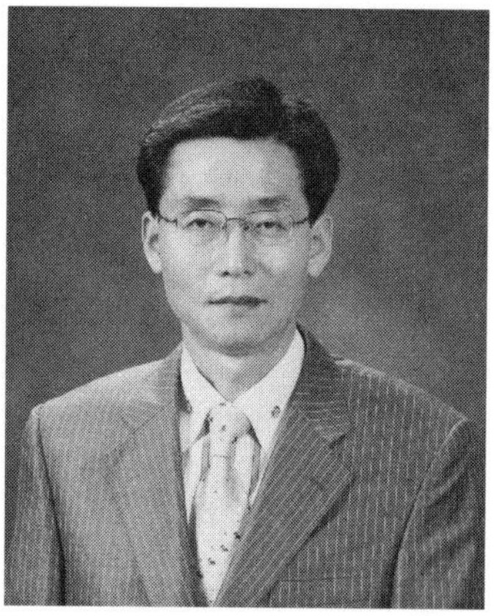

이 규 선 교수

공학박사

동남보건대학교 치기공과 교수

거산치과기공소 대표 역임

한국보건의료인국가시험원 치과기공사시험위원회 위원장 역임

대한치과교정기공학회 회장 역임

대한치과기공사협회 법제이사, 교육이사 역임

대한치과기공사협회 부회장 역임

대한치과기공학회 회장 역임

치과기공소 **경영관리 실무**(개정판)

인 쇄	2022년 1월 3일
초판발행	2009년 2월 22일
개 정 판	2022년 1월 7일
저 자	이 규 선
발 행 인	안 영 택
편 집	김 휘 라
교정 · 교열	김 순 남
발 행 처	명문출판사
등 록	제 6-0212호(1995년 1월 24일)
주 소	서울시 동대문구 답십리로63길 90
전 화	(02)2248-7586
팩 스	(02)2248-0598
홈페이지	http : //www.teethbook.co.kr
I S B N	978-89-6808-148-4

■ 2022 | 치과기공소 경영관리 실무 | 명문출판사 정가 : 20,000원